U0376966

HOLISTIC INTEGRATIVE MEDICINE
THEORY & PRACTICE

整合医学
——理论与实践②

主编　樊代明

世界图书出版公司

西安 北京 上海 广州

图书在版编目(CIP)数据

整合医学:理论与实践.②/樊代明主编. —西安:世界图书出版西安有限公司,2017.5(2017.7重印)
ISBN 978 - 7 -5192 -2385 -4

I. ①整… Ⅱ. ①樊… Ⅲ. ①医学—研究 Ⅳ. ①R

中国版本图书馆 CIP 数据核字(2017)第 039660 号

书　　名	**整合医学——理论与实践②**	
	Zhenghe Yixue　Lilun Yu Shijian	
主　　编	樊代明	
责任编辑	马可为	
装帧设计	新纪元文化传播	
出版发行	世界图书出版西安有限公司	
地　　址	西安市北大街85号	
邮　　编	710003	
电　　话	029 - 87233647(市场营销部)	
	029 - 87235105(总编室)	
传　　真	029 - 87279675	
经　　销	全国各地新华书店	
印　　刷	西安建明工贸有限责任公司	
开　　本	787mm×1092mm　　1/16	
印　　张	28.25	
字　　数	580 千字	
版　　次	2017 年 5 月第 1 版　2017 年 7 月第 2 次印刷	
国际书号	ISBN 978 - 7 -5192 -2385 -4	
定　　价	128.00 元	

编委名单

主　编　樊代明　中国工程院院士、副院长,第四军医大学西京消化病医院院长

编　委(按姓氏笔画排序)

王红阳　中国工程院院士　第二军医大学东方肝胆外科医院教授

付小兵　中国工程院院士　解放军总医院生命科学院院长、基础医学研究所所长

孙颖浩　中国工程院院士　第二军医大学校长

李兰娟　中国工程院院士　浙江大学第一附属医院教授

杨宝峰　中国工程院院士　哈尔滨医科大学校长

吴孟超　中国科学院院士　第二军医大学东方肝胆外科医院院长

沈祖尧　中国工程院院士　香港中文大学校长

张学敏　中国科学院院士　军事医学科学院研究员

陈国强　中国科学院院士　上海交通大学副校长、医学院院长

陈香美　中国工程院院士　解放军总医院肾脏内科教授

郑树森　中国工程院院士　浙江大学第一附属医院教授

郎景和　中国工程院院士　北京协和医院妇产科教授

贺福初　中国科学院院士　中央军委科学技术委员会副主任

黄璐琦　中国工程院院士　中国中医科学院副院长

马　丁　华中科技大学同济医学院附属同济医院妇产科主任

马现仓　西安交通大学第一附属医院临床研究中心主任

马信龙　天津医院院长

王　新　第四军医大学西京消化病医院消化四科主任

王天有　北京儿童医院党委书记、副院长

王化宁　第四军医大学西京医院心身科主任

王宁利　首都医科大学附属北京同仁医院党委书记

王彤焱　中科九峰移动医疗科技有限公司副总裁

王坤正　西安交通大学第二附属医院骨科主任

王洪武　煤炭总医院副院长

毛家亮　上海交通大学医学院附属仁济医院心内科教授

邓　伟　四川大学华西医院心理卫生中心主任

石汉平　北京航空总医院肿瘤医学中心主任

申昆玲　首都医科大学儿科学院副院长

付　平　四川大学华西医院内科副主任、肾脏病研究室主任

白　苇　第四军医大学西京消化病医院消化七科主治医师

丛亚丽　北京大学医学人文研究院副院长

吕农华　南昌大学第一附属医院副院长

伍冀湘　首都医科大学附属北京同仁医院院长

刘　璠　南通大学医学院副院长

刘丹红　第四军医大学预防医学系卫生统计学教研室教授

刘运芳　中国工程院与清华大学联合培养博士后

刘俊岭　上海交通大学基础医学院副院长

刘梅彦　首都医科大学附属北京安贞医院心内六科副主任

孙　林　中南大学湘雅二院肾脏病研究所所长

杜　兵　北京健康管理协会副会长

杜治政　《医学与哲学》杂志主编

李　红　福建省立医院副院长

李　强　哈尔滨医科大学附属第二医院内分泌代谢病科主任

李王平　第四军医大学唐都医院呼吸与危重症医学科主任医师

李永奇　第四军医大学西京医院健康医学中心主任

李晓康　第四军医大学西京医院副院长

杨　辉　山西医科大学第一医院副院长、护理部主任

杨玉凤　西安交通大学第二附属医院儿童行为及发育儿科学研究室主任

侯晓华　华中科技大学同济医学院附属协和医院内科主任、消化内科主任

姜保国　北京大学人民医院院长

姚　颖　华中科技大学同济医学院附属同济医院肾内科副主任、临床营养科主任

秦海强　首都医科大学附属北京天坛医院神经病学中心主任助理

耿庆山　广东省人民医院党委书记

聂　静　南方医科大学南方医院肾脏病科教授

聂志余　同济大学附属同济医院人力资源处处长、神经内科教授

聂勇战　第四军医大学西京消化病医院消化十科主任

徐　卫　南京医科大学第一附属医院血液科副主任

徐桂华　南京中医药大学副校长

高　远　郑州大学第一医院神经内科副主任医师

郭学刚　第四军医大学西京消化病医院消化六科主任

郭晓钟　沈阳军区总医院消化内科主任

陶　凌　第四军医大学西京医院心内科主任

曹克将　江苏省人民医院心内科主任

龚晓明　沃医妇产名医集团运营总管

鹿　斌　复旦大学华山医院内分泌糖尿病研究所所长助理

梁爱斌　同济大学附属同济医院副院长

彭　军　山东大学齐鲁医院血液科副主任

董尔丹　国家自然科学基金委员会医学科学部常务副主任

董竞成　复旦大学华山医院中西医结合科主任

韩　英　第四军医大学西京消化病医院副院长、消化九科主任

韩国宏　第四军医大学西京消化病医院消化七科主任

温　浩　新疆医科大学第一附属医院院长

褚　熙　首都医科大学附属北京宣武医院健康管理中心主任

潘阳林　第四军医大学西京消化病医院消化六科副教授

前不久，我毫无准备地成了网红，成了人物，成了"健康中国"十大新闻人物，还是首位。这缘起我在北京召开的"健康中国论坛"中做了一个报告，直击中国健康事业面临的问题和解决办法，比如，医疗改革总是不尽如人意，根本问题在于它是一项系统的改革工程，局部的改、单因素的改、短时效的改，不仅对系统改革无助，可能还有伤害。中国工程院设立了"中国全民健康和医药卫生事业发展战略"的研究项目，组织了83位院士、100多位国家部委的机关干部和近千名相关专家分成8个组，深入29个省、自治区和直辖市，有的还到了村卫生所一级，开展了广泛调研，仅开会就达200多场，还派出专家去9个国家调研，历时2年半，最后写出了一个综合报告，递呈国务院，受到了高度重视。我们提出5条建议：①立法。新中国成立快70年了，至今还没有一部完整的卫生母法。②改制。卫生工作涉及方方面面，建议成立一个人口健康部，统管健康工作，防止政出多门、低效，甚至作用相互抵消的情况。③投入。建议将GDP的11%左右投入健康事业。④监督。建立第三方监督机构，有效监督健康工作。⑤行动。有效推进国家主导的一系列行动计划，比如慢性病防控计划等。作为这个项目的首席研究者，我在想，即使上述工作都做好了，全部做到位了，全民健康工作就能做好吗？

剑桥大学的医学史家罗伊·波特给全世界提出了一个问题：人类从没有活得像现在这么长，也从没有活得像现在这么健康，但医学也从没有遭到像现在这样的怀疑和不满，这究竟是因为什么？答案有多种。我的回答是，因为人类还想活得更长，活得更健康，可现在的医学知识、医学技术、医疗保障实难满足这样的要求。

当今世界，西医学在医学中占绝对优势，西医学为人类健康做出了不可磨灭的贡献。为了解决不断出现的新问题、新难题，西医学按照科学的方法，不断地从宏观向微观发展，不仅要搞清生命的真谛，而且要找到疾病的本质；最终发现了大量微观的现象，发表了海量论著，可难以回答宏观的疑问，也就是解决不了疾病乃至患有疾病的人即病人的问题。从大量局限在微观的研究中得到的海量数据和证据，不仅难以为整体服务，还可能将医生引入歧途。近50年的诺贝尔医学或生理学奖几乎都颁发给了"分子"（的研究），而未颁发给"人"（的研究）。细看当今的医学研究，好多人沉溺在微观世界孤芳自赏，游刃在分子之间左右逢源，制造了海量论文与治病无关。传统的生理学快土崩瓦解，经典的病理学已摇摇欲坠，大体解剖学后继乏人，大内科大外科已不复存在，医学人文体无完肤，基础与临床隔河相望，医生离病人越来越远，本属恩人般的医患关系成了仇人。即便在西医学最发达的美国，目前医源性死亡也已成为住院病人死亡的第三大原因，几乎达到住院死亡的10%。

为了解决这些问题，国外学者想出了很多办法，也创造了不少医学模式。最有名的有三个：首先是循证医学，人们认为原来的医学计算得不对，于是把数学引进医学，数学本身没有问题，那些算法也没有问题，关键是算的结果脱离了事实。因为医学遇到的因素是无穷多（Diversity），医学遇到的变化是无穷变（Dynamic），两个无穷或两个 D 相加更是无穷大，所以人算不如天算。比如 Cochrane 是全世界最大的循证医学网站，它做了2000多个系统分析，涉及几十万篇论文、数百种疾病，但最后只有不到30%能说出来 Yes 或者 No，70%以上只能说 Don't know。其次是转化医学，由弗朗西斯·柯林提出，希望把科学研究的数据和证据转化到临床，希望在其中搭一座桥，但这座桥搭建了18年，结果是"收效甚微、进展缓慢"。为什么？因为大多数基础研究的数据和证据取自局部、暂时、微观，用到人身上是有困难的，甚至是可怕的。临床上有多少个特效药，年销售额达数百亿美元，可因为对重要器官的不良作用而一夜撤市，就是这个道理。再后来，还是这个弗朗西斯·柯林，又给美国前任总统奥巴马提了个精准医学的建议，要美国人像反恐那样来搞医学。此声一出，国内外学术界认识有别，跟顺者有之，跟风者更有之；但反对之声也不绝于耳，特别是堪称医学领域的几本天牌杂志出来顶牛。首先是《柳叶刀》（*The Lancet*）发声：*Is Precision Medicine the Route to a Healthy World?* 结论是 No，即精准医学不是通向健康世界的正确道路；接着《美国医学会杂志》（*JAMA*）发声：*Seven Questions for Personalized Medicine*，即七问精准医学；随后《新英格兰医学杂志》（*NEJM*）发声：*Limits to Personalized Cancer Medicine*，即精准肿瘤医学的若干短板，要实现将是遥遥无期；最近，《自然》（*Nature*）发声：*Precision Oncology Has Not Been Shown to Work, and Perhaps It Never Will*，即精准肿瘤学尚未显行，也许根本不行，依然对精准医学持否定态度。国内学者在美国的基础上对精准医学的诠释进行了修改和扩展，并称精准医学是未来医学科学发展的方向。但我认为它不是未来医学发展的方向。未来医学发展的方向是什么呢？我个人认为国内外此前提到的医学模式，包括转化医学、循证医学和精准医学都是不错的提法，但都是在强调医学的某个方面，都是在某一局部发力，在某一末端使劲。如果取其长处，以病人整体为对象，将其与人体相关的一切知识加以整合，形成整体整合医学，简称整合医学，那才是医学发展的正确方向。我认为，转化医学是整合医学的路径，循证医学是整合医学的路沿，精准医学是整合医学的路标，但光有路径、路沿和路标是到不了目的地的，因为我们还要有方向盘，还要有车轮，还要有发动机……要有一台完整的车，更要有一个健康灵敏的驾驶员，只有这样才能到达目的地，这就是整合医学。

2016 年 10 月 8 日，在西安召开了首届"中国整合医学大会"，参众包括了 15 位院士、79 位医科大学校长、323 位医院院长，总参会人数逾 4000 人。上午大会报告分别围绕"医学与科学""医学与哲学""医学与人文""医学与心理""医学与伦理""医学与药学""基础与临床""中医与西医""精准靠整合" 9 个专题展开，然后由凤凰台主播杨锦麟先生主持全场讨论，议题是未来是否会出现影响世界的中国文化。答案是肯定的，一定会！那就是健康文化，与生命相联系的文化一定会有生命力和普适性。下午设 15 个分论坛，近百位不同专业的学者从自己的角度阐述了对整合医学的理解和建议。会后我们对所有院士和专家的发言进行整理和完善，并经作者修订，我们与世界图书出版西安有限公司一起编撰出版《整合医学——理论与实践②》，分理论篇和实践篇，供同道参阅。

整合是时代发展的特征，是解决划时代难题的法宝。整合医学是未来医学发展的必然方向和必由之路，她将引领医学发展的第三个时代。整合医学的理论和实践探索目前正在全国展开，相关论文也多次在国际期刊发表，引起国际同行的关注。2017 年 4 月 29 日将在西安召开第二届"中国整合医学大会"，预计将有 30 余位院士、100 余位大学校长出席，参众可能达到 8000 人。论题之多、之广将超第一届论坛。

整合的历史潮流势不可挡，整合医学的发展同然，顺风顺水，必将前行。整合医学不是成与不成的问题，而是谁大成谁小成、谁早成谁晚成、谁多成谁少成、谁成谁不成的问题。让我们团结一心，努力奋斗，向着人类健康的共同目标前进。贵在整合、难在整合、赢在整合！

樊代明

2017 年 1 月 1 日

目录 HOLISTIC INTEGRATIVE MEDICINE
—— Contents

理论篇

实践篇

整合消化病学

整合神经病学

整合儿科学

整合医学在医院管理和学科建设中的实践

整合健康学

整合护理学

HOLISTIC
INTEGRATIVE
MEDICINE

理论篇

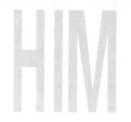

整合医学，医学发展新时代的必由之路

◎樊代明

习近平同志指出："纵观世界文明史，人类先后经历了农业革命、工业革命、信息革命。每一次产业技术革命，都给人类的生产和生活带来巨大而深刻的影响。"同样，正是这三次革命引发和催生了医学发展的三个时代，即农业革命催生了经验医学（或传统医学）时代，工业革命催生了科学医学（或生物医学）时代，信息革命必将催生整合医学时代。整合医学的全称是整体整合医学（Holistic Integrative Medicine，HIM），它的诞生究竟为了什么，它究竟要做什么，它已经做了什么，这是三个必须要回答的问题。

整体整合医学，简称整合医学，正式提出已经 7 年了。其实，之前的酝酿时间不只 7 年，也不只 17 年。这 7 年来，我先后写成了《整合医学初探》发表在《医学争鸣》2012 年第 3 卷第 2 期上，《整合医学再探》发表在《医学与哲学》2013 年第 34 卷第 3A 期上，《整合医学纵论》发表在《医学争鸣》2014 年第 5 卷第 5 期上，*Holistic Integrative Medicine* 发表在《美国消化病杂志》2014 年第 1 卷第 1 期上，《整合医学——医学发展新时代》发表在《中华医学杂志》2016 年第 96 卷第 22 期上，《整合医学，医学发展的必然方向》发表在《医学争鸣》2017 年第 8 卷第 1 期上，*Holistic Integrative Medicine：Toward a New Era of Medical Advancement* 发表在《医学前沿》2017 年第 11 卷第 1 期上。本篇文章为什么而写，究竟要写些什么，其实想写的很多。以"整合医学"为题，这 7 年来我曾应邀在全国 87 个医学专业学会中的 82 个学会做过首场报告，在超万人的大会上做报告也不止一两次，反响十分强烈。有人说粗听越听越一样，但细听越听越不同。有留意者对我的报告做过统计，每月的文字和事例的翻新率大约 10%，也就是 7 年 7 篇文章，应该是月月讲得不一样，年年讲得有不同。现在已成立了 4 个全国性整合医学学会，其中"中国医师协会整合医学分会"有 6 名院士和 80 位医学高校的校（院）长参加。参众达 4000 余人的"2016 中国整合医学大会"已于 2016 年 10 月 8 日在西安召开，连接 11 个省会城市作为分会场的"2016 整合医学论坛"已于 2016 年和 2017 年在主会场北京举办过 3 场。全国目前已在 27 个省、市、自治区成立了 100 多个针对不同疾病或方向的整合医学中心。比如浙江成立了包括 40 多位院士的"树兰整合医学研究院"，南京中医药大学成立了九年制的"整合医学院"，广东药科大学成立了"整合药学研究院"。由 60 余位院士加盟的全国性的整合医学平台（www. 大专家.com）已启动运行。第一套具有整合医学特点的全国高等医学院校"医学电子教材"已由人民军医出版社出版并在 60 余所大学试用。《医师在线》报开辟每期 1 版的《樊院士谈整合医学》栏目，已连续 2 年出版了 100 期 100 版。人类医学史上第一部《整合医学——理论与实践》专著已由世界图书出版西安有限公司于 2016 年 10 月出版发行。通读上面这段文字，不能不说目前的整合医学"造势"可谓轰轰烈烈，接下来应该是"从总论到各论"向实践阶段推进了。从 2016 年 9 月 1 日起，我开始讲"从整合医学到整合内镜学""从整合医学到整合预防医学""从整合医学到整合肿瘤学""从整合医学到整合肝病学"……但是在理论与实践之间，大家总觉得还有很多东西没讲清楚，问题和疑惑还没完全说清楚，尽管我曾先后写了《医学与科学》和《再论医学与科学》分别发表在《医学争鸣》2015 年第 6 卷第 2 期和第 6 期上，以探索和解答一些还不明白的事情，但大家总觉得不满意，于是就有了这篇文章的立题与立意。重点想阐明如下 4 个问题。

一、医学缺乏整体观医将不医

整合医学既是一种认识论，也是一种方法学。它本身不是一种医学体系，但通过它，从人的整体出发，把与之相关的知识不断加以整合，从而形成更适合、更符合人体健康呵护的新的医学知识体系。整合医学的核心是整体观、整合观和医学观，三观为一体，缺一不可，而最核心的是整体观。本文所说的整体观至少包括空间健康学、人间健康学、时间健康学。

（一）空间健康学

人固然是一个整体，但这个整体也只是"天"的一部分，并随着"天"的变化而变化。这个"天"就是人体可接触到的环境，至少又可分成两部分，即自然环境和社会环境。人离不开自然环境，比如，天冷了加几件衣服，天热了脱几件衣服，究竟加几件或减几件，随环境、时间和人体而异，如果反其道而行之，看再好的医生，吃再好的药也无济于事。又比如，人需吸进氧气，呼出二氧化碳，植物正好与之相反，人与植物交换，交换多少随环境、时间和人体而变，如果反其道而行之，植物可能还能活，但人肯定死了。人也离不开社会环境，每一个人都是社会的一员，靠社会的相互帮助而存活，孤居寡食要么是兽，要么是神，绝不是人。比如，"离群"主义者，对别人老是猜忌、设防、敌视，靠找别人的缺点而生活，这样的人找医生看病是没有效果的。《黄帝内经》作为一本经典医籍，其中只用了 30% 左右的篇幅写医学知识，其余都是有关文化、哲学、心理、政史等，提倡"天人合一"。希波克拉底的医书也是如此。不像我们现在，医书就是医书，医学以外的内容很少，甚至分子就写分子，细胞就写细胞，分子中没有细胞内容，细胞内容中罕见分子，更不用说描述整体了。

（二）人间健康学

这里所指的人间是指人体作为一个整体的空间，这个空间由不同层次的结构构成。前后左右上下，不同层次、不同结构间通过物质、能量及信息的联系、交换或转换，共同形成一个有机的整体。科技的进步带来了工业革命，渐渐地人们提出了以人为本，用机械化降低劳动强度。西方将这种科学和哲学理论引入医学以后，出现了两个弊端：一是用静止的科学理论及方法研究动态生命体的结构和功能；二是人体与环境发生分离，凡事都在人体内找原因，人们逐渐将视角和努力只集中到人体本身，逐渐忽略了人体与自然及社会的共生、共存、共赢。本来很多影响健康的原因可能在体外，人们却不遗余力地在人体内寻找；本来很多影响生命的原因是在人体内的宏观水平或多因素的组合，但人们不遗余力地去微观或单分子中去寻找。人们用解剖刀把人体变成了器官，用显微镜把器官变成了细胞，用分子生物学方法把细胞变成了分子，然后游刃在分子之中不能自拔，回不到细胞，回不到器官，更回不到整体。比如上世纪后半叶至今，诺贝尔医学或生理学奖基本都颁给了从事分子研究的学者，而不关注对人整体的研究。事实证明诸多的诺贝尔奖奖励的东西其实对医学本身并无大用或根本无用。难怪有学者认为，这种脱离人体、脱离生命、漫无止境的微观研究，不仅对医学无用，还可能是有害的。

（三）时间健康学

上世纪 60 年代，世界医学研究领域曾出现过一道难得的星光，但遗憾的是成了昙花一现，很快销声匿迹，那就是时间生物学（Chronobiology），放大一点可称之为时间健康学。上面提到的空间健康学、人间健康学，其涉及的无论是物质、能量还是信息，都会随时间的推移而不断发生变化。不仅人体如此，自然界所有的生物均是如此，比如，向日葵跟着太阳转，含羞草昼开夜合；杨柳，无论是北京的还是西安的，虽然远隔千里，但只要到了三月都会生枝发芽，它们并无红头文件，也无领导讲话；很多深水鱼，几乎都是同时游到长江产卵。在人体，以女性为例，生育是以年来算，一年只能完成一次生育。月经呢？要月月红，一月来几次不行，几月来一次也不行。人体机能一天随 24 小时有规律地变化。白天 12 点（午时）生命力最旺盛，晚上 12 点（子时）生命力最弱，病人死亡常发生在这个时候，中医学早有"子午流注"理论的记载。试管婴儿一定要算准时间种植才能成功。又如肿瘤化疗，癌细胞的生命周期与正常细胞不同，化疗药注入的时间要适宜，否则不仅杀不了肿瘤，反而伤了正常细胞，这也可能是同一种化疗药对同一种癌在不同病人中所获效果不一样的原因。

医学要求上述三观（或称三间）健康学的统一性，从自然和社会的宏观、介观到人体的微观，各层次涉及的因素无限多，英文叫 Diversity，即多样性；各因素间涉及的变化无穷大，英文叫 Dynamics，即动态性。因此，孤立、限时地获得的物质、能量和信息的资料都是片面的。这也是我在《医学与科学》和《再论医学与科学》两文中从 17 个方面论述医学与科学不同的原因，也是我不断疾呼不能简单地用科学的规律来规范和检验医学的根据和理由。科学是限定因素（通常只选两个）在最短时间得到的结果，只要条件固定，在任何地点和时间都可以重复，放之四海而皆准。但若因素增多，时间延长，原有的所有结果都可能与事实相悖甚至南辕北辙，医学的本质就是这样。正因如此，我们无论在任何地方、任何时间都要在医学实践中高度关注和强力实践整体观，只有这样，才能把握医学发展的正确方向。科学的理论和方法对医学发展是有帮助的，但如果掌握不好，不仅无助，还可能有碍。

有学者统计过 10 年前在国际顶尖医学杂志发表的 101 篇论文，10 年后发现仅有 1 篇有应用价值，不是说这些文章都是造假，其真实原因就是部分或完全背离了整体观，背离了生命在空间、人间和时间中的存在形式和不断变化的规律。因此，我们不能只沉溺在微观世界孤芳自赏，不能只游刃在分子中间左右逢源，不能只满足于发表论文与整体无关。目前，传统的生理学快土崩瓦解，经典的病理学已摇摇欲坠，大体解剖学已后继乏人，大内科大外科已不复存在，医学人文已体无完肤，基础与临床隔河相望，医生离病人越来越远，医患间从恩人成了仇人。这样的医学研究、医学教育、医学发展到了不改不行的地步，否则医将不医。

二、医学缺乏发展观医将不准

我曾在《整合医学——医学发展新时代》一文和前文中阐述了我个人的观点，把医学发展分成三个时代，即经验医学时代、科学医学时代和整合医学时代。现代医学引入科学方法使自己有了长足进步，给人类带来了史无前例的福祉，为何还要向整合医学发展呢？其根本原因有两个：一是医学是一门复杂的学问，解决其中的难题光靠科学方法远远不够，事实已经证明了这一点。需要将哲学、人类学、社会学、语言学、心理学……即与人体相关的一切学问有选择地纳入医学研究和实践中，形成新的医学知识体系，才能解决复杂的健康问题。二是随着自然、社会的变化和人类对健康需求的提高，医学面临的形势和服务内容（比如疾病谱）已经发生了异常广泛、极为深刻、非常复杂和相当迅速的转变，主要表现在如下10 个方面。

（一）从传染性疾病向非传染性疾病转变

人类的历史也是与疾病抗争的历史，一直到上世纪 50 年代以前，人类的主要死因依然是传染病。比如在新中国成立初期，传染病死亡率超过了 20 000/10 万，而现在仅为 200/10 万左右，很多传染病已在我国甚至世界范围内消灭。目前很多传染病医院或传染科的工作已大幅缩减，甚至无人问津，这主要得益于病原体的发现、抗生素的问世和疫苗的研制成功，特别是经济生活及卫生条件的改善。比如，结核病过去是肆虐全球的难治或不治之症，自从结核菌的发现、链霉素的问世，特别是卡介苗的研制成功，使这一疾病得到有效控制。可以讲，在上世纪 50 年代以前，医疗战线的主要任务是抗击传染病。尽管近年来出现了一些新发和突发传染病，但由于防病知识的普及、防控平台的建设，很快便得到了有效控制。而与之相反，目前非传染性疾病或称慢性疾病，如恶性肿瘤、心脑血管疾病、糖尿病、慢性呼吸疾病等，造成的死亡已达总死亡的 86% 以上，慢性病造成的医疗经济负担已逾 70%。目前对慢性病的认识和防控能力显得十分有限。而且，传染为疾，只要找到病原便可有的放矢进行治疗和预防；但慢性病为病，通常由自身内部失衡引起，且为多因素多阶段，牵一发动全局，病理机制剪不断、理还乱，其危害是病程长、易复发、花费多、预后差，防治难度更大。

（二）从营养不良向营养过剩疾病转变

人类在与自然界斗争的早期，由于生产力低下，无力获得足够的食物；后来学会了耕种养殖，逐渐改变了缺少食物的状态。但总体来讲，食物还是供不应求，其中经历过多少次天旱水灾，粮食歉收。比如我国，直到上世纪 70 年代很多人还常常处于饥饿状态，"忍饥挨饿""饥不择食""饥寒交迫"等成了常用词，连见面的问候语都是"你吃了吗？"。在漫长的饥饿状态中，人类受到自然筛选，能忍饥耐饿的群体才能繁衍传承下来，所以现代人类骨子里存在的是"耐饥基因"。另外，由于食物不够，人类要努力觅食狩猎、养家糊口、传宗接代，所以拼命劳作，相当于被动锻炼，生就了一副强壮的体魄。

但是，近半个世纪以来，工业革命为人类带来了两大改变：一是生产的财富多了，物质文化生活改善，人们吃得多了；二是机械化解放了生产力，体力劳动少了，交通改善，运动减少了。所以从过去的营养不良（缺乏）到了现在的营养过剩。"穷基因遇到富食品"，吃多了，消耗少了，多吃少动、好吃不动已成为普遍的现象，于是代谢性疾病大幅度增加，三十几岁的年轻人高血脂、高血糖、高血压、痛风、脂肪肝的发病率大幅上升。加之加工食品不断增多，生活方式不断演变，饮食模式不断变化，导致疾病谱也不断发生变化。据"2010 全球疾病负担研究"显示，1990 年营养不良为影响全球健康的第一风险因素，而到 2010 年则退到第 8 位。反之，肥胖、体重指数超标从 1990 年的第 8 位上升到第 6 位，这种变化在中国尤为突出，在近几年更加显著。

（三）从器质性疾病向功能性疾病转变

过去，无论是医生还是病人，通常说的生病是指器质性疾病，即人体的组织结构发生了变化或影响了生理功能；最早是肉眼看见才算，以后显微镜下的变化也算。但人们对功能性疾病认识不够，因为看不见病人有器质性改变，但病人确有不适，医生和病人把这种状况要么看成没病（或装病），要么看成"神经病"。近年来，对功能性疾病的认识越来越深入，其发病率越来越高，表现多样。国际上对此没有一个具体的标准化诊断参数，主要表现有免疫功能低下、心理失衡、思维缓慢、反应迟钝、食欲缺乏、记忆力下降、注意力不集中、焦虑烦躁、不自信、没有安全感等，比如慢性疲劳综合征。功能性疾病多发主要有如下两个原因：一是生活和工作压力大，长期身心疲惫、精神紧张、睡眠不足，且形成恶性循环，进入亚健康状态，临床检查并无器质性病变。二是患某种器质性疾病后全身或局部功能恢复不佳，难以恢复到原始状态。一般来说，多数功能性疾病并不会引起器质性病变，多数器质性病变经治愈后并不引起功能性疾病，但其中确有不少人可以相互转化。对功能性疾病的诊断和治疗通常比较困难，单单药物治疗很难缓解，反复用药有时恰恰是疾病的根源。对于这种情况，需要将病人看成一个完整的人，认真询问病史，从生物、社会、心理多角度全因素出发，发现可能的致病因素，针对性治疗才能奏效。可以这样讲，对于功能性疾病，一般不死人但难治好。很多病人认为赖活不如好死，于是轻生。功能性疾病可以涉及人体的所有系统、器官，表现为全身性的，有时表现为局部的，且时隐时现、忽来忽去。

（四）从受生物因素影响向受社会因素影响转变

人类经过较长时间的进化，现在的基因已基本稳定，自体能够适应自然环境的变化。很久以前，人类面对的是野兽出没、蛇虫横行的恶劣生活环境，加之生产力低下，那时表现的疾病谱主要受生物因素的影响，人类也逐渐获得了抗击各种生物因素所致疾病的能力。进入工业革命后，人类借助科学技术的力量，提高了生产力，降低了劳作强度，改善了生活环境。物质生活和精神生活经历了一次次质的飞跃。可以说，我们现在是国家富强，人民幸福，"衣来伸手，饭来张口"，"楼上楼下，电灯电话"。当然人类在改善生活环境的过程中，也在一定程度上破坏了自然环境，加之交通的改进，"坐地日行八万里"带来了跨国性传染病、新发病，社会观念改变带来了性传播疾病，从而导致了目前疾病谱从生物因素疾病急速地向社会因素疾病转变。人体过去不曾遭遇的许多疾病一次又一次袭来，SARS（严重急性呼吸综合征）刚过去，禽流感来了，禽流感刚过去，埃博拉来了。尘肺还没控制，艾滋病又来了。

社会环境是指人类生存和活动范围内的社会物质和精神条件的总和。广义包括整个经济文化体系，狭义仅指人类生活的直接环境。在漫长的发展过程中，人类抵抗疾病的能力越来越强。随着生产力的提高和自然、社会环境的改善，这种能力越发增强，只有在自然环境发生更激烈变化，或者人类抵抗力减弱的情况下，才会发病。

近年社会环境的急剧变化带来了疾病谱的变化，过去误认为人类基因图谱的完成，不仅可以加深我们在基因及分子水平对疾病病因的了解，也能从中找到治疗疾病的万能钥匙。现在看来并非如此，也可以说是令人大失所望。一项多国联合研究，即对 45 000 对双胞胎（9 万人）癌症发病率的研究显示，基因起的作用只占 30% 左右，双胞胎中有一人患癌者只占双胞胎总数的 18%，两人均患癌者只占 3%，即使受基因影响最大的前列腺癌，基因所起的作用也只有 42%。以上结果表明，社会环境的改变在人类疾病的发生中正发挥越来越重要的作用。

（五）从年轻性疾病向老年性疾病转变

所谓老年性疾病过去通常指超过 50 岁，特别是超过 60 岁的人常患的疾病。由于这个年龄的人身体机能逐渐减弱、肌肉萎缩、反应减慢、抵抗力下降，加上各种致病因子的累积及叠加，其病因复杂、诊断困难、疗效较差、花费高、恢复慢，多数难以完全康复且难以预防。从上世纪 50 年代开始，人类疾病谱逐渐从传染病转到心脑血管病，继之转到恶性肿瘤上，后两者多发生在老年人群，特别是代谢性疾病、阿尔茨海默病（老年痴呆）等更是如此。近年来老年性疾病迅速增多，大致有两方面原因：一是人类步入老龄社会。老龄社会的出现应该是社会进步的标志，因为医疗卫生条件和社会生活保障提高了。老年人多了，老年病也就多起来，并逐渐形成了对社会的挑战。二是老年疾病年轻化。由于生活水平的大幅提高，体力劳动及锻炼减少，加之自然环境的恶化，很多本该发生在老年人身上的疾病现在提前发生在年轻人身上，导致近年来年轻人的老年性疾病骤增。

上述两种情况，前者主要以身体自然的生理状况改变为主，而后者则以自然、社会因素改变对人体的影响为主。不管由什么原因引起，老年病大幅增加，对此，我们在医学上、药学上都还没有做好准备，不仅在理论研究上没跟上，在临床诊疗上也没跟上。这已经成为医学目前存在的大难题。

（六）从单因素疾病向多因素疾病转变

疾病是在一定历史时期的自然与社会条件下，环境、生物、政治、经济、文化、教育等因素作用于人群身心后的综合反映，是人与自然或社会环境相互作用关系的一种特定的表现形式。20 世纪以来，由于科学技术和社会经济的快速发展，人民生活水平普遍提高，医疗卫生状况大幅改善，疾病谱也从过去的感染或营养不良等单因素疾病向以机体自身代谢和调控失常为主的多因素疾病转变，如老年病、肺病、心脑血管病、自身免疫性疾病、精神障碍性疾病等。对于单因素疾病，只要及时采取合理的预防措施，特别是预防接种、杀菌灭虫和应用抗菌药物，就能很快控制流行和治愈疾病；但对于多因素疾病，通常存在如下 4 个挑战。

1. 对依赖检测设备做病因病理诊断的挑战　多因素疾病难以找到直接病因，多阶段、多层次、多因素交互作用，且互为因果、随时变换，并主要通过影响机体系统代谢和调控而致病。即便应用很先进的检测设备也只能发现部分指标和现象，难以分析出实质；加之多因素疾病通常与生活行为、心理状况、社会家庭，甚至宗教信仰有关，单靠理化检查结果难做判断，需要通过医生的经验、病人的感受，以及临床发现的证据三者整合分析，才能得出正确的结论。

2. 对治疗目的、治疗方式和治疗方法的挑战　多因素疾病的病理改变一旦形成，很难彻底治愈，大多数病人需要长期的调理和治疗。治疗目的也只能是减轻或减缓病情，延长生存时间，提高生活质量。一种疗法只能解决其中的某个或某些问题，通常需要多学科协同治疗，需要多种疗法的整合和互补，同一疾病因影响因素不同，又因人、因地、因时而异，一方面需要个体化治疗，另一方面又需要多学科参与的整合治疗。只靠一个医生和一个学科，甚至一个医院，都常常难以及时正确地治疗一个复杂病人。

3. 对疗效评价方法和评价结果的挑战 多因素疾病需要长时间调理治疗，需要长期服药、大量服药，这对身体的长期影响绝非靠短期观察能判断。同样，在单因素疾病中发现的理化检测指标难以成为判断多因素疾病的评价体系，必须把终点指标、重大事件、生存时间、生存质量、生理功能等视为观察指标纳入评价体系。评价多因素疾病靠小样本的临床试验是不可靠的，难免产生偏倚，需要有足够检验效能的大样本随机对照试验，甚至是跨国的多中心临床试验研究，并做系统评价才能成为临床实践的"金标准"。

4. 对疾病研究方法的挑战 由于多因素疾病的病因病理往往与病人所处的社会环境、家庭、生活、心理变化密切相关，这是在疾病动物模型上难以模拟的，也是在实验室中难以模拟的。因此，在实验室中以动物模型为研究对象取得的研究结果，与临床实际差异很大，因而对人的多因素疾病的参考价值十分有限，甚至毫无参考价值。因此，重视临床研究证据，重视以病人为主体的临床研究证据，将成为未来医学研究的必然要求。只有将整合医学的理论和实践应用到未来医学的研究和临床实践中，才能应对上述四大挑战，才能破解未来医学发展的难题。

（七）从单器官疾病向多器官疾病转变

目前临床所见疾病已跟过去大不一样，主要特征是影响多器官的疾病越来越多，一个病人只在一个器官患一种疾病的情况越来越少。大致有 3 种原因。

1. 疾病本身累及多器官 比如急性严重感染、大面积烧伤或创伤、大手术，会影响全身功能甚至出现致命的系统性炎症反应综合征，继之发生多器官衰竭。又如大多数慢性疾病的严重期或终末期，其特征是多脏器受损。

2. 疾病从单器官受累发展成多器官受累 过去发生的疾病，由于治疗条件有限，通常在单器官时就被治愈了或者导致病人死亡。现在由于治疗条件改善，稳住了病情，病人存活下来，但未能控制病因，从而逐渐发展成多器官受累，比如肺结核所致全身粟粒性结核，又比如肿瘤的全身转移等。

3. 在治疗单器官疾病中引发多器官受损 这种情况也叫医源性损害。比如在治疗某一器官疾病时使用药品不慎导致药物性肝损害或药物性肾损害等。

治疗单器官疾病相对容易，治疗多器官疾病难度加大，治疗中要权衡利弊得失，然后有的放矢。影响生命者要以救死扶伤为目的，影响多器官者要以保重要器官为主，遇到急慢性病因同时存在，首先要针对急性病因施治。

（八）从早期疾病向晚期疾病转变

在中国目前的疾病谱中，一个不容回避的事实一直存在，那就是患病人群中，特别是在慢性疾病中，晚期疾病占比明显增多。尽管现在检测设备越来越发达，越来越灵敏，早期疾病检出的绝对数在增加，但在同一疾病中与晚期组比较，早期的比例还在下降，因为晚期组的绝对数增加了，原因如下：①自然及社会环境的急剧变化使疾病的绝对人数（比如癌症）大幅度增加，其中晚期病例越为明显。②检查设备的先进性、灵敏度及拥有率增加，使很多疾病检出率增加，其中晚期病例的增加尤为突出。③人们对疾病早期的重视程度不够或者由于经济状况的原因，不愿接受早期体检，一直拖到晚期才就诊。④老龄化社会的出现，老年性疾病的发生率增加，老年病多为晚期疾病。晚期疾病的治疗要比疾病处于早期时难度加大、花费增多、疗效变差、预后不好。

（九）从简单疾病向复杂疾病转变

和一切事物的发展轨迹一样，疾病谱包括疾病本身的发生发展也是从简单到复杂。随着科技进步、知识积累，我们把简单的疾病治愈了，余下的多为复杂性疾病或疑难的疾病。目前临床实践中见到的疑难杂症越来越多，主要有3种原因。

1. 疾病有多因素参与 一种疾病通常有几种或十几种可能的病因，这些病因属于不同来源、不同层次，可以是外来的，也可以是内生的；可以是宏观的，也可以是微观的；可以是生物的，也可以是理化的；可以是躯体的，也可以是心理的；可以是结构的，也可以是功能的……相互交织，剪不断、理还乱。

2. 疾病过程的累积及放大 一种单纯的疾病随着时间的延长，机体抵抗力的增长，以及外部环境的影响，体内出现相生相克、阴阳消长，体内的反应此起彼伏，这种反应很难说谁是因谁是果，谁是主谁是次，谁在先谁在后……随时变化，由此增加了对疾病认识和诊疗的难度。

3. 疾病的新发及再发 随着自然、社会的变化及人体对其的不适应，出现了很多新发疾病和再发疾病。由于对其不认识，因此成了令广大医务人员为难的复杂疾病。

（十）从疾病治疗向延年益寿转变

以往，民众的普遍认识是有病治病，医疗的重点也主要放到治病上，医生的工作重点是诊疗疾病，病人的主要花费也是用来诊治疾病。病前扛着，病后忍着，只有到了扛不住时才去治疗。因此，一生的积蓄多数都花在了生命的最后半年，不仅花费多，而且效果不好。随着经济状况的改善和对健康认识的提高，人们对保健、康复和养生的需求越来越高，这方面的供需矛盾日益突显。

1. 保健知识缺乏 由于业内一些人士对保健、康复及"治未病"的认识不足，且知识零散不成系统，无法全面正确指导大众进行正确的保健指导，一些民间及媒体的健康讲座错误频生、漏洞百出，不仅没起好作用，反而对大众有误导。

2. 保健产品缺乏 由于没有正规、行之有效的保健药品和产品，一些伪劣产品充斥市场，保肝、壮阳、安神等药品泛滥成灾，对民众造成极大损害。

3. **保健人员缺乏**　由于保健人员长期不受重视，愿意从事保健、康复、养生、医养结合的人员少之又少。

4. **保健场所缺乏**　目前国内对康复的需求极大，但只有个别地区有少数医养结合的场所，而且多为民营单位，重点在创收，背离了保健的本质。

三、医学缺乏医学观医将不顺

目前，医生乃至病人头脑里的医学观还是生物医学观或科学医学观，这与整体医学观或整合医学观相比是比较狭隘的，用这种医学观指导或推动医学的发展和实践将会遇到很大问题。面对前述广泛、深刻而急剧的变化，如果我们不去面对现实，以变应变，而是依然按照老常规、老经验，只靠手中掌握的那点医学知识或科学知识，必然会遇到如下的矛盾。如果解决不好，将会成为医学发展道路上的绊脚石，阻碍医学的发展，甚至将医学引向歧途。

（一）科学化与人文性

科学方法引入医学后确实促进了医学的大发展，但是由于医学有其特殊性，如果一切都按科学的范律来分析医学，一切都按科学的方法来研究医学，一切都按科学的标准来要求医生，最终的结果是实现了医学的科学主义，形成了科学化的医学，但同时必然丢掉了人的本性和人的特性。"医学是不确定的科学，是可能的艺术"，生命只有概率，而无定数。医学离科学越近，医生会离病人越远。

科学活动本身并不能确保其发展和应用皆有利于人类的进步，它需要人文来指导。科学技术是一把双刃剑，缺乏人文引导的科学技术，要么毫无价值，要么会给人类带来灾难。医生只专注于"疾病"，这是科学的方法；而专注于"病人"，这是医学的方法。病人是一个个活生生的人，有时人文关怀本身可能比"科学治病"更为重要。希波克拉底早就说过，"医生治病有三大法宝，语言、药品、手术刀"。他把语言放到第一位，说明人文关怀的重要性。其实语言也只是人文关怀的一部分。忽视人文关怀，把疾病的诊断和治疗变成教条、变成规则、变成法规，而治疗对象却是一个个活生生的人，这是要出问题的。比如时下的很多共识、指南、标准，还没看到病人，医生已按诊断报告上的指标做好了治疗方案，开好了治疗药品。不管张三李四，只要是患同一种疾病，治疗方案就相同，美其名曰科学治疗，结果可能是花钱没治好病，或花钱治重了病，甚至花钱治死了人。比如现在肿瘤医生用药杀癌细胞，病人买药杀癌细胞，病人的身体成了医生和病人的战场。

（二）现代化与现实性

在文艺复兴之前，医学的发展很慢，未显示出惊人的奇迹。14世纪中叶兴起的文艺复兴，是医学出现显著发展的分水岭。之前临床医学几乎"没有进步"，主要原因是当时的社会学者仅追求对神的认知，是"以神为本"，把医与神相联系。

文艺复兴后强调以人为中心、以人为本，由此倡导的人文精神给医学发展注入了强大的思想活力，引发了其后数百年医学的飞速发展。以人为本的本即"本位""根本"。以人为本一方面是从社会学上对"以神为本""以物为本"及以金钱、身份、地位、财富为本的根本否定，另一方面又是对"以器官为本、以细胞为本、以分子为本"的根本否定。强调以人为着眼点、出发点和落脚点。由此引发了医学上一次次革命性的进展。正如 2012 年《新英格兰医学杂志》在创刊 200 周年时所回顾的那样：

■ 从 1816 年 Rene Laennec 发明听诊器，到 1837 年 J. Warren Mason 开展首例鼻整形术。

■ 从 1846 年 Henry Jacob Bigelow 用吸入乙醚麻醉进行手术，到 1869 年 Beard 引入电疗治疗"神经衰弱"。

■ 从 1890 年"科赫法则"和破伤风抗毒素问世，到 1901 年白喉血清疗法，再到 1960 年的脊髓灰质炎疫苗。

■ 从 1907 年的 ABO 血型输血理论，到 1928 年 Alexander Fleming 发现青霉素，再到 1980 年天花在全球被消灭。

■ 从 1927 年 Drinker 和 Shaw 发明"铁肺"治疗脊髓灰质炎所致呼吸肌麻痹，到 1952 年 Paul Zoll 给心脏骤停的病人安装体外起搏器。

■ 从 1953 年 Watson 和 Crick 提出 DNA 双螺旋结构模型，到第四代基因测序技术。

■ 从 1997 年 Gulick 发明抑制 HIV 的鸡尾酒疗法，到 2006 年 HPV 疫苗对宫颈癌的预防。

……

无论是生物化学、分子生物学、细胞生物学、免疫学、遗传学，还是生物信息学、生物物理学，没有哪个时代的医学发展像今天这样迅速，像今天这样精细，也没有哪个时代的医学像当今这样迷恋科技。医学迅速地从以人为本向"以科技为本"转化。随着技术的不断涌现，医疗过程日益技术化、工程化、非人化。正是前述医学发展的快速现代化，使其陷入了严酷的现代性危机，即技术越发达，人性越贪婪、越荒芜；医学做得越多，病人的抱怨越多；医学在技术上占据了制高点，却失去了道德的制高点。形成了现代化与现代性的尖锐矛盾。

现代化是表象，而现代性是本质，前者指不断涌现的高新技术、检测平台、医疗器械、耗材、药品，后者是追问医学如此迅速的发展对人类健康和幸福的实际意义。比如先进的医学影像技术、超声技术、激光技术、腔镜技术等现代化诊疗技术的发展提高了诊疗水平，但技术的程序化和便捷化使医生越来越关注高端医疗设备的测量指标，寻找和分析偏离正常值的数据，发现细胞或分子的结构和功能的变化，却忽视了对疾病、症状及病人体征的细致观察，忽视了其作为生命个体的情感需求。医生成了医疗器械的附属品或打工仔，病人成了需要重组或更换功能失常零件的机器。人的真实性和完整性在上述过程中被逐渐消解。著名心理学家、哲学家弗洛姆曾说："19 世纪的问题是上帝死了，20 世纪的问题是人死了。"而 21 世纪医学现代化下现实性缺失的问题正愈演愈烈，人类是到了应该驻足沉思，沉思医学对于人类真实意义的时候了。

（三）国际化与民族性

民族的即国际的，但国际的未必是民族的，两者之间经常出现矛盾，医学的发展亦如此。医学的国际化指部分医学理论和原则，甚至药品对全人类的通用和普适。但是，不同的国家和民族具有各自的社会制度、遗传背景、文化背景、宗教信仰、生活方式和生活环境，因而不同民族的医学发展和需求有其独有的特性，即民族性。

比如中国，我们有几千年发展下来的独特的中医药学，它为中华民族的生存和繁衍做出了巨大贡献，但其中的财富很少被纳入当代医学中，即便是得到全球普遍认可的针灸，也是近几十年才逐渐得到国外的认可，由此造成了中医药在当代医学领域的弱势地位，也使中国人在医药卫生这一关乎人类生存与发展的关键领域丧失了话语权。例如，绝大多数的医学专有名词为国外命名，绝大多数疾病为国外发现，绝大多数药品为国外研发，绝大多数医疗设备为国外制造，绝大多数疾病的诊治指南为国外制订。但是，国外研发的药品都是以外国人为目标对象研发生产的，对外国人疗效好的药品并不一定能治愈中国的病人；国外制订的疾病诊治指南缺乏中国人的数据，不能完全契合中国人的疾病现状，比如克罗恩病，外国人有 *NOD2* 基因的多态性，而中国人没有这种变异，显然治疗方案和用药应该有所不同。照搬西方经常"水土不服"。又比如对幽门螺杆菌感染，由于有少数人会发生胃癌，国外的指南是凡是感染均要根除，这对中国肯定不合适，因为中国人感染率高达 60%，如果全要根除，估计全世界的抗生素拿到中国都不够用，而且越根除越产生耐药性，特别是根除后下半个胃的癌减少不明显，上半个胃的癌却增多了。因此，我们无论是在学习医学理论、应用诊疗指南，还是使用检测设备、应用治疗药品时，都要考虑到民族性，要充分认识中国的国情，不然，我们就是医学实现了国际化，但却忽视了民族性。

（四）智能化与真实性

高科技引入医学，特别是引入临床实践，极大地促进了医学的发展，大幅减少了医生繁重的体力劳动。但由此又带来了医疗判断真实性的问题。

比如，随着信息技术的发展，计算机技术引入医疗领域，自从 1960 年美国麻省总医院开始开发电子病历并投入使用以来，目前我国几乎所有医院都建成了较为齐全的管理信息系统和临床信息系统，建成了以电子病历为核心的信息平台，实现了规模化病历记录，节约了医务人员的书写时间，规范了病历的书写格式，杜绝了漏缺项发生。但是，这种病历只注重或过度强调病历的"全面性"，使得同一病种的不同病人其现病史、病例分析、拟诊讨论、诊疗计划等几乎一致，病历流于形式，把所有病人看成了一个病人，忽视了不同病人的"特殊性"。本来医生在书写病历或记录病情变化时，绝非是一项单一的文字记录工作，而是一个分析思考的过程，而书写电子病历成了采集不同病人的相同事项，不是书写而是填写，是照问填空，是去寻找病人的相同而忽视了不同，而医生成功的医疗行为应该是找出病人的不同。目前这种做法是很危险的，虽然填写病历自动化了，但丢失了病情的真实性。

又比如，科学技术引入医学带来临床医学的飞速发展，主要表现在影像医学和检验医学两个领域。它们好比医生的两只眼睛，极大地提高了医生诊疗疾病的能力。但另一方面，影像不是万能的，"同病异影，异病同影"，"有影无病，有病无影"，"一病多影，多病无影"，随时随处存在。同样，化验也不是万能的，认为"指标升高就有病，指标正常就无病"肯定是错误的。医生过于依赖和信赖检查的情况越来越严重，要不就是"撒大网"，病人就诊时不是详细询问病史，进行体格检查，而是开一堆检查单去寻找其中的异常指标；然后再"大围攻"，用不同的药品、不同的治疗方法去消灭异常指标，这种仪器化验的自动化在很大程度上误导了医疗实践的真实性。

再比如，互联网引入医学确实能解决就医环节中存在的工作效率低及不规范的问题。用互联网帮助挂号、进行某些咨询是可以的，但时下提出的"互联网+医疗"，将互联网与实际具体的医疗行为和实践相联系，恐怕就有大问题了。就像我们只能说"医生+听诊器"（因为还有可能"+CT""+叩诊锤"……），但我们决不能说"听诊器+医生"（"+护士""+药师"），因为我们是临床医生，不是离床医生，世界上可能任何东西都可以到网上买，但就是买命千万别到网上买，那是要买出人命来的。有人吹捧"阿里健康要在30年后让医院变小，让医生找不到工作"，这无疑是言过其实。医学是不确定的科学，生命只有概率，没有定数。科学技术是固定的结果，而医学是变化的。用固定的办法去探索或规范变化的事物是行不通的，结果总是有例外，这种例外不是无用，也不是谬误，正好是病人的特征，正好是医生必须关注、把握和利用的重要证据。

（五）规范化与灵活性

由于医学知识的不断积累和临床经验的不断增加，医学找到了诊断和治疗某些疾病的普遍规律，用之形成规则或规范，可以指导医务人员的工作行为，可以提高医疗质量，保障医疗安全。但是，由于规范只是适用于多数人群的平均数，是基线，是一种最基础、最基本的普遍认识，对于病人来说属于"治不死也救不活"的基本治疗，对于不同的病人必须随人加减、随症加减、随时加减。否则，规范化的要求就会诱发医疗的格式化、机械化、教条化，不管来什么病人，都只按一套公式化的治疗模板进行机械化治疗，甚至病人还没来，医生还没看到病人，就按指南确定了治疗方案，这样是会犯错误的。

时下应用的很多指南，其实只能覆盖80%左右的病人，还有20%的病人在指南限定的情况之外。那么坐在我们面前的病人究竟属于哪种情况呢？指南只是"老"医生把自己的经验说给年轻医生作为参考，绝对不能看作信条与教条，只能看作是一把粗的尺子，病人究竟是什么情况，要用细微的刻度去考量。

所以，规范化一定不要诱导医疗的格式化、机械化，而是要充分考虑病人的个体情况和病情的变化施以灵活的治疗，这就是规范化与灵活性的关系。治疗规范了，病人不一定能治好，但他没法儿和你打官司；治疗灵活了，可能把病人治好，却要承担一定风险，病人可能要把你告上法庭，医生输了，但医生履行了自己的本职，医学才有发展。

（六）理论化与实用性

理论对于实践的指导作用十分重要。同样，实践对于证实理论和丰富理论也同样重要，甚至更为重要。现代医学的发展，揭示了大量医学现象的本质，形成了不少理论。但由于人体十分复杂，绝大多数疾病的病因事实上我们并没有搞清楚或理解得不全面，没有形成完整的理论体系。特别要注意的是目前有一个倾向，现代医学太注重理论，凡是都要说出个"一二三"，这就是医学理论化的倾向。其实，医学上很多事情是说不清道不明的，在理论化与实用性这对矛盾中，目前主要存在三种倾向。

一是理论说不清，疾病治不了。细数人类成千上万种疾病，真正能把病因说清楚的并不多。翻开教科书，教材中列举的病种可是最常见、最说得清楚的，但每一种疾病至少都有几种或十几种病因或诱因。病因诱因越多，实际上就是没找到主要矛盾，说的都是一些可能性。因此，治疗不能有的放矢，晚期肿瘤的现状就是这样。

二是理论说清了，疾病治不了。比如人类的 7000 种罕见病，多为单基因或多基因遗传病，病根说清楚了，甚至哪个基因或哪个基因的密码子都说清楚了，但是治不好，只能是提早诊断，终止妊娠。

三是理论没说清，疾病治好了。这方面例子很多，比如感冒，其实机制没说清，但治疗很有效，特别是早期治疗，比如多喝水、早发汗就有效；再比如肩周炎，理论说不清楚，无论怎么治，只要一年就会好，大家都称之为自限性疾病。

因此，医学要强调理论，但不能提倡理论化，也不要等到什么东西都搞明白了才去治病，而且医疗实践绝不是一两个理论能指导的，可能是千百个理论排列组合的共同结果。这千百个理论中有的搞清楚了，有的没搞明白，有的甚至是相互矛盾、相互转化的。如果有理论了，但不实用，对医学并无价值；实用了，但不一定有理论，却应该去探索。如果总把实用排在理论的后头，那就是理论对实践的限制。因此，要看重理论，但更要注重实践，充分探索一个方案的实用性，由此形成实用但不一定理论化的方案，只有这样才能解决理论化与实用性的矛盾。

（七）精准化与整体性

尽可能对病原实施精准打击，更彻底地根除病灶，尽量减少对正常组织细胞的损害，这叫有的放矢，或可称为时下流行的精准治疗。这种思维对于侵入人体的病原绝对是正确的。但是，人类很多疾病是自身调节代谢失衡形成的，涉及大量的因素及变化，是一种全身调节紊乱导致的疾病，此时要有的放矢，就很难说什么是"的"，"的"在哪里。很多疾病实际上是内部调节失常、平衡紊乱的过程，你就无的放矢了。这时需要认识疾病发生的整体，在众多因素中权衡利弊，通过整体调节来达到治疗目的。在找不到病根或没有病根时就需要这样做。有时找到了病根，但不一定要除之，只要调节其平衡就可以治愈疾病。比如消化科的难辨梭状芽孢杆菌性肠炎，死亡率几近 100%，几乎没有一种抗生素对其有效。但是，将健康人的肠菌移植到病人肠道中，即便肠道中难辨梭状芽孢杆菌并未根除，即病原未根除，也能治愈 90% 以上的病人。因此，不是所有疾病都要努力地去实现治疗的精准化。现在讲得最多的是肿瘤的精准治疗，通过某个表达异常的分子去找到所谓适合的病人，其实 100 个病人，只有 15 个左右阳性，对这些病人实施精准治疗后，平均也就延长 2~3 个月生命，而后就耐药了。因此，在这种情况下，精准治疗不如寻找调节整体的方法，因为后者可能效果更好。

（八）躯体化与心理性

人体健康需要身心统一，身体健康是心理健康的物质基础，心理健康是身体健康的精神支柱。传统的健康观是"无病即健康"，而现代人的健康观是整体健康。世界卫生组织提出"健康不仅是躯体没有疾病，还要具备心理健康和有道德"。通俗一点儿讲，一是具有对自体结构和功能的维护能力，二是具有对内生或外来疾病的抵抗能力。

长期以来，无论是医生和病人都认为，患病是身体生了病，因而一旦有什么症状或不适，都要想方设法撒大网，一定要在身体的某一部分找到病因，治疗疾病也一定要找到病灶。事实上有很多病人是心理、情绪上的疾病，并无看得到（找得着）的病因，亦无找得着的病灶，过去认为这是神经官能症。随着社会环境变化、工作压力的增加，目前抑郁症患病率越来越高，这些人身体上无论是从结构影像还是分子水平，都很难查出什么异常。社会文明程度越高、文化程度越高，心理性疾病发生率也越高。我们如果不关注这种情况，特别是医生不加强这方面知识的学习，就可能偏向于疾病诊疗的躯体化，而忽视了疾病诊疗中的心理性问题。

（九）医疗化与自愈性

无论是在民间还是医院，无论是病人还是医生，长期以来形成了一种非常错误的认识，即生病就要去医院，治病就要找医生，吃药、手术是治疗疾病的良方，生病就要治，病只能治了才好。

西方医学之父希波克拉底说过"病人最好的医生是他自己"，强调了在对抗疾病中病人自身的力量。医学给予的只是对部分人或部分人中某一部分的帮助，病人如果自身已没了抗病能力，再好的医生，再好的药品也是无效的。

很多疾病具有自愈性，属于自限性疾病，即疾病发展到一定程度后可以自行停止，并逐渐恢复直至痊愈。比如最常见的感冒、肩周炎等，并不需要特殊治疗，只需对症治疗或根本不需要治疗，靠自身努力就可痊愈。即便临床宣告不治的晚期恶性肿瘤，全世界迄今已有1000多例自然消退的报道，其实没有报道的大有人在，最常见的是绒毛膜癌、神经母细胞瘤、肾癌和黑素瘤，这四种肿瘤约占自愈病例的一半。

2008年诺贝尔奖获得者哈拉尔德·楚尔·豪森认为，自愈是人体或其他生命体在遇到外来侵害或内在变异并危害生命时为维持个体存活表现出来的一种生命现象，具有自发性、非依赖性和作用持续性等特点。自愈过程取决于自身的自愈系统，自愈效果取决于自愈力，不同个体因体质不同其自愈力不同。医学只是通过辅助机体的自愈力来治疗疾病，因而不是万能的，如果病人自愈力不行，则治疗难以奏效。

但是，长期以来形成的"有病就要治，病是治好的"这一"医疗化"的错误概念，从根本上忽视了病人的自愈能力。在人类发展的早期并没有医学，但人类照常繁衍生存；在动物世界，它们根本没有医生，只有宠物才有医生，你看不到背着药箱的老虎，但它们依然一代又一代活到现在；在很多偏远地区，那里缺医少药，却出现了很多长寿村、百岁人。

疾病医疗化的另一个弊端是，现代医学越发达，而需要治疗的病人越来越多，需要治疗的病种越来越难。造成这一问题最大的可能是由于过度依赖药物和医疗，人体的自愈力成了"软脚蟹"，机体的免疫系统在外力作用下显著下降，在健康和医疗上形成了一种恶性循环，导致医学越发达，健康越难保，健康依赖医疗，医疗却损害健康。药物在治疗疾病的同时，其不良作用损害了整体健康，有可能治好了某个器官的病灶，却引发了其他器官甚至全身抗病能力的下降，并加速衰老，最终得不偿失。

这就是疾病的"医疗化"与自愈性的矛盾。现代医学在发展医学技术的同时，必须加强对人类自愈力的研究，只有以诱生和加强人类自愈力为根本的整合医学才是医学的最好目的。

（十）普求化与可供性

中国是世界人口第一大国，受庞大人口基数、快速老龄化及环境社会急剧变化的影响，对医疗服务的普遍需求（普求）持续增长，供求矛盾越演越烈，而且还会在相当长的时间内持续存在。这种供求矛盾主要表现在两个方面：一是在医疗经费上，社会对医疗的普求与我国医保所能提供的有限（或称基本）保障间存在巨大差距；二是在医疗资源上，社会对医疗的普求与我国现存的医疗供给（包括医院、人员、设备、药店等）间存在巨大差距。

一方面随着医疗新技术的不断涌现和我国医保制度的建立，公众对事关自身健康的医疗服务的关注度呈现出前所未有的高涨，民众的医疗需求呈"井喷式"

释放，导致供需矛盾前所未有的突出。另一方面，无论是医疗药品、设备，还是耗材，价格都在大幅度上涨，民众无论大病还是小病，药都要吃最好的，检查要做最精的，而现存的医保制度是现职的缴费、退休的不缴，从而导致医保入不敷出、寅吃卯粮。

上述这种医疗上的普求化与社会的可供性矛盾，如果不加以解决，很可能造成社会不稳定。如何通过整合的方法使民众受益最大化，也是一道很大的社会难题。

四、医学缺乏整合观医将不灵

前述医学形势发生的十大转变导致的十大矛盾，只有用整合观指导下的认识论和方法学，即整合医学才能加以解决。那么在哪些方面整合，又怎样整合呢？

（一）医学与自然

自然环境是人体赖以生存的基础，人类在几百万年的进化过程中，与地球相生相处，逐渐适应了这个环境。所以，对于目前现存的适合人类生存繁衍的自然环境，我们要格外加以保护，要定规立法，对已受破坏或先天不适宜人类生存的环境，要加以修复和改善。

人体自身虽然是一个整体，但只是自然环境的一部分，人体依赖自然环境的存在而存在，顺自然环境的变化而存在。自然变化太急速、太剧烈，人体来不及反应，或自然环境未变，而人体的适应能力减弱（如衰老）都会发生疾病。因此，研究人体对自然环境的适应性，提高人体对自然环境的适应能力，是一门重要的学科，与保持、改善和修复环境对健康同等重要。

（二）医学与社会

医学研究的对象是个体，而每个个体是社会的一员。社会环境在不断变化，怎样让个体适应社会的变化，保持身心健康，是医学必须研究的重要内容。时代的进步、社会的发展、人类生活方式的改变和生活质量的提高，导致人们赖以生存的社会环境发生了翻天覆地的变化，以至于我们还来不及做好应对的准备。比如科技的发展使人类物质生活得到保证，但丰富的物质生活让人的健康从营养不良变成了营养过剩；交通工具的发展使人们的出行得到了极大便利，但运动量的直线下降，使人们的身体素质急剧下滑。现代社会对工业化、知识化的需求及其产生的分配规则，带来了人们压力的增加、心理失衡……社会环境如此大的变化，人们对其的适应能力和应变能力还没有做好及时调整，这无疑对健康造成了广泛而深刻的影响。

社会环境因素众多而复杂，主要有4个方面：①政治因素，包括政治制度和政治状况，如政局稳定、公民参政、法制建设、决策透明度、言论自由度、媒体受控度；②经济因素，包括经济制度和经济状况，如市场经济程度、媒体产业化程度、经济发展速度、物质丰富程度、人民生活状况等；③文化因素，指教育、科技、文艺、道德、宗教、价值观念、风俗习惯等；④讯息因素，包括讯息来源和传输、讯息的真实公示、讯息爆炸和污染等。如何将上述因素进行调整，使其对大众的健康产生积极的促进和推动作用，这不仅是各级政府要认真考虑的重要问题，也是整合医学需要研究的重要内容。

1. **上医治国，优越的社会制度与国民健康的整合**　历史事实及国内外的经验都证实，优越的社会制度对国民的健康促进具有重要作用，这是医药行业的总体努力都不可能相比的。社会制度的发展表现出破浪式推进，总是先进的社会制度取代落后的社会制度，医疗体制作为社会制度的一部分也呈螺旋方式推进。我国实行的社会主义制度，是一种比资本主义制度更公正、更公平、更先进、更合理的社会制度。新中国成立后，特别是改革开放以来，我国综合国力得到了前所未有的提升，人民生活水平得到极大提高，健康已成为最受民众关注的问题，整合医学希望尽可能整合更多的社会力量、社会资源来发展我国的健康事业，从而改善提升国人的健康水平。

2. **中医治人，良好的经济状况与国民健康的整合**　医疗卫生事业的发展离不开经济优质高效的发展，经济体制的每一次变革都会带动医疗体制的巨大改变。而医疗体制的每一次变革都会影响民众个体的健康保障，并引发强烈的社会反响。比如医疗的投入、医保的投入、地区经济的发展都会影响人的健康环境和医疗环境。目前医疗中存在的城乡差别，特别是看病贵看病难的问题，实质上是医疗资源数量不够、配置不当，特别是整合无力的问题。有的地方医疗资源（人力、物力、财力）过剩，有的地方稀缺。因此，根据不同地区的服务需求，比如疾病谱的分布，努力实现医疗资源的重分配、再布局，合理整合，使之更加有效合理，这不仅是各级政府应该高度关注的重要问题，也是整合医学需要研究的重要内容。

3. **下医治病，良好的生存环境与国民健康的整合**　民众对人体的认知水平及对疾病和健康的认知程度，与全民健康的状况密切相关。随着社会经济的发展及全球一体化，健康问题不仅没有了省界，而且已没有了国界，一个国家的优质水平不一定能提升其他国家的水平，但一个国家医学上出了事一定会导致很多国家出事，而且疾病的传播速度也比过去迅速。不同地域、不同民俗、不同文化程度对疾病发展的影响有很大差别，比如受教育程度高的人群，其生活状况、卫生习惯、卫生条件相对较好，患病后对医学的理解力和依从度更高，能及时就诊并能更好配合医护工作。所以，提升全民文化素质，加大健康宣传，增长医疗知识，构建优美的社会环境，不仅是各级政府应该努力履行的重要职责，也是整合医学需要研究的重要内容。

特别是信息科技为医学的发展带来了极大便利，互联网不仅在改变世界，也在改变人类的生活，我们完全可以用来为健康促进服务。因此，利用互联网宣传卫生防病知识也是整合医学需要研究的重要领域。

（三）医学与营养

营养是生物的物质基础，也是治疗疾病和延年益寿的保障。"医食同源，药食同根"，说明营养和药物有异曲同工之处。合理均衡的营养不仅可以确保人体正常的结构和功能，而且可以提高人体防病治病的能力，减少并发症，促进机体的康复。事实上，医药学在初始时期，是人们在寻找食物充饥过程中不断发现的，"神农尝百草"是经典的记载，可见营养对医学发展的重要性。但随着医学的快速发展，人们逐渐淡化、忽视了营养对于医学的重要性。如今在不少医院，把从事营养的工作人员当成辅助人员，把营养科当成了"煮饭送饭"的单位。其实，营养在如下 3 个方面对人体具有重要作用。

1. **营养可成人**　即确保人体正常的结构和功能。人的生命是靠营养来维持的，人体成长是靠营养来保障的。人要长大成人，没有充足合理的营养不能成人，这说的是人体结构的表现；人要长大成才，没有充足的营养不能成才，这说的是人体功能的表现。

2. **营养可致病**　即人类很多疾病是营养出了问题。营养不良和营养过剩均可引起疾病。社会经济落后，可以导致很多营养缺乏或营养不良性疾病，营养缺乏可以是单因素，但经常是多因素的，前者是缺一种或几种，而后者要缺就缺多种还全缺。随着社会经济的进步，营养过剩性疾病随之而来，如高血压、高脂血症、糖尿病、肥胖症、痛风、冠心病、动脉粥样硬化、脂肪肝等。一种营养缺乏，可以引起一种疾病，但通常是引起多种疾病发生。上述这些疾病的发生都源自营养的不平衡，在身体所有的平衡体系中，营养平衡是一个至关重要的平衡体系。

3. **营养可治病**　即可以通过调整营养平衡来治疗疾病，促进康复。对营养不良引起的疾病，可以通过针对性地补充所缺营养素来治疗，甚至预防；对营养过剩引起的疾病，可以通过限制某些营养素的摄入，加上体育锻炼来预防和治疗。另一方面，有些消耗性的疾病，如结核、肿瘤和严重创伤、烧伤、重度感染等，也可导致营养不良。比如，肿瘤病人伴营养不良者达 40% ~ 80%，其中 20% 的肿瘤病人死于营养不良。对于这类病人不仅要治疗原发病，改善和加强营养对于疾病的治愈和机体康复也是十分重要的。有时对某些病人通过营养治疗使其康复可能比用特效药治疗原发病还重要。

（四）医学与养生

现代医学发展出现的一个重要倾向就是高度或过度关注疾病的治疗，无论是医生或病人，都把主要精力和财力用到了治病上，可结果是什么？病人越来越多，病种越来越多，病情越来越复杂，疗效越来越差，到最后医生和病人都没有办法，好多病人一生节俭，存下来的钱在生命的最后半年全部花光，有的还使后人负债累累。这是为什么？是我们忽视了病人的抗病力和自愈力。前者称为保健，即让正常人不发病或少发病，后者称为康复，即让病人从病中或病后逐渐或尽快恢复。所以"健康"二字是保健与康复相加，对老百姓来说就是养生，休养生命，保养生息，确保生存。人们只注重了生与死，其实生与死都是很短的事件。但从生到死，中间有个过程叫活，简称生活。活是活什么？活的是命，简称生命。从生到死，这个过程是漫长的可变的，活是为了命，要命就得活。有人活得好，有人活得长，有人光好但不长，这叫好死，有人光长不好，这叫赖活。生老病死描述的是机体的两种状态和两种结局，生老是生理性死亡，病死就是病理性死亡。决定上述状态和结局的是与生命有关的三条线，我称之为健康三条线。

第一条是生命线，呈现的是一条直线，一条水平线，从生到死。有人说人可以活到 120～150 岁，当然人的寿命要受个体遗传或自然社会环境的影响。

第二条是生理线，是与生命线（水平线）相对的一条上弧线。即从出生后开始，从生命的水平线开始上升，到青春期显而易见，此时女子以月经、男子以排精为标志，再逐渐上升，到 50 岁左右达最高峰。此时女子以绝经、男子以性功能减退为标志。此后开始下行，直至回到生命的水平线。一般情况下这种生理线在多数人是相似的，但不同的人略有不同，有的上行较早或较快，反之亦然；下行时可能有别，有的下行快、下行早，反之亦然。个人的身体状况或健康与这条线密切相关，取决于高峰的高低和出现早晚。一般来说出现早、出现高的人抗病力较强，反之亦然。当然，波峰与早晚会随时间变化，其中与水平线相交面积大的抗病力强。所以凡是能增高波峰、延其下行的措施，均能提高抗病力和自愈力。这与保健和康复具有明确的关系。

第三条是病理线。这条线是与生命线（水平线）相对的下弧线。从水平线下行到最低点，或称最低谷，此时叫生病，是身体抗病力实在抗不过的结果。生病以后通过机体努力或通过干预及治疗，逐渐从最低谷返回水平线。可以这么认为，下弧线的下行段，对其进行干预叫保健，而对上行线进行干预叫康复。人一生中，下弧线不止一次，其谷值及面积也有大有小，出现的时间有迟有早，波形也可迥然不同，可以是对称的，是下上相似，也可以是下快上慢，或下慢上快，取决于作用因素及强度、身体的抗病力及自愈力、外界给予的影响，比如环境及医疗干预等，其中生理线的影响最大。

所以，保健、康复、医疗都是为确保生命的延续，其基本结果就是活得长一些，活得好一些。凡是能积极影响干预这三条线的办法都可称为养生法。研究这三条线的基本规律，确保这三条线的生活行为及方式，促进这三条线的药品和器材都属于这个范畴。当然，同时也要根除及改变影响这三条线的不良生活方式及环境。

（五）医学与工程

医学与工程的整合既是医学发展的标志，又是医学发展的动力，从最简单的叩诊锤、听诊器，到现在的 B 超、CT、磁共振，是一次次工程技术革命，推动了医学的发展，也正是医学遇到的难题，或者说是医学的需求拉动了工程的进步。最近几十年临床医学的进步，主要概括为两大领域：一是影像技术，二是检验医学。这两项技术好比临床医生的两只慧眼，缺了这两只慧眼，再好的医生也成了盲人摸象、雾里看花。

1. 医学与工程的整合是工程技术发展的出路　目前医学对人体结构特别是功能的理解，还十分局限，对生命现象的解释更是粗浅，对疾病的认识也十分肤浅，医学上的这些需求无疑将渴望利用工程技术来助力解决。

2. 工程与医学的整合是医学发展的助推器　医学上每一次大的进步，其实都是由工程上的一大进步推动的，比如列文虎克发明显微镜使医学从宏观向微观发展，又比如影像学发展使人们对疾病的诊断从定性到定量等。

3. 医工整合可以创立新疗法　医工整合可以诱生新的科学问题和创立新的研究方法。比如力、热、声、光、电、磁在人体的生物效应，可以用来阐明生理功能和病理表现的机制或基础，也可以用来治疗疾病，我们可以称之为死道理的活利用。医工整合不仅是医疗器械、健康装备研发的基础，也是不断提高医疗器械、健康设备质量的途径。在国外，为了提高整合性医工人才的培养，通常是先学三年医科然后再学两年工科，或者先学三年工科再学两年医科。在很多研究院，几乎都是医、工人才各占一半，这种办法有利于医工整合，有利于出成果。

（六）医学与语言

语言的出现、积累及发展是动物从低级向高级进化的显著标志和重要结果。语言是人类区别于其他动物的主要特征。哲学、科学、社会学、文学、心理学等都需要语言来传播、交换和传承。语言也可能是某些疾病的病因，更是防病治病的重要手段。希波克拉底说，"医生治病有三大法宝，语言、药品、手术刀"。他把语言排在了第一位。可见在医学发展初期，语言在医学中，无论是对医生还是对病人都具有重要作用。随着医学知识的不断积累，特别是将科学方法引入医学后，医生成了掌握医学知识和技术的主体，医生占据治病救人的主导地位，病人成了"无知"的受体。医生对病人具有绝对的支配权，慢慢地，语言无论作为艺术还是技术都成了次要。特别是医学教育中又淡化忽视了语言的作用，不仅科学家是"学好数理化，走遍天下都不怕"，医生也是只注重医学中的科学知识，忽视了医学中的人文，包括语言的作用，这不仅影响了医学的发展，而且造成了语言沟通不当或不力，医患纠纷越演越烈。都说"好话一句三冬暖，恶语伤人六月寒"，那么语言与医学的整合究竟有什么作用呢？

1. 能增强病人的自愈力　语言与医学的整合可以形成语言医学，语言医学重点强调医生通过与病人的沟通，使病人从心理上增强抗病的自信心，从躯体上增加治病的自愈力。良好的语言沟通可使病人处于良好的心理状态，由此提高病人的免疫力。

比如，对于恶性肿瘤，病人一般认为是绝症，其实带瘤生存经常存在，而且长期带瘤生存者也大有人在。但有的病人，本来状态很好，一旦知道患癌不过几天就死了，是被吓死的。所以将来建议将肿瘤改称为慢性病，告诉病人慢慢得的，也就要慢慢地好，不要急，急不得。对肿瘤进行化疗，病人一听全身崩溃，其实感冒治疗也是化疗，建议将来把对肿瘤进行化疗的说法改为养生治疗，可能疗效会大不一样。

2. 能增强病人对药物或手术治疗的依从性 语言医学可使病人了解自己的病情，知道自己的状态，以及药物或手术的作用及不良作用，增加病人的依从性，消除病人的焦虑状态，甚至是敌对状态。

3. 能提高病人的健康水平 语言医学作为一种手段，可以通过广告、媒体或个别宣教，宣传健康相关知识，防患于未然。正确的语言导向对健康是十分重要的。我们可以把健康知识融入常规语言甚至小品、相声之中，由此做到家喻户晓，寓教于乐。

4. 能减少医患纠纷的发生 语言医学是一门重要的学问，应该在本科、研究生及继续教育中开设这门专业课，使医生不断学习语言技巧，提高自身的语言能力。医生不仅要求智商高，情商更要高。如果医生的智商和情商都低于或远低于病人，那么这个医生的工作能力可想而知。

（七）中医与西医

谈到中医与西医的整合，经常碰到如下几个问题。

1. 中西医能整合吗 不少人认为，中医与西医是两个不同的理论体系，不可能也不需要将其整合。君不知，无论是西医还是中医，最终都是为人类健康服务，但各自有其优势，也都有其劣势，各自都有自身解决不了的问题。既然是这样，就有整合的可能性和必要性。发挥各自的长处，去克服对方的短处，或克服共同的短处，就能青出于蓝而胜于蓝，甚至远胜于蓝。

2. 中医的优势在哪里 这个问题一直在争论，肯定的说法是中医是中华民族的瑰宝和宝贵财富。事实上这是一种文学描述，中华民族的瑰宝和宝贵财富多了，瑰宝瑰到什么程度，宝贵宝到什么价值，从来没有恰如其分的定论。有人还因中医没有严格的对照，就认为其治愈疾病是病人的自愈力所为，是歪打正着，是"公鸡不叫天也亮"。上述这些都是不正确的说法，多少带有偏见或情绪。依我看，在人类历史上，中医从来没有享有如今的地位（前所未有）；在世界医学领域，中医是目前唯一能跟西医媲美的第二大医学体系；中医解决了大量西医解决不了的问题，显示出不可替代性；中医必将成为未来医学发展即整合医学时代的主要贡献者。

3. 中西医差别在哪里 中西医差别在哪里，整合的焦点就在哪里。总体来讲，中医主要是用哲学思想观察现象、分析问题，而西医主要是用科学思想来观察现象、分析问题。西医以解剖、生理、病理、生化、免疫、微生物、药理等为基础理论，以还原论为核心，重视局部与微观观察，方法上注重直观分解、实验验证、技术使用和定量分析，是对经验医学的结论进行科学实验验证，具有确定性和可重复性等特点。但是，人体疾病的发生通常是若干因素共同作用的结果，而且每一因素常会牵一发而动全身，引起级联反应，所以单一的因果关系不能解释或阐明病因的本质，而且对其实施针对性的治疗（精准治疗）难以获得满意效果，加之人生活在自然环境和社会环境中，因而疾病的发生也受外界复杂环境的影响。

与之相对应，中医以人为整体，提倡天人相应、心身合一、形神相合等宏观哲学思想，运用阴阳五行、象数理论来研究人体生命活动、变化规律、治疗康复和预防保健等，因而中医治病更多关注的是病人，而不只是疾病，注重提高人的抗病力和自愈力，而且重视自然环境和社会环境对人体的影响。不仅用各种方法帮助病人解除病患，还替病人消除心理上的问题，最终恢复其原有的社会功能，提高其生活质量。但是中医主要依靠主观经验和抽象思辨方法，不注重甚至不接纳科学实验基础，因而很多有用的理论、有效的疗法未被科学所证实。中医的理论是古代医者们在长期的临床观察和实践过程中，是在与疾病长期斗争中发现的人体生理功能和病理变化等经验事实基础上总结并提炼出来的，而且在很多临床疾病治疗中表现出明显的优势，虽然不能按严格的定义证明其科学性，但是显示出明显的有效性和正确性。如果能用西医的文化和科学方法去证实中医的有效性和正确性，反之，能用中医的文化和哲学思想去分析西医的微观发现并将之整合，两种思想、两种文化、两种方法的合理整合一定会获得意想不到的效果。比如在杀灭疟原虫上，先是西医发现奎宁取得突破性进展，获得诺贝尔奖，然后遇到耐药性；而后是中医发现青蒿素，再次取得突破性进展，又获诺贝尔奖。但是青蒿素也必然会产生耐药性，可能最终是要靠"奎宁+青蒿素"诱导的机体整体的抗病能力才能解决问题。对于既无法证实其科学性，也无法否定其在治病中的有效性，这些问题可能只能通过中西医整合才能弄清楚。中医和西医不仅是两种医学技术，而且是两种医学文化，将两种不同的文化、理论、技术进行有机整合，取长补短，不仅可以传承各自的优势，而且可以创造新思想、新理论、新技术和新诊疗模式，为推进人类医学的发展、提升人类医学的水平、繁荣人类健康事业做出贡献。

中西医是在不同自然和社会环境背景中发展起来的，具有各自的优势。通俗地讲，就是中医有时治好了很多病，但不知为什么；西医是有时搞清了很多事，但治不了相关的疾病；而整合医学是既要知道为什么，也要治好病。

中医讲究"正气内存，邪不可干"，即通过调整自身的稳态，增强机体对外邪的抵御，以达到二者平衡相处。但西医则看重对病因的驱除或消灭，比如灭菌、抗病毒、杀癌细胞等，但这些致病因子都是在自然界中长期选择、优胜劣汰出来的，具有存在的天然性、耐受性，有些对人类的生存和繁衍还有必要性，比如肠菌。我们要消灭它们，它们也要存活，所以变异随时发生、随处发生，人体总是被它们牵着鼻子走。因此，西医要向中医学习，借鉴整体观念，强调人与自然的协调，体内阴阳、正邪间的平衡，最终达到治病保健的目的，比如维A酸治疗白血病。当然，西医对疾病诊治的优势也十分明显，如手术切除病灶，疫苗对疾病的有效预防，检测指标和实验数据对疾病的反映更具体、更真实，容易推广，更易被病人接受，中医如能将这些优点应用并整合到自己的宏观思维中，也会取得突破性的发展。

西医习惯用单病因单因素来分析疾病的发生及对应的诊治，把医学研究的触角只投射到某一因素或机制，不仅脱离了整体个体，还容易将人与环境、社会和心理因素分开来，忽视多因素相互作用的因果网络作用，因而在精神性疾病、心因性疾病、功能性疾病方面束手无策，对于多因素共同作用所致的疾病无能为力。如果将中医的整体观念引入其中分析、抽象，也会取得突破性发展。

（八）医学与药学

自古医药不分家，二者相辅相成，相互促进，共同发展。与医学的发展相似，药学同样经历了三个时代，即经验药学时代、科学药学时代，现在已逐步进入整合药学时代了。进入整合药学时代以后，药学的发展特征是什么呢？

1. **医药的紧密整合**　在经验医学时代，药学与医学是不分的，不仅理论不分，实践不分，很多情况下医生和药师就是一个人。然而，随着科学医学时代的到来，也随着医学和药学知识不断扩增，慢慢地专业分开了，理论分开了，组织结构分开了，当然医生和药师更分开了。医和药偏重任何一方人类都将受到惩罚。其实，医学的发展离不开药学，没有好药出不了好医生；同样，药学的发展离不开医学，没有医学的发展药学要么不成，要么无用，要么就会成害，没有医生就绝没有药师的存在。任何药学的进步，都有赖于医学的发展。医学是药学的根据，而药学是医学的出口。所以，今后无论是从教学、研究、医疗、管理各方面都要提倡医药间的整合，这种整合不是简单的回归复原，而是螺旋上升。

2. **重新审视寻找有效靶点的科学方法**　人是一个整体，一个药物分子进入体内，不可能只对体内的一个靶点起作用，而是对全身起作用，而且有的是间接的作用，还牵一发动全身，"城门失火，殃及池鱼"。近200年来医药学研究的一个重要特征，是从人体中找有效靶点，药品中找有效成分。这种方法导致的结果有两个：一个是在很多疾病（比如肿瘤）中找不到特异靶点，是因为我们花的功夫不够，还是根本就没有特异靶点？后一种可能性更大。因为疾病是改变一种状态，治病是恢复一种状态，没有一种疾病是一个分子的变化，而是很多分子的变化。所以全世界自从找到500多个靶点以后，再也找不到理想靶点了，而且已找到的500多个药靶，其实也并不理想。第二个结果是根据靶点研发的药品，治疗效果不理想，而且毒性作用很大。一个预计年销售可达几百亿美元的新药上市，不久就撤市了，就是因为对重要器官的损害。一种药品对病灶的特异性越好，对重要器官的损害就越大，其实对全身各器官的损害都很大，只是重要器官的损害容易受重视，所以越毒越有效，越有效越毒。找有效靶点、提精准药学在科学上是正确的，但在医学上明显是行不通或行不太通的。

3. **大力提倡整合药学方法**　人是一个整体，患病是整体状态失衡，治病要用多种药物整合才能改变状态，恢复健康。整合药学包括了网络药理学，即一种疾病是多种分子变化、体内调节失衡的结果，由于体质和所处环境不一样，人体患病的时间、程度、转归不一样，因而对药品的疗效也是千差万别。我们不能一个又一个地去找他们的不同点，这样找下去，还没到找到特点，病人早死了。我们最好是找他们的共同点，即用药品进行整体调节，而且要充分考虑到病人潜在的抵抗力和自愈力。我们治疗疾病不是治疗一个分子，而是恢复病人的状态。因此，即便一个药只是一个分子，临床医生也是多种药合用，不断地调整配伍。看医生的治疗水平看的也是他的配伍水平。这一点中医思想更具整合药学的思维。中药治病一服药由"君臣佐使"组成，是一个团队，不同配方，不同配法，各自发挥作用。病人吃进消化道后由细菌消化，选择性吸收，然后再与机体交换平衡。比如人工麝香，为何能获国家科技进步奖一等奖呢？因为现在天然的麝香已很少了。其实麝香中的所有成分人体内都有，只是各部分数量多少不同而已。近期有人合成人工胆汁，说不定也会得一等奖，其实也是根据人体胆汁的组分合成的。什么是药品？药品就像摆在厨师面前的各种调料，为什么有人烧出来的是川菜，而有的是粤菜呢？完全是厨师选择的组分多少而已。医生就好比厨师，他要根据不同的食客调整调料的组分，以适应食客的需要，笼统配成的现成的川菜调料，只适合部分的川味食客，不合味时还得自己再调一下。药师特别是药物研究者好比调料的制作者，比如种花椒、大葱的，或者是造味精的，他们一定要种出优质花椒，造出上等味精，要搞精准配料，但要烧出好菜，只有厨师才行，因为厨师搞的是整合药学。

4. 加快加强生物药的研究 目前对人体内分子结构及功能的研究结果很多，但这些分子作为药用研究得太少。开展这方面的研究不仅可事半功倍，而且可获得划时代的突破。无论是保健还是治病，都是通过调整和恢复人体内的平衡来达到目的的，应该说人体内具有达到上述目的的所有分子，用这样的物质来保健治病应该更合理、更有效、毒性更低，而且几乎所有化学药和植物药（中药）都是通过增加或减少上述分子来达到治疗目的的。所以，应该大力提倡生物药的研究，当然研究生物药、化学药和中药应该是前提，而且是可以相互转换的，比如，我们用化学药或植物药发现其针对的生物分子，我们就可以用生物分子来成药；反之，我们发现某种生物分子具有药理作用，但难以获得大量足够的数量来制成药品，那我们就可以用化学药或植物药来取代。

5. 加强老药新用的研究 医学对人体的不同部分，从宏观到微观，已研究得很多。相比之下，不同药品对这些研究结果的影响如何所知甚少。如果把二者整合起来，不仅会事半功倍，而且可能取得革命性的进步。人类至今已发明（或发现）了成千上万种西药和中药，这是人类医学药学史上的宝贵财富。可以推测，人类的疾病，包括未来发生的疾病，绝大多数用这数千种老药就够了。一种老药，已发现了其在某种病、某种器官的应用价值，其实它对更多种疾病和更多个器官还有另外的价值。它对一种器官（疾病）的作用可能对另一器官（疾病）就成了副作用或毒副作用，反之亦然。所以我们完全有可能用其副作用来治疗很多疾病。通常我们是把人当成 pH 7.0 的中性体来研究，事实上这种中性人是没有的，比如胃的 pH 仅为 2.0，因此不同器官结构、不同功能决定了不同药品对机体有不同疗效。另外，通过老药的不同配伍，同样可以达到异曲同工或同曲异工的作用。

（九）基础与临床

医学发源之初，是没有基础研究的，很多理论的取得是对长期实践经验的总结和升华，有时用验方把病治好了，但说不清楚，或知其然不知其所以然。有的方法在有些地方有些病人中十分有效，但在别的地方别的病人中难以重复。探索未知，找到规律，激发了医学界一代代有识之士的浓厚兴趣，但由于经费和方法的欠缺，难以成为现实。社会经济的发展给医学研究提供了经费条件，科学技术的发展又为医学研究提供了方法和条件，使医学研究成为可能。医学研究自开始以来，大致向两个方向发展：一个在实践之前，去找先知先觉，来指导实践；一个是在实践之后，发现问题去解决问题，可称后知后觉，来总结理论。医学研究为医学发展提供了源泉，成了源头活水，极大地推动了医学的发展。但是，由于研究的局限性，致使大量的研究结果不能为临床所用。为了解决这个问题，国际上提出了转化医学的理念，从基础到临床，再从临床到基础，希望能找到一条有效途径，但是转化医学提了 18 年，其结果是"收效甚微、进展缓慢"。目前基础与临床之间的转化主要存在两大问题。

一是基础研究不能以结构与功能间的关系来阐述人体的存在及生理功能。基础学科，无论是从事结构的，如解剖、组胚……还是从事功能的，如生理、病理，或者是从事结构与功能相联系的，如遗传、生化等，都不能立足于自己所处的层级或层面来研究整体，而是一味地追求细化，从事宏观的一股脑向分子进军，从事分子的不能与细胞和整体相联系，游刃在分子之间不能自拔，对自己认识的那一个或几个分子情有独钟、终身相恋。导致一些与整体相联系的学科逐渐失去存在感和活力，比如传统的生理学已经土崩瓦解，经典的病理学已经摇摇欲坠。基础对临床的指导作用在逐渐减弱和消失。过去说基础不牢、地动山摇，过去用磐石铸成的医学基础已逐渐分化或风化成了一堆沙子。

二是基础研究的发现不能用来指导临床，或临床上发现的问题得不到基础研究的解决。本来基础研究是为临床实践服务的，现在很多基础研究的单位，做出来的工作的确是高精尖，能在高档次杂志发表，但发表以后多少年过去，始终不能用于临床。究其原因，很多基础研究只是在回答生物学中的科学问题，而不是回答临床实践中遇到的医学问题。基础研究获得的成果，常常是基于试管、体外或动物体内，而且是静止的甚至是无生命的结果，所以放到临床通常得不到同样的结果，甚至适得其反。目前这种基础与临床脱节的现象越演越烈，如不能解决这个问题，这些纯基础、太微观的研究，不仅对医学无益，可能还有害。

如何解决上述问题，建议基础学科加以整合，将原有的各学科组成 5 个大部。

1. **人体生理部** 将解剖学、组织胚胎学、生理学、免疫学和遗传学等教研室整合成一个部，重点讲授和研究正常人体从宏观到微观的结构组成和从微观到宏观的生理功能。

2. **人体病理部** 将病理学、病理生理学和病原微生物学等教研室整合成一个部，重点讲授和研究常见的多发病从宏观到微观的结构变化，从局部到系统的生理变化，特别是病原在上述两种变化中的作用。

3. **生化药学部** 将生物化学、分子生物学、药理学等教研室整合成一个部，重点讲授这些领域对人体组织结构和功能及其在病理状态下的影响及作用，从中提出诊疗理论及研制药品。

4. **预防医学部** 结合上述 3 个部学到的知识讲授疾病预防、保健、康复、养生的知识和方法。

5. **医学人文部** 专门讲授和研究哲学、社会学、人类学、心理学、伦理学等对医学的作用，以及对疾病的影响和治疗。

在基础部工作期间，晋升副教授前，教师不能定科，必须在各专业轮流学习和上课。只有教授才能定科，专职在某一专业，从事某一方面的研究及教学，成为这一领域的专家。副教授也要用一定时间到临床相应教研室从事一定的教学工作，不断扩充自己的知识面，提高自己的系统性。反之，临床医生每年也要用一定时间（比如 1 个月）到基础部学习或做科研工作，拓宽自己的知识面，增强知识的系统性。

（十）专业与专科

医学发展的初期是不分专业，也不分专科的。随着知识的积累及临床的需要，慢慢地分出了内、外、妇、儿科。接着内外科分别再次细划，形成了越来越多的专科和亚专科，中医如此，西医更是如此。妇产科和儿科过去是不分的，现在也已开始分出了很多亚专业，护理学也开始分成内科护理、外科护理、手术室护理……这种专业细化、专科细划的确为各专业发展带来了好处，促进了发展，但也带来很多问题。随着临床分科越来越细，过去被称为辅助专业或辅助科室的领域的发展突飞猛进，比如检验医学、影像医学、介入技术等，它们不仅参与临床诊断的方方面面，而且直接涉足临床的治疗。目前临床诊疗领域百花齐放、百家争鸣、繁花似锦、令人眼花缭乱。怎么将专业与专科间的技术进行有机整合，使疗效最大化、花费最少化、痛苦最小化，这是整合医学的使命。

为写作和总结方便，我们把临床各专业分成内科和外科，很长一段时间，人们都认为内科靠吃药，外科要开刀。外科在其发展过程中先后经历了 4 个时期，简称 4 个 R：即 Resection（切除），Repairment（修复），Replacement（替代）和现在的 Regeneration（再生），其实是一个从巨创到微创再到无创的发展过程。而内科是从吃药到无创（针灸、按摩）再到微创［比如内镜下逆行性胰胆管造影（ERCP）、内镜黏膜下剥离术（ESD）］的发展过程，可见"微创、无创"成了内科和外科发展的交会点。辅助学科利用各种设备或技术开展诊疗活动，也是把"微创、无创"作为工作及发展的重点。护理工作也将此作为工作的切入点和心理治疗的重点。到那时，护理工作将大范围减少、大幅度减轻，而主要从事临床研究及心理护理，从而提高病人的生活质量。护理人员不仅是整合医学的参与者，而且是执行者、协调者、验证者。临床药师也将参加例行查房。所以，将来几乎所有的临床医生、辅助科室医生、药师、护士，都会在微创和无创这个地方汇合，专业间、专科间将不会十分明确，无论是哪种专业、技术，担负什么责任。各方面的力量都将在"微创、无创"这个领域共同施展才华、取长补短，达到使病人痛苦小、花费少、恢复快的治疗目的。

五、结　语

医学是一门极其复杂的学问。复杂的学问要用整合的方法去研究、去教育、去实践。缺不得整体观、发展观、医学观及整合观。整合的方法就是要全视野、多角度、多因素、立体、可变地去看待问题、认识问题、分析问题、解决问题，否则，单一、局限、短时地去解决问题，不仅解决不了问题，还可能造成更多的问题。这是将来解决医学难题、推进医学发展的唯一方法和路径。所以整合医学不是成与不成的问题，而是谁成谁不成、谁先成谁后成、谁大成谁小成的问题。所以我们说贵在整合、难在整合、赢在整合。

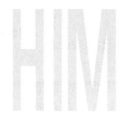

整合医学与系统论

◎ 刘运芳

　　追溯医学发展的历史，医学最初是以整体医学为雏形的，由整体医学到医学分化将人们对生命的认识带入分子生物学水平，这种以分为主的发展方式确实促进了医学的飞跃式发展，但同时也带来诸多问题：哲学在医学领域的指导作用被逐渐淡化，医学各个专科承担的业务越来越单一，学科越分越细，临床医学和预防医学的裂痕加大，医学的人文精神在缺失，医生的整体观念越来越淡薄，甚至逐渐失去整体思维和综合治疗能力。现代生活方式和疾病谱的转变使我们重新审视医学分化的弊端。近年来，医学界越来越多的专家呼吁建立整合医学体系，以满足人们对医学和卫生保健服务的需求，应对目前面临的医疗挑战。

　　随着社会经济的发展，医学的目的进一步深化，一方面，高科技不断向医学领域渗透，医学生命科学研究突破以往生物、生命科学的框架，逐步向系统科学方向发展；另一方面，医学更加注重新理论、新技术和新方法对自身发展的影响，医学各学科、医学和其他学科之间出现交叉、整合与重新构建的趋势；此外，医学的社会性日益凸显，新的医学模式日趋完善。医学目的的转变和时代变革的需要都要求我们从哲学视角审视和研究医学的发展。

　　系统论的出现，使人类的思维方式发生了深刻变化。以往由笛卡尔奠定理论基础的分析方法一般是把事物分解成若干部分，抽象出最简单的因素，再以部分的性质去说明复杂事物，这种方法的着眼点是局部或要素，遵循的是单项因果决定论。这虽然是几百年来在特定范围内行之有效且是人们最熟悉的一种思维方式，但它不能说明事物的整体性，很难反映事物之间的联系和相互作用，在现代科学整体化和高度综合化发展的趋势下，就显得无能为力了。系统论反映了现代科学发展的趋势和现代社会生活的复杂性，不仅能为现代科学的发展提供理论和方法，也为解决现代社会中政治、经济、科学、文化等各方面相互渗透、相互交织的复杂问题提供了有效的思维方式，得到广泛应用。

整体整合医学（Holistic Integrative Medicine），简称整合医学，是立足于新的时代背景，经过理论与实践的深思，对医学发展提出的一种主张，是应对当前医学发展过程中医学知识和技术碎片化等弊端的一种重要策略，也是医学发展过程中的必然阶段。

一、系统论与整合医学

（一）系统论的基本内容

1. 系统论的含义　系统论是研究系统的一般模式、结构和规律的科学，它研究各种系统的共同特征，描述其功能，寻求并确立适用于一切系统的原理、原则和数学模型，是具有逻辑和数学性质的一门科学。系统论具有普遍意义上的哲学属性，是具有哲学价值的世界观，从科学工具的角度来看，它又是具有哲学价值的方法论。系统论强调整体与局部、局部与局部、整体与外部环境之间的有机联系，具有整体性、动态性和目的性三大基本特征。作为一种指导思想，系统论要求把事物当作一个整体或系统来考察，符合马克思主义关于物质世界普遍联系的哲学原理。

2. 系统论的核心思想　系统论思想源远流长，但作为一门科学的系统论，是由美籍奥地利人、理论生物学家路德维希·冯·贝塔朗菲（L. V. Bertalanffy, 1901—1972）创立的。"系统"一词来源于古希腊语，是由部分构成整体的意思。系统论认为，开放性、自组织性、复杂性、整体性、关联性、等级结构性、动态平衡性、时序性等是所有系统共同的基本特征。系统论的核心思想是系统的整体观念。贝塔朗菲强调，任何系统都是一个有机的整体，而不是各个部分的机械组合或简单相加，系统的整体功能是各要素在孤立状态下所没有的性质。他用亚里士多德的"整体大于部分之和"的名言来说明系统的整体性，反对那种认为要素性能好，整体性能就一定好，以局部说明整体的机械论的观点。他同时认为，系统中各要素不是孤立存在的，每个要素在系统中都处于一定位置，起着特定作用，要素之间相互关联，构成了不可分割的整体。要素是整体中的要素，如果将要素从系统整体中割离出来，它将失去要素的作用。正像人手在人体中是劳动的器官，一旦将手从人体中砍下来，它将不再是劳动器官一样。

3. 系统论在医学发展进程中的应用　在医学的发展进程中，始终离不开哲学的指导。哲学对医学发展的影响不仅表现在思想层面的指导，还凸显于医学在实践领域应用的过程中。因此，作为哲学思想精髓之一的系统论，在医学发展进程中的应用引起不少学者的关注和研究。古代系统观的萌芽不仅体现在各种学科技术中，在各种哲学著作中也有很多论述。在医学方面，毕达哥拉斯学派的阿尔克芒（前6世纪—前5世纪）被称为"古希腊医学之父"，他认为人体是大宇宙的缩影，体现了系统论中的整体性概念及系统内外交互作用的思想。在心理学方面，威廉·冯特（W. Wundt, 1832—1920）的实验心理学和马克斯·惠特海默（M. Wertheimer, 1880—1943）的格式心理学重视心理现象之间的复杂联系性与整体性，对系统论的创立具有重要启迪作用。贝塔朗菲多次发表文章，力图阐明系统论思想，并提出了生物学中的有机概念，认为应当把有机体当作一个整体或者系统考察。中国古代医学独特的理论体系和治疗方法中渗透着系统观，这些理论着眼于人体生理、病理、心理等多因素、多层次、复杂系统的动态平衡，把人体看作是自然界的一个组成部分，强调人体是一个整体的动态系统。中医学中"天人相应"理论、脏腑学说、经络学说、五行学说、阴阳学说等诸多理论中都融入了系统论的思想，体现了系统论的整体性、相关性、动态性和最优化原则。

我国医学界对系统论在医学发展中的重要作用早有认识，著名医学家黄家驷提出，人体是辩证综合的生命物质层次体系，这个多级层次体系的基本特征是形成对物质环境的开放系统，所以当今的医学可以称为"医学的系统时代"。20世纪80年代以来，陆续有学者把系统科学应用于医学研究，有学者认为，医学的"分析时代"即将过去，"系统时代"已经来临。很多学者在有关系统论在中国近现代医学发展中的作用与地位，系统论对我国医药卫生体制改革的指导作用，以及人的健康和疾病的系统规律等多方面进行了研究和探讨，从理论上探索和开拓了完整意义上的医学系统论研究，有助于推进医学事业的进步。

现代医学模式发生了重要转变，樊代明院士提出，现代医学发展已经进入整合医学新时代。医学系统论就是把医学研究的对象看作是一个系统整体，从整体出发，研究各要素组成系统的方式、该系统所特有的基础及各要素之间的相互关系，从而确定该系统的结构与功能、功能与发展的规律性；要把人体自身、人与环境、社会看作一个大系统，并应用系统论的基本原理剖析、揭示这一大系统内部各要素在不同层次上的发展动态关系。医学发展的进程中需要系统论的指导，通过系统论的视角掌握医学发展的规律，可以为医学发展中系统论的应用提供有益启迪，最终推动医学的进步和发展。

（二）整合医学的概念和内涵

1. **整合医学的概念**　正如前述，本书中的整合医学，实质上是整体整合医学的简写。整合医学是将医学各领域最先进的知识理论和临床各专科最有效的实践经验分别加以有机整合，并根据社会、环境、心理的现实进行修正、调整，使之成为更加符合、更加适合人体健康和疾病治疗的新的医学体系。整，即整理的整，是方法，是手段，是过程；合，即适合的合，是要求，是标准，是结果。

整合医学不仅要求把已知各生物因素加以整合，而且要将心理因素、社会因素和环境因素等也加以整合；不仅要将现存与生命相关领域最先进的科学发现加以整合，而且要将现存与医疗相关各专科最有效的临床经验加以整合；不仅要以呈线性表现的自然科学的一元思维考虑问题，而且要以呈非线性表现的哲学的多元思维来分析问题。通过这种单元思维向多元思维的提升，通过这四个整合的再整合，构建更全面、更系统、更合理、更符合生命规律、更适合人体健康维护和疾病诊断、治疗与预防的新的医学知识体系。

2. 整合医学的内涵 整合医学的概念里包含 3 个重要观念。

（1）整体观（Holistic）：整合医学吸收中医整体观念的思维方式，认为人体是一个有机的整体，人是整个世界的一部分；同时又关注局部，重视研究对象内部各要素的本质研究。整合医学重视全局亦不忽略局部，强调局部与整体、微观与宏观、个体与群体、体内与体外等多方面的统一，在整体战略谋划下，促进医学系统内部各组成成分的相互作用、相互联系和协同发展。

（2）整合观（Integrative）：整合医学包含多个环节，在这个过程中将发现的数据和证据还原成事实，将获得的认识和共识提升为经验，将发明的技术和艺术升华成医术，然后在事实、经验和医术这个层面反复实践，从而整合成新的医学知识体系。"阿波罗"宇宙飞船成功的关键是整合了 124 所大学、2 万多家科研机构和公司、45 万多名科技人员的理论知识、研究思路和技术手段；同样，整合医学概念里的"整合"不是"加和"，不是各个组成部分的简单叠加，而是要结合心理、社会和环境等因素，将最先进的医学发现与最有效的临床经验加以整合，从而构建更符合自然规律、全面系统、科学有效且适合人体健康维护和疾病治疗的医疗体系。

（3）医学观（Medicine）：整合医学概念的核心在"医学"，充分理解医学的概念，对正确阐释整合医学的概念至关重要。目前多数人对医学持有的还只是科学医学观，认为医学就是科学，这远远不够，因为医学不是纯粹的科学，也不是单纯的哲学，医学充满了科学和哲学，并涵盖社会学、人体学、艺术、心理学等。将医学视为科学的一个分支或隶属于科学、服从于科学，甚至把医学视为医学科学的简称，都是不恰当的。我们可以用科学的理论帮助扶持医学，但不能用之束缚医学；可以用科学的方法研究医学，但不能用之误解医学；可以用科学的数据（或技术）助诊疾病，但不能用之取代医生；可以用科学的共识形成指南，但不能用之以偏概全。

3. 整合医学与其他医学概念的区别 整合医学与近年来国内外倡导的几种医学概念有相同之处，但更有区别。

（1）整合医学与中医学整体观念：整体观念是中医学的精髓，强调人是一个有机整体、人与自然界的统一性及人与社会环境的统一性。中医学对疾病的诊治是建立在"辨证求因，审因论治"的整体观念基础上，"整体观"贯穿其生理、病理、诊法、辨证和防治的各个方面。《黄帝内经》强调，"治病必求于本""谨守病机，各司其属"，同时医者需"上知天文，下知地理，中知人事"，既要顺从自然规律，因时、因地、因人制宜，又要注意调整因社会因素导致的精神情志和生理功能的异常。作为中医学的重要思想，整体观念具有不可替代的价值，但是，这一思维观念强调整体观察和综合分析，在结构、量化、微观方面研究不足，忽视了对研究对象内部各要素的本质研究。整合医学强调人体是一个有机整体，同时又重视对机体内部各要素的研究，关注全局亦不忽略局部。

（2）整合医学与全科医学：全科医学（General Practice）是以医疗为核心，集医疗、预防、保健、康复、健康教育、计划生育技术指导等为一体的全方位的卫生服务，其主旨是强调以人为中心、以家庭为单位、以社区为范围、以整体健康的维护与促进为方向的长期综合性、负责式照顾，并将个体与群体健康融为一体。全科医学强调的是一个医生掌握多种本领，一专多能，但这个能力是建立在现有基本理论和实践的基础上，相当于"A + B + C = 和"；而整合医学强调的是各种最先进知识理论和最有效实践经验的有机整合，相当于"A × B × C = 积"，前者是量的积累，后者是质的飞跃。

（3）整合医学与整体医学：整体医学（Holistic Medicine）认为，身体、心理、社会文化、生存和精神因素是一个完整的框架系统，健康作为这个复杂框架组成部分的同时也是它的结果，疾病则是器官、人和环境因素等多方面的综合结果。整体医学反映了一种信念，即健康不仅仅是没有疾病，还要达到更高水平的幸福感，强调心灵、身体和精神的结合。这个概念与恩格尔的"生物 – 心理 – 社会"的整体医学模型理念一致，也被一些研究者解释为循证医学和补充医学的结合，它过于注重心理、社会等外部因素的影响，不是真正意义上的整合医学。

（4）整合医学与部分文献倡导的"整合医学"：近年来，国外部分文献中倡导的整合医学（Integrative Medicine）多指"补充和替代医学（Complementary and Alternative Medicine）"，是指尚未在通常的医学院校内讲授的医学知识，尚未在一般医院内普遍实践的医疗方法，是由西方国家划定的常规西医治疗以外的补充疗法。补充和替代医学的范围极广，包括世界各地的传统医学、民间疗法如印度医学、催眠疗法等，传统的中医药和针灸疗法也被归入其中。国内部分学者提出的"整合医学"概念多局限于临床科室的整合或教学学科的整合，包括组建疾病诊疗中心、构建多学科的疾病诊疗单元等，它强调多学科协作诊疗，简化和优化诊疗流程，提高医疗服务质量和工作效率，降低医疗成本。本文所提出的整合医学包括医疗与护理、中医与西医、治疗与预防及医学与人文整合等多方面的内容，更切合我国医药卫生事业的发展趋势。从某种意义上说，国内部分学者提出的"整合医学"仅仅是本文所说的"整合医学"的一个分支。

（5）整合医学与转化医学：1992年，美国《科学》杂志中首次出现"从实验室到病床旁"的概念，1996年，著名医学杂志《柳叶刀》中首次出现"转化医学（Translational Medicine）"一词，并且提出"从实验室到病床旁"及"从病床旁到实验室"的双向循环过程。转化医学是连接基础与临床学科的桥梁，其核心是将基础研究成果迅速有效地转化为可在临床实践中应用的理论、技术、方法和药物，并在临床应用中及时反馈和修正，再进一步转入基础研究领域进行更加深入的研究，通过不断地循环往复、转化提升，实现提高人类健康水平的目标。整合医学内容广泛，包括预防与治疗、中医与西医、医疗与护理等多方面的整合，建立以更加适合人体健康维护和疾病治疗为目标的新医学体系。

（6）整合医学与循证医学：循证医学（Evidence-based Medicine）与整合医学的区别在于循证医学是以证据为基础，理性地选择各种医学诊疗手段中的一个或数个疗效最佳的、不良作用最小的方式进行诊疗，这是以一个群体获得的证据或百分比为基础的。整合医学是将从整体及其各因素之间发现的理论整体与人体整体，与自然和社会环境各因素之间疾病诊断预防中的经验进行整体对比、分析，整体间共同作用、相互整合，从中找出最适合人体健康维护及疾病诊疗的最佳状态和方案，从而实现最佳效果，并由此逐渐形成新的医学知识体系。

（7）整合医学与多学科协作：多学科协作（Multi-disciplinary Team）是医学整合的一种形式，能够完成单一学科无法完成的治疗，创造更为合理的治疗方法，不仅能最大限度地避免因医生知识领域狭窄而可能产生的不恰当甚至错误的诊疗方案，还可以促进协作科室的共同发展。多学科协作类似于各学科"抱团取暖"，有其独特的优点和优势，但是每个学科各自产生的热量没有增加，无法从整体上提高室温；而整合医学的优势恰恰在于通过各方面力量的整合、深化，提供更丰富的智慧来源，碰撞出更多的思想火花，不仅增加局部温度，还能从整体上提高室温，不断推动医学向前发展。

（8）整合医学与精准医疗：精准医疗（Precision Medicine）的本质是应用基因组、蛋白质组等组学技术和医学前沿技术，对大样本人群与特定疾病类型进行生物标记物的分析与鉴定、验证与应用，从而精确寻找到疾病的原因和治疗的靶点，并对一种疾病不同状态和过程进行精确分类，最终实现对疾病和特定病人的个性化精准治疗，提高疾病诊治与预防的效益。整合医学所关注的则是系统化、全过程、全要素、全局性地对医疗过程和临床实践进行优化。

4. 整合医学在医学发展进程中的研究 美国学者早在上世纪 90 年代初就关注了临床医学和公共卫生分离的问题。1991 年有学者著书详细叙述了临床医学和公共卫生分离的历史及弥合裂痕的重要性。2004 年，针对在应对 SARS（严重急性呼吸综合征）等突发公共卫生事件时暴露出来的问题，中美临床医学专家和公共卫生专业人员达成共识，提出了临床医学与公共卫生整合的必要性，并从多个领域研讨了二者整合的可行性。

樊代明院士全面深刻地阐释了整合医学的概念及其内涵，他指出，"整合医学是在对医学史进行全面梳理的基础上，从医学发展的走势和态势判断未来的前进方向"，"整合是时代发展的特征，也是解决划时代难题的法宝""现在的医学发展已经进入整合医学时代"。

近年来，国内相关领域的专家学者多次召开以"整合医学"为主题的医学论坛和研讨会，对整合医学的有关理论和实践进行探讨。但是，大部分专家学者仅是针对医学发展的某一个领域或某一模块提出了整合的理念，研究成果大多集中在临床学科整合、医学教育改革和公共卫生与临床医学的整合等方面，而对于其他模块整合的理论涉及较少。

在西方国家，已有不少有关医学系统论与医学整合的研究，与我国医学整合的内容有相同或相似之处，但是受到西方国家医药卫生体制的影响，西方医学整合的内容主要集中在主流医学与补充医学的整合、临床医学与公共卫生的整合及医学人文教育方面的研究，整合的概念、侧重点等都有许多差别。

（三）整合医学理论与系统论思想的联系与区别

1. 整合医学理论与系统论思想的联系　自 20 世纪 20 年代末开始延续至今，国内外哲学、生物医学、社会学、管理学等不同领域逐渐开始运用系统论思想进行研究，在医学领域进行了大量以系统论为探析视角和分析方法的医学科学发展研究。自 20 世纪以来，医学得到迅猛发展，新理论、新学科、新技术不断涌现，医学的目的进一步深化，医学内部及医学与其他学科之间的交叉和联系增强，构成了非线性关系的复杂系统。高科技不断向医学各领域渗透，打破了原有生物和生命科学的框架，促使医学向着系统科学的方向发展。对医学的定义不能仅从自然科学或者社会科学某一视角，唯有坚持以马克思主义哲学作为理论指导，合理运用系统论思想，才能更好地在自然科学的基础上兼顾医学的社会性，更全面地阐释和发展医学。

在历史进程中，医学的发展呈现"合—分—合"的趋势，即从整体医学到医学分化，进而又转向整合医学。在哲学的视角下，医学发展将呈现盘旋上升状，即使有短暂的分化，但最终还是以整体的形式前进。随着医学发展的整体化趋势，系统论对医学指导的必要性逐渐增强。当前医学在发展进程中出现整体观念淡薄、医学人文精神缺失、医患矛盾升级等若干问题，在系统论思想的推动下，我国专家学者不断反思，应用批判性思维，逐步形成整合医学理论。当前国内外大多数整合医学理论是从医学或者医药卫生体系的内部出发，期望通过医学内部系统性的整合，实现医学发展向"以人为本"回归，研究者们对整合医学这一命题的阐释，无疑对医学发展具有重要启迪。

在整合医学实现的过程中，需要相关哲学思想的指导。整合医学的内涵决定其外延不仅限于医学内部的整合，更重要的是与其他系统之间的整合与交互关系。结合系统论进行研究，有助于丰富和深化整合医学的内涵，搭建整合医学理论与实践之间的平台。

2. 整合医学理论与系统论思想的区别　整合医学的思想蕴含着系统论的思想精髓，但是二者又有所区别。

首先，整体性原则是系统论的基本出发点，它要求人们在认识和处理系统对象时，都要从整体着手进行综合考察，以达到最佳效果，这种对整体性的认知是相对恒定的、稳定的。而整合医学理论认为，人体的生长、生命的延续、疾病的发生发展及医学的积累和进步都是一个动态的过程，因人而异、因地而异、因时而异，都可能会发生变化。

其次，系统论把整体性作为系统的核心性质，认为系统的性质和规律只有在整体中才能显现出来，过分强调了整体性、有序性和统一性的观念，而对局部性、无序性和分散性关注不足。整合医学重视整体与局部的统一，强调整体性，但并不忽略局部，强调整体与局部、宏观与微观、群体与个体等多方面的相互作用、相互联系和协同发展。

此外，系统论认为，一个系统总是由若干子系统组成的，该系统本身又可看作是更大的系统的一个子系统，这就构成了系统的层次性。不同层次上的系统运动有其特殊性，在研究复杂系统时要从较大的系统出发，考虑到系统所处的上下左右关系。在医学范畴内，若干个功能相关的器官联系在一起，共同完成某一项或多项特定的连续性生理功能，即形成系统，这些系统协调配合，完成人体内各种复杂的生命活动。由此可见，系统论与整合医学理论中的"系统"是两个完全不同的概念，不可混淆。

二、整合医学是医学发展的必然趋势

（一）医学起源和发展的历史回顾

1. 西方医学

（1）文艺复兴之前：文艺复兴始于 14 世纪，是欧洲从中世纪到近代之间所经历的 400 多年的一个时间段，是中世纪和近代的分水岭，是使欧洲摆脱封建宗教束缚、科学与技术迅猛发展，并向全世界扩张的前奏曲，也是古代医学向近现代医学进步的转折点。文艺复兴之前的医学可称为古代医学，虽时间漫长，但变化不大，故归纳总结到一起来叙述。西方医学的起源可以上溯到公元前 3000 多年的古巴比伦和古埃及，以古代希腊、罗马医学为基础。公元前 7 世纪至公元前 6 世纪，古希腊文明兴起，传承了古巴比伦和古埃及的医学理论和实践，在古希腊哲学空前发展的背景下，医学得到了较快发展。古希腊医学以西方医学始祖希波克拉底为代表，认为万物由土、水、火、气 4 种元素组成，健康就是血液、黏液、黄胆汁和黑胆汁这 4 种物质的配合与平衡，不健康状态或疾病是人与环境不平衡的结果，环境（包括气候、土壤、水、生活方式及营养所导致的体液失衡）是导致疾病的主要原因，这充分体现了古希腊时代的整体医学观。随后的古罗马帝国由于连年征战，战争的需求促进了医学尤其是解剖学的进步，并且出现了医院的雏形。盖仑作为这一时期集西方古代医学之大成者，建立了完整的疾病理论体系，其医学理论影响西方医学长达 1000 多年。自盖仑以后到文艺复兴前的 1000 年，史称"欧洲黑暗的中世纪"，主要指的是科学和医学的黑暗时期，由于罗马帝国受外族入侵、基督教、流行病传播猖獗、"寺院医学"等影响，这个时期的科学与医学停滞不前甚至走向衰退。

（2）文艺复兴时期：15 世纪以后，欧洲历史迈入文艺复兴时期，在艺术、科学等领域均取得灿烂的成就，涌现出许多科学家、医学家、艺术家、哲学家等，医学，尤其是外科学也与其他科学和艺术一样进入新的发展时期。16 世纪欧洲医学摆脱古代权威的束缚，与神学逐渐分离，与哲学及艺术的关系逐渐密切。1543年维萨里的《人体的构造》是一个划时代的突破，不仅否定和纠正了盖仑的许多错误，而且创造了一种基于观察性事实基础之上的解剖学研究方法，使解剖学得到更加深入的发展，近代医学在此基础上逐步形成。

（3）近代和现代：文艺复兴之后，近代自然科学开始发展，建立在人体解剖学基础上的西方现代医学开始登上世界舞台。机械论、量度观念、实验观察方法、数学和化学方法不断被应用于医学领域，在 16 世纪解剖学快速发展的基础上，经过 17 世纪的生理学、18 世纪的病理解剖学和预防医学、19 世纪的细胞学和细菌学，以及 20 世纪临床医学的发展，形成了现代医学。尤其是近 100 余年，X 线的应用、激素的发现、抗生素的发明、DNA 模型的建立、器官移植、克隆技术、生物芯片技术等一个个医学难题被攻克，一个个医学神话被创造，现代医学取得了长足发展。

2. 中国医学

（1）文艺复兴之前：与其他古代文明一样，华夏文明在长期的演化过程中积累了丰富的医药知识，最早的医药记载见于甲骨文。与同时期的西方医学一样，中国远古时期也是医巫一家。与希波克拉底同时代的春秋战国时期成书的《黄帝内经》，标志着中医学理论初步形成；而在与盖仑同时代的东汉时期，张仲景的《伤寒杂病论》确立了辨证论治原则，奠定了中医临床治疗学的基础。中国古代的医学家们以取类比象的观察方法，总结出"天人合一""阴阳互根""五行生克""经络循环"等思想，形成了具有中国独特文化的医学观。中医学在疾病诊断、外科、针灸、药学、种痘术等领域都居于领先地位。我国第一部论脉专著《脉经》、第一部针灸学专著《针灸甲乙经》、第一部病因症候专著《诸病源候论》，以及中药方剂、中药炮制等多部专著相继问世，中医学得到了稳步发展。

（2）文艺复兴时期：在这一时期，中医学突出的成就是温病学说兴起，大量医学著作出现，尤其是李时珍的《本草纲目》成为中国药学史上的里程碑，被誉为"16 世纪的百科全书"。在此时期，大量的医学著作里虽有人体解剖结构的描述，但并没有成为中医认识疾病的基础和出发点，多是理论的继承、补充、整理及大量临床个案的经验记录，明显落后于西医学在此阶段解剖学快速发展的进程。

（3）近代和现代：16 世纪，基督教进入中国，也带来了西方科学和医药学。由于这些传教士所带来的大多是中世纪的医疗技术，整体相比并不优于中医，故对中国传统医学影响甚微，中医仍按自己的轨道平稳发展。真正对中医产生影响的是 19 世纪初牛痘接种法及西医外科和眼科治疗技术的传入，但中医学与西医学整体上并不对立，社会大众以一种开放的心态来吸纳西医学的新知识。真正让中国失去文化自信的是 1840 年的第一次鸦片战争，"坚船利炮"与"西夷之技"让中国人真切感受到危机，民族心态由自信、自大迅速转变为自我否定。"科玄"之争、"优劣"之争风起云涌，以致 1929 年上升到了政府层面决定废止中医。尽管 1949 年以来，传统中医学得到政府的政策扶持，1982 年通过的《宪法》总纲明确规定要"发展现代医学和传统医学"，从国家根本大法上保证了中国传统医学的继承和发展，但是，中医学已经失去了医疗卫生保健的主导地位。可喜的是，经过一个较长阶段的缓慢发展后，近年来，中医学发展迅速，正在加快实现现代化、标准化、国际化和系统化，为人类健康做出了更大贡献。

3. 基于医学史的思考　分析医学发展史，西方医学和中国医学虽然在理论体系上有巨大差别，但也有很多共同之处。在研究方向上，两种医学体系都是以人类生命过程和疾病发生、发展及其防治规律作为研究方向，其指导思想都受某种哲学思想的支配和影响，朴素的唯物主义和自发的辩证思想是其共同特点。

（1）中西方医学的发展中渗透了整合和整体观：中医学的整体观念与古希腊医学的整体医学观，《黄帝内经》中的阴阳平衡学说与《希波克拉底文集》中的体液平衡学说，源自思想家左丘明的中医五行学说（水、火、木、金、土）与古希腊哲学家恩培多克勒的四元素学说（水、土、气、火），中医学中的"气"或"元气"与恩培多克勒的"元气"或"灵气"，中医学"调整阴阳"和"扶正祛邪"的治则治法与古希腊医学"通过改变饮食和环境来控制引起体液失衡的原因而达到恢复健康"的治疗原则等都有着惊人的相似之处。先秦时代的《山海经》就提出了心理和精神疾病的治疗，仁者爱人、大医精诚等人文主义思想在唐代医学家孙思邈所著《千金要方》中得到了鲜明体现。在医学发展初期，人们逐渐把分散、零星的经验集聚起来，并逐渐传承，这段时期的特点是以合为主，形成了相当于基础医学的《黄帝内经》、临床医学的《伤寒杂病论》和药学的《神农本草经》。医学的发展有其固有的规律，其强大的生命力在于它历来保持百家争鸣的精神，海纳百川，博采众长，不断继承前人的理论成果，不断总结同时代的实践经验，广泛吸收哲学、自然科学与其他科学的研究成果，并随着长期的医疗实践不断修正、补充、完善与创新，这就是医学发展早期以合为主的显著特征，可以称之为"原始的整合医学"。

（2）医生具有整合医学思想，掌握多学科知识和技能：在有文字记载的数千年中，医学一直在整体医学状态中持续。在希波克拉底时代，西方医学的医生内科、外科、妇科、儿科的疾病都要诊治，无法也不可能精细分化或分科，营养学、卫生学等学科以萌芽的形式包含在整体医学中。我国历史上第一位有正式记载的医学家扁鹊精通望、闻、问、切，首创切脉，是一位内、外、妇、儿科兼长的医家。他周游列国行医，"过邯郸，闻贵夫人，即为带下医；过洛阳，闻周人爱老人，即为耳目痹医；来入咸阳，闻秦人爱小儿，即为小儿医"。完全随俗为变，他随行的弟子或携带药物，或善针灸按摩，都成了名医。东汉名医华佗精通内、外、妇、儿、针灸各科，创制麻沸散和五禽戏，被后世尊为"外科鼻祖"。孙思邈一生致力于医学临床研究，精通内科、外科、妇科、儿科及针灸各科。

（3）医学著作整合多个时代多位医学家的思想和经验：据考证，《希波克拉底文集》并非一人一时之作，而是一批追随者经过至少100年的努力，融入了同时代其他希腊名医的成就而写成的，其中同一时期稍早的希腊哲学家恩培多克勒的医学理论对希波克拉底的体液平衡学说有重要影响。《黄帝内经》推动了中医学发展的整个进程，成书于战国至西汉之间，但它的思想内涵至少有一部分是早在成书之前就已经发生或形成，其所反映的医学理论和方法有相当部分来自更早的医药经验的积累，并且经历了一个复杂的发生、流传、补充、升华、分合的过程，经历了漫长的历史积累过程，成书只是对已经发生并正在流传的医学思想进行了一次系统的总结、归纳和整理。《千金要方》也是总揽前代成绩、吸收当代成果，并加以系统总结归纳的集成之作。东汉时期著名医学家张仲景的《伤寒杂病论》则整合了医学理论、临床治疗、医学伦理、医学护理及药剂学等多学科理论体系。

（4）现代医学专科高度分化的弊端渐显：追溯医学发展的历史，经验医学模式统治医学界2000多年，直到19世纪才被生物医学模式逐渐取代。自1675年列文虎克发明显微镜后，细菌学和病理学等学科发展迅速，带来了医学模式的革命，"单因单病"和"病在细胞"的以疾病为中心的生物医学模式开始主导西方医学，医学各学科取得了飞速发展。然而，随着医学事业的进步，一些特色学科、特色技术不断向纵深化发展，学科越分越细，专科越分越精，尤其在一些大型医院，由于施行医院专科化、医生专病化，很多三级学科再次被分为更细的学科，即便是同一种疾病，按诊疗手段不同又可被划分为多个不同专科。这种以分为主的发展方式确实为现代医学带来了巨大发展，但同时也导致各个专科承担的业务越来越单一，精细的分科让病人在医生眼里变成了"器官"，"只见疾病，不见病人"；对疾病的治疗"头痛医头、脚痛医脚""只治病不治人"。医生的整体观念越来越薄弱，甚至逐渐失去整体思维和综合治疗的能力，随之而来，相应的弊端也逐渐显现。医学从古代聚焦整体转向重视机体的局部病变、重视疾病的微观探索，忽视了人体结构是有机构成的功能统一体，忽略了社会、环境及人自身的意识等对人体健康的影响，临床医学与预防医学分离、医学人文精神缺失，经验医学模式中宝贵的整体医学观越来越淡化，现代医学面临复杂疾病模式的严峻挑战。近年来，现代医学高度专业化、分科化和局部化的弊端越来越明显，逐渐引起医学界的重视，整合医学的必要性和重要性被医学界包括社会学界高度关注，从单纯的生物因素研究医学，转变为从社会、心理、生物、环境等多角度去认识和研究人类健康与疾病的本质及相互关系，成为医学的必然发展趋势。

（二）现代医学模式的转变

世界卫生组织（WHO）提出，现代医学要从以疾病为中心过渡到以健康为中心，更强调疾病的预防、预测和个体化治疗，生物医学的传统模式正在转向"生物－心理－社会"新医学模式，现代医学发展面临严峻挑战。

1. **疾病构成变化** 进入 20 世纪尤其是 20 世纪中期，人类疾病谱发生明显变化，一方面，单纯生物病原因素导致的急性传染病如鼠疫、霍乱、天花、黑热病等已被控制甚至消灭，但 SARS、艾滋病、禽流感等新发或再发传染病不断出现；另一方面，受社会、心理、生活方式和遗传等多因素作用或影响明显的恶性肿瘤、心脑血管疾病、糖尿病、免疫病及遗传性疾病逐渐增加，成为严重威胁人类健康的主要疾病和主要死亡原因。随着疾病谱的转变，其复杂性远超出了单科医学所能承载的范围，必将消耗巨大的卫生资源。

2. **老龄化社会逐渐形成** 随着人均寿命的明显延长，世界性人口老龄化问题日益突出，我国老龄人口的比例到 2020 年将超过 15%，老龄化社会逐渐形成，老年病和慢性非传染性疾病的发病率大幅增加，老年卫生保健将成为重大的卫生任务。老年疾病往往多脏器受累，使得诊疗更加复杂，具有更高的风险，需要多学科联合攻关，才有可能真正解决老龄化带来的健康问题。

3. **慢性病防控形势严峻** 目前我国慢性病病人已经超过 2 亿人，占中国总人口的 20% 以上，仅恶性肿瘤、脑血管病、心脏病 3 种慢性病死亡人数就已占到了中国目前因病死亡人数的 63.4%。我国每年新增慢性病病人 1000 万人，随之出现的是大量的因慢性病引起的住院和手术，甚至猝死、瘫痪、残疾，严重危害人民群众的身体健康。慢性病的治疗费用已经占整个医疗卫生费用的 70%，给国家、社会和家庭带来了沉重的经济负担。有专家警告说，照这个势头发展下去，慢性病不仅会吞噬社会经济发展的成果，也会给医疗的公平性和可及性带来严重威胁。慢性病大都是多种危险因素联合作用的结果，往往涉及人体多个系统、多个器官，仅靠目前精细划分的单一专科和高精尖的技术无法有效防控。

4. **社会、心理、环境因素变化** 现代社会的竞争意识增强，工作紧张、生活节奏加快、居住及交通拥挤、人际关系等各种客观压力导致人们身心经常处于应激状态，各种健康危险因素如吸烟、酗酒等发生频率增加，心理、社会和环境因素在疾病发生和发展过程中的作用越来越被重视，精神性疾病、神经性疾病、高血压等逐渐成为棘手的医学问题，单靠某一专科的治疗很难奏效。

5. **卫生保健需求增加** WHO 早已提出身心健康与环境和谐一致的完整的健康概念。随着社会、经济进步和群体健康意识增强，除疾病防治外，人们对亚健康或无病情况下的卫生保健需求日益增加，并追求身体、精神与自然、社会的完美和谐状态。医学服务直接关系到人类基本需求的满足程度和幸福感，面临更大的压力。

6. **健康管理和疾病预防任务加重** 新的医学模式要求树立预防战略观念，医学服务除注重疾病诊治外，还要强调预防保健和健康管理，重视对生命全过程的健康监测、健康维护和疾病预防控制，最终促进人类的健康。

（三）整合医学顺应医学发展需求

现代生活方式和疾病谱的改变使我们重新审视医学分科越来越细的弊端，以疾病防控为例，WHO 的统计显示，人群中患有 2 种或多种慢性非传染性疾病病人的比例为 20%，却消耗着 60% 的医疗资源，尤其是老年病人常常同时患有多种疾病，这使得诊疗变得更为复杂。整合医学的重要性、必要性及其有效实现途径引起医学界的广泛关注。

我国和全球许多国家一样，都面临老龄化社会形成、慢性病防控形势严峻、医疗费用不断攀升等问题，这种困难的出现，有卫生体制、医疗保障和国家提供卫生费用不足等方面的原因，但也有医学自身发展方面的原因，而后者常常未能引起人们的重视。医学自身的原因，最突出的就是目前的医学体系主要聚焦于依靠专科医疗和高新技术寻求特异性的诊断和治疗方法，以应对威胁人类健康的各种疾病。但这种医疗发展思路和医疗服务体系存在难以克服的缺陷，正如 WHO 所指出的，"对于医院和亚专科化的过度重视已成为卫生服务效率低下和不平等的主要源头"。为应对此问题，我国近年开展了健康保障科技工程，针对"看得起、看得好、看得上、少生病" 4 个需求，提出医疗服务协同化等 5 个发展方向。近年，许多专家呼吁建立整合医学体系，以克服专科的局限性，策略上以病人为核心，实践上将各种防治手段有机整合，优化整合医疗资源和相关学科资源，以满足人们对医学和卫生保健服务的需求，实现"提升全民健康水平，实现全面小康社会，发展健康产业，促进经济转型"的战略目标。

整合医学将已知的心理因素、社会因素、环境因素加以整合，把各领域最先进的知识理论和各专科最有效的实践经验进行整合，构建更全面、更系统、更符合自然规律和人体健康的新的医学知识体系，通过"整合"，还器官为病人，还症状为疾病，从检验回到临床，从药师回到医生，注重身心并重、医护并重、中西医并重、防治并重，促使产生"1 + 1 > 2"的效益，并引起质的飞跃，由此逐渐形成新的医学知识体系，推动医学的发展和进步。医学发展的进程体现了"整体医学—医学分化—整合医学"的历史走向，整合医学是以调整医学发展方向为契机的思维创新，是医学发展历程中从专科化向整体化发展的新阶段，是医学发展的需要和必然趋势。

（四）推进整合医学的实践

整合医学向传统医学模式提出了挑战，也向我们提出了更高的要求。整合医学涉及面很广，有医学系统内整合、医学系统间整合和跨领域整合等多个层次，在管理理念方面，无论是医学临床、科研和教学之间，还是临床医学、预防医学、护理、药学、人文、心理等不同学科之间，都要整合多学科的力量，走开放联合之路，拓展交叉合作领域和国际合作的渠道；在医疗服务方面，要加强不同专业间的横向联合及不同层级医院间的纵向合作，打破学科专业的界线，建立以病人为中心的临床服务项目和联合诊疗项目，优化服务流程，将更多的人文关怀融入医疗服务中，提升服务效率和质量；在医学研究方面，要瞄准临床应用需求，突破学科知识及思维的局限，积极与其他生命科学领域互相交流、共享资源、互相促进、共同发展。加快基础与临床的相互转化，通过产学研联合体的形式，推进临床应用新技术的发展；在医学教育方面，要整合教育资源，将整合医学理念贯穿于整个培养过程中，培养学生整体观思维模式，注重培养具有交叉学科背景的人才，培养具有整合医学能力的临床医学专家。

整合医学的实践是一个历史过程，不是短时间内能够完成的，而且各种整合需要的条件也不尽相同，不能用一个统一的标准。从推进医学转型的角度看，当务之急是促进以下几个方面的整合。

1. **临床学科整合**　临床学科整合是整合医学的重要组成部分和基础，也是最为迫切的内容，它提倡打破学科、病区壁垒，以病人为中心，各科专家形成诊疗团队，根据病人的具体病情制订最优化的诊疗方案，实现个体化、整体优化的诊疗。近年来，各地医疗中心、多学科协作平台的建立对于优化诊疗服务、减轻病人经济负担的优势已逐渐显现。临床学科整合不是否定专科体制，专科体制推动了医学对疾病与生命的深层认识，在许多方面打开了探索生命奥秘之门，而单纯分化或者单纯整合都是片面、不正确的，不利于医学的发展。专科的深入与多学科的整合并不矛盾，而是相互促进的关系，应该共同发展，这是今后临床医学发展的方向。

2. **医学教育整合**　医学生的观念及其未来的医疗实践与医学教育密切关联，要发展整合医学，首先要培养整合医学人才。当前，课程整合教育已成为欧美国家医学教育的主要模式。我国医学院校仍实施以学科为中心的教育模式，虽然有助于学生系统掌握医学知识，但学科间缺乏横向联系，难以形成临床工作所需要的分析问题、解决问题的能力，无法满足现代医学模式对医学人才的需求。进行教育管理体制、教育模式和教育资源等方面的改革已逐渐成为我国医学教育界的共识，国内一些医学院校如北京大学医学部、华中科技大学、上海交通大学、重庆医科大学、南京中医药大学等已陆续开展多种形式的改革。积极探索适合我国特点的整合医学教育模式，加快医学教育改革的步伐，是推进整合医学实践最重要、最艰巨的课题。

3. **临床医学与公共卫生整合**　当前我国医疗面临传染病和非传染病的双重挑战，人口老龄化问题日益突出，卫生服务的发展方向将由既往单纯的临床医疗服务模式转变为承担健康教育、预防、保健、康复、计划生育和基本医疗"六位一体"的服务职能，坚持预防为主、防治结合已经成为现代医学发展的必然要求。临床医学与公共卫生整合涉及整体医疗卫生体制改革，能从根本上为慢性病防控构建一道防火墙，形成以健康为中心的卫生保健服务新体系，逐步实现"上工治未病"而不是"上工治重病"，推动"晚期疾病"治疗模式转变为"早期健康"基础模式。

4. **中西医整合**　我国的医学体系既有中医又有西医，西医过于关注局部细节而忽视整体，容易出现以偏概全的错误；中医强调整体观念，常以"司外揣内"

"取类比象"等方式阐述人体内部规律，但对微观特征关注不够。中医和西医虽然理论体系不同，思维方式迥异，但终极目标都是维护人类健康。《史记·扁鹊仓公列传》云："人之所病，病疾多；而医之所病，病道少"，这就要求医生必须努力探索和发现尽可能多而有效的治病方法和途径，而中西医整合可能会提供一条新的、更加能够造福人类的路径。

《三国演义》开宗明义地道出了一个真理"天下大势，分久必合，合久必分"，樊代明院士曾引用这句话形容医学学科的发展也是遵循这一动态平衡规律的。医学发展的进程体现了"整体医学—医学分化—整合医学"的历史走向，整合医学顺应时代发展，是新时期医学发展的必然趋势。

整合医学为推动医学的进步和发展提供了前所未有的历史机遇，同时，也对传统的医学管理理念、管理体制、医疗服务、医学教育及医学研究等诸多方面提出严峻挑战。整合医学的推进是一项长期的、复杂的、规模宏大的系统工程，不仅是观念问题，还涉及医疗卫生体制、医学教育、医学研究和公共卫生等诸多领域，涉及各方利益关系格局的调整，是一项极其复杂的任务，还有许多实际问题有待解决，并将面临许多阻力。整合医学的实践需要政府的重视和支持，需要多部门联动，进行有效合作和协调，尚有许多问题有待在实践中进行进一步探索与完善。

目前，整合医学已经取得了初步进展，但是仍面临着一系列观念、政策、教育和人力资源等方面的困难，更为复杂的后续改革和创新已经摆在我们面前。整合医学的推进如逆水行舟，需要较长时间的探索，而且必有反复。医学专科化体制经历了几百年，医学整合的路途可能更漫长，并将贯穿医学发展全程。但是，整合医学作为一种新理念，通过多方面的共同努力，必将为推动医学进步、维护人类健康做出更大贡献。

整合医学与精准医学

◎杨志平

一、从精准医学追问医学发展之道

时任美国总统奥巴马在 2015 年初的国情咨文中提出要启动一项新的"精准医学计划（Precision Medicine Initiative）"。在随后短短一年多时间里，精准医学一词迅速风靡全球，学界蜂拥解读，媒体大肆宣传，各种学术会议和科研项目纷纷以"精准"冠名。这一热潮丝毫不逊于当年的转化医学（Translational Medicine）。可转化医学推行了近 20 年，目前的评价结果不过是"进展缓慢，收效甚微"，真正实现成功转化和理想转化的案例并不多。更为有趣的是，率先提出转化医学继而又提出精准医学的美国科学家竟然是同一个人。精准医学是否会重蹈转化医学的"覆辙"，现在还不得而知。但是，在对精准医学这一新鲜概念热捧和畅想之余，我们必须审慎地思考其内涵和逻辑，从更深层次看，我们必须认真地追问医学发展之道。中国再这样跟随外国人的思路前行，能否破解现代医学发展的瓶颈，真正实现健康中国的战略目标呢？

（一）精准医学的宏伟蓝图

精准医学最早见于 2011 年 11 月 1 日以美国科学院名义发表的题为 *Towards Precision Medicine* 的报告，其核心要点是对疾病进行重新"分类"基础上的"对症下药"，创建生物医学的知识网络和新的疾病分类体系。奥巴马和他的智囊团在 2015 年初颁布了精准医学计划的详细路线图，即：①启动百万美国人的基因组测序并继续实施癌症基因组计划；②转变政府职能并建立相关法规标准；③鼓励公私合作模式，提高社会参与度。学界普遍认为精准医学的核心理念与个体化医学（Personalized Medicine）并无两样，只不过精准医学更强调遗传信息的分子分型，更依赖现代化的基因测序和其他生物检测技术，从而实现"量体裁衣"式的预防、诊断和治疗。奥巴马在讲话中特别提到，"投入人类基因组计划的每 1 美元的回报是 140 美元。现今一个全基因组测序成本已降至 2000 美元，因而启动精准医学的时机已经成熟，就像 25 年前做出人类基因组计划的决定一样"。这使得外界一度质疑精准医学的真正动机，奥巴马仿佛是一个优秀的"推销员"，试图让全世界都来购买美国的基因测序等分子检测技术及服务，以此造就美国新的经济增长点。

我国科技界对精准医学的响应速度异常之快，2015 年 3 月 11 日，科技部召开了国家首次精准医学战略专家会议，提出了中国版的精准医学计划。国家计划到 2030 年前在精准医疗领域投入 600 亿元，其中中央财政支出 200 亿元，企业和地方财政配套 400 亿元。2016 年 3 月，科技部正式发布了精准医学重大科技专项的招标指南并启动申报工作，并于 6 月完成评审公示，共有 61 个项目获得国家首批资助。项目研究内容涉及组学技术的开发与分子分型的应用、大规模人群队列的建立与研究、大数据管理与资源平台的建设共享等，所研究的疾病谱囊括了恶性肿瘤、心脑血管疾病、呼吸系统疾病、代谢性疾病、神经精神类疾病、免疫性疾病和罕见病等。客观地讲，中国版的精准医学计划远比美国丰富，旨在应用高通量分子检测技术、生物信息技术、医学影像技术等，结合大规模人群队列的大数据分析，实现精准的疾病分类和诊断，制订个体化的疾病预防和治疗方案。

（二）精准医学的现实拷问

精准医学实际上是在人类基因组计划完成后，伴随着基因、蛋白等各种分子生物学技术的快速发展，由个体化医学衍生进化而来。这一点从它的提倡者，美国国立卫生研究院院长 Francis Collins 在《新英格兰医学杂志》上发表的述评文章可见一斑。其实，早在人类基因组草图发表 10 周年之际，世界顶级科学期刊《自然》和《科学》就分别发表过题为 Best is Yet to Come 和 Human Genome 10th Anniversary：Waiting for the Revolution 的评论，指出当前距离人类基因组计划最初描绘的美好前景仍然任重道远。精准医学的提出自然免不了同样的疑问和困惑。

2015 年 4 月 25 日，英国《柳叶刀》杂志首先发出质疑之声。文章指出，精准医学是基于这样的理念，即遗传信息能够准确地解释人体的生理和病理特征，基因能够精确地预测个体生命周期中的发病风险。作者认为事实显然并非如此，"相同的疾病拥有相同的突变"这一假说早已被人类基因组研究彻底推翻。基因对个体未来疾病与健康状况的影响在大多数情况下并非起决定作用的因素，疾病的发生、发展是受多重因素影响的复杂过程，至少是受遗传和环境因素相互作用的结果。比如肥胖和糖尿病，锻炼频率低和饮食习惯不佳就要比遗传因素导致更大的致病风险。精准医学的另一个挑战来自肿瘤领域的靶向治疗，它只是根据基因的突变位点杀灭了部分肿瘤克隆细胞，留下的细胞必然会引起耐药和复发。此外，精准医学计划的实施要获取如此大规模人群的遗传背景信息，作者不免担忧由此引发的伦理、法律、经济和社会问题。该文最后的结论是，精准医学不是通往健康世界的正确道路，人类更应关注公共卫生和疾病预防。

两个月后，另一本世界著名医学期刊《美国医学会杂志》在线发表了题为 *Seven Questions for Personalized Medicine* 的评论文章。作者认为，尽管精准医学有助于更好地理解罕见病和发现新的治疗靶点，但在改进疾病风险预测、促进健康行为转变、降低医疗费用、推动公共卫生发展方面是不靠谱的。文章所列举的七大问题与《柳叶刀》中的一文有很多相同之处。比如，作者指出，绝大多数基因突变对疾病风险预测的相对危险度值不超过 1.5 倍，生活方式的干预往往比这些基因风险信息更管用。而在肿瘤治疗领域取得的进步及肿瘤病人总体生存率的提高，很大程度上得益于人群普查、早期诊断和健康促进等干预措施，而并非是靶向治疗的贡献。精准医学带来的结果很可能是增加病人的就诊次数、检查频率和焦虑情绪，使得医疗费用不断激增。

2016 年 9 月 29 日，《新英格兰医学杂志》发表了一篇质询个体化肿瘤学局限性的文章。作者提出个体化抗癌药物的研究仍然是一条漫长的道路，而是否存在改善肿瘤病人病情的个体化疗法也是一个值得反思的问题。精准医学对病人和研究者都是非常励志的美好愿景，但应该清晰地告诉病人，个体化抗癌药物不能百分之百治愈肿瘤或显著提高生命质量，只有精心设计的临床治疗方案才是合适的策略。文章给出的理由如下：①目前的肿瘤靶向药物只能抑制部分信号转导通路，肿瘤细胞几乎都能通过部分抑制通路的上调、目标的突变或替代途径的激活来增强对一个单分子靶向剂的抵抗力；②很多分子靶向药物在与其他药物同时作用时毒性太大，因此想通过不同药物的组合来完全抑制不同信号通路是不可行的；③一些突变可能只出现在所采样的肿瘤细胞中，而其他突变是特定细胞在肿瘤生长和扩散过程中产生。瘤内异质性不仅出现在肿瘤发生的早期，还可能存在于治疗过程中的选择性产生的。作者强调，肿瘤的异质性是精准医学难以攻克的关卡，也是靶向药物临床疗效十分有限的重要原因。尽管制药公司和研究机构都非常热衷于个体化药物的开发，但分子靶向药物的固有局限性和肿瘤达尔文式进化导致的异质性无疑将限制这方面技术的提高。

（三）精准医学的哲学反思

精准医学的概念实际反映了美国人惯用的反恐思维，即"擒贼先擒王""精确打击、定点清除"。殊不知人类同疾病的斗争远没有这么简单。精准医学的前提假设是建立在确定性基础上，即认定带有共同遗传信息和分子特征的少数群体一定受益于个性化的防治方案。可人体是一个如此复杂变化的系统，医学充满了不确定性，正所谓"生命只有概率，没有定数"。精准是否存在或者其存在是否有价值，这不得不让人仔细辨别。科学的本质是对未知的探索，追寻事物发展过程中规律的、有序的、必然的东西。这种追求确定性的科学思维方式深刻影响着人类的认识和实践活动。而医学的属性中除了科学，还包含许多科学范畴以外的东西，这也是为何近年来我们反复强调医学不等同于科学的原因。科学对医学的帮助和促进作用不容置疑，但如果我们仅仅采用科学的思维方式去研究医学，那么可能无法觅得生命的真谛，无法取得本质的突破。肿瘤靶向治疗的现状就是一个最好的印证。肿瘤高度的异质性致使肿瘤细胞间存在不同关键基因突变的随机组合，而且治疗过程中肿瘤细胞并不是被动的，它可以在环境因素影响下通过自然选择不断进化，产生耐药性。精准医学的思路恐怕只会将肿瘤研究和治疗带进反恐式的恶性循环，不能真正实现"天下太平"。

其次，精准医学仍然深深镌刻着还原论的烙印。西方世界自文艺复兴以后，为了摆脱中世纪神学和宗教的精神束缚，凡事一定要以看得见、摸得着为证，将西医学从宏观向微观不断细化发展，而忽视了整体观和系统论。精准医学通俗点讲就是分子水平的个体化医疗，对某些靶点、部位或要素做到了精准，可能会对全身其他部分或整体层面带来不同的变化和作用。比如靶向药物，对某一组织或器官靶向性越强，对其他脏器的损害或不良作用可能越大，为此撤市的药物不止一两个。人是结构和功能有机统一的整体，真要精准到分子层面的差异或许并无多大意义，即便有也可能是随机产生的。因此，精准不等于全面，在疾病防治和健康维护中，不仅需要精准，更需要全面整体把握。否则很可能局部精准了，但整体上离"精准"还差之千里。当我们从多部位、多因素、多阶段来考虑整体时，"精准"的概念已无太大意义，更有用的理念应当是"最优"，类似于经济学一般均衡理论中的"帕累托最优"概念。我们应当根据病人的不同情况在疾病的防治过程中选择一些疗效相对更好、不良作用相对更少、病人整体获益最大的综合方案。

（四）精准医学的未来出路

精准医学是未来医学科学的发展方向，这种提法一点没错。但是，精准医学绝不是未来医学的发展方向。精准医学是生物医学时代循着科学思维方式衍生出来的产物，必将对人类认识和治疗疾病提供参考和帮助。正如 *Limits to Personalized Cancer Medicine* 一文中作者总结的那样，他们并不是说肿瘤个体化药物的研究方法应该被抛弃，与之相反，他们认为个体化药物应该在少数精心设计并且承认和解决其局限性的研究项目中被评估。肿瘤的精准治疗可能会使少数病人获益，但绝对会发生的是较大的不良作用和昂贵的治疗费用。因此，我们需要警惕两种倾向，绝不能让精准医学被绑架：一是研究者借机炒概念向国家索取科研经费，二是测序公司以此为噱头赚取大量不必要的检测费用。

当前，人类面临的健康问题，也就是医疗卫生服务的内容，特别是疾病谱已经或正在发生广泛、深刻且急剧的变化：①从过去以传染病为主到现在以非传染性疾病（慢性病）为主；②从过去的营养不良性疾病到现在的营养过剩性疾病；③从过去以年轻人为主的疾病到现在的以老年性疾病为主；④从过去生物性疾病到现在的环境性、社会性疾病；⑤从过去以单病因为主的疾病到现在的多病因为主的疾病；⑥从过去比较简单的病种到现在相当复杂的病种；⑦从过去以早期病变为主的疾病到现在迁延至晚期病变的疾病；⑧从过去的单器官疾病到现在的多器官疾病；⑨从过去以器质性为主的疾病到现在大量的功能性疾病；⑩从过去以治病救命为基本医疗需求，到现在还要防病、保健、康复、长寿……因此，我们必须要用新的策略、新的办法应对如此巨大而深刻的变化。当代医学不仅要重视和依靠科学，而且要重视人文学、社会学、心理学、经济学、语言学、艺术等在医学中的重要作用，凡是和人有关的学问都应该用来服务医学，要将各种先进知识理论和有效实践经验进行有机、合理的整合，形成生命医学高度融合的乘法效应。这就是我们近年来提出并倡导的"整体整合医学（Holistic Integrative Medicine，HIM）"，简称整合医学。具体地讲，在面对病人时，既要考虑疾病本身，更要重视患病的人，要从科学、心理、社会、环境、人文、哲学等多角度综合考虑，整合各种专业技术手段和方法，制订出符合病人整体利益的最优个体化诊疗方案。精准必须靠整合，也只有依靠整合，医学发展才能迈向新的时代。

二、整合医学的提出及其理论框架

现代医学的专业化发展被两股力量驱动：一股力量是科学，以还原论为基础将医学划分为不同的部分，形成各种分支和子分支；另一股力量是文化，以工业模式和商业贸易为核心的现代社会习惯于将具有连续性的人类生活分割成许多片段和许多独立的问题，每个问题交由不同的专业部门或专家去处理。人们以为，这样可以显著提高处理问题的效率。而事实上，很多时候结果并非如此，至少在处理人体的问题上，现代医学这种以分为主的发展方式遇到了瓶颈。越来越多的医学工作者和研究者意识到：医学知识正呈现碎片化，诊疗实践正走向机械化，医疗活动逐渐远离以人为本的核心价值，因此，现代医学亟待转型。

当前，西医学在全世界占据着主导地位，以美国为首的西方发达国家面对医学转型需求，采取的策略是以修修补补为主。循证医学、转化医学、精准医学等一个又一个医学概念相继提出，从3P医学模式（指预防医学、预测医学、个体化医疗，因三者的英文首字母均为P，故有此简称）到4P乃至9P医学模式的定语越来越长，它确实解决了医学发展的部分难题，但又似乎难以破解全局性的谜题，这样的"新名词"恐怕难以穷尽。深受东方传统哲学思维影响的中国医生和学者逐渐意识到医学整合的必要性和紧迫性。2009年11月，由国内21所医科大学和《医学与哲学》杂志社发起、6个全国性学会主办的"医学发展高峰论坛"达成了以"医学整合"为主题的北京共识。2012年，整体整合医学的概念第一次全面系统地见诸国内医学杂志。近年来，随着整合医学实践的不断丰富，其理论体系也日趋完善。整合医学是未来医学发展的必然方向和必由之路，是医学转型的革命性变化。

（一）整合医学的内涵

整合医学是充分发挥专业分工的比较优势，从人体整体出发，将医学各领域最先进的理论知识和临床各专科最有效的实践经验进行有机整合，把数据、证据还原成事实，把认识、共识转化为经验，把技术、艺术升华成医术，并根据社会、环境、心理的现实进行修正、调整，在事实、经验和医术这个层面来回实践，最终形成更加符合人体健康、更加适合疾病治疗的新的医学体系。整合医学不是一种实体医学体系，而是一种认识论和方法学，其实施的结果是创造一种新的医学知识体系。整合医学是对现代医学知识和技术体系的升华，它在庞杂的生命物质之间，在生理与心理之间，生命与时空之间建立普遍的联系，以简单而充满内在和谐的原则，把它们整合到由少数彼此独立的基本要素组成的系统框架之中。有学者将医学整合的基本特征概括为：以系统论和系统方法为思维方式，医学内部结构合理耦合，学科研究领域相互交叉、相互融合、相互协同，医学与外部环境的关系日趋紧密与和谐；患病的人和人的病患作为有机整体进入医学的领域，受到全面的关怀和照顾；医学处于整体发展、趋向成熟的状态。整合医学的内涵包含三个方面的内容：整体观（Holistic）、整合观（Integrative）和医学观（Medicine），三者紧密联系，缺一不可。从这个意义上讲，HIM 应该直译为"整体整合医学"，但为了便于传播和记忆，目前习惯用"整合医学"的称谓。

1. **整体观**　西方医学的奠基人希波克拉底说："对一个医生来说，了解一个病人，比了解一个病人患什么病重要。"专业分割和专科分化确实对医学的发展起到了巨大的促进作用，但这种分化脱离了人是一个有机整体的事实，不利于医生对病人整体状况的把握和综合处理能力的培养。人体是由一个受精卵发育分化而成的整体，不像机器那样是由不同的零部件组合而成。因而决定了医学不像自然科学那样能够无限剖分，任何脱离人体整体的研究和诊疗都必然是"一叶障目"。例如肿瘤和自身免疫性疾病，人们在局部治疗上下了很大功夫，哪里长多了就切除，哪里长坏了就修复；同时试图寻找单一的因子来预测或诊断，希望一个分子包打天下，一条通路包治百病。可如今这两类疾病的发病率越来越高，并没有达到人们期望的治疗效果，究其根本原因在于没有真正厘清整体与局部的关系，没有准确处理好全身疾病与局部表现的关系。有生命活动的各孤立部分的总和是一个不可分割的整体，这不仅在于各孤立部分的物质形态和结构，更在于各孤立部分之间的相互作用和功能，后者才是人体生命活动存在的意义。因此，就人体而言，整体要大于各孤立部分的总和。我们在局部看到的结果尽管是科学的，但只有整合到整体中得出的结果才真实，才是医学的真谛。

2. **整合观**　整合不是否定还原论和专业化。专业细化和专科细划推动了医学的发展和进步，使人们对生命和疾病的认识具体化、细致化、实证化，这恰恰是整合的前提和基础，否则整合医学犹如无米之炊、无本之源，只能是所谓的医学混合。整合和分化就如同一个硬币的两面，单单关注任何一面都是片面。这不仅要求我们把现在已知各生物因素加以整合，而且要将心理因素、社会因素和环境因素也加以整合；不仅需要我们将现存与生命相关各领域最先进的医学发现加以整合，而且要求我们将现存与医疗相关各专科最有效的临床经验加以整合；不仅要以呈线性表现的自然科学的一元思维考虑问题，而且要以呈非线性表现的哲学的多元思维来分析问题，通过这种一元思维向多元思维的提升，以及这四个整合的再整合，从而构建更全面、更系统、更合理、更符合自然规律、更适合人体健康维护和疾病诊断、治疗和预防的新的医学知识体系。特别是在高血压、糖尿病、肿瘤等机制复杂、异质多态且日益突出的慢性病面前，不整合恐怕没有出路。医学需要整合，整合的结果就是整合医学，就是还器官为病人，还症状为疾病，从检验到临床，从药师到医生，身心并重、医护并重、中西医并重、防治并重。

3. **医学观**　医学充满了科学，但不是纯粹的科学，还包含科学范畴之外其他更重要的东西。樊代明院士曾从 17 个方面详细阐述过医学与科学的异同。患病的人是个体差异显著且受多种不定因素制约的复杂性整体；人的病患由于其非线性特征导致的复杂性，也是其他领域的研究对象不可比拟的。我们可以用科学的理论帮扶医学，但不能用之束缚医学；我们可以用科学的方法研究医学，但不能用之误解医学；我们可以用科学的数据（或技术）助诊疾病，但不能用之取代医生；我们可以用科学的共识形成指南，但不能用之以偏概全。整合医学正是要避免陷入科学主义的怪圈，倡导回归以人为本的医学本质属性。

（二）整合医学的行为逻辑

整合医学不是完全否定医学的专业化发展方式，恰好相反，专业化是构建整合医学体系和发展机制的前提。早在 200 多年前，经济学鼻祖亚当·斯密在其开山之作《国富论》中指出，专业分工是经济增长和国家富裕的源泉。专业化有助于开发比较优势，降低交叉训练费用，有利于新技术、新机器的发明以提高生产力。比较优势原则表明，与一个人完成多种任务相比，专业化经常会产生较高的产出，即集中做少数工作会存在潜在的规模效益。同理，专科研究仍然是医学知识积累和技术进步的重要途径，没有专，何来整；没有分，哪来合。只不过医学所服务的对象是完整的人，面对纷繁复杂的海量专业知识，如何取舍，如何将其有机联系起来，从整体出发应用到每一个具体的病人身上，这就是整合医学的要义所在、目标所需。换句话说，如果大家水平都差不多，知道的东西也一样，何来整合的必要？整合就是要充分发挥专业分工的比较优势，只有在专业分工迅猛发展的过程中，整合医学才是有米之炊、有本之源，才能显示其巨大价值。因此，专科分化是整合医学的基础，整合医学是专科分化的归宿。

医学的专业化发展在带来分工好处的同时，不可避免也会增加各专业之间的协调成本，经济学上又称交易费用。俗话说"老死不相往来"，各个专业、各个学科之间由于有自身相对独立的框架体系，容易出现交流障碍、互不买账，甚至相互排斥。同一种疾病好几个科可以治，但病人来到医院像抓彩球一般，抓到哪个科就由哪个科治，也不知道是不是最适合这个科治或者应该先由这个科治。患病的人是一个整体，如何才能充分享受到专业分工的益处，而不因专业分工将病人拆分呢？新兴古典经济学强调在一般均衡的求解过程中折中分工效应和协调成本的两难冲突。说到底，整合医学就是通过降低专业间的协调成本以扩大分工的效益。现行的专科诊治模式是站在各自专业角度做边际分析，是在局部均衡下求最优解；整合医学是在分工网络中做超边际分析，即先做出不同的分工选择，然后从各个专业角度做边际分析，最后从整体出发比较每一种分工网络形成的总效应，进而确定最适合整体需要的分工结构和资源配置，它追求的是整体均衡下的最优解。因此，整合医学天然地蕴藏在分工网络效应之中。

（三）整合医学的适用范畴

提起整合医学，有些医生会觉得"高大上"，感觉离自己的医疗实践较遥远。的确，对于年轻医生或者基层医疗单位的医务人员，他们没有经历长期的专科培训与实践，一是亲身感受不到整合医学的迫切性和必要性，二是没有能力进行整合。整合医学需要一定时期的积累和一定范围的聚合，才能实现质的巨变。因此，大型综合性医院里的高年资医生应该是践行整合医学的最佳对象。大型综合性医院由于分科很细，知识和技术的更新速度很快，有着学科交叉和融合的天然优势，整合是其创新的动力和出路。特别是部分大学附属医院或研究型医院，理应成为整合医学理论研究和实践推进的先锋。青年医生和基层医生应当加强整合医学的学习，努力培养自身的整合思维和能力，从实践中总结和汲取整合经验，再用这些经验来反哺实践。

（四）整合医学的构建模式

整合医学的构建方法多种多样，在形式上还将不断创新，但其构建模式归纳起来有两大类：外生整合和内生整合。外生整合侧重从外部途径对医学各专业的有机联系和协同作用，内生整合注重医生自我整合意识和能力的培养及生成。从形式上看，会诊和多学科诊疗最接近整合医学的外生模式。但整合不是简单的学科组合或专业叠加，一定要针对病人的整体情况拿出各学科最先进的理论和意见，经过有效的加减乘除、有机的排列组合后得出效益最大化的方案。随着"互联网＋"计划和移动医疗的迅速崛起，我们深信会有更多行之有效的外生整合方式不断涌现，推动整合医学实践大踏步发展。当然，并非每一位病人都能在诊疗过程中享受到及时、准确的会诊或多学科诊疗，最理想的境地就是把每一位医生都培养成具备整合医学视野和能力的个体。内生整合不是要求一个医生什么都会做，我们的主要工作仍然是在专业方向上的深入研究与技术创新，但与此同时，我们要树立医学的整体观，要具备触类旁通、系统思考和综合分析的素质。不会的、不懂的可以请其他专业的专家前来相助指点，但最终的判断决策一定是整合医学思维下的产物。内生整合的重要途径无疑在教育，这就要求在医学的学历教育、任职教育和继续教育等一切学习培训活动中，整合医学的理念必须贯穿始终。可喜的是，我们国家已经在学术会议的组织、教材专著的编写等方面积极地推动整合医学教育实践。总之，动员一切积极因素让整合医学的理念扎根于每一位医务工作者心中，整合医学就会成为他们自觉或不自觉的行医准则和行动指南。到那时，病人、医生和医学都将是受益者。

（五）整合医学实践的本质

1. **以交流促协作，落实大健康布局** 习近平总书记强调："没有全民健康，就没有全面小康。要把人民健康放在优先发展的战略地位。"这是党和国家在新的历史时期，应对疾病谱、生态环境和生活方式不断变化所带来的错综复杂的卫生与健康问题，做出的重要战略部署。而整合医学正好是落实大卫生和大健康观的重要抓手。整合就是通过各种手段和方法打破专业壁垒，消除专科隔阂，通过加强交流促进彼此之间的协作，共同维护广大民众的健康。因此，整合医学的实践是一项系统工程，所谓工程就是通过组织和管理，将众多的人、材料、物件等不同要素结合起来，建造新的物体或新项目。例如慢性病的防控，绝不仅仅是哪一个专业或专科的事情，岂能指望心血管科就能控制高血压，内分泌科就能防治糖尿病，更不是在医院等着病人来了再治。慢性病防控工程依赖于预防医学和临床医学的整合，还包括社会管理的整合，其关键在协作。这也是我们为何反复呼吁"如果你想走得快，一个人去走吧；如果你想走得远，一起来吧（If you want to go fast, go alone. If you want to go far, go together.）"，又叫"独走快，众行远"。检验整合医学实践的最好标准就是看是否存在交流与协作，可以是基础、临床和预防等大门类的整合，也可以是同一门类下各学科的整合，而不再是各自为政、各扫门前雪，那样只会停留在末端使劲、局部发力，不利于实现大健康的布局意图。

2. **以交易促共赢，释放分工红利** 经济学早已证明，分工是经济增长的原动力。同理，专业分工是医学知识迅速积累和技术创新不断涌现的重要推手。这一点从城市大型综合性医院的规模扩张就可以反映出来。由于这类医院学科划分非常细，动辄几十个科室，一个科室又分若干病区或小组，从而将医疗市场进一步细分，扩容市场规模，病人自然不断增多；反过来，由于市场规模的扩大，又必然推动分工的持续深入。但是，分工不是最终目的，人们利用各自的自然禀赋和比较优势形成分工格局后，只有通过相互交易，才能真正促进社会财富的增长。医学上更是如此，健康问题往往涉及多因素、多阶段且处于无穷变化之中，一个病人来了通常不会只有一种症状或局部一点表现，因此他们依赖的是专业分工的网，而不是网络结点上的某一个学科或专业。这张网要发挥作用就得靠网络上的结点相互交易联系，共同解决健康问题。有人说那不如直接找全科医生，诚然，全科医生虽然相对较为全面，但现今医学知识和技术更新速度之快远不是一个人能够全部掌握的，即便各专业都知道一点也不可能全是最先进的知识或技术。目前分级诊疗推动困难，老百姓大病小病依然冲着大医院去，根本原因就在于此。在信息不充分或不对称的情况下，病人选医院要比选医生更为容易、可靠。整合医学实践就是要促成各专业或学科之间的交易，把各自最好的知识、技术和经验拿出来，通过医疗机构的分工网络实现符合病人整体利益的最优诊疗，以便充分释放分工红利。但现今学科之间、专业之间在某些情况下仍然在做"零和游戏"，仅仅站在各自角度考虑问题，甚至争抢病源，难怪有人戏称病人越治越多。

3. **以交融促创新，重塑医学体系**　医史学家罗伊·波特曾指出，现代医学从未这么成绩斐然，但也从未像今天这样受人质疑。面对人民群众日益增长的健康需求，面对各种复杂多变的健康影响因素，现代医学愈发显得"力不从心"。传统的生理学快土崩瓦解，经典的病理学已摇摇欲坠，医学人文已体无完肤，基础与临床隔河相望，医生与病人越来越远，医患之间由恩人变成仇人。究其主要原因，不是我们的知识和技术不够了，而是我们不知道如何去有效地利用和组合这些知识和技术。从这个意义上讲，整合医学代表着医学发展前进的方向，其实践的显著标志就是交叉整合。不仅包括科学知识的交融，还包括医学与人文、医学与工程、医学与艺术、医学与心理等之间的交融，新的发现、发明和创造就孕育在这些交叉融合之中。例如，各种里程碑式医疗仪器设备的成功研制，无不贯穿着医学与工程技术的交融；如今异常火爆的整形美容，无不渗透着医学与艺术的交融；而只有医学与人文的完美交融，才能真正实现特鲁多医生的铭文"有时去治愈，常常去帮助，总是去安慰"。用整合医学的办法促进交叉融合，从而带动医学取得新一轮的突破创新，重塑一个全面完整的新型医学体系，而不是用现有的碎片化医学体系来指导人类崇高的卫生与健康事业。特别值得提及的是我国的中医药学，它是现今唯一能和西医学媲美的第二大医学体系，确实解决了很多西医解决不了的难题，必将成为未来整合医学时代的重要贡献者。

（六）整合医学实践的要素

整合医学的实践过程就像建造万里长城，需要同时具备三个要素，缺一不可，即图纸（Template）、砂浆（Adhesive）和砖头（Brick）。

1. **画图纸**　人类对生命真谛的探索从未止步，无论是解剖图谱还是基因图谱，从宏观到微观一直在描绘人体这张神秘的图纸。建造守护人体健康的万里长城，首先得有一张整体设计的图纸，也就是树立人体整体观。如何画好这张图纸关乎整合医学实践的最终成败，而最核心、最关键的环节无疑在医学教育。只有在教育理念、培养目标和课程体系的设计与实施上将整体观放在优先考虑的地位，未来的医学人才才能在整合医学实践过程中用好这张图纸，才能建造出更牢固、更漂亮的"健康长城"。国内部分高校和出版机构已经开始进行有益的尝试，如重庆医科大学构建的"以器官系统为主线，基础与临床全线贯通"的医学精品课程体系；又如以数字化技术为核心，将53本医学教材融会贯通的"国家医学电子书包"。

2. **调砂浆**　现有的医学分工格局已经形成，且专业细化和专科细划仍将继续深入，如何促成学科之间的交流、交易和交融是整合医学实践的关键要素。传统的医疗保健组织形式显然已经不能完全满足整合医学实践的需要。因此，我们亟须从组织方式和管理制度上创新来调配出更加优质的"砂浆或黏合剂"，以满足新建长城的需要。互联网时代的到来为我们提供了机遇。譬如慢性病病人出院后延续性管理的互动医疗平台，就是通过数据库、移动医疗、互联网、新媒体等技术的运用，开发出集 15 个模块为一体的管理系统，有机整合了医生与护士、不同专科的医疗人才、大医院与社区卫生服务机构、临床与科研，将家庭病床从概念变成现实。又如新疆医科大学第一附属医院开发的"联网互动整合医学体系（Connected-Interactive-Integrated Medicine System，CIIMS）"，就是区域内基于联网在线互动的信息服务平台，依托云计算、移动互联网、物联网技术，支撑医疗咨询、创伤救助、教育培训、科研合作、医院协作等功能，实现区域医疗协同和合作共享的一体化。

3. 砌砖头 正如砖头是长城的基石，专业分工是整合医学实践的基础。践行整合医学不是全盘推倒重来，更没有否定现有的各种医学模式，如循证医学、转化医学、精准医学等，而是要在实践过程中将它们多与整体联系，铸造出更加符合、更加适合人体整体需要的"砖头"。当前，人类健康长城的砖头已经精细到分子层面，部分医学研究者游刃于分子之间却与整体失联，人人都强调自己发现的分子和通路最重要，可有几个能真正用于疾病预防和临床诊疗呢？这样的砖头恐怕要越少越好，否则，万里长城即便建起来也会是畸形，或许很快就会倒塌。

（七）整合医学实践的内容

1. 构建管理机制 整合医学发展至今，靠各个单位的"单打独斗"或者各个专业的自发行动已经很难适应现代医学快速转型的需求，必须有一套完整统一的管理机制保障整合医学的推广普及和提升更新。首先，现有的各类专科分会已经难以承担起这样的历史重任，唯有成立新的全国性的权威学术组织来统领整合医学的学术发展，统筹医学各专业的资源配置，服务专科医师的转型发展需求。可喜的是，中国研究型医院学会整合医学专业委员会和中国医师协会整合医学分会分别于近两年相继成立，中华医学会整合医学分会和中国抗癌协会整合医学分会也在筹备之中。其次，打造一个全国性的整合医学学术大会的平台，汇集众家所长，倡导优势互补，让各行各业的有志之士能够同台演出、同场竞技，及时准确地报道整合医学的最新研究成果，分享整合医学实践的宝贵经验，传递学术整合的最新动向。"2016 中国整合医学大会"的胜利召开拉开了学术整合的大幕。最后，国家和相关部门应当给予整合医学的发展以充足的经费保障，从基金申报、成果奖励、项目推广和技术应用等方面给予配套的政策扶持。

2. 开发诊疗流程 人类对艾滋病的认识和治疗过程是一次有效的整合医学实践。20 世纪 90 年代中后期，美籍华裔科学家何大一教授创新性地推出"鸡尾酒疗法"。这种借助中医"君臣佐使"的药物辨证配伍理论，并结合西医协同相加的用药机制而创新的疗法，即通过混合使用齐多夫定、拉米夫定和依非韦伦等药物，显著降低了艾滋病的死亡率。"鸡尾酒疗法"刺激欧美医学界重新思考，单一的技术理论和产品，过细的学科与专业分级已经难以满足现代医疗实践的需要。我们应当鼓励各大医疗机构开发这样的整合医学诊疗流程，让病人在医院能接受到整合医学式医疗服务，效果就是要比普通诊疗流程好。目前，院中院模式是践行整合医疗最好的载体之一。

3. **建立培训体系**　在本科生教学、研究生教育和住院医师规范化培养阶段大力推行"以整体概念学习局部知识"的医学教育新模式，逐渐打破目前分系统、分专科教学法，加速医学教育模式转变。全国高等医学教育数字化教材（53 册）已经开始了有益的尝试，通过数字技术和网络技术将医学的各门类和各分支有机整合，集成在一个终端平台上，让学生既能统揽全貌，又能触类旁通。另外，相关部门要制定整合医学培训、考核和考试的评价标准体系，规范和指导广大医生运用整合医学进行诊疗活动的业务能力。在继续教育方面，通过定期举办各种类型的培训班，引导医生形成整合医疗的思维，提高医生的综合救治能力。

Holistic Integrative Medicine: Toward a New Era of Medical Advancement

◎ 樊代明

Introduction

Integration is both the current trend and most effective solution to the thorny problems of the modern era. The long history and rapid advancement of medicine have resulted in substantial contributions to human health. However, medicine has encountered unprecedented problems associated with changes in nature, society, and environment, as well as with new human quests for survival, longevity, and health. The development of medicine is currently facing challenges because of the over-division and over-specialization of medical disciplines and the fragmentation of medical knowledge. Roy Porter, a medical historian, stated in *The Cambridge Illustrated History of Medicine* in 2000, "Never have people in the West lived so long, or been so healthy, and never have medical achievements been so great. Yet, paradoxically, rarely has medicine drawn such intense doubts and disapproval as today." Therefore, we should seriously consider the direction and path for the future development of medicine while reflecting on the history of medical development. Therefore, the concept of holistic integrative medicine (HIM) has been proposed and put in practice

History of Medical Development

The long history of medical development can be symbolized by the shape of two N's. The first "N" refers to the trend that medical advancement followed. Medicine advanced during primitive society, plateaued during the Middle Ages, and then declined until it rebounded. Both Western medicine and traditional Chinese medicine (TCM) exhibited this developmental pattern, with the turning points of TCM occurring later than those of Western medicine. The second "N" stands for the pattern of medical development, which began as the integration of both knowledge and experience that gradually formed the primitive medical knowledge system, followed by gradual differentiation and specialization, and the emergence of integrative approaches in medicine.

The wavelike development of medicine can be roughly divided into three stages.

The first stage is the era of empirical or traditional medicine. In primitive society, people suffered, and even died, from wounds and diseases. In their struggle with nature, they gradually accumulated many valuable and effective methods for disease prevention and treatment, including medicine, pharmacology, and psychology. During this stage, medicine referred to all knowledge relevant to mankind. However, in today's society, modern medicine specifically refers to the knowledge associated only with human body and life. The book *The Yellow Emperor's Classic of Internal Medicine* is a good example that illustrates primitive medicine. Only 30% to 40% of its content can be categorized as medicine on the basis of the modern definition. The rest of the book's content belongs to philosophy, sociology, psychology, and other environment-and nature-related disciplines. At this stage, different nationalities, regions, and cultures have developed their own distinctive medical systems. In addition to Western medicine, many alternative medical systems have developed around the world, including TCM, acupuncture, traditional medicine, folk medicine, meditation therapy, hypnosis, homeopathy, massage therapy, aromatherapy, diet therapy, vitamin therapy, spa therapy, and oxygen therapy. Various diseases were diagnosed with these medical systems, which had different perspectives and methods and were proven to be reasonable, effective, and advanced in their respective times. However, most of these medical systems gradually disappeared because of external reasons, such as the rise of theology, the prevalence of religion, political oppression, economic exploitation, armed invasion, and even violent repression, as well as internal reasons within the medical systems themselves. One example is China. In addition to classic TCM, Tibetan, Hui, Uygur, Korean, and Mongolian medical approaches also developed in China. However, only the founding of the People's Republic of China and the strong support of the government leaders allowed TCM to survive.

The second stage is the era of scientific medicine or biomedicine. Western medicine was initially underdeveloped but rapidly advanced with the introduction of scientific methods. The invention of the microscope by Leeuwenhoek and the integration of chemistry, physics, mathematics, and biology extended Western medicine's reach from the macro-level to the micro-level. Many incurable diseases became curable when the previously unknown etiologies of many diseases were identified. Western medicine has gradually dominated all other medical systems. However, its narcissistic single-flower show or single-direction development has caused problems. For example, more than 90% of the 4000 common diseases that afflict humans cannot be effectively treated with available drugs. In addition, more than 99% of the 7000 rare diseases that afflict humans are currently incurable. Malignancies have become one of the four most common causes of human death, and their treatment is ineffective in most cases. Various medical models have been successively established; for example, evidence-based medicine has been replaced by translational medicine, which was then replaced by precision medicine. Although all of these medical models have played a positive role, their intrinsic weakness lies in their attempts to approach the grand and complex problem of human health from a singular and narrow angle. The nature of human health and diseases has profoundly shifted from ① infectious to noninfectious (chronic disease); ② malnutrition-related to over-nutrition-related; ③ hebiatric to geriatric; ④ organism-caused to environment and (or) society-associated; ⑤ single-cause to multicause; ⑥ simple to complex; ⑦ early-lesion to late-lesion; ⑧ single-organ to multiple-organ; ⑨ organic to functional and; ⑩ emergent care and life preservation to disease prevention, rehabilitation, and life expectancy improvement strategies. Therefore, we must use novel strategies and approaches to cope with these profound changes. The scientific development of medicine on a contemporary and international scope should include national realities and personal conditions and should never sacrifice fundamental humanity. To keep medical development in the right direction, we should pay attention not only to science or biology but also to sociology, psychology, and humanities. We must integrate all aspects of human knowledge that are beneficial and useful to human health into the studies of medicine.

The third stage is the HIM era. Our limited medical knowledge in the past has greatly increased through a wealth of medical research in the present era of explosive medical advancement. We have accumulated substantial clinical experience through the treatment of numerous patients. We have discovered many effective methods for disease prevention and acquired significant knowledge on health rehabilitation through steady summation and improvement, which has provided a golden opportunity to establish a new medical knowledge system through collection, collation, and integration. Meanwhile, the complexity and variation of diseases remind us that it is impossible to solve fundamental medical problems with any single discipline of knowledge or piece of technology. Therefore, we should integrate existing knowledge and technologies related to the human body to establish a new medical knowledge system that is better suited to the improvement of human health.

Connotation of HIM

To construct a new medical system more suitable for human health and disease treatment, HIM regards the human body as a holistic entity; organically integrates the most advanced knowledge and theories in each medical field and the most effective practices in various clinical specialties; and develops corresponding revisions and adjustments according to social, environmental, and psychological conditions. HIM is the inevitable and necessary direction for the future development of medicine. The theoretical framework of HIM includes at least the following three aspects.

● Holism

The human body is a holistic and living entity. Therefore, ①t is difficult for an individual to represent a population; ②it is difficult for the in vitro to reflect the in vivo; ③the internal and external environments of the human body are vastly different; ④structure is not equal to function; ⑤the sum of the parts is not equivalent to the whole; ⑥it is difficult for the micro to represent the macro; ⑦the static and the dynamic are different; ⑧there are differences between instant results and long-term outcomes; ⑨the relevance of indirect factors is not the same as that of the direct ones; ⑩science involves inevitability, whereas medical science often involves contingency; ⑪ there is a misalignment between physiology and psychology; ⑫the objective is not always consistent with the subjective; ⑬data and facts are different; ⑭evidence and experience can be dissociated; ⑮causality is different from correlation; ⑯science may conflict with ethics; and ⑰theory can be divorced from practice. Therefore, we should not simply regard local, instantaneous, and directly observed phenomena as the whole situation. In addition, we should not regard any variant data and indicators as diseases, nor should we consider all diseases as harmful to the human body. We should make a thorough observation and comprehensive assessment. A patient should be regarded as a person with a disease instead of a disease in a person. Therefore, doctors should treat the person with the disease rather than focus on the disease itself.

● Integration

Integration means that all the existing knowledge and experience related to the human body are collected and collated. Then, these pieces of information are optimized and ultimately integrated into a new medical knowledge system that is more suitable for disease diagnosis and treatment and human health rehabilitation. The concept of integration comes from a holistic and people-oriented perspective. Integration aims to ①focus on patients instead of organs; ②focus on diseases instead of symptoms; ③include everything from tests to clinics; ④include everyone, from pharmacists to physicians; ⑤emphasize both physical and mental health; ⑥ emphasize the work of both doctors and nurses; ⑦ emphasize both Western medicine and TCM; and ⑧ emphasize both prevention and treatment. Over-specialized medicine, over-divided medical disciplines, and fragmented medical knowledge need to be rectified. HIM is essentially not a regression but a development and progression of medicine in a new historical period. Integration should cover both existing known biological factors and psychological, social, and environmental factors; both the most advanced medical discoveries in various fields related to life and the most useful clinical experiences in various specialties associated with medicine; and both one-dimensional thinking of linear relations in natural sciences and multivariate, nonlinear, and philosophical thinking. Establishing a new medical knowledge system that is more comprehensive, systemic, rational, in line with natural law, and suitable for human health maintenance, disease diagnosis, treatment, and prevention is possible with the transition from one-dimensional to multidimensional thinking and the reincorporation of the four integration processes . Integration is different from mixing, fusing, matching, connecting, and combining. Mixing is disordered, fusing is passive, matching involves priorities, connecting is conditional, and combining is limited by objectives: these actions are confined by rules and rarely go beyond expectations. However, integration is orderly and active, does not discriminate between the primary and the secondary, and is unconditional. The outcome of integration can be vividly described with the Chinese proverb "Blue comes from the indigo plant but is bluer than the plant itself. "

Integration has at least three levels.

The first level is associative integration. Associative integration aims to form a line to associate various related factors. It shows a hierarchy of ranks in horizontal or vertical forms, with the adjacent ranks clearly exhibiting causal, temporal, and primary and secondary relations. The following examples show an incremental or progressive relationship and vice versa: molecule → cell → tissue → organ → system → whole body or symptom → sign → examination → diagnosis → treatment → prevention. This is the most common and simplest integration, which can be used to solve common and simple issues. This is the scenario in which a resident doctor or doctor in charge deals with the majority of medical problems in clinical practices.

The second level is parallel integration. It aims to align various results of associative integration to create a new whole integration for the analysis of relationships among internal horizontal or vertical forms. Compared with associative integration, parallel integration involves more factors, contains more complex relationships, and requires more comprehensive understanding. It generates a sense of dimension, which not only shows the relationship between two adjacent factors but also reflects the causal, temporal, and primary and secondary relations among more adjacent factors in all respects, such as digestive system → respiratory system → circulatory system → blood system → endocrine system. More difficult and complex problems can be solved on this level. In clinical practice, it is used by experienced experts to deal with thorny cases.

The third level is overlapping integration. Several two-dimensional systems are formed through overlapping parallel integration to create a multidimensional macro-system, which includes a large or even infinite number of factors that may substantially change. An unlimited number of factors may instantly cause considerable changes, which also reflects the nature and characteristics of the human body as a whole. Moreover, various horizontal and vertical factors are neither necessarily sequential nor correlated. Instead, indirect, nonlinear, or crossover relationships may exist among these factors, and adjacent factors may not be directly related to each other. The relationships among factors may not be explicit, so it is difficult to distinguish the causal, temporal, and primary and secondary relations at times. In addition, mutual relationships may also change with time and with deep-rooted, complex, and even chaotic states presented. Their interactions are multidirectional, interdependent, and intertwined. The highest level of integration is overlapping integration. It can be envisioned as a complex building made of not only steel and cement but also wood and nails, having both lateral and vertical connections. Complicated, critical, and severe cases in clinical practice usually require the consultation of many experts from different disciplines, in which associative, parallel, and overlapping relationships intertwine with one another. The diagnosis is made often with the assistance of computers or statistical experts, with or without success.

Associative integration only requires logical thinking, which is intuitive and straightforward, whereas parallel integration requires abstract thinking. Overlapping integration requires holistic thinking. These three models of integration coexist in medical practice. When a clinician examines the symptoms, signs, and test data of a patient with a complex and severe disease, he/she will soon imagine the outcome of the treatment by thinking of associative or parallel integration. Additionally, the physician's holistic thinking plays an important role in the rescuing and saving of the patient's life.

● Perspective of Medicine

Medicine is a very complex body of knowledge and is neither equal to pure science nor to pure philosophy. It is closely related with not only science and philosophy but also sociology, anthropology, psychology, law, economics, and art. Therefore, any discipline related to the human body is relevant to medicine. Science is only a component of medicine. The possibility of scientific research to obtain substantial findings is either 100% or 0%, whereas that of medical research findings ranges between 0% and 100%; that is, nothing is impossible. In scientific research, any outcome leads to a conclusion, regardless of its usefulness in the short or long term. The outcome of clinical application is more important than the results and conclusions obtained from medical research because they are pointless without successful application. Therefore, we suggest the following: ①scientific theories should be applied to enhance rather than limit the development of medicine; ②scientific methods should be used to study rather than mislead medicine; ③scientific data should be used to assist diagnosis rather than replace doctors; and ④scientific approaches should be used to formulate practical guidelines rather than encourage bias or prejudice.

From the holistic, integrative, and medical perspectives, HIM regards the human body as a whole, turns data and evidence in medical research back to facts, transforms knowledge acquired from clinical practice into experience, and integrates technologies and arts developed in clinical research into medical skills. The repeated practices at the levels of fact, experience, and medical skills will generate true knowledge, which is HIM. HIM is not a concrete medical system. Strictly speaking, it is both an epistemology and a methodology, and the implementation of HIM is expected to lead to the creation of a new medical knowledge system.

Creating a new medical knowledge system is like building the Great Wall of China, which maintains peace from within and resist enemies from the outside, similar to the role of medicine in human health. The magnificent Great Wall of China stretches for thousands of miles. The construction of the Great Wall of China depends merely on three important and indispensable factors: template, adhesive, and brick. HIM aims to build a new "Great Wall" to maintain human health, with holistic, integrative, and medical factors equivalent to template, adhesive, and brick, respectively. Given that these three factors are equally important, overemphasizing any of them will lead to the failure in the construction of the new "Great Wall." The integration process is complex owing to the fact that nature, human body, society, and medical knowledge are constantly changing. Therefore, as a methodology, HIM will be a permanent topic in the development of medicine.

Differences

Similar concepts to HIM emerged at the domestic and international levels simultaneously or prior to its proposal. However, HIM has its own distinctive features.

• Holistic Medicine

Holistic medicine emphasizes human wholeness and the combination of the human mind, body, and spirit. It is dangerous, however, to attach too much importance to the effect of external psychological and social factors to the human body and to consider trivial things as main medical factors, which is akin to collecting many parts of an airplane and piling them up. HIM not only collects the essential parts directly related to an airplane but also integrates them into an airworthy aircraft.

• Integrative Medicine

Integrative medicine (IM) and HIM share the same Chinese term. However, these two systems have completely different connotations. IM uses non-mainstream medical knowledge or technologies as complementary or alternative approaches to mainstream Western medicine, such as acupuncture, massage from TCM, meditation therapy, hypnotherapy, aromatherapy, spa therapy, and thermalism. Therefore, IM is also known as complementary or alternative medicine. IM is similar to stitching patches on an old coat to make superficial changes in form but not in nature. By contrast, HIM is akin to making a new coat with a brand new piece of cotton fabric, thus performing a fundamental and essential change.

• TCM

TCM emphasizes the unity not only of the human body but also between man and nature and between man and the social environment. TCM regards the human body as a whole with inseparable structures, coordinative functions, and interactive pathologies. TCM believes that local pathological changes can be managed by adjusting the whole body; this theory is within the framework of holistic medical thinking. However, a significant number of black boxes between its theory and practice exist, with many of its grand ideas and hypotheses unconfirmed by scientific research. By contrast, HIM not only regards the human body as a whole but also integrates existing medical knowledge and technologies. The process of house construction is a good symbol when comparing TCM with HIM. TCM serves as the blueprint, whereas HIM is responsible for building the house from various building materials on the basis of the blueprint.

• General Practice

General practice emphasizes that a general practitioner must master various basic skills and multidisciplinary knowledge or technologies. However, each skill is simply added to improve the physician's competence, resulting in a model for general education that is based on existing theories and practices. By contrast, HIM integrates the most advanced knowledge and technologies of various disciplines to establish a new system of medical knowledge that aims to dramatically increase the physicians' competence; this system adapts the method of multiplication. General practice is like a mixed pot of dishes, whereas HIM is a refined dish. The former is nothing but a mixture and the latter is characterized by its delicate raw material, ingredient preparations, and cooking procedure. General practice resolves common problems, whereas HIM deals with incurable problems. Therefore, HIM will guide and promote the development of general practice.

• Multiple-discipline Therapy

Multiple-discipline therapy (MDT) is very similar to general practice. When an extremely complicated case cannot be resolved by a single discipline, MDT consults with multidisciplinary experts to develop a comprehensive and appropriate therapeutic regimen that is used to weigh treatment merits and demerits, improve therapeutic effect, and reduce side effects. MDT suggests a combination and compromise of current medical practice. MDT is like huddling together for warmth , whereas HIM aims to increase the room temperature.

• "IM"

Integrative therapy, also referred to as IM, was recently proposed because of the poor therapeutic effects of existing regimens on advanced malignant tumors. Integrative therapy includes surgery, chemotherapy, radiotherapy, immunotherapy, and TCM. IM is a comprehensive treatment strategy that is equivalent to MDT. HIM does not focus on a specific therapy because of its comprehensive nature, and is an epistemology and methodology for the establishment of a new medical knowledge system. The term "holistic" in HIM has two meanings: entirety and integration. In addition, "integrative" in HIM has two meanings: the establishment of a new medical knowledge system through integration for the better maintenance of human health and the effective treatment of diseases. "IM" is like a loosely organized group without optimization, whereas HIM is like a well-organized team with optimization. Sharp differences in both objectives and fighting capacities exist between IM and HIM.

• Evidence-based Medicine

Evidence is the cornerstone of evidence-based medicine (EBM) and following the evidence is the essence of EBM . However, whether an "objective" piece of evidence reflects the truth depends on sample size and when and how the evidence is obtained. Although a single piece of evidence does not represent the whole, too much evidence may make it difficult to analyze results. Moreover, even the same disease may manifest different symptoms in different patients and may change with time. Therefore, the substantial amount of evidence and data should be screened to reveal facts. The HIM knowledge system can be ultimately developed and established by transforming recognized knowledge into experience, integrating technologies and arts into medical skills, and then practicing HIM at the factual, empirical, and medical levels.

• Translational Medicine

Translational medicine aims to transform findings in basic research into programs or products necessary to clinical diagnosis and treatment, as well as emphasizes a seamless bench-to-bedside process. Although translational medicine has been implemented for 17 years, little progress has been made in this field because the vast majority of results in basic research was not applicable to clinical practice and was even misleading in some worst cases. In addition, many clinical practices, although effective, could not be explained by a single basic theory. HIM stresses clinical applications and their efficiency, although it also advocates the integration of basic research into clinical practice. It encourages basic theoretical research and the applications of research findings in clinical practices in a benign cycle of iterations. Therefore, translational medicine often provides an uncooked meal, whereas HIM provides a cooked one.

- Precision Medicine

Although precision medicine appears tempting, it deviates from the essence of medicine. Precision medicine utilizes methods, such as DNA sequencing or genomics, to search for data and evidence in the human body at the micro-level and attempts to identify previously undiscovered evidence with big data. HIM does not oppose research at a micro-level, but it approaches problems from a macro-perspective and views the human body as a whole. The discovery of specific molecules in a patient is not a guarantee that his/her pathological disease and its associated changes will be cured and that his/her body will recover. Precision medicine is similar to catching a thief by following a similar principle reflected in the old Chinese saying "capture the ringleader first to capture all the followers." By contrast, HIM pursues peace and harmony in the world from holistic and comprehensive perspectives.

Practice of HIM

HIM has received prompt attention from local and international medical experts although it was proposed only recently. Many pioneering HIM practices have been conducted in medical fields.

- Established HIM Academic Organizations

Three national HIM academic organizations have been established: the HIM Committee of the Chinese Society of Research-Oriented Hospitals, HIM Committee of the Chinese Medical Association, and HIM Branch of Digestive Diseases of the Traditional Chinese Medicine Association. In addition, the HIM Committee of the Chinese Medical Association, the HIM Committee of the Chinese Preventive Medicine Association, the HIM Branch of the Chinese Anti-Aging Association and HIM Oncology Branch of the Chinese Anti-Cancer Association are currently being organized.

- Established HIM Research Centers

A total of 105 HIM research centers have been established in 27 provinces, autonomous regions, municipalities in China. Each center conducts collaborative research on a difficult medical problem of interest. For example, the Xijing Hospital of Digestive

Diseases has created the Drug Rational Use Guideline System (DRUGS) to solve existing problems regarding the reasonable use of drugs; this system has been applied in more than 90 hospitals in China and has achieved good results.

• Convened HIM Academic Conferences

More than 20 national HIM conferences have been held thus far, including the first Chinese Congress of HIM, the first HIM session of the Chinese Society of Research-Oriented Hospitals (Xinjiang); the first, second, and third Chinese Integrative Cardiology symposiums; and the first, second, and third Chinese Integrative Digestive Diseases Through Combining Western Medicine and TCM symposiums. The author of this article has been invited to give reports on HIM at 81 national academic conferences sponsored by 87 national medical associations and at more than 100 medical universities in China.

• Published HIM Journals

Negative is a comprehensive journal that mainly advocates for HIM with a total distribution of 39 issues in 7 volumes. It was formerly known as *Journal of the Fourth Military Medical University* with only 400 subscriptions. The number of subscriptions to *Negative* has reached 140 000 since its initial publication. Some feature articles and special columns on HIM have been published in *The Chinese Journal of Digestion*, *The Chinese Journal of Hepatology*, *The Chinese Journal of Internal Medicine*, *The Chinese Journal of Endocrinology and Metabolism*, and *National Medical Journal of China*.

• Published HIM Monographs

Currently, more than 20 books on HIM have been compiled and published, such as *Holistic Integrative Hepatoenterology*, *Holistic Integrative Ophthalmology*, *Holistic Integrative Pancreatic Oncology*, *Holistic Integrative Colorectal Oncology*, and *Holistic Integrative Medicine-Theory and Practice*.

• Published Series of HIM Textbooks

A series of electronic textbooks for use in medical universities have been compiled by 60 editors-in-chief, more than 300 deputy editors, and more than 3 000 editorial board members. Compared with the original printed version, these electronic HIM textbooks contain an additional 20 million words, 10-fold photos, and up to 2 000 hours of audio materials. The textbooks also contain both static and multimedia content and are currently in trial use at more than 60 medical universities with good feedback.

• Established HIM Wards

HIM wards have been established in many hospitals in China. Eight affiliated hospitals with the Fourth Military Medical University have been established, with relevant disciplines as digestive internal and surgical medicine, cardiac internal and surgical medicine, and neuronal internal and surgical medicine integrated into one building to share resources and train talents. HIM wards have achieved good results. A more advanced HIM ward has been established in the Xijing Hospital of Digestive Diseases, which has been ranked first among the national professional disciplines for seven consecutive years .

● Public Recognition

The concept and practice of HIM have attracted wide attention from both societal and medical circles. The article entitled *Holistic integrative medicine* was published in its entirety of 15 pages in *American Journal of Digestive Disease* (Issue 1, Volume 1) in 2014. Nine articles with a total of more than 500 000 words have been published in their entirety or as excerpts in more than 20 newspapers, magazines, and websites in China. These articles are *Advance and retreat of life science in three thousand years*, *Medicine and science*, *More reflection on medicine and science*, *Preliminary reflection on holistic integrative medicine*, *More reflection on holistic integrative medicine*, *On holistic integrative medicine*, *Integrative lessons for pharmacologists and physicians*, *Health care reform through addition, subtraction, multiplication, and division* and *Strategy of top quality improvement and discipline construction*. A column titled "Academician Fan Daiming on holistic integrative medicine" has been published in the newspaper *Physician Online* consecutively for the past two years, with 101 series published in 101 issues. It has also received positive comments, with a large number of its readers engaged in heated discussion.

Conclusions

Yizhuan stated that what is metaphysical is Dao and what is physical is a tool. In my opinion, Dao refers to philosophy and tool refers to science. I believe that medicine is in a chaotic state between the metaphysical and physical domains: reaching up for Dao and reaching down for a tool. Our patients approach us every day with numerous symptoms because of various factors. If we only utilize shallow logical thinking, we may find countless causal relations that may be partial, instantaneous, and unrelated to the comprehensive and long-term situation. If we use abstract thinking, we may approach the truth. However, abstraction may vary among different people and may not be representative or may be error-prone because of our limited perspectives and abilities. If we use concrete, holistic thinking and consider a patient as an indispensible and constant entity with local changes, we can obtain a more comprehensive understanding of the patient for more appropriate treatment. We have gone to great lengths to study and advocate HIM given that qualification is considerably more important than quantification in medicine.

Although the essence of life continues to shorten, humans expect longer years of existence. This contradiction validates the importance of medicine and its development. Despite our accumulated knowledge from medical studies and experience from medical practice, the needs in health care, therapy, and rehabilitation cannot be totally met. Therefore, there is an increasing demand for continuous medical exploration. HIM neither denies the nature and contributions of empirical and scientific medicine, nor does it separate itself from tradition, experience, and science. On the contrary, HIM utilizes these fields as foundations, and develops and refines them to meet new historical demands. HIM is not about embracing the new and ignoring the old, but bringing forth the new through the old. It is also not about turning back but moving forward. Because HIM is looking ahead and moving forward, it is bound to expand a new field in a new era of medical research.

医学与哲学

◎杜治政

哲学的种类多样，比如有杜威实用主义的哲学，有海德格尔和雅斯贝尔斯的存在主义的哲学，有波普尔三个世界理论的哲学，等等。按照传统的说法，哲学就是世界观、方法论。用哲学审视当代医学，说得具体一点，就是指从全局（整体）、从相互关系、从发展变化的视角看待医学；就是对医学一切问题的观察、认识和评判，要以时间、地点和条件为转移；就是从医学家主体认识与医学实践客体的相互关系认识医学。本文对当代医学发展中的几个现实问题做一哲学追问。

一、医学整合与专科突进

医学整合是医学哲学面临的一个重要的现实问题。

医学发展有两种进路，一是专科分化，专科、专科、再专科，1、2、3、4级地不断分下去；另一种思路是医学整合，在专科突进的同时推进医学整合，两者相辅相成。哪一种思路更正确呢？

其实，分化与整合各有各的存在理由。当医学处于笼统模糊状态时，专科分化是重要的，否则就没有对人体生命各部分的细微认识。当今，专科在救治重危病人中仍发挥着重要作用，但即使是重危病人的救治，专科也不能忽视人体作为生命整体的情况，否则常是功亏一篑；专科特长是应对中晚期病人，对于预防和早期干预，专科的作用有限。从全民健康的角度和控制当前慢性病的发展势头看，医学更需要整合，特别需要临床医学与预防、公共卫生的整合。即使将专科推进到5、6级的水平，即使将医院的规模扩大到万张床位，对于实现全民健康目标也是少有助力的。

但是，仔细琢磨，两者的侧重点大有区别：从方法论角度看，专科主要是靠还原论，医学整合主要是系统论；从追求的目标看，专科的着眼点主要是出成果，突破疑难，而整合主要的着眼点是病人和人群的健康；从服务对象上看，前者主要是个体中晚期重危病人，后者包括重危病人，但更重要的是人群整体；从效益看，专科主要是科学成就和经济效益，包括医药开发商的效益；整合主要是社会效益。

医学界早就呼吁医学整合，一些医院也有过尝试，但进展不大，有的实践了又往回走，导致这种现象的原因是：①利益冲突。因为专科能出成果，能获奖励，能带来丰厚的经济收益，而医学整合则不然。② 权力分配。医学整合涉及科室合并重组，原来的一些主任不能做了，有抵触，不愿动，动了也谋求复原。③在整合中存在的具体实际问题一时难以解决。④有关领导部门思想落后陈旧，把医学的目的视为出成果、抢第一，而不是以人的健康为本，包括在科研基金、学位委员会、科技成果奖励申请或评审时，都对整合的作用认识不足，没有将人群健康放在应有位置。

对于医学整合而言，当前的要务是突破困难，重点推进两方面的整合：一是临床学科的整合，其目的是解决分科过细带来的对病人碎片化的后果，回归全人医疗，提高疗效和生命质量；二是临床医学与预防医学及公共卫生的整合，谋求克服临床医学止于治疗而不预防、预防机构不善于慢性病预防的缺陷，其目标是控制心脑血管病、糖尿病、癌症、慢性阻塞性肺疾病等慢性病的发展势头，降低发病率，为实现健康中国的目标贡献力量。就全局和长远而言，后者的整合更为重要。

恩格斯曾指出：当自然界作为一个整体，其组成部分没有逐一得到证明时，希腊哲学必须让位于分化；当经验的自然科学收集了大量的知识和实证材料时，在每一领域进行系统整理就是不可避免的。这就是分化与整合相互转化的哲学。现在距恩格斯讲这些话已有130多年，实证科学提供了无比丰富的资料，为何我们不将此进行整合？为何不将基础医学与临床医学、临床医学与公共卫生和全民健康促进整合起来呢？而实现这些整合，将使我国卫生工作的面貌发生巨大改变。

二、事实与判断

事实与判断是医学实践中每个医生和研究者最常面临的问题，也是涉及面最广的医学哲学问题。医生的基本任务就是查清病情，然后对此做出判断，最后制订治疗方案。医生和医学研究离不开搞清事实和做出判断这两个环节。许多医疗问题，包括正确的诊断从何来、医疗差错为何产生、科研的设计和论文的撰写、科研成果为何难以重复等，都与此相关。

首先是如何看待事实。在医疗实践中，事实是很复杂的。一个病人来就诊，一些医生不问病史，先开几张单子要病人去检查，病人拿回报告单，是否就是事实？医生可否以此做出判断？几张报告单是病情的全部吗？是从森林看树木，还是从树木看森林，其所反映病情的事实是大不相同的。只看报告单不问病人整体情况就开药，依据的不是事实的全部。事实有局部与整体、主与次、短时和长久，以及各种事实间的相互关系等方面的区别。不能抓到一点"事实"就做结论。

事实难于把握还因为两方面的原因：一是由于医学手段的日益先进，诸如基因检测、CT、磁共振、彩超等技术的广泛应用，为医生提供了海量、多维、完备的大数据。这些信息既包括个体的基因组、转录组、蛋白质组和代谢组等微观层面的信息，也包括个体分子影像、行为方式、电子健康档案等宏观层面的信息，同时还包括个体肠道菌群、物理环境、生态环境、社会条件等外部层面的信息。如此海量的大数据信息，一方面为我们提供了有关生命与疾病更多的情况，有助于医生更好地厘清因果关系，找到生命信息和病情之间的关联性。但如何在这些海量信息面前沙中淘金，的确给医生的判断带来了极大的困难，提出了更高的要求。二是各种先进诊查手段提供的数据是人体处于某种静态下的片段，这些信息在人体中仍时时处于变化中。越来越多的研究表明，在肿瘤等复杂性疾病的发展过程中，不仅存在个体间的异质性，还广泛存在个体细胞及分子在不同时段的差异。这就给沙中淘金增加了更大的难度，而这就是当前医生做判断时要面对的现实。

其次，事实在许多情况下会受主观影响。在医疗实践中发生的许多事实，完全不受主观影响的极少。医生总是希望治疗效果如预先的设想，因而常重视成功的方面而不大注意无效或少效的事实；科研中常重视阳性结果而忽视阴性反应，这就是一些成果难以重复的重要原因。主观对事实的影响还表现在医生和研究者的价值观、利益追求、个人喜好，甚或宗教信仰等诸多方面。后现代的思想家说现代科学没有什么客观性，所谓的客观性都是研究者的主观杜撰，这当然言过其实，但他们将人的主观性与人的认识联系起来研究，是不能不注意的。成果不能重复，与成果所依据的事实是否带有主观成分，是否准确、全面密切相关。以两项对同一对象的大规模调查得出截然不同的判断为例，反映了主观性对事实判断的影响是如此显著：一项是关于试管婴儿与自然生育孩子健康状况的调查，欧盟和美国生殖学会公布的数据认为，试管婴儿的孩子与自然生育的孩子无明显差异；但芬兰、瑞典、澳大利亚及美国流行病学家的调查认为两者有差别，其中美国流行病学家的调查数据显示，试管婴儿与自然生育的普通婴儿相比，先天性心脏病的发病率是普通婴儿的 2~3 倍，先天性唇裂是普通婴儿的 2 倍，先天性胃肠缺陷是普通婴儿的 4 倍。而上述调查，都是以数万例的样本为基础的。另一项调查是关于钼靶 X 线对乳腺癌检查意义的评估，加拿大学者和美国放射学会的看法截然不同。一方说有意义，一方说无意义。同一事实出现不同判断的原因，在于判断者的判断角度和动因的差异。上述两项调查判断的差异，共同特点是调查者的身份不同，一方是当事者，一方是第三者。当事者当然想维护其成果与利益，而第三者没有这种包袱。

当今医生面临的判断问题更为特殊和复杂。首先是判断的紧迫性。一个病人来就诊，特别是某些急诊病人，在听取病人的主诉和初步必要的理化检查后，医生必须当即做出判断并提出治疗方案，以缓解病情，避免病情恶化，这是不容拖延和耽误的。这和其他情况有很大的不同，它不仅要求果敢，而且更要求不发生严重的差错。要做到这一点，必须具备三个条件：一是全面准确了解病情，了解事实真相，判断必须以事实为基础；二是必要的医学知识，只有具备一定的医学知识，才能鉴别病情，从复杂的瞬息万变的病情中理出头绪，做出诊断；三是经验，书本上的知识反映的是普遍性的问题，而具体病人的病情常是普遍性的特殊不典型反映。要在具体病人的特殊病情中找出普遍性的东西，更需要经验。医生正确判断的形成，是在长时间实践中磨炼出来的。

就医疗成果的判断而言，绝不只限于成果当时的治疗效应，还应有长期效应、经济耗费、伦理、社会问题等诸多方面的评估。美国吉利德科技公司生产了一种治疗丙型肝炎的药物——索非布韦片，每片售价1000美元，引发美国参众两院过问。其效果可能好，但很难真正有益于病人（全球有1.8亿丙型肝炎病人），其引发的伦理及社会问题很多。

目前对医学科研成果的判断，往往只着眼于当下的治疗正效应，其实还有负效应、长远效应、人群效应、生态效应等。这些都是必须考虑的。一片药吃下去，一个手术做下来，其结果并非只是药物和手术的作用，还有机体的自然调控、病人心态的影响、家庭社会关系的支持等。只有将这些都考虑进去，才能对成果做出较为客观的判断。只着眼于当时治疗正效应的判断，夸大成果的实际效应，这是一些科研成果难以重复和推广的重要原因，我们必须以系统全面的观点判断成果。

医生的判断离不开逻辑和事实，并力求两者统一，但恰恰逻辑判断与事实判断经常不一致。一个病人的血压是140/100 mmHg，按诊断标准逻辑推论，可诊断为高血压病。但病史和体检，发现病人没有高血压病的症候，这类情况常令医生伤脑筋。从哲学角度看，逻辑是在大量事实基础上抽象出来的规律，它与事实应一致。如果不一致，可能有两种情况：一是事实不准确，需重新仔细体检；二是逻辑有问题，需要调整。如果是后者，则需进一步搜集证据，待有充分根据后修改标准，完善逻辑。有哲学头脑的医生，万不可随意放弃这种不一致。

三、确定性与不确定性

现代科学的决定论是以物理、化学、数学为基础形成的，以还原论为依据的，只要客观条件不变，其发展及转归也是恒定的。但生命现象与物理化学面对的世界大不相同：其一，生命具有很强的自组、自稳、自控、自生的特点，是一个复杂的不断变化自我更新的混沌世界。其二，人体生命是有意识的，并对机体产生极大的调控作用，且这两点不是恒定的，始终处于变化中。医学始终是确定性与不确定性的统一，始终是在不确定中寻求确定，医学的各种干预均不能排除不确定性。这是医学的一条铁定律。

在追求确定性中忽视不确定性，是现代医学的重要缺陷。当前时髦走俏的靶向治疗、肿瘤标志物、精准医学，还有精准外科，都是以确定性为前提，认为靶向治疗设定的靶是可以找到而且是稳定的，精准医学认定医学可以做到精和准，否则就谈不上靶和精准。但靶和精准都是根据现已掌握的数据设定的，而人体复杂系统无时无刻的变化是无法或难于掌控的。不是说这些研究和治疗不应当开展，而是说不能那么乐观，不能寄予那么大的希望，要为不确定性留点余地。

确定性的难点在哪里？寻找医学确定性的难处在于人体的复杂性、自组性和混沌性。医学根据现有资料设定的目标，都是一过性的，明天、后天都可能出现不同；即便按精细设计的医学干预，进入人体后都要受到人体自组系统的抗衡、消解、重组，而这种情况现时的医学仍无法预测。以肿瘤标志物为例，虽经长期努力，但目前血液中还没有找到肿瘤标志物可用于肿瘤的诊断，肿瘤标志物对器官和组织的特异性很差；肿瘤标志物存在于恶性肿瘤中，也可存在于良性肿瘤和胚胎组织，甚或正常组织中，它并非恶性肿瘤的特有标志物，以它判断是否为恶性肿瘤，假阳性率很高。

有人说，外科可以例外，针对确定的病人和病情，给予确定的外科干预，就能获得确定的预期治疗结果，科学决定论可以作为外科的基石。精准外科真的可以排除不确定性吗？病情是变化的，病人死在手术台上的事也时有发生，手术后的变化更多，即使再精准的设计，也无法全部把控这些变化。世界卫生组织的数据显示，2004 年全球做了 2.3 亿台大型手术，并发症率为 3%～17%，这一年全球有 700 万人术后残疾，100 万人在手术中死亡。精准外科能将此变为零吗？《英国医学杂志》刊文说，2013 年美国能避免的医疗过错死亡人数为 23 万人，中国是 40 万人，其中也包括外科病例。

四、生理性与病理性的区分

现代医学拥有最先进的设备，人体极细微的生理变化都能找出来。螺旋 CT 能发现肺部微小结节，神经影像学可将无症状或症状轻微的未破裂颅内动脉瘤（UIAS）检查出来，彩超可将甲状腺上很小的结节看得很清楚。但这些微小结节并不意味着就是癌，其中许多是良性的，与人相伴终身，到死时也未发展为癌。要不要都切，何者是良性、何者是恶性，如何区分，这是当前医学面临的难点。

从哲学视角看，小结节从生理性到病理性的根本性变化，是有条件的，是可以逐步找到规律的。比如，有研究表明，大于 7mm 的 UIAS 5 年内破裂的概率为 0～0.7%，如果加上家族史、吸烟史、高血压史、多发性动脉瘤、位于后循环等因素，UIAS 破裂的概率可能高一些，这就是发生变化的条件。再比如，有研究证明，具备吸烟史、年龄在 40 岁以上、伴有胸痛、咳嗽不明原因带血丝、消瘦等 5 个条件时，肺部小结节转变为癌的可能性大。这就为是否切除提供了参考。

时间是重要条件。从生理性转变为病理性是量到质的变化，而质变需有量的积累，这就需要时间。从生理性转变为病理性，往往有很长的潜伏期。据有关研究，肺癌潜伏期可长达 10～20 年，胃癌的潜伏期为 2～3 年（长者可达 10 年），结肠癌是 5～10 年。时间是判断小结节变化的重要因素，如果小结节 5 年、10 年都没有变化，变为癌症的可能就小。这就为判明小结节提供了一种选择。但有的癌，如白血病，没有潜伏期，这也是此病较难应对的原因。几年前，在几个学者之间发生了一场关于癌症与时间有无关系的讨论。一位学者认为，70 岁前得的肿瘤主要是病理性的，70 岁后得的主要是生理性的，年纪越大，其恶性程度越低；有的专家不赞成，认为这是文字游戏，是荒诞，他认为肿瘤与正常组织的区分是靠显微镜下的组织切片，而不是年龄。从哲学视角看，时间是认识事物的重要条件，否认事物的发展因时间不同而有所不同，是形而上学。老年阶段人体处于衰退中，肿瘤细胞也随之衰退，甚或可与癌共存，从年龄角度考虑癌症的恶性程度不无道理。至于是以 70 岁还是 80 岁划分，需要有充分的数据支持。

鉴于现代科学手段能早期发现在乳腺、前列腺、甲状腺、肺和颅内微小动脉上的变异，而这种变异并不一定发展为癌，如乳腺导管内原位癌在许多专家看来不能算癌，美国国家癌症研究所的一个顶尖工作组于 2013 年在《美国医学会杂志》上发表文章，主张将这些变异称为"上皮起源的惰性病变"，并呼吁能有一个21 世纪的癌症定义。他们的出发点，一是消除人们的心理和身体负担，二是避免过度诊断和过度治疗。

区分生命发展进程出现变异的生理性与病理性，是当前医学诊疗的现实需要。

五、量与度的把握

疾病的诊断治疗，都有量与度的问题。何种量是最适当的，它的最高或最低的限度是什么，这是医生经常遇到同时又难以把握的事情。

关于 2 型糖尿病的诊断，空腹血糖的正常范围是 3.8～6.1 mmol/L，餐后 2 小时血糖不超过 11.1 mmol/L，超过此标准可定义为糖尿病，但这些值是否就是最高（低）限，否则就会出各种并发症？并不一定。不同年龄的人，不同生活方式和不同生活环境的人，标准是否应有不同，医学界对此目前还没有明确的认识。由于人体的特殊性，量和度的把控甚难，但事物（包括人体）又的确存在量与度的客观事实。

治疗也有量与度的问题，不是越多或越少就好。美国杜克大学医学院教授威廉·克劳斯的一项运动对降糖作用的研究，将 150 名前驱糖尿病病人分成 3 组：第 1 组每周走 7.5 英里（1 英里≈1.6km），属于少量中强度；第 2 组每周快步走11.5 英里，属于大量中强度；第 3 组每周慢跑 11.5 英里，属于大量高强度。6 个月后，采用"金标准"即口服葡萄糖耐量试验进行检测，第 2 组有 7% 的改善，第1 组有 5% 的改善，而第 3 组只有 2% 的改善。这说明治疗的效果也有量的限度，用药或其他治疗，绝不是越多越好。

当前医学实践中最多的情况是超量、超度。由于市场对医学的驱动或其他原因，无论在诊断还是在治疗、康复等方面，都存在超量、超度的问题。超量，就是超过治疗的需要量；超度，就是医疗干预超过了身体的可允许限度，因而给疾病的转归和身心健康带来伤害，有的甚至是严重伤害。有的药品说明书中清楚地注明，轻者服药 1 周，重者服药 10 天就应停止，但有的医生一次开出 100 片，要服 1 个多月；再比如，有的医生为减少稳定型心绞痛发作，给某些病人安装了 9 个或更多的支架。可以想象，即使是健康的人，恐怕也难以承受这么多支架给人体带来的压力吧。因此，疾病诊治中的超量超度问题，需要引起我国临床界的高度重视。

探索诊断和治疗的量与度，是当代医学的难点之一。由于人体的复杂性和有机性，生命的每一时刻都处于变化中，绝对恒定的量与度是不存在的，大多只不过能找到一个适当的范围。但大量的医疗实践证明，量与度又的确是存在的，由此可以得出两个结论：一是任何事物，包括病情的发展变化和治疗，都存在合适的量与度，不要放弃对量与度的探求；二是医学的量与度是相对的，没有最好的，只有最适合某个病人的，一切应以时间地点等条件的不同而做相应调整。

六、医学干预与人体自愈力的扶植

内因是根据，外因是条件，处理医学干预与机体自愈力的关系，是医学发挥良性积极作用极为重要的一环。当代医学的一个致命弱点，就是忽视了机体的自愈力，许多治疗的失败，就是医学干预忽视了人体自愈力所致。"没有我做不了的手术""5 年内消灭癌症"，坦率地说，"医学"有点太骄傲了。

下面介绍两个病例，从中我们可以吸取一些经验和教训：一个是以色列前总理沙龙，患轻微缺血性卒中，2005 年 12 月 18 日住院，从 2006 年 1 月 4 日起在 48 小时内接受了 3 次开颅手术，导致他失去意识 9 年，2014 年逝世。另一个是中国香港的节目主持人刘海若，因车祸昏迷多日，伦敦的医生诊断为植物人。北京宣武医院凌锋医生到伦敦参加了会诊，表示愿意将病人带回中国，她先用 4 个月的时间呼唤意识回归，以调动机体的内在潜力，然后再对症治疗，半年后刘海若出院回香港。凌锋在回答记者采访时说，我无非是用了一点哲学，重视机体的自愈力。许多临床实践表明，重视机体的内在力是医学成功的秘诀之一。

重视保护机体的自然力，引发了癌症治疗的一个新观点：控制癌症比清除癌症更靠谱。由美国佛罗里达大学莫非特癌症研究中心的罗伯特·盖滕博士领头的研究小组开展了一项研究，他们认为，控制癌症比完全清除癌症更好。目前癌症的化疗，目的是尽可能清除更多的癌细胞，这可能不是最佳策略；发表在《科学转化医学》杂志的文章说，大剂量的化疗可能使癌症恶化，会使抗药性的细胞增多，不良作用很大，且违背进化论的基本原则，最好的办法是控制而不是清除。这项研究还有待实践证明，但它符合医疗干预要考虑机体自愈力的思想。

加拿大曼尼托巴大学一位教授对比了加拿大曼尼托巴省和美国新英格兰地区外科手术死亡率的差异，发现术后 1 个月、1 年和 3 年的死亡率，曼尼托巴省远低于新英格兰地区，而后者的医疗服务远多于前者。医疗干预的作用是有限度的，这是因为机体的承受力有限。外力干预与机体的自愈力要适当地组合，破坏了这个组合，医学就会走向反面。德国学者根据有关研究，提出了"医疗边际效用递减"的规律。

人体自愈力具有强大的修复力，在某些情况下，机体自愈力远胜于医学干预，最佳疗法有时是不予治疗。2004 年，《英国医学杂志》以大量的研究为依据，提出常见的 60 种疾病的最佳疗法是不予治疗，手术的利弊需要重新解释。2014 年，安徽省卫生计生委下发了《关于加强医疗机构静脉输液管理的通知》，列出了 53 种不需要输液的疾病清单，包括内科 24 种、外科 18 种、妇产科 7 种、儿科 4 种。如果医学人士进一步认识到机体自愈力对机体康复的意义，将是医学带给人类的福音。

现代医学患了一种极端思维症：追求特异性治疗，抑制病灶，阻断变异，挖除病变组织，换掉坏器官，置换坏基因。切、切、切，小儿感冒，切除扁桃体；小儿"八字脚"，开刀治疗；腰椎病，切；前列腺肥大，切；甲状腺结节，切。有的干预对，但也做了不少错事和蠢事。医学是应当考虑人体自愈力的时候了。

医学为何需要哲学？哲学是什么？谁人看见过哲学？哲学不能开处方，不能动手术，不能提供心、肝、肺、胆囊的影像，哲学什么也不是。但医学为何需要哲学，樊代明院士出题目要我回答，我说回答不了。想了一下，哲学对医学的作用，无非是当医学家在诊治和研究疾病中遇到苦恼时，找不出头绪时，茫然无所从时，提供一点思维启示和异乎寻常的追问。

在此，我还想引用两位哲学家的话做回答："哲学运思是对异乎寻常之事的追问"（海德格尔），"不终止对异乎寻常之事去经验、去听、去怀疑、去希望和梦想"（尼采）。

希望大家像希波克拉底说的那样，医学家同时也是哲学家。

医学与人文

◎郎景和

在当今社会、经济、文化、卫生体制发生重大变化，医疗环境、医患关系出现新情况、新问题的情况下，医生在更好地钻研业务、提高技术、改善服务态度的同时，也应注重学习人文思想，树立哲学理念，建立和谐医疗。

哲学是分析问题的智慧和方法，是"价值的守望者"。人们总是在信奉和践行着某种哲学，可能是自觉或是不自觉的，也可能是适宜或是不适宜的。医学的哲学内涵在于其兼具自然科学和社会学两种属性，特别是现今"生物－心理－社会"医学模式的建立更是如此。医生要将科学与人文整合并实践之，才能很好地完成医生神圣而艰难的使命。古希腊哲人亚里士多德（前384—前322）说："哲学应该从医学开始，而医学最终应该归隐于哲学。"因此，我们要重新审视自己所从事的职业，讨论医学是什么，医学是怎样的，医学应该怎么办。

我们经常把学科分为两大类：一类是自然科学学科，一类是社会科学学科。后者指社会学中科学那一部分。自然科学学科研究客观事物"是什么"，比如说水是H_2O；社会科学学科研究人与自然、人与人"要怎样"，比如利用水利防治水患。而我们现在所说的人文学，是研究人的精神世界"应怎样"，一个人的情感意识应该是怎样的，比如我们说男人壮如山、女人柔如水，其实并非山水也，乃情感意识寓于其中。医学不完全是自然科学，也不完全是社会学或人文学，它实际上是一种自然科学和人文学及社会学相结合的综合学科，或者叫边缘学科。由此看来医学不是纯科学，它是人类情感或者人性的一种表达方式。医学在整个学科中目前还是一个"弱项"，它总是在其他学科的前拉后推下"爬行"，是永远的"落伍者"。我们现在所有医学的发展，都是在其他学科的推动下前行的，如分子生物学、内镜学、影像诊断学、药物治疗学等，都是从其他的学科开始的。所以医学是相对落后的，是无法超前的。

一、医生与医学

医学或医疗实践总是受社会、政治、经济、文化，甚至风俗习惯的影响与制约。在过去的 100 年中，医学有了很大发展，出现了输血、抗生素、抗肿瘤药物、麻醉及各种高精尖的手术技术，但在某些地区和国家还没有医疗，甚至没有基本的清洁水源。

医学庄严而神圣，请看希波克拉底誓言："仰赖医神阿波罗、自然之神及诸多神灵，我愿以自身能力和判断力所及，遵守此约。凡授我艺者，敬之如父母……无论置于何处，遇男或女，贵人及奴婢，我之唯一目的，为病家谋幸福……我严守这一誓言，愿神明赐我医业昌盛，无上荣誉，我若有违誓言，愿受天意殛之。"

在我编写的《一个医生的哲学》一书（1998 年，中国文联出版社出版）中我写下这样一段话："我们可以认为医学是人类情感的一种表达，是维系人类自身价值，并保护其生存、生产能力的重要手段。"

自从有人类开始，便有了医学。尽管它的起动是原始的、落后的，甚至是自然性的、不自觉的，如对出血的局部压迫、病灶的烧灼、针砭等，也会遇到缺乏人道的"医疗"服务。但救死扶伤毕竟是人性善良的体现，进而成为文明社会的一种责任。

我们来看看医学的洪荒时代和蒙昧状态：一位妇人的丈夫非常粗鲁，她不堪忍受却又束手无策。一天，她看到牛圈里的小牛特别温顺，一下子突发奇想，如果把小牛的血输给自己的丈夫，他会不会也温顺一些呢？当然，他的丈夫肯定是一个牺牲者，但这却可能是输血的最初尝试。剖宫产的起源也很有戏剧性，一个产妇快要死了，她身边的人想，如果能在几分钟内把孩子取出来，或许会保全一个新生命。剖宫产后来被称为"帝王切开"（Cesarean Section），但是恺撒大帝并非剖宫而生，而现今剖宫产率竟达 50% 以上。有这样一幅画：在一个风雪之夜，一位助产婆（乃产科医生之鼻祖）出诊接生。产妇家属惊恐万状，焦急不安，产婆稳健自信。她右手提着马灯，左臂挎着接生用的器具，手里还攥着一个酒瓶。酒瓶中的酒并不是为了消毒（当时还没有消毒概念），而是为了在必要时让病人清醒一点，有点力气生孩子。由此我们感觉的是医学的善良和神圣！

最近，我向同事们推荐了《生活之路》这本书，作者是非常卓越的医学教育家威廉·奥斯勒。他在上世纪初就曾经非常尖锐、切中要害地指出，医学实践的弊端在于"历史洞察的贫乏，科学与人文的断裂，技术进步与人道主义的疏离"。这三道难题至今依然困扰着现代医学及医疗的发展与改革。

林巧稚医生曾说过，医生要永远走到病人床边去，做面对面的工作，要看病人，而且要把检查结果和自己的经验结合起来，然后做出诊断。如果把医学当作纯科学看待很危险。因为纯科学、纯自然观念将导致机械唯物论、存在主义。解剖有变异、生理有动态、同病有差别，不能完全用各种数据和结果去解释病人的病征或"生活体验"。病人是按照其生活和自身体验看待功能障碍或相关问题的，这和医生的思路不完全一致，所以医生必须要理解病人，要体察病人的感受。

鉴于医学的学科特点，在疾病的诊断和治疗中，要遵循两个原则：一个是科学原则，即针对病情，包括疾病的病理生理、治疗方法、技术路线等来做判断。二是人文原则，即针对"人情"，这里不是我们一般讲的人情，而是病人的情况，即心理、意愿、生活质量、个人与家人的需求。这两个原则都考虑到了，才是一个好医生，才算是正确理解了医学的真谛。因此，我们在选择诊治方式时要兼顾医患双方，既要保证有效性，也要保证安全性。要让这个方法、这个手术适合这个病人和他的病，而不是让这个病人和他的病适合你的方法、你的手术。一定要把最有把握的，而且也是病人情愿接受的治疗方式给病人，这才是好医生。以前我们经常说这个病人适合什么手术，那个病人适合什么手术，这并不全面。病人和他的病是两回事，甲得的阑尾炎和乙得的阑尾炎不完全一样。医生给出的治疗方法，应该考虑四个因素：病人和疾病，医者和医法，这四个条件完全适合才是最好的方法。请注意，是四个因素，不是什么疾病适合什么医法两个因素。这其中体现了"两个人"——病人和医生，两个决定的因素。所以，所谓医疗的成功是多方面的，用药施术正确当然重要，但有时却不是绝对的。

临床上经常出现这样的情况：我们尽了很大努力，千方百计，可以认为没有任何问题，但病人还是没治好。因此，没有错误不等于完美无缺！即使你没有失误，甚至你无可挑剔，你也可能失败。"不犯错误的医生是从来都没有的"，这句话不一定对，但其实应该是对的。没有不犯错误的人，但医生犯错误关系更重大，所以最好不要犯大错误。

做医生，要做到"通天理、近人情、达国法"。什么叫通天理？就是要掌握自然规律，即疾病的发生、发展过程；近人情，是要了解并知晓病人的思想、意识、情感、意愿；达国法，是要符合诊治原则、规范，以及技术路线、方法技巧，也包括有关法规政策。三者整合起来就是好医生的标准。

最近我读了一本书叫《江边对话》，内容是一位有智慧的领导者与美国一位很著名的基督教传教士的友好对话和交流。他们讲述了对宗教和科学的看法等很多问题。基督教徒信上帝，上帝有一个实验室，这个实验室在心中，你认为它是，就是了。不过爱因斯坦说得也不错，"上帝很难琢磨，但上帝没有恶意"。而无神论者认为，这个实验室在心外，我们要去探索和寻求。于是，一个很尖锐的问题被提出来了，那么多非常伟大的科学家，比如牛顿、爱因斯坦，他们都是基督教徒，这怎么理解呢？书中很巧妙地说："上帝指引方向，科学家完成细节。"我们是无神论者，不认为有上帝，但我们认为有自然规律。上帝是什么？我们姑且把它作为一个自然规律去认识。科学、科学家就是要去寻求这个自然规律。医学也是如此。

医学有两大特点：其一，医学有很大的局限性。医学的局限性缘于医学是研究人类自身，而人类自身的未知数最多。其二，医学有很大的风险性。因为医疗是在活的人体上施行诊断和治疗。

医学的局限在于认识的局限，医学的局限在于方法的局限。对人体最基本认识的解剖学始于16世纪（近代人体解剖学创始人安德烈·维萨里，1514—1564），而在100年前，我们还没有输血、没有抗生素、没有真正的麻醉。也就是说，真正的医学发展是在近100年，所以是很慢的。而疾病，从宏观上不可能被人类完全征服，它们总是伺机反扑或者"提升水平"，把人类推入陷阱。因此，我们对疾病的认识很有限，我们可能治好一个病，但是我们对整个疾病还不认识。

1981年人们发现了艾滋病病毒（HIV），艾滋病不啻一个巨大的人类灾难。2003年又出现了"非典"，也许明年还会出现一个什么，谁也不知道。可能会有更新的、更疯狂的疾患向人类反扑，这是我们认知的一个局限性。

认知是相对的，也许是片面的，过后可能是错误的。医学原理也会如此。科学并不说"我什么都知道"，科学只知道一部分。"包治百病"肯定是谎言。

对病人说话要留有余地。什么都能治，就意味着什么都不能治；没有任何副作用，就意味着没有作用。列宁说过"从来没有包治百病的药方"，他说得很对。地摊上卖治脚气的鞋垫，说穿一星期脚气就好了，你相信吗？肯定不能相信。但是这种广告、这种宣传到现在为止，不是减少了，而是比比皆是。这绝不是科学的尝试，而是落后的认知。知识有限，误诊难免。有一本妇产科学的书，写的就是临床诊治的陷阱。避免进入陷阱，我们才可以做得更好。

杨乐是一个数学家，他说一个人可以强过10个人或者是100个人，但是不可能跨越几十年、几百年。因此在我们的治疗中不要以为什么病我们都能治好，我们更多的是帮助病人减轻痛苦，从情感上给他们以关怀。治疗并不总意味着治愈某种疾病，有时候意味着体恤、减轻痛苦。医生的注意力要集中到患病的人的体验上，而不要仅仅集中到疾病过程本身。

奥地利哲学家维特根斯坦（1889—1951）关于鸭子与兔子的著名图解就说明，仅仅是因为我们看问题的角度不同，可能会得出完全相反的结论。"人的感知有时是不确切的。同样的事物，由于看问题的角度不同，其结果可以大相径庭"。

我们在追求真理、探索真理的时候，实际上受到很多限制。真理其实就是关于什么是"真"的一种共识，就是大家都认为是这样的。关于真的共识，"不过是一种社会和历史的状态，而并非是科学和客观的准确性"，这是美国哲学家罗蒂说的。

2004年4月《英国医学杂志》刊登过一篇文章，说有些病没有必要采取什么治疗，没有确凿的证据说明什么方法有效，也许不治疗比治疗更好，也许最好的方法就是不治疗。医学要有勇气说出这样的话，要有正视和颠覆传统认识的襟怀和胆识。

有些"病"或者"症状"可能是常态的，生理性的、应激性的、反应性的、保护性的……尤其是某些精神心理相关行为，比如同性恋、癫狂等。我们可以认为有些人有些怪异，但他们可能是伟大的人，像恺撒、达·芬奇、安徒生、海明威、马克·吐温、托尔斯泰、普希金、拜伦、凡·高、陈景润，等等，如果你把其中一位说成精神有问题，那么世界上可能多了一个"精神病人"，却失去了一位伟大的艺术家、科学家！

还有一些典型的例子：1949 年诺贝尔医学或生理学奖获得者莫理茨（1874—1955），他提出前额叶脑白质切除术可以治疗躁狂症。1942—1952 年，美国有万余名病人接受了该手术，而术后出现了严重并发症。妇产科领域也有两个突出"事件"，均发生在上世纪 60 年代。一是使用己烯雌酚治疗相关妇科疾病，结果服药的母亲生的女孩子到了十六七岁的时候，有很多人得了阴道腺病，后来又发展为透明细胞癌。二是使用了"反应停"（沙利度胺）的妇科病人，生下了"海豹儿"（短肢畸形）。这就是我们对医学的认识，当时认为没有问题，后来发现有问题，而且有很大的害处。

现代医学有了很大发展，我们已经把人类的基因图绘制出来了；还可以用人乳头瘤病毒（HPV）疫苗预防宫颈癌，保护率达到 70%；也研制了很多有效的药物，包括抗生素、抗癌药。但是作为医生、作为医学从业者，我们宁可怀疑，也切勿随意允诺。

近些年我们引入了循证医学的概念，因为仅凭几个人的经验是不可能解决问题的。有人甚至说，"很多聪明的医生在治疗痛苦的病人，也有很多聪明的医生治愈了没有病的病人"。所以我们更提倡多中心、大规模对照的前瞻性研究和荟萃分析。

我们要珍视自然的每一种状态，尊重科学，但要客观地看待科学。科学不是万能的。认识无限，而我们认知的程度和探索的范围总是十分有限。《昆虫记》的作者法布尔（1823—1915）说："不管我们的照明灯烛把光线投射多远，照明圈外依然死死围挡着黑暗。我们的四周都是未知事物的深渊黑洞……我们都是求索之人，求知欲牵着我们的神魂。就让我们从一个点到另一个点移动我们的提灯吧。随着一小片一小片的面目被认识清楚，人们最终也许能将整个画面的某个局部拼制出来……"请注意，如此做也只是整个画面的某个局部！医生应该这么看，我希望公众也能这么看，不要要求医生都能把病治好，这是医学的局限性。

下面我们看看医学的风险性。医学有很大的风险性，诊断有风险，比如误诊、创伤；用药有风险，比如毒副作用、剂量耐受差异、过敏；手术有风险，比如麻醉、出血、损伤及感染等。

医学的风险在于疾病复杂、认识局限，也包括我们的技能不够，责任心和经验不足。所以医疗服务是一个很特殊的服务，是一项风险性很大的服务。我一向不主张把医疗和"消费"混在一起，因为到医院消费什么呢？消费健康还是消费生命？当然，医院是要花钱买药、做化验，但那是另外一回事。整个社会实际上都在互相服务，我认为，社会的各个行业都是平等的，没有什么高低贵贱。我到百货大楼不一定买糖，但是我愿意站在那里看张秉贵卖糖，他总是微笑着对每一个顾客，他动作熟练、准确，有"一团火"的精神，你会感觉很愉快，你会感觉他的人比糖还要甜，这就是敬业精神！把一个非常平凡的工作做得有声有色、令人欣赏，这是难能可贵的。我们做医生也一样，如果能像张秉贵那样，病人就会非常信任我们。

当然不管怎么说，医学还是在整个社会和科学发展中的一辆"破车"，行驶在高速公路上的一辆破车。医疗组织及医疗行为噤若寒蝉，医生的手谨慎而颤抖！

现今的医学模式是"生物－心理－社会"，更要求医生把科学和人文整合起来：要有完备的知识基础、优秀的思想品质、有效的工作方法、和谐的相互关系、健康的身心状态。我们去琢磨一下自己是不是具备了这些，如果没有具备，我们要充实自己。

印度的一位湿婆大神，具有三重身份、三重性格，是男、是女、是半男半女，于是有创造、修复、破坏三种行为。我认为医生要像湿婆大神，我们要去破坏，比如切掉肿瘤；还要修复，包括重建。也就是破坏有病的东西，修复健康的东西，创造更好的功能。这是医生的职责，这需要医生的自我意识、自我修养。

所以，医生的人文修养应该体现在怎么看待自己，怎么处理自己和病人的关系，怎么处理和其他医生的关系。医生的品格和作风不仅是技术能力，还有人格的魅力。诚如我们常说的：去用手术，而不仅仅是去做手术；完成手术，并没有完成对病人的全部治疗。如若从活的人体上完成"躯体的科学化"和"技术过程"，就可能犯下根本性的错误。

二、医生与病人

医生与病人的关系是什么呢？是服务与被服务的关系。现在时兴说把谁当成上帝，"顾客是上帝""病人是上帝"。其实整个社会都是在互相服务，都是平等的。没有救世主，也没有上帝。大家互相关爱、互相服务，病人是人，医生也是人，所以要一视同仁。但是对于医生，病人才是真正的老师，这也是医学大家张孝骞说过的话。病人是病理现象的展现者，医生的双眼只有在病人面前才能焕发智慧的光芒，所以真正使医生能力提高的是病人。因此，我们要敬畏生命，生命属于每个人，而且只有一次。我们要敬畏病人，因为他把生命交给了我们；我们要敬畏医学，因为医学是一个未知数最多的瀚海；我们要尊重病人，因为他在教我们如何做医生。

19世纪初，英国诗人克劳弗（1819—1861）在写给医生的诗中说："你不要杀人，但也不需要过分努力去维持生命。"我开始读的时候不理解是什么意思，为什么不要过分地维持生命？但我现在可以理解了，因为有的病确实治不好，与其去"折腾"病人，还不如去维护他的生活质量。所以后来引出了一个词，叫质量调整生命年（Quality-Adjusted Life Year，QALY）。医生和病人，都应该注意这句话：医学有时是治病，常常是帮助，总是去安慰。

对"我的病人"负责，是一种神圣的责任。不必苛求病人的感谢，因为服务本身就是相互的。我去商店买东西，服务员不错，我谢谢他，这是讲礼貌。其他过多的感谢，包括"红包"，不是医生应该要求的。毛泽东说过，"白求恩同志对工作极端地负责任，对同志极端地热忱"。我开始觉得这高不可攀，可是做医生久了，就成为了自然。把病人看成自己的亲人，我们都能做到，因为这不困难。比如今天你给一个病人做了大手术，你下班之前一定要看看这个病人，你今天晚上一定会想着他，你回家以后打电话问这个病人的状况也很正常。为什么？因为责任。晚上，如果你的太太或孩子有点不舒服，你甚至可以稍微敷衍一下，而如果病房来电话了，你会马上去，为什么？就是责任。我们认为这很自然，不是什么高尚。对于病人的感谢，实际上只要他顺利出院，哪怕出院的时候对你笑一笑，就已经足够了。有时病人也可能误解你，没有关系。小孩出生时不哭，我们会拍两下屁股，也许人家会认为我们在打孩子……

医生的价值就是人类的价值。一个医生要体现自己的美德和价值，大概表现在这几个方面：

克己——暂时撇开单纯的个人利益

利人——维护和促进病人的利益

同情——体察病人的痛苦，并减轻解除痛苦

正直——要一视同仁，毕生献身于事业

现今，医生的执业环境不是很好，原因有多方面，但可以认为执业环境是社会道德环境的体现。我自幼最尊崇两种职业——一个是教师，一个是医生（这绝不意味着其他职业不好）。老师对学生，医生对病人，其热诚态度和负责精神是不可比拟的。甚至可以说，教育（教师）和医疗（医生）是体现人类社会的精神道德底线；前者要构成精神底线，后者要修复人的身体底线。身体和精神乃是人的生命根本，作为医生和教师，我们自己要维护职业的尊严，公众和社会也要维护这种尊严。

三、医生与医生

这是医德的另一个重要方面，却常常被忽略。

有时候医生说自己的医术高明，说别人如何如何，这是不好的习惯。不要说人家的不好，至少不应该当着病人说人家不好。看看下面的话："这个手术怎么做的？一塌糊涂！""根本不应该用这个药！""他们把病给耽误了"，这些话对病人是非常恶性的刺激，给病人造成的痛苦更多。当时的病情，当时的医疗条件，当时的医生经验，这些都会有具体的情况，千万不要当着病人的面说，这是一个忌讳。

尊重别人也是尊重自己、尊重实际。相互指责是不对的。尊重别人并不意味着为谁隐瞒什么，而是为了弥补缺陷。这又涉及上级医生与下级医生的关系，上级医生对下级医生应该是爱护、提携的，下级医生对上级医生应该是尊重、虚心的，同级医生应该是友爱、合作的。对老者要搀扶，对后辈要提携，对同龄要牵手，这样才能组成一个和谐的团队。同事间、同道间的友爱合作至关重要。别人如果很聪明、很智慧、很成功，我们去欣赏他，不要嫉妒他。别人可能愚钝、可能有过失，我们要理解他、原谅他，这样才能真正地和谐。

我在美国参加过一个研究生的毕业典礼，很有意思。典礼结束后，老师去祝贺他，学生再次感谢老师。老师却很郑重地说，我告诉你，从今天开始我不是你的老师，我们是同事。也就是说，一个老师，不要永远以老师自居；当然，学生要永远尊重老师。

我们再来说说诊治中的哲学。诊治中包括责任心、技术水平、临床经验，以及思维能力和方法，后者便是哲学。科学探索未知，哲学从事思辨。比如一个完美的手术，技巧只占25%，而决策要占75%。什么是决策？决策是科学与哲学结合的产物，决策是思维、判断和设计。很好的病历采集，诊断与鉴别诊断，手术设计，术中的应急措施与方案，术后处理与随访等，这些都是决策。

专业和技能的学习固然重要，但人文修养和哲学则具有根本性、终身性，所以不要把自己限定在一个狭窄的领域内，我们要学习的东西很多。

人之立人、立世、立业有三个条件：

才——能力、爱好、兴趣、灵性，多为天赋，一般学不来、不可学。

知——技能、阅历、经验，通过实践可以学习、积累、增加。

德——品格、操守、理念、信仰，要靠省悟、思辨来完成。

它们之间是可以互补并相互作用的。你不够聪明，但很勤奋；你很聪明，稍许懒惰一点，都过得去。如果又聪明、又勤奋，那就不得了啦。如果既不聪明又懒惰，那么这个人就不会有出息。

威廉·奥斯勒讲到知识和智慧时说："知识是在自己脑海中塞进别人的想法，而智慧是在心灵深处聆听自己的脚步。"智慧是升华出来的东西。你虽然是一个很好的手术者，但你可能是一个手术匠人，缺乏其中的智慧；如果能从中升华出来智慧，那就是大家。但是，我们仍需要强调德的重要性，德是根本，德是要靠修养、靠省悟来修炼的。也许我们不缺乏相应的知识和技术，或者我们太看重知识和技术，而在职业的洞察、职业的智慧、职业的精神上显得有点空洞和苍白，所以我们要加以弥补。

医生的职业基线准则是"人的价值大于技术价值"。医学的本质是人学，医学职业精神的逻辑和价值全在于人学、仁学。我们强调医学的本质是一种人文主义、人道主义、伦理学向度的掘进。我们每天看病人、做手术，什么是核心呢？就是我们的人文主义和人道主义。其后才是职业操守、行业制度、规则约束和具体的技能。

所谓人文修养包括很多，需要积累、磨炼、思辨和省悟，需要学点文学、艺术、哲学。科学求真、艺术求美、医疗求善。其实医学把真、善、美都结合起来了，所以医生不容易。真善美是做人的追求，更是一个医生的基础。文学的情感、艺术的美感、音乐的梦幻、书画的神韵，常常会给医生疲惫的头脑及枯燥的生活带来清醒和灵性。哲学始于医学，医学最终要归隐于哲学。

培根说："阅读使人充实，会谈使人敏捷，写作与笔记使人精确，文鉴使人明智，诗歌使人巧慧……数学使人精细，博物使人深沉，伦理使人庄重，逻辑与修辞使人善辩。"所以我们要学习。文学，可以弥补人生经历之不足，增加对人与社会的体察。艺术，可以激发人的想象、创造心境的和谐和美的熏陶。理论与法律，可以给我们划出各种关系、语言和行为的界定。毕加索说："其实，绘画不需要理解，而是要人们为之动情。"我们可以接着说——科学，不需要人们为之动情，而需要理解。医学，既需要人们的理解，也需要人们的动情。

20 年前，我在《医生启示录》中说：科学家更多地诉诸理智，艺术家更多地倾注感情，而医生则要把热烈的感情和冷静的理智集于一身。这是我对医生的理解。尼采说："人类心中，都有异议的分子。"这是告诉我们要对自己有一个反省。

下面这 32 个字是我费了很多的心思总结出来的，做医生要有：

仁性——仁心、仁术，爱人、爱业

悟性——反省、思索，推论、演绎

理性——冷静、沉稳，客观、循证

灵性——随机、应变，技巧、创新

做医生还要有几个趣：

乐趣——什么人最快乐？经过千辛万苦把肿瘤切除的外科医生，给孩子洗澡的母亲，完成了作品叼着烟欣赏自己作品的画家。医生居快乐之首！

兴趣——爱迪生有兴趣，好奇蛋为什么能孵出鸡来；钟南山对 SARS 感兴趣，想要把它弄清楚。其实科学家的成功都是从兴趣开始的，最后形成了一种社会责任。

情趣——医生的工作和生活似乎很枯燥，似乎还应该有些别的，可是时间没有那么慷慨，所以我们只能选择"高尚"。

四、结　语

我想以下面的话作为结语。

威廉·奥斯勒说：行医是一种以科学为基础的艺术。它是一种专业，而非一种交易；它是一种使命，而非一种行业；从本质来讲，是一种使命，一种社会使命，一种善良人性和友爱情感的表达。

印度佛的信念：我只教一件事——苦和苦的消除。

医生的信念：我只做一件事——病和病的消除。

医生必须有全局的眼光与宁静的心灵。临床工作的三条基线是：心路清晰、心地善良、心灵平静。

未来的医学，医生和公众要接受以下三项可以认为是乐观的指标：①承认生命质量的重要性，具有"自助"或自我保健意识，预防为主，全社会关注；②实现宽容与和谐，人道与公平；③避免知识傲慢、技术傲慢、金钱傲慢、权利傲慢，做一个正直的医生。

医生载负、体现着社会的精神道德底线，医生、公众与社会都应该维护它。

我们要保持对医学人文的眷顾，营建医学活动的理性境界，塑造完美天使的形象，救赎仁爱的诺亚方舟。

医学与心理

◎张　侃

　　我本人是学医学出身的，毕业以后做了外科医生，后来学了心理学。心理学是比较基础的，我觉得心理学和医学相比太宽泛、太不确定了，而医学更科学和严谨。但我们研究心理学的人常常觉得自己搞得很科学，很了不起，容不得别人的批评指正，其实，我们应该向研究医学的人学习。

　　我重点想讲心理是一个客观的存在，而且我们可以对这个客观存在进行调控。心理现象并不是虚无缥缈的，比如我们的本能、本性、基本情绪等都是客观存在的心理现象。

　　心理现象不仅普遍存在，而且有规律可循。曾有一个演示，当观众看完一张图上的四个点后，只要过上一小段时间，再转向去看一张完全空白的纸时，很多观众都会看到上面有一个白胡子老头。这就是心理学视觉的后效现象。只要能看得见东西的人，所有的人都遵循这个规律，都会在完全空白的地方，看到人像。不仅如此，我们还可以对人们的心理进行改变，所有的人都可以改变。举例说明，心理学研究中有一幅很常用的图，从这幅图里可以看到各种各样的东西，但却可能什么也看不清楚。然后给它加上线条，这时里面就会出现一只动物。当大家回过头来再去看原来这张图时，所有的人都会说这里面有只动物。这就是因为我们加了一次线条，实际上就是改变了人的认知。认知改变后，从本来看不出有东西的图中能清楚地看到东西；而且，这个改变是永恒的，你这一辈子，任何时间看到这张图，都会看到其中隐藏着动物。

　　那么，是不是所有的认知都能很容易地被改变呢？并非如此。曾经有一幅图，研究者请全世界各种各样的人来看这幅图，看看里面有什么，结果大家都说看不见东西。在参试的基督教徒中，有30%的人说可以看到一个耶稣的图像。于是研究者告诉观众说图中有耶稣像，随后在基督教徒中便有更多的人能看见耶稣像了，而不信基督教的人还是看不见。最后，研究者沿着隐藏的耶稣像的周边画了一圈，结果有 70% 的基督教徒看到了耶稣的像，但是不信基督教的人，还是看不见。有很多的例子能够说明，人是在文化中成长的，人的认知，也就是心理，会受到文化的影响，这是要几百年才能变化的。我们的血压看起来可能是一样的，我们的红细胞、白细胞是一样的，外科医生打开腹腔看见的脏器是一样的，但是人的心理差异却非常大。当然心理学跟医学密不可分。为什么现在重视心理？很简单，因为出现的问题多了，全世界、全中国抑郁的人太多了。随着我们发现心智行为健康与医学之间的关系越来越密切，心理学也向医学做了更多的靠拢，很多人运用心理学知识和技术去探讨和解决人类的健康问题。

从国际上来看，随着医学模式的改变，对心身疾病相关心理社会因素的研究也越来越多，确实有大量的疾病发生都与行为和前期心理活动有关系。比如，恶性肿瘤大家都认可与心理因素有关系，其他很多疾病也多少有心理因素的作用。林文娟院士的一项研究就是一个典型的例子：有 120 例确诊为乳腺癌的病人，分成 2 组，3 个月后发现有心理支持的一组，虽然因为放疗白细胞受到了影响，但是白细胞计数仍明显高于没有接受心理支持的那一组。病人的症状和自我感觉也明显更好。但是病人不知道这是心理问题。此外，接受了心理干预的乳腺癌病人，不仅是躯体的改变，其社会角色和社会指标也有了积极的改善。还有研究发现，心脏病手术前接受了心理辅导的病人术后恢复得更快。同时，心理学也在对医护人员做贡献，包括对医护人员工作倦怠的防治，以及避免医闹问题的发生等。

最近国际上依据几十万篇文献做了一个整合，整合的结果是现在有 7 个学科群，医学和心理学是两个独立但是密切相关的群。通过心理学改变认知和身体的免疫力能够配合医学，为健康做更多的工作。我对医学有好感，不仅仅是因为我大学是学医的，还因为我现在作为一个病人，深刻感受了医疗的重要性。2003 年我因肾结石出现了无痛性血尿，去医院医生说要赶快手术，否则肾可能保不住了。我又去找别的专家，他也说要赶快开刀，一刀下去就取出来了。接着我又去了一家顶级的医院，医生说回去吧，现在还早，等时机合适了我就一刀给你取出来。最后我找到了北京友谊医院，那儿的医生说可以体外碎石。但是，医生说如果不是你张教授，我们不做。我问他为什么，他说，第一，要打很多次，病人以为在骗钱，很麻烦，也说不清楚；第二，碎石过程中可能会出现堵塞，必须要手术，那样病人和家属就要说是事故。因为张教授你懂，所以我们医生和病人可以良好合作。经过 8 次碎石，完全解决了，直到现在没有重新发作。这前后就是一系列整合医学的思考，因此，我很赞成整合医学，但这并不是否定医学和医药卫生技术为人类健康做出的巨大贡献。习近平总书记在全国卫生与健康大会上讲话，提出了整体健康的观点，特别是在注重身体健康的同时，还要注重心理的健康。我们心理学愿意和整个医学一起，为中国人的健康，为医护人员的健康，更为人类的健康做出更大的贡献。

医学与伦理

◎丛亚丽

　　关于伦理，我相信大家都有自己的思考和看法。有一张画着类似白色巨塔的图，讲述的是日本一个大学医学院里外科主任争权夺利的事情。我个人理解白色巨塔有很多的含义，包括有神圣的含义，塔还有等级森严的含义，在医学领域中有很多等级问题存在。作为一个塔，它坐落在地面上，但指向的是天空和理想，这是我理解的白色巨塔的意思。医学与伦理中的伦理主要指人与人之间交往的规范。而我所说的伦理，主要指黑格尔所说的"地上的法"。我希望从中西思想中找到一些共识来帮助大家，至少帮助我自己理解医学伦理。

　　医学伦理学作为哲学伦理的一个应用分支，它要求我们对自身进行反思。医学面对的事情非常复杂，它至少要面对两个方面：一方面是人体本身，它是一个物，另一方面是生病的人。我们所面对的生病的人，是在生病后才来找医生，和医生建立医患关系，而伦理就是指人和人之间的关系。所以按照我们现实的情况，可能很多医生与病人还没有形成伦理关系时，他们之间的医患接触就结束了。因为这个医生可能只关注到"物"的层面，而没有关注到"人"的层面。我想，只有病人自己把"病"和"人"整合得最完美，而我们整合得并不如他们好。我们想方设法做的，仍然只是理解疾病的机制和疾病本身，即停留在物的层面。但即便是在物的层面，做好也很困难。举个例子，颈椎问题现在普遍存在，我的一个同事因为颈椎问题去医院，如果去看的是外科医生，就会被建议手术，然后他会很焦虑。实在受不了时他就去找内科医生，后者不要求做手术，他就会感觉好很多。这是一件很麻烦的事情，医生在面对生病的人之前是不是准备好了？我们只有跳出了物的层面才能真正建立人与人的关系。具体来说，也就是要从医学科学的层面（人与物）升华出来，达到一种真善美的境界（人与人）。

　　医学要在真善美这三个层面穿插并游刃有余是很难的。如果只是纠结于疾病本身而忽视了人，那么这样的医患交流就只是停留在第一个境界，还没到第二个境界时医患关系就结束了。如果进入第二个境界，涉及真正的人与人的关联和交往，但双方却不能享受这个过程，那么反倒可能使医患关系恶化。与人相关的，我们需要考虑很多细节，包括病人家里可能有小孩或老人，病人的心理是否健康，总之可能会有各种各样的情况需要知晓。因此，伦理本身所涉及的关系很复杂，需要我们经过多年切实的思考和实践才能有所领悟。以人工流产问题为例，其中涉及的人与人的关系还包括了医生和未到场人之间的关系，这无疑是一个值得深思的问题。此外，还存在很多病人家属参与临床决策的情况，这为我们的医患关系又增加了一个维度。医术乃仁术，体现的就是真善美三个境界的整合，这个"术"更应该理解成艺术。为什么说医生这个行业比较高贵，是说它能在三个境界中上下整合，这也是大家期望达到的。

从整合的角度而言，"医学与伦理"这个提法没有体现出整合的含义，采用"医学伦理"似乎更为恰当。医学伦理是指医生在面对病人时，应该有什么样的规范，这一规范在行业内形成了什么样的共识，若是共识出现了问题应该怎样调整。其实，伦理的核心围绕的就是一个善的理念。至善是一个人的最高境界，它是伦理学中一个非常重要的术语。医学伦理有个人层面，而更多是在行业层面上的要求和规范。对于个人层面来说，至善体现的是医生个人的道德境界和品格。无论是个人层面还是行业层面，"诚"都是最基本的。这个"诚"和后面提到的《中庸》里的"诚"是一样的。作为个人，在伦理学中一个核心的理念是自由，这里的自由并不是老百姓说的想做什么就做什么，而是一个人自主地按照内心认为绝对正确的标准去向下执行，这就是至善。从这一角度理解医患关系，就需要把"诚"放在里面，这一定有助于解决相关问题。

《中庸》讲到，"天命之谓性，率性之谓道，修道之谓教"。这个理念在医学中怎样体现出来呢？我认为这句话可以引申到，我们把生命当作是至高无上的，具体的修道方式可以从"诚""至诚"来切入。

医学道德，更多的是说个人层面的道德境界和个人品格，不可否认，这在行业内有个体间的差异性。一个事情只要落在个人的层面，就不太适合探讨普适性的问题了。

医学伦理和医学道德不同，前者与行业群体更加相关，后者与个体更加相关。按照黑格尔的话来解读，医学伦理就叫"地上的精神"，地上的精神是把一种理念，通过行业共同体把大家达成共识后制订的规范推出来，让行业内的人共同遵守。同样，如果用中国人的思路来理解，就是《中庸》中讲的"诚者，天之道也，诚之者，人之道也"，亦即把至善的诚运用到医患交流的各个方面，不受各种外在因素（比如科室承包或者以个人利益为出发点）所影响。这些外在因素都是没有按照至善的理念去实践，即没有以病人利益至上为核心。如果你的行为的出发点受到了外在因素的约束，那么你就是不自由的。中国人在讲自由的时候人一定是和动物分开的，西方人在讲自由的时候则更抽象一点，即人不一定要和动物相对比来突出人的本质。关于是否自由，本质在于一个人是被外在物控制思想的，还是思想不被外在物所控制，即心为形役，还是形为心役。我们都非常清楚，医疗行业之所以艰难，是因为很多因素不受个人所左右，一个医院也不是医院自己能完全左右的。国家现在对医院的投入很有限，从而使很多事情都是由外在因素所决定，即心为形役。医疗行业如果不能时刻把诚、对病人的诚、对病人的利益维护作为核心，不能透明地按照这些理念去实践医疗行为，就不能体现医学的本质。所谓的境界是指个人的良知和修养，我们不能要求别人和我们一样，我们只能要求大家共同遵守医学伦理，遵守基于至善形成的规范，即行业的整体规范。医疗行业的规范是这个行业在社会中持续的内在价值，它要求我们坚守医学本身的特点和本质，即医学伦理的价值和责任担当。总之，无论是专业团体还是医生都应以病人的利益为至善的要求，提供行业的共识，形成行业的规范。

最后，我想举一下老年痴呆（阿尔茨海默病）的例子。在老年痴呆中会存在以下问题：一个人现在没有痴呆，但在痴呆之前他会考虑，今后自己的身体到了什么情况下不想用心肺复苏技术，不想再被抢救；也有人考虑自己到了老年痴呆时就不要再给我吃饭了，等等。对此，中西方的讨论差异很大。西方人在思想观念上更加认同痴呆之前做出理性的决定，而我们中国人认为，人之所以为人，要让位于情感，要有更多情感上的考虑。这是中西方文化差异在具体问题中的体现，所以我们需要知道中西方的不同，也应该知道中西方的相同。在著名的"苏格拉底之死"的故事中，他的学生其实可以救他，但他必须得死，因为雅典公民的基本理念是所有人必须遵守雅典的法律。遵守雅典的法律就是"地上的精神"，它是全体雅典公民的伦理理念。回到医疗行业，"地上的精神"主要是以医学伦理规范的形式体现出来，它要求行业内的人无条件地遵守；而其更深的含义是指，行业中的每一个人都遵守了行业规范，行业中的每一个人才会自由，客观上，行业中的每一个人也会因这个规范而使自己的行为受到保护。这就是"地上的精神"在医学伦理中所体现的深意。

综上所述，我所讲的只是从一个角度，一家之言，更多的是想传递给大家，医学伦理是一种缺陷的美。如黑格尔所言，凡是落在地上的必有缺陷。个人的至善落到地面，体现在行业规范中，就是我们所共同遵循的医学伦理规范。它需要行业内针对不同的问题开放讨论，达成共识，需要我们大家共同遵守。这个共识也一定会存在缺陷，我们需要在进程中更新和调整，这样才能更合理地规范行业内的人员，在社会中更完美地实现医学的行业价值。

医学与药学

◎杨宝峰

　　近年来，随着社会经济的高速发展，人民生活水平逐步提高，我国疾病谱发生了显著变化，心脑血管疾病、恶性肿瘤、代谢性疾病等慢性疾病严重危害着我国人民的健康，造成了严重的社会和经济负担。心脑血管疾病是危害人类健康的首要杀手，我国每年死于心脑血管疾病的病人达 370 万人，其中心源性猝死多达 50 万人。

　　我们发现，有的病人发生心肌缺血、急性心肌梗死，但是没有诱发心源性猝死，而有的病人出现心肌缺血却诱发了猝死；有的病人用药可以很快控制症状，而有的病人对药物不敏感。当前研究认为这些现象与遗传因素相关，但我们认为，除了遗传因素外，还有一些参与调控重大心脏疾病的分子未被发现，有些介导药物作用的新靶点尚未阐明。围绕这一科学问题，我们团队开展了多因素联合探索的整合医学研究。首先，我们通过多种动物模型，包括糖尿病动物模型、高脂血症模型、心肌梗死模型、心律失常模型、心肌纤维化模型、心力衰竭模型等，对多种临床用药进行评价筛选，寻找新的作用靶点。经过 30 年的研究，我们观察到心肌细胞存在多种离子通道，包括钠钾钙等通道，每一种离子通道又分为许多亚型，而这些亚型又受多种因素调节，包括交感神经、副交感神经等多达上百种因素。那么何种因素是参与重大心脏疾病的关键分子呢？我们应用整合医学和整合药学的思维方式，通过与临床医学、生物信息学、分子生物学等多学科科研人员联合攻关，最后发现钙离子通道和钾离子通道在重大心脏疾病中发挥关键调控作用。由此我们首次提出"抗心律失常药物最佳靶点假说"，认为心肌的钠、钾、钙等离子通道（靶点）变化导致细胞离子电流失衡，从而引发心律失常，药物应通过作用于最佳靶点，恢复离子电流的平衡，以调控心律失常的发生发展。

　　为了验证上述假说，我们又应用整合药学的研究方法，对多种抗心律失常药物进行评价，发现胺碘酮等西药对以上靶点有不同程度的调控作用，故临床疗效较好；但是奎尼丁等药物对单一作用靶点抑制过强，则易导致心律失常，诱发长QT间期综合征，所以毒副作用强。心律齐、心律宁、心泰平对上述最佳靶点作用较弱，故抗心律失常作用不强。而小檗碱、小檗胺、苦参碱等对以上最佳靶点作用效能、效价均低于胺碘酮等西药，这也就解释了中药抗心律失常作用为何弱于西药。由此可见，要想研制安全高效的抗心律失常中药，应寻求联合用药或作用于不同靶点的单体配伍应用的途径，即整合药学的概念。依据这一概念和多靶点理论，我们研制了大明胶囊，并且发现大明胶囊具有较好的降糖降脂作用，且其同时可以发挥心脏保护作用，进一步研究表明，大明胶囊通过影响多个离子通道（I_{k1}、I_{kr}、I_{ca-L}等）、调控缝隙连接蛋白connexin43影响心肌电传导、抑制心肌细胞凋亡等多个靶点途径最终发挥心肌保护作用。相关研究提示我们 I_{k1}、I_{kr}/HERG、I_{ca-L}等是药物发挥药效的重要靶点，抑制过强易导致心律失常，理想的药物应该作用于多个靶点。

　　除了复方药物外，多种中药单体也显示出较好的抗心律失常作用，我们发现中药单体丹参酮ⅡA可通过多个靶点发挥抗心律失常作用，如通过microRNA调控心肌离子通道紊乱及心肌细胞凋亡，调控钙离子通道等。由此提示我们，microRNA是抗心律失常药物的作用靶点，中药单体及复合物可通过整合多靶点发挥其药效。那么，microRNA、离子通道稳态失衡是否参与了药物的心脏毒性？

　　上世纪70年代，哈尔滨医科大学张亭栋教授发现砒霜中的主要成分三氧化二砷可用于治疗白血病，但其毒性非常大，常会导致病人死亡，其导致死亡的原因主要是诱发心律失常及弥散性血管内凝血。我们团队针对这一临床问题进行了多年整合医学研究，发现给予动物三氧化二砷后，三氧化二砷通过增加microRNA-1及microRNA-133表达，进而抑制其下游Kir2.1及HERG蛋白表达，导致心肌电活动紊乱，进而诱发心律失常，同时，三氧化二砷亦可调控心肌钙电流引起心脏毒性。在此基础上，我们通过使用钙拮抗剂及持续缓慢静脉滴注法解决了三氧化二砷的毒性难题

　　通过以上研究，我们提出了"整合药学"的概念，整合药学是在整合医学的基础上，综合考虑疾病发生的多因素及药物作用特点、机制等，以期在药品的研制和使用上发挥更大作用。

基础与临床

◎陈国强

　　进入 21 世纪以来，人类对于生物医学寄托的期望值越来越高，希望生命医学研究能够带动新兴产业的发展。我大学毕业已经 30 多年了。在这 30 多年里，我国经济得到了快速发展，我们的科研投入不能说不大，发表的论文也越来越多，数量上已跃居世界第二位。但是，国内外同行都发现，我国生物医药研究成果的转化率不高，肿瘤的治疗效果依然没有多大改善。人们把造成这种局面的原因部分归于基础医学和临床医学之间的脱节，也就是说，应该在基础医学和临床医学之间架设一座桥梁，让我们的基础研究来自临床问题，并将研究成果应用于人类健康。于是，国外学者提出了转化医学的概念，我们国家也在全力推动这一理念。我的困惑是，如果没有强大的基础研究，我们拿什么转化？2015 年，美国又提出精准医学的概念。时任总统奥巴马说的精准医学是针对适当的人在合适的时间给予正确的处治。其实，精准医学并不是一个全新的概念，其实质就是"个性化医疗"。我理解的精准医学是一种基于对个体遗传背景、环境因素、生活方式与生活习惯差异等的认识，对人类疾病进行精确的预防与处置（诊断和治疗）的医学模式。在现实生活中，我们的生活方式、环境与西方人不一样，我们与西方人的遗传背景也不一样，但是我国的诊治标准和美国是一样的，因为来自我们自己研究结果的数据或证据只有 5%，这就是我产生的第二个困惑——如果没有规范的临床研究，我们拿什么来精准？

　　两个困惑之后我又产生了忧虑。习近平总书记提出"没有全民健康就没有全面小康"，而我们的全民健康状况又是怎样呢？我们是人口大国，随着工业化、城镇化、老龄化进程的加快，我国慢性病发病人数快速上升，现有确诊病人 2.6 亿人。据 2015 年 1 月 19 日世界卫生组织发布的统计数据，中国有 860 万人死于慢性疾病，全死因构成中重大慢性病位居首位。中国每年有 300 万人因患上某些本可预防的疾病而过早死亡（即死于 70 岁之前）。同时，2013 年，中国卫生总费用逾 3 万亿元，医保基金支出占比超 30%，预计有 1000 亿元以上的诊疗费用及 1000 亿元以上的药费为无效支出。这些现状令人担忧。

困惑忧虑之后，我想我们还是要团结，团结就是力量，团结就可以干成一点事情。据世界银行估算，2010—2040 年，中国仅通过将心脑血管疾病的死亡率降低 1%，即可产生 10.7 万亿美元的经济获益。团结什么？机体内部的器官要团结。身体外部和内部要团结，否则就活不下去。各个学科和医学要团结，只有这样，团结才有力量，我所说的团结就是整合。力量靠整合，怎么整合？近一段时间，我认真地阅读了樊代明老师新著的《整合医学——理论与实践》一书，真是越读越过瘾。我们今天在不断强调"贵在整合，难在整合，赢在整合"。我们要实现全民健康，必须整合。说到基础与临床的整合，我非常崇拜我的老师王振义先生，他今年已经 95 岁了。首先，他与人为善，敬畏生命。他做过病理生理教研室主任，基础知识深厚；他当过血液科主任，临床水平精湛；他甚至当过法语教研室主任，人文知识丰富。同时，他还做过上海第二医科大学的校长。可以说，他什么都干了。他现在依然坚持每周做"开卷考试"，就是将疑难杂症病例进行公开讨论。事前，他广泛查阅文献，甚至能将最新的文献用到病人身上，寻找最精确的诊断。我问王老师，为什么要这么累。他说，年轻人有时间炒股票，没时间读书，只好我帮他们读。中国崛起不仅仅是中国作为大国在现代世界体系中崛起，更应该是全体中国人民的崛起。中国要强，先强国民；国民要强，先强精英。知识分子无疑是精英，而医生应该是精英中的精英。如果医生都不是精英，我们还谈什么尊重生命。医学是强国的学科，医学不强，国不可能强。想想我们今天的药物是老外的，我们的标准是老外的，我们把国人的健康寄托在外国人身上，这能行吗？我们这么多医科大学都被综合大学整合了，医学作为一个完整的学科体系都已经分散了，怎么整合？

非常庆幸，我所在的上海交通大学医学院依然是相对独立的。在这里，医学依然是一个整体。我们尊重医学学科的特殊规律，尊重综合大学的办学规律，保持了医教研管的完整性和独立性，人权、财权、行政权都是相对独立的。正是保持了这种整体性，我才有底气谈基础与临床的整合。上海交通大学医学院过去 10 年一直都在整合，2015 年我们医学院获批的国家自然科学基金项目达到 527 项。我们仅用上海市 1/5 的医疗资源解决了上海市 50% 的疑难杂症。

然而，要真正实现整合，必须从教育抓起。我们的老师和学生必须得整合，我们的办学理念是让一批优秀且极具创新潜质的学生能够不断超越自己，极具创新思维的优秀老师在一起相互激励，共同超越，使我们的学生更加优秀，使我们的老师更加卓越，产生使学生和老师都终身受益的创新能力和智慧。这一办学理念归根到底就是整合。为了实现这一目标，两年前我们在上海市教育委员会的支持下，每年拿出 1000 多万元进行教学激励计划，力推教学改革。我们打破过去传统的方式，开展了器官系统整合教学，在教育实践中践行整合医学。教育我们的下一代，人体是一个整体，而不是独立器官的堆砌；医学离不开人体，离开人体就不能称之为医学。虽然必须重视医学生的教育，不过他们要经过 10~20 年才能成为人才，远水解不了近渴。所以，我们今天还是要把希望寄托在当下的临床医生身上，他们有很多科研优势，能够发现很多问题。像我们的附属医院，病例资源丰富，临床医生完全可以尝试临床与基础的整合，但是这些临床医生的工作很忙，要服务全国的病人，开会也占用了不少时间。既要看病人，又要去开会，还有多少心思和精力去想怎么整合呢？

上海市拨给我们 2.25 亿元专门研究整合，实践整合。整合要从基础抓起，就像抓中国足球一样。做好整合还要解决人才的问题、团队的问题，以及团队协同创新不足的问题，如果没有协同创新何谈整合。但是现在的年轻人习惯以自我为中心，只知道自己，不知道除了自己还有别人。在这种状态下，整合医学是很难实现的。同时，我们需要解决临床研究人员整体不足的问题，主要是应做好临床医学研究体系与能力的建设。我们推出了"双百人"和多中心临床研究两大工程。首先，建立一支研究型医生队伍。每年医学院给入选的青年医生 5 万元额外年薪，医院再配套 5 万元，在原来的基础上多给 10 万元，目的是希望这些医生能够静下心来，思考临床问题，开展多中心前瞻性临床研究，切实解决临床问题，为提升人类健康做出贡献。其次，建立一支专门的研究队伍，致力于做相关的整合研究。此外，我们有这么多医院，我们必须利用好医疗资源，搞临床多中心研究计划。通过以上种种举措，切实推动整合医学发展。

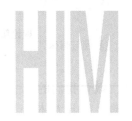

中医与西医

◎黄璐琦

  首先，我先谈谈东西方文化差异对医学的影响。文化、文明中孕育着医学体系，所以，医学是人类文化的一个分支和产物。文化影响着医学的起源、发展，并可作为医学概念的框架和方法论的原则，对医学理论的内容和形式产生影响。东西方具有不同的文化特点，决定了中西医学在起源、发展、基本理论、思维方法等方面的差异。西方文化的本源是古希腊哲学，它认为世界是由土、气、水、火四个元素组成，强调个体性，所以西医更多的是从微观对疾病进行分析，强调对抗治疗，是一种实验解剖医学。中国古代认为金、木、水、火、土这五大要素之间的相生和相克是构成宇宙万物及各种自然现象变化的基础，更强调整体性，所以中医往往注重宏观辨证治疗，侧重整体调节，是一种临床试验医学。

  其次，中医药学是建立在农耕文明基础上的，是科学与人文整合较好的学科。中医的阴阳与平衡观起源于易文化，中医学将阴阳引入生命认知，以此认识生命和疾病现象。同时将易学中阴阳的互根互用、消长平衡，以及五行的消长平衡、生克乘侮等关系，作为诊断和治疗的基本根据，这是中医思想的核心理论，也是中华文化的独特精髓。

  中医学重视"人"和"患病的人"，其治未病的理念是健康学的基础，中医师看人治病最重视精、气、神；中医学重视临床，其临床思维方法是逻辑思维与形象思维的结合。所以说，中医学体现了科学与人文的整合。

  接着谈谈近世学风与西学东渐对中医药学的影响。明清之际，近代科技在中国的出现，是西学东渐思潮与国内实学思潮整合的结果。明清思想家对比了西方以科学技术为代表的文化与中国儒家理论的差异，认为前者讲究"实"，而后者则是"空"，要求以西方科技之"实"来补救儒家理学之"空"。"实"与"空"间的互补与整合也许是整合医学的原始设想。近代中国中医学界的泰斗张锡纯更以中西医药并用著称，这是中医向西医学习，并向整合医学方向迈出的一大步，体现了我国中医界的胸怀。"五四"运动引入了科学，科学逐渐成为衡量一切事物的标准。我们经常说检验真理的标准是实践，科学从某种程度上讲是一种方法和技术，是在认识事物的过程中不断发展的实践。医学不太一样，无论是中医还是西医，疗效是检验医学的唯一标准。现在大数据给了我们很多提示，实际上很多东西没有因果规律，而只有关联。1930年以后，医界思潮主要以"废止中医""中医科学化"等最为盛行，言"汇通"者已不多见。而中医百余年来也一直处于"中医是科学"与"中医不科学"的争论中从未停止过，也在"中医科学化"的道路上一直努力探索着，其结果不仅没有使中医药大发展，反而起到了阻遏抑制作用。

到底什么是中医的精髓所在？亦即中医药的特质是什么？黄季刚先生说过："中国学问有三大特质，不可不知，即'实、有、生'是也。"古人对事物的认识，来源于每天零距离接触的自然界这一实践活动的主体，建立在"仰观天、俯察地"的基础上，通过"近取诸身、远取诸象"这一取类比象的方式完成的，这种"象"思维的方法决定了中国传统文化的面貌和走向，深深影响着中国传统医学的理论构建，是中医学思维方法的核心。中医学中的脏象、脉象、舌象、证象、治则治法、药象药性等认识均与"象"思维紧密相关。

以中药为例，我们的老祖宗把一个橘子分成三味药，即橘皮、橘络、橘核，它们有不同的功效。中药有四气五味，对于人的疾病，我们叫察色按脉，先别阴阳，所以必须把药物寒热温凉分出来。这是有物质基础和规律的，比如有亲缘性的植物具有类似的化学成分，有类似的药理活性和疗效，进而有相近的药性，如伞形科植物都有舒张血管的活性，都具"辛味"；再比如郁金和姜黄两味药，属于同一植物的块根和根茎，两者味相同，性相反，一个是寒的，而另一个是温的，按照现代的科学方法提取后，发现姜黄素是姜黄性温的主要物质基础，郁金、姜黄寒温药性差异表现在姜黄素含量的高低上，并呈现出与姜黄素含量依赖的"量－性"关系。

科学技术的发展，包括技术的改变，促进了中医药的发展。世界卫生组织提出要解决全球性的医疗危机，必须对医学的目的做根本性的调整，把医学发展的战略优先从"以治愈疾病为目的的对高技术的追求"，转向"预防疾病和损伤，维持和促进健康"。中医药学作为我国特有的卫生资源，早在2000多年前就提出了"圣人不治已病治未病，不治已乱治未乱"的先进理念，中医"治未病"思想为现代"健康促进"核心理念提供了丰富的实践经验。

习近平总书记在全国卫生与健康大会上发表重要讲话指出："中医集养生、保健、预防、治疗、康复于一体，其'治未病'理念，涵盖了包括健康、亚健康、已病和康复人群在内的全人群服务对象，全程关注和干预影响健康的综合因素，从整体层面辨证论治开展的个体化医学服务，更符合健康医学的趋势。"这种以全人群为服务对象，全程关注和干预影响因素，从整体层面考虑个体化医学服务的思想，与整合医学理念很一致。充分体现了中西医并重的思想，西医的个体化医学与中医的辨证论治是相通的，就像中医并不排斥西医一样，西医也不应该排斥中医，取长补短，共同为人类健康服务，这就是整合医学理念的重要组成部分。正如毛泽东所说的，把中医中药知识和西医西药的知识结合起来，创造中国统一的新医学、新药学。这个"结合"起来的新医学可能就是我们今天倡导的整合医学的重要组成部分，这个"结合"起来的新药学可能就是我们今天倡导的整合药学的重要组成部分。

精准靠整合

◎孙颖浩

自人类基因组计划开始，精准医学便随之孕育而生。2015 年美国及中国相继推出精准医学计划，更是让精准医学成为大众耳熟能详的名词。精准医学和整合医学看似两个相互矛盾的概念，其实两者是相互有机统一的关系。以外科学发展史为例，早在没有外科学概念的时期，医生在行医过程中便会对一些简单的疾病进行物理干预。随着消毒、麻醉、止血、输血等技术的产生和进步，现代外科学得以进一步发展，根据人体不同器官结构将大外科分成了泌尿外科、普通外科、心胸外科等多个专科。而人们对个体化治疗的需求不断增加，外科又朝向更加精细化、专业化的方向发展，如泌尿外科又分成了肾脏疾病、前列腺疾病、膀胱疾病、结石等诸多亚专业。因此当一个前列腺疾病病人在一个泌尿外科专家和前列腺疾病专家之间选择时，往往更倾向于选择后者。专业化、精准化治疗是医学发展的趋势，同时又将面临新的问题。人体的器官不是独立的，一个简简单单腹部疼痛的病人可能辗转好几个科室才能明确诊断，这就大大降低了医疗效率，增加了病人的负担。而精准化、专业化难以解决综合性问题，因此精准医学的发展离不开整合医学。

精准医学的精准化是相对的，离开了整合医学的平台和体系，便谈不上精准。同样的疾病不同的物理治疗方式，放疗科医生可能认为精准放疗是最好的选择，海扶刀医生可能认为海扶刀是最优的治疗方案，但是从整合的角度来说任何疾病的治疗并没有绝对的最优选择，而是一个治疗体系的整合。当我们在显微镜下看到一个细胞的时候，往往忘了细胞所形成器官的构造和功能；当我们拿着最先进的机器人进行手术时，我们可能看到的只是一个器官，却容易忽略了这一器官和人体的整体联系。再举一个例子，泌尿外科肾脏肿瘤和眼科神经母细胞瘤两者看似毫无关系，但是通过整合，我们发现两种疾病分子结构的改变具有同源性，只要研发针对这一分子的药物，便能达到同一种药物治疗不同疾病的效果。在不同的时间阶段精准医学的发展也是相对的，比如甲胎蛋白作为肝癌精准诊断的代表，在发现之初为肝癌的早期筛查做出了巨大贡献，但是随着时间的推移和医学认知的进步，人们发现越来越多的非肝癌病人甲胎蛋白也会升高，同然，有很多确诊的肝癌，即使到了晚期，甲胎蛋白也从来没有升高过，如果以甲胎蛋白作为早期诊断的依据就可能导致相当高的的误诊率，因此甲胎蛋白目前还能否作为肝癌精准诊断的标志物恐需商榷。所以从临床角度说，整合医学的落脚点也许在某个时间段是精准医学，整合医学有它的体系和平台，精准医学是整合医学的一部分。

现代医学是对生物、心理、社会、工业等众多医学相关学科的整合。一种疾病从预防、诊断、治疗到康复需要一系列模式的整合，比如依据整合医学的概念，前列腺癌的预防需要通过社会模式和医学模式的整合来普及推广前列腺癌知识从而达到预防效果，通过精准化诊断来降低误诊和漏诊率。整合手术、放化疗等多样化、个性化治疗模式达到最佳治疗结局，最后完成心理学和生理学的康复，这一系列过程便是精准医学在整合医学中的综合体现。再比如达·芬奇机器人手术系统，它是高科技工业技术和医疗技术的整合，通过这样的整合使得外科手术更加精准化和精细化。未来有望将微型机器人的颗粒载体注入人体内，让机器人去寻找识别病灶，当它发现病灶的时候，外界控制发出指令，实现对恶变细胞的靶向清除，这样的医疗模式甚至高过达·芬奇机器人的精度，完成这一尖端的工程需要各个行业的配合。

医学从来不缺少概念，立足的根本是思维与脚踏实地。当前医学人才培养的问题是基础阶段强调死记硬背，到了临床又缺乏主动思考的临床思维。外科医生绝不能做只会头痛医头、脚痛医脚的"专科"医生，培养整体全局的临床思维十分重要。同样以泌尿外科医生为例，作为前列腺疾病或者肾脏疾病专家首先必须是个优秀的泌尿外科专家，其次是一个优秀的外科医生，同时还得是个合格的内科医生和心理医生。医生看病不能只看到疾病本身，还得看到疾病背后病人的社会、家庭及心理因素。因此医生不能没有整体的观念和整合的理念，否则医生将沦为思维的矮人。未来的医学人才一定要有整合的理念，要有整合的方法，这样的医生才能长得更高、走得更远。

整合医学与医学研究

◎董尔丹

医学是以诊断、治疗和预防生理和心理疾病，提高人体自身素质为目的的应用科学。在医学的发展进程中，哲学思想的发展始终引导着医学的发展，早期医学家以系统论的思想将人体作为简单整体进行医学实践。随着现代生物医学研究技术的快速发展，医学实践取得了长足进步，医学逐渐发展为由各个专科组成的学科，继而学科越分越细，医生越来越成为专科人员，系统整体思维和综合诊治能力受到影响。近年来，以系统论和整合观为主导思想的整合医学理念旨在改革医学体系，使之更符合人们对医学和卫生保健的服务需求。

随着社会的快速发展，医学知识的创造速度越来越快，现在每年有超过200万篇论文在2万多种生物医学杂志上发表，这一数字还在以每年4%的速度递增。众多的知识迅速积累，以碎片化的方式呈现出来，远远超过了个人能够掌握和融会贯通的范围。如何让这些知识以适当的方式，系统、整合地被创造和呈现出来，使相关领域的学者和医务人员能够快速获取并掌握，以及相关医学知识能够被及时转化等，都是值得关注的问题。

学术活动分为"研究性学术活动"和"非研究性学术活动"两种类型。严肃的研究工作要求个人创造的知识与整个领域的知识有机整合，以推进知识以系统化和整合化的方式增长和呈现。然而，鉴于学术研究的自由属性，这种由学者自发进行的知识创造过程一般不会进入自觉阶段，它需要"非研究性学术活动"，并以国家和学科的发展需要为风向标，以系统整合观为指引，使自由研究的学者创造知识的活动由自发转变为自觉。医学研究管理机构就是"非研究性的学术活动"的主要执行者。因此，我国医学研究管理应充分考虑医学发展的整体趋势，尝试系统性整合的管理模式，并在管理过程中探索创新，以推动我国医学研究的整合化发展。本文由此综述了我国整合医学的发展状况，并结合国家自然科学基金资助我国医学研究的管理模式，探讨了我国医学研究及其管理过程中的整合模式。

一、医学发展与医学模式

医学的发展经历了 4 个时代。首先是 5000 年前人类文明社会初期的"神道医学"时代，那时医学是神学的一个分支，医学知识零散粗浅，能否将其视为医学的时代，尚有分歧。其次是 2500 年前开始的"经验医学"时代，代表性学说包括《黄帝内经》中的阴阳平衡学说和《希波克拉底文集》中的体液平衡学说等。此时医学家对人体与疾病关系的认识处于相对朴素和单纯的状态，通常将人体作为一个相对简单的系统，能够找出具有代表性的要素作为疾病病因，并将这些要素间的相互作用作为疾病发展和转归的依据。这种朴素唯物主义的医学观已经在一定程度上体现了整体观和系统论的理论和方法。第三时代是 400 多年前开始的"生物医学"时代，或称"科学医学时代"，疾病被定义为各个器官组织的结构和功能障碍，这一定义对医学实践的影响直接表现为将临床医学按器官和系统进行分科。此时虽然已认识到相关器官组成一个系统，共同执行复杂的生理功能，但对于组织、器官和系统各个层面之间及不同层面之间的交互作用对健康与疾病的影响缺乏认识或是认识不足。第四时代从上世纪 70 年代提出的"生物 - 心理 - 社会"医学模式开始，医学被定义为处理健康相关问题的学问，危害健康的因素如遗传、生物、心理、环境、社会、生活方式和医疗系统等，交织形成了复杂的健康多因素模式网络。这是认识论范畴上人类对病因与健康关系认识的突破，奠定了整合医学实践的理论根据，为"整合医学时代"的兴起和到来奠定了基础。

整合医学并不否定、排斥以往的一些医学方法和模式，而是在其基础上的一种优选、集成，是螺旋上升、波浪推进的结果，比如循证医学，即遵循证据的医学，是国际临床领域近年来迅速发展起来的一种新的医学模式。循证医学的定义为"慎重、准确和明智地应用目前可获取的最佳研究证据，同时结合临床医生个人的专业技能和长期临床经验，考虑病人的价值观和意愿，完美地将三者结合在一起，制订出具体的治疗方案"。循证医学的核心思想是在医疗决策中将临床证据、个人经验与病人的实际状况和意愿三者相结合，旨在得到更敏感和更可靠的诊断方法，以及更有效和更安全的治疗方案。循证医学重视确凿的临床证据，这是和传统医学截然不同的。传统医学主要根据个人的临床经验，遵从上级或高年资医生的意见，参考教科书和医学刊物的资料等为病人制订治疗方案。显然，传统医学对待病人最主要的依据是个人或他人的实践经验。然而，循证医学所指的临床证据主要是一些临床研究的大数据结果，强调临床方案的整体有效率，却忽略了个体差异，即个体遗传、心理、社会和生活方式等的差异，使很多病人并不能从中受益。

总之，以上医学模式已经不能完全适应现代社会对健康医学的需求。近年来，一种新的医学模式——"整合医学"——随之产生，其必将推进现代医学实践向正确的方向发展。

二、整合医学的特征和内容

整合医学一词最早缘于英文"Complementary and Alternative Medicine（CAM）"，翻译为"补充与替代医学"。整合经过科学研究支持与认证过的 CAM 项目，并与主流医学进行一定程度的合作与互补，即整合医学（Integrative Medicine）的范畴。我国医学界曾沿用过这一名词，但对其内涵和外延都进行了调整，并发展出一套理论和方法，以指导和带动对现有医学知识和实践系统的有效整合，并进一步从整体观、系统论的角度指导正在进行的医学研究和临床实践，以适应现代医学的实践发展。我国学者樊代明院士进一步提出了"整体整合医学"的概念（Holistic Integrative Medicine，HIM），简称整合医学，指出整合医学就是将医学各领域最先进的知识理论和临床各专科最有效的实践经验分别加以有机整合，并根据社会、环境、心理的现实进行修正、调整，使之成为更加符合和适合人体健康和疾病治疗的新的医学体系。整，即整理的整，是方法，是手段，是过程；合，即适合的合，是要求，是标准，是结果。由此可见，整合医学既是认识论也是方法学。不仅在病因认识上更加接近"生物－心理－社会"医学模式的范畴，特别是在从病因到疾病的发展过程中，从系统论的角度提出了不同要素、系统间的相互作用对疾病病程、转归等的影响，这是在认识论上对上述模式的有益补充。更重要的是，整合医学要求相关医学研究和实践要适应这种认识论的要求，从方法学的角度自觉地对研究方法和临床实践进行调整和整合。

整合医学是对传统医学观念的创新和革命，是医学发展历程中从专科化向整体化发展的新阶段。樊院士一再强调："这种观念的变革不能简单地视为一种回归或复旧，而是一种发展和进步。不仅要求在医学实践过程中把现有已知各生物因素加以整合，而且要将心理因素、社会因素和环境因素也加以整合；不仅需要将现存与生命相关各领域最先进的医学发现加以整合，而且要求将现存与医疗相关各专科最有效的临床经验加以整合；不仅要以呈线性表现的自然科学的一元思维考虑问题，而且要以呈非线性表现的哲学的多元思维来分析问题，形成一元思维向多元思维的提升。通过这四个整合的再整合，从而构建更全面、更系统、更科学、更符合自然规律、更适合人体健康维护和疾病诊断、治疗和预防的新的医学知识体系。"

目前我国整合医学的整合内容主要包括临床医学与预防医学、公共卫生的整合，以及临床各学科间的整合，还包括研究方式与手段的整合，如分子、细胞、组织、器官、个体、人群、环境等不同层面研究方式和手段的分析方法和综合方法的整合。医学整合要求临床医生对医学知识的重组与构建，使医疗服务从专科转向全科，从医院到社区，从治疗到防、控、疗、养一体化。

三、整合医学的实践及发展现状

整合医学实践是一个系统工程，包括医疗组织结构和医务人员执业方式的调整和整合，这既是医疗机构、从业人员的个体行为方式的调整，也是群体间相互分工和工作协调方式的整合。为了适应这些调整和整合，在医学教育方面，必须对医学教育和再教育的内容、顺序、方法进行调整，以塑造具有整合医学知识和实践能力的医务人员。在医学研究方面，也需要对现有研究的内容、方法、体系进行调整，以创造适应整合医学要求的知识及其呈现方式。因此，整合医学要求在系统论的指导下，对整个医学实践体系、内容和方法进行整合改造。

目前，整合医学实践已经开展了很多有益的尝试。在医疗体系组织层面，我国正在进行的医疗卫生体制改革，要求强化社区卫生服务机构职能，提升其作为疾病预防、诊疗的一级机构的执业能力水平，使优质医疗资源下沉到社区和基层，并在此基础上实施医疗分诊制度，实现社区医疗机构和地区中心医疗机构的协作、协调运行，防止过度治疗或贻误治疗的问题，从而改善看病难、看病贵的状况。在医务人员的培训上，我国大力提倡全科医生制度，使全科医生成为社区和基层卫生防控的守门员、监察员和情报员。在重大慢性疾病诊疗方面，鼓励有条件的大型医疗机构开展多学科协作制度，以病人为中心，针对特定疾病，依托学科团队，制订规范化、个体化、连续化的整合治疗方案，达到对病人疾病进行全程有效、整合管理的目的。目前，多学科协作制度在肿瘤的诊疗方面运用较为成熟，在组织上横跨内科、外科、放疗科、病理科、影像诊断等科室，在诊疗上能根据病人实际情况实现病情的整合分析，并能将各种诊疗手段进行整合后的合理、适时、适量的应用，从而提高诊疗水平和费效比，同时促进各临床学科交叉协调发展。

在医学教育方面，以学科为中心的教育模式在知识传授时由于缺乏学科间横向联系，使得医学生缺乏对问题的整合分析和处理能力，已经不能适应现代医学实践对从业人员的要求。在欧美国家，以疾病为中心的整合医学教育已经成为医学教育的主要模式。目前，国内的一些医学院校如北京大学医学部、华中科技大学同济医学院等都在探索多种形式的改革，从而为整合医学的发展提供人力支撑。在医学知识的呈现方面，我国率先开展了整合医学模式教材的探索和实践，发行了"全国高等医学教育数字化教材"，通过数字技术、多媒体技术将医学各个门类学科有机整合，让受众既能鸟瞰全貌，又能触类旁通，把医学知识真正交联在一起，提升医学生对健康问题的整合分析和处理能力。

四、整合医学与医学研究

目前多数的医学研究仍然以单病因和单因素的假设驱动研究模式为主，即观察现象、提出假设和验证假设。这种研究模式曾取得了较大成功，发现了大量疾病相关的生物信息，在很大程度上提升了人们对疾病和健康的认识，但这种模式也存在局限性。2011 年，拜耳医药公司试图重复 67 篇论文中的研究，结果只有近 21% 能被完全重复，11% 可被部分重复，65% 完全不能被重复，剩下近 3% 的研究成果无效或不适用。显然，在目前简单的研究系统中，孤立研究分子或信号通路的病理生理学意义，由于没有充分考虑病因各要素与人体整个系统间的关系，某些病因的重要性容易被人为放大，研究结果可能不具有普遍意义，由此可能造成研究结果难以被完全重复或没有临床应用前景。复杂疾病的致病因素可能多达几十个甚至上百个，在疾病发展不同阶段其主要的驱动因素及驱动因素间的相互作用可能存在显著不同。另一方面，由于受到病程、病人整体身心状态的影响，疾病驱动因素与人体整个系统的相互作用也可能存在显著差异，治疗策略也需因势利导、临机设变。

相反，整合医学可以弥补这种局限性。整合医学的内涵包括整体观、整合观和医学观。整体观是认识论，整合观是方法学，医学观凸显医学研究和实践有别于其他科学的内涵。这三观强调了医学研究和实践从系统论的原理和方法出发，研究人体的系统、器官、组织、细胞、分子，最终进行有机整合又还原到人这个系统上来。同时，将人作为社会大系统的一个分子，研究人和社会、环境的相互作用对人类健康的影响。因此，整合医学的观点和理论对现代医学研究的内容和方法均有重要的启示。具体而言，整合医学研究在研究内容和方法上注重具体的因素对整个系统的影响，同时也注重整个系统对局部和具体要素的反作用。医学实践以人为对象，能较好地模拟人体系统，因此，医学研究必要时需对研究系统的关键部分进行人源化。例如细胞水平的研究强调要包括人体分离的原代培养细胞的工作，动物模型水平的研究强调要对动物模型的相关部分进行人源化研究。

五、整合医学与医学研究管理

（一）医学研究的整合管理模式

国家自然科学基金委员会（以下简称基金委）是支持我国自然科学基础研究最主要的资助机构。近年来，基金委医学科学部（以下简称医学部）遵从我国医学研究的发展趋势和整合医学的发展需求，探索了医学研究资助体系的整合管理模式，推动了我国医学研究的实践发展。

学科代码设置是医学研究资助体系的上层建筑，是医研管理对医学研究发展规律认识和实践的外在体现。基金委最初对医学学科代码分类的划分主要参考医院临床科室、医学二级和三级学科设置，同时结合科学问题，更多地强调了医学中科学（或单元素）研究的部分，导致了医学单纯向科学化发展，人为地使医学研究方向偏移了医学的本质。实践证明，最初的医学学科代码设置对于医学科研基金的管理和医学研究的实践发展起到了积极的作用；但随着近年来医学的整合发展，最初的医学研究资助体系难以适应医学研究实践发展的需求。2009 年，基金委医学部在充分调研我国医学发展趋势及医学实践发展需求的基础上，提出了把握医学发展规律、完善资助管理体系的建设方针，在医学研究管理和资助体系中探索整合管理模式。新成立的医学部学科架构以人体器官系统形态和功能及特有的医学问题为基础，以疾病发生发展和转归及基础医学问题为核心，统筹并整合基础医学、临床医学、预防医学、中医药学、药物药理及相关交叉学科，涵盖从基础到临床、从结构到功能、从疾病预防到疾病诊治等各个医学领域。新建立的学科设置和评审体系打破健康与疾病、基础医学与临床医学、基础研究与应用研究等界限，整合分子、细胞、组织、器官、个体和群体等层面，整合微观与宏观、结构与功能，形成对疾病发生、发展、转归及疾病预防、诊断与治疗全链条的研究资助体系。

（二）医研管理中的整合医学观

当前，国家自然科学基金资助医学研究的管理体系以系统为依据进行整合，包括呼吸、循环、消化、泌尿、运动、血液、神经等主要系统，并兼顾肿瘤学、老年医学、地方病、职业病、预防医学、药理学、药物学、中医学等医学学科。为了利于学科的交叉整合，新的资助体系弱化了学科的概念，以医学问题为核心，将不同学科的共性医学问题放在了一个评审体系中；同时按照有利于医学问题相近、受理数量均衡、学科界限清晰和医学管理便利的原则，整合组建评审和管理单元。这种管理体系首先整合管理层面，在系统整合架构下，以医学问题为导向，分类整合受理项目，提高项目管理成效。此外，这种管理模式也有利于项目管理中及时分析资助系统里的优势区域和薄弱环节，并根据相关领域的研究动态及时调整资助方式和强度，达到发挥强项、补齐短板、整合优势、带动后进、协调发展的目的。

国家自然科学基金资助医学研究遵循自由探索和国家需求导向的"双力驱动"原则，重点支持以防、控、治、养中的基础医学问题为目标，在机体的结构、功能、发育、遗传和免疫基础上开展疾病发生、发展、转归、诊断、治疗和预防等方面的基础及临床应用研究。其次，国家自然科学基金对学科范围里共性的关键医学问题、临床问题、重大疾病、普遍症候进行有计划的系统资助，将有限的资金用于关键支撑点，以点带面促进学科的整合发展。此外，基金委鼓励研究者长期、深入对自身专业领域的关键医学问题进行系统性、原创性研究，鼓励基础医学和临床医学相结合的、整合的、转化的研究，鼓励利用多学科、多层面、多模态的新技术、新方法，针对疾病发生、发展、转归，展开深入、系统的整合医学研究，鼓励与其他领域整合的多学科交叉研究。多发病和常见病是资助重点，但同时重视罕见病研究，注重扶持相对薄弱领域，保障领域均衡、协调、可持续发展。

除了在整体层面进行系统性的引导，基金委根据医学不同领域研究发展动态，进行了一系列医学重大专题的资助布局，例如，2014 年的"肺气血屏障损伤与修复的调控机制"和"母胎相互作用与妊娠相关疾病",2015 年的"埃博拉病毒生物特性与致病机制的基础研究"和"穴位的敏化研究",2016 年的"生物大分子药物高效递释系统"等。其次,根据整合医学的要求,医学部建立了疾病动物模型专项项目,明确了动物模型在整合医学研究中的重要作用。疾病动物模型项目的实施将为整合研究各种病因在疾病病理生理发展过程的系统性作用提供坚实的基础。此外,医学部根据知识系统性创造的要求和医学实践整合的需求,持续设置了一系列重大研究计划,"非可控性炎症恶性转化的调控网络及其分子机制""情感和记忆的神经环路基础""血管稳态与重构的调控机制""主要组织器官的区域免疫特性与动态调控网络及其疾病机理"和"器官衰老与器官退行性变化的机制"5 个项目的组织实施,有力地推动了我国重大疾病的系统性整合研究。

六、结　语

近 30 年来,医学研究取得了巨大的进展,研究手段层出不穷,研究成果海量涌现,新型药物和诊疗理念不断发展。然而在取得重要进展的同时,人类健康实践也面临前所未有的挑战。人口老龄化、慢性非传染性疾病及心理精神障碍等重大健康问题的共同特点是病因复杂、多阶段发展和多因素驱动,同时病因之间、病因与人之间、人与社会环境之间在不同层次相互作用构成的网络,使得病因对病理生理、病程、转归、预防、控制、治疗的影响极其复杂。整合医学将心理、社会、环境等因素加以整合,并将各领域最先进的知识、各专科最有效的经验加以整合,意图重新构建更全面、更系统、更符合自然规律和人体健康的新知识体系,同时反映了医学发展进程"整体—分化—整合"的趋势,是应对 21 世纪人类重大疾病挑战的关键途径。医学研究是促进医学发展的基本途径,医学研究管理从宏观上制定资助医学研究的管理体系和资助策略,体现了整合医学观的医学研究和医学研究管理,符合现代医学发展的重大趋势。医学研究的系统性整合管理模式,有力地推动了我国医学研究的整合化发展。

HOLISTIC
INTEGRATIVE
MEDICINE

实 践 篇

整合消化病学

消化道肿瘤新标志物的
整合医学研究

◎聂勇战

　　肿瘤是全球性的公共卫生问题。我国每年新发恶性肿瘤超过300万例，每年因恶性肿瘤死亡病例高达210万。在致死人数最多的十大恶性肿瘤中，消化系肿瘤占了5个，发生率占人体实体肿瘤的近60%，严重危害人民健康。我国胃癌发病人数约占全球的42%。尽管近年来，我国在胃癌研究中取得了重大进展，但仍未能改变病人治疗效果不佳、死亡率始终不减的现状。究其原因，主要是病因不清、手段有限、疗效不佳，导致胃癌难以有效预警，早诊率低，晚期预后极差。而归根结底是目前胃癌仍然缺乏有效的肿瘤标志物，而且我国目前在胃癌的诊疗实践中使用的分型分级体系及绝大多数治疗方案均是建立在欧美人群的临床研究基础之上，由于国人疾病发病率、人群特征、遗传药理学等因素与欧美不同，导致我国病人接受这些治疗时在剂量耐受、药物毒副作用等方面表现出很大的异质性，难以取得良好的早诊效果，维持稳定的疗效。

　　肿瘤标志物的作用是什么呢？第一，预警。就是在病变还没有变成肿瘤时，找到一些提示肿瘤即将发生的标志物，哪怕这种标志物的假阳性率稍高一点。第二，诊断。当病变成为肿瘤之后，我们利用什么标志物去诊断它。目前仅有的几个常用临床肿瘤标志物，对疗效判断的灵敏性、特异性均较低。第三，疗效监测。就是有一个很好的标志物可以判断疗效，不管是手术还是化疗。肿瘤治疗过程中，X线片、CT等影像学手段往往难以反映肿瘤的变化，对于疗效判断的灵敏性低，不能用于早期的疗效判断。目前还没有能够准确反映疗效的基因、蛋白、代谢产物、菌群等标志物。此外，与乳腺癌不同，消化系肿瘤的临床特点是治疗后的早期复发没有病灶；晚期病人不愿意取样，难以收集到复发灶的样本；传统的术前与术后、治疗前与治疗后肿瘤样本的差异组学研究方法，难以获得很好的结果。第四，肿瘤的分子分型。我们从基因水平、蛋白水平，力争从它的突变、表达来看什么药最适合肿瘤的治疗，以及预后怎么样。

肿瘤标志物一直是我们西京消化病医院的主要研究方向。我报告的这些工作是从樊代明院士近 40 年前做研究生开始，一直延续到现在，也是内科、外科、病理科多年的工作积累，更是在"973"项目等多个国家级基金的支持下，和多家医院及大学合作的结果。团队在胃癌相关工作中，建立了包括 175 个分子的胃癌恶性表型调控网络，提出了胃癌"三级四步"的序贯预防策略，荣获国家科技进步奖一等奖。所牵头的国家临床医学研究中心每年新诊早期胃癌 120 余例、癌前病变（仅指高级别上皮内瘤变）180 余例、胃癌病人 1500 余例，行 D2 胃癌根治术 650 余台，化疗 400 余例，这些肿瘤标本都保存下来，建成了生物样本库，并拥有长期随访资料。另外，中心建立了覆盖 40 025 人的甘肃武威胃癌高发现场。在此基础上建立了整合胃癌高危人群、癌前病变、早期癌、进展期和晚期胃癌在内的不同队列人群及其样本库，已获得 16 万余份血清、尿液和组织标本。我们希望利用临床医学研究中心这个平台，把一些不太成熟的候选标志物继续进行优化。把成熟的标志物，通过临床医学研究中心多个研究单位进行验证，并提交国家食品药品监督管理局，最终把它做成试剂盒。

提起消化道肿瘤标志物，我们首先想到的是癌胚抗原（CEA）。加拿大的两位教授在 1965 年把结肠癌组织研磨后，在血清和组织中进行对比。由于当初相关的实验方法和技术很少，只能做火箭电泳和免疫斑点扩散。于是他们就用一个很简单的免疫扩散实验，发现其中一组有一道白线，最后鉴定出来就是 CEA。CEA 在多种消化道肿瘤中都有不同程度的升高，阳性率最高者为结肠直肠癌。CEA 是消化道恶性肿瘤中应用最广泛的一种标志物。其他恶性肿瘤如肺癌、乳腺癌、骨肉瘤，以及结肠息肉、肾功能不全及吸烟、妊娠等 CEA 都可升高。虽然 CEA 对胃肠肿瘤的诊断不理想，在胃癌中阳性率很低，但 CEA 的发现是一个里程碑事件。

我们再回顾一下大部分肿瘤的标志物，比较理想的从前往后排：首先是妇科人绒毛膜促性腺激素（HCG），是一种激素，其次是甲胎蛋白（AFP），还有常用的癌抗原（CA19－9）等。这些标志物中，没有一个是 20 世纪 90 年代以后发现的，也就是说 90 年代以后没有一个标志物可以超过这些标志物的效果。究其原因，是因为前辈们前期已经把标志物找完了，我们没有办法再找了吗？我们现在有这么多的技术，各种各样的基因测序、蛋白组学检测等，筛出了数百个分子。我想是因为没有集中进行验证哪个最好，这种可能性更大一些。举一个例子，30 年前我们只能看电视连续剧《霍元甲》，而现在在电视上可以观看上百个电视剧，但是多数观众都没有对某个电视剧产生像对《霍元甲》那般的深刻印象。

我们曾在胃癌方面开展了一系列标志物的临床验证。目前胃癌缺乏理想的标志物用于诊断，常用的 CEA 在胃癌的阳性率不到 30%，它在 I 期胃癌中的阳性率不到 10%，在进展期和晚期转移的病人中灵敏度高一些，在结肠癌中比胃癌高一些，但仍不理想。

怎么去找新的标志物？国际上常常是利用传统的单抗技术进行研究，其次是用蛋白质组学去筛选差异蛋白，以循环肿瘤细胞检测技术（CTC）、体外循环 RNA 检测技术（Circular microRNA 和 LncRNA）、肿瘤代谢组学、血尿定量蛋白组学、粪便微生物分析及消化道肿瘤的 PDX 裸鼠模型等为代表的多种新技术为我们提供了海量数据，为未来标志物检测的大数据关联整合分析、决策支持、分型分类及预测判断提供了坚实的数据支持。我们团队在这方面主要完成了以下三部分的工作。

第一部分工作，利用最传统的单克隆抗体进行筛选。樊代明院士早在 1985 年就发现了我们一直在深入研究的 MG7 抗原，这个分子是利用单克隆抗体技术从 2000 多种抗原中发现的。相关抗原在胃癌中有 4 个，我们已经把它们的抗原性质一一搞清楚了，其中研究最透彻的是 MG7。我们对包含 59 个胃癌和癌旁的组织芯片进行连续切片，用现在最常见的标志物去做免疫组化染色，可以看到在胃癌里面 MG7 的阳性率是最高的，比 CA199、CA724 的阳性率都要高得多。实际上 MG7 抗体是识别 CEA 上面一个糖基结构，这个糖基结构在肿瘤形成以后产生了紊乱，原来或者低或者没有，而在肿瘤中特别高。它与 CEA 是同一个来源，所不同的是糖基的修饰。我们进一步做了 423 例病人的免疫组化染色，可以看到在 CEA 染色阴性或者弱阳性病人中，发现很多的 MG7 可以达到 2～3 个"加号"（阳性），提示它具有明显优势。在血中我们也建立了酶联免疫吸附试验（ELISA）和胶体金检测系统，转让公司去开发，现在这个 ELISA 试剂盒已经完成，我们正在做临床试验。

第二部分工作，基于尿蛋白质组学的差异去发现胃癌的标志物。我们避开了用血或者组织去做蛋白质组学，因为它们的蛋白成分太复杂，无法找到里面特异的东西；此外，我们不能滤掉血液中的大部分高丰度蛋白如球蛋白、白蛋白，而只看一些含量不太高的蛋白，但白蛋白就像磁铁一样，吸附了好多可能的肿瘤标志物，如果把白蛋白清除掉，这些想要的标志物可能就没了，所以我们选择了用尿去做。有些肿瘤产生的蛋白分子通过血液，最后会从尿液里排出来。怎么做呢？质谱技术提供了极大方便。我们把病人术前的尿液和术后 3～5 天的尿液做质谱检测以展示差异蛋白，看看术后尿液中哪些蛋白消失了，或者哪些蛋白明显减少。我们找到一些分子，可能就是我们要的肿瘤标志物。很幸运，我们目前已经发现了一批分子。这些分子很多，哪些是我们想要的，实际上不用一个一个去做实验，我们利用网上的数据库，从肿瘤蛋白质谱芯片数据库和分泌蛋白数据库中，看它是不是一个分泌蛋白，因为我们希望将来这个蛋白存在于血液里并滤过到尿液中才能用。所以第一个要求是肿瘤特异的，第二是能够分泌到血液中并进入尿液。我们从中筛出了 55 个，通过刚才说的分析，再进一步缩小范围，最后发现有 6 个分子，分别用代号 1 ~ 6，一个一个去验证。通过免疫组化染色，这 6 个分子在40% ~ 70% 的胃癌和癌旁组织中是有明显区别的，也就是说它们应该是很有潜力的候选标志物。

第三部分工作包括两部分，一是我们利用现在的一个结肠癌标志物 Septin9，验证其在胃癌中有没有诊断价值。另外一个是以樊代明院士为首席科学家的"973"项目，验证发现一个新的甲基化基因。

首先，Septin9 是负责细胞运动的分子，但目前也不很清楚，为什么这个分子在发生肿瘤后就高度甲基化。经过十几年的努力，德国专家建立了一个很好的大肠癌检测体系，可以看到甲基化的 Septin9 在大肠癌中的特异性达 90% 以上，灵敏度在 70% 以上。我们进一步思考，为何不尝试在和肠同一个胚胎起源的胃中看看甲基化 Septin9 是否也有类似的升高。我们做了一组试验，在 203 例胃癌中，总灵敏感度在 50% 以上，特异性在 90% 以上，比大肠癌灵敏度低一些，但远远高出我们在临床上检测的 CEA。那么，它的优势在哪里？CEA 和 CA199 大部分是在病人进展期和转移后才出现，但在 I 期和 II 期胃癌，Septin9 的表达量也明显高于 CEA，尤其在 I 期胃癌，其灵敏度是 CEA 的 7 倍。进一步和病理信息整合，用相关性分析发现它确实跟肿瘤的大小、分化和 TNM 分期等都有关系。

香港中文大学的沈祖尧校长和于君教授在胃癌相关的甲基化基因方面做了很好的工作。他们在"973"项目的资助下，研究筛选哪个可以作为标志物候选分子，经过大量的验证工作，选出了一个最好的 RNF180 去试。在他们发现的热点甲基化位点基础上设计探针，经过 200 例以上的胃癌病人验证发现 RNF180 的阳性率在 50% 左右，如果和 Septin9 加在一起进行联合检测，灵敏度可以达到 67%，特异性稍有下降。而且对早期癌的诊断也有一定效果，可检出近 1/3 的早期胃癌病人。

我们关心的另一个问题是，在 CEA、CA199 阴性的病人中，Septin9 或者 RNF180 是不是阳性，这样就可以作为互补来增加诊断的阳性率，也可以作为对外科手术或化疗病人进行疗效判断的指标。我们用绝对定量的方法对 12 例大肠癌病人术前术后进行对比检测，术后这些病人的 Septin9 定量检测明显下降，甚至消失。下一步我们需要设计临床试验，用定量检测，看能不能把 Septin9 和 RNF180 作为手术和化疗效果的判断指标，在影像学评估的间期，做血清标志物的动态观察。这样对于病人，减少了频繁做增强 CT 或磁共振带来的负担，也便于医生及时做出判断。

在上述工作的基础上，2016 年我们有幸获得了国家"十三五"重点专项，有15 个单位和 5 家企业共同参与，这个项目是以胃癌为主，还有食管癌、大肠癌的标志物验证研究，主要聚焦于消化道肿瘤的早诊、治疗敏感性和复发转移方面的标志物，这些分子已经经过很多临床样本验证，要在这个项目里开展多中心大规模的验证工作。最核心的一点是，这次在"十三五"专项计划中国家要求相应企业必须参与，最后的产出必须是试剂盒。我们有 5 家企业联合开展研究，希望经过5 年的努力，能够拿出令人满意的试剂盒用于临床。这个工作是多家单位和我们实验室、样本库、内科、外科、病理科的整合研究，我们必须用整合医学的理念，专注于新胃癌标志物的筛选验证研究，切实开展标志物的转化研究，最终开发胃癌联合标志物检测系统的高危现场普查和临床验证，开展胃癌联合标志物检测试剂盒的大规模高危人群普查和临床应用研究。

胰腺癌的整合医学研究

◎郭晓钟

胰腺癌的发病率逐年上升，而其他肿瘤随着时间的推移及科学技术的发展，正呈逐年下降趋势，包括目前排在第一位的肺癌，以及女性的乳腺癌、男性的前列腺癌及结肠直肠癌等。从趋势上看，到 2030 年，只有胰腺癌还在往上"攀登"，这个"攀登"不是好事，因为它使该病的死亡率不断增加。在胰腺癌中，80% 的人诊断时已经出现了转移，即使在有手术希望的 20% 的病人中，也只有 15% 的胰腺癌能切下来。还有 20% ~ 40% 发生了转移，即使能手术，5 年生存率也仅为 10% ~ 20%。造成这种结果最主要的原因是它的突出特点——转移。研究显示，在病灶直径约 1cm 时就会出现转移。胰腺癌可以通过多种途径发生转移，与其他肿瘤转移途径不同的是它可以沿神经鞘转移。胰腺癌转移快，转移导致的预后差，而主要原因是无法早期发现。目前临床上我们常见的肿瘤标志物，如 CA199、CA242、CA50，还有 CEA 等阳性的病人一般 80% 甚至 90% 都是晚期。

除了上述肿瘤标志物外，能发现早期胰腺癌的是影像学检查，影像学检查比较多，包括彩超、CT、磁共振，还有 PET-CT，甚至超声内镜。随着科技的发展及时间的推移，我们能看到它们有各自的优点，并能根据我们的经验，判断哪些胰腺癌可能是早期；但也仍有不足，因为每个医生的经验、读片水平以及选择的检查种类不同，因此得出的结果是不一样的。

如何才能发现早期胰腺癌呢？现有的临床检测水平确实不能帮助我们提高胰腺癌的早期诊断率，或许分子生物学方法能为诊断提供可能。我们现在处于大数据时代，比如各种代谢组学、蛋白组学、基因组学等。这些组学的建立，为筛选所需要的标志物带来了希望。但是，它们毕竟还处在临床验证阶段，可能需要很长的路要走。分子医学的主体内容就是分子生物学在医学中的应用，这既涵盖了主要的理论和技术体系，又侧重于医学领域，其中的技术体系是开展研究的基本要求，包括从分子水平阐述基因组。基因转录和调控是细胞周期和信号转录的分子基础，病理分子分型技术也是关键性的研究技术，还有迅猛发展的基因诊断、基因工程和基因蛋白质药物等。

一、遗传学信息

遗传学信息在国外研究得比较多，它是胰腺癌本身的一个自然的、生物的过程，即它的遗传学过程，这个过程可能和其他的肿瘤或者癌症的发展规律有相似之处，但也有其自身的特点。胰腺癌的发生是正常细胞出现异常生长，是一个单克隆的突变，一般需要（11.7±3.1）年，范围是 8~15 年。如果说真正形成一个基因的突变，形成克隆的无限制生长，通常需要（6.8±3.4）年，也就是说短的可能需要 3 年，长的需要 10 年。再经过突变细胞系的内部 DNA 或者基因序列的改变，增加它的克隆转移性，这一般需要 1.2~2.7 年，导致病人出现转移，最后导致死亡。

一项有关 766 名胰腺癌病人的调查研究发现，近 9% 的胰腺癌病人，其父母一方或者姊妹曾经诊断过胰腺癌。当我们碰到一些高危病人的时候，一定要询问病人的父母有没有一方曾经有胰腺癌的病史。个体从父母遗传下来的易感基因，或许使其终生都有患胰腺癌的风险，所以家族中有胰腺癌的病人，该家族成员的发病概率比其他家族的概率要高。希望遗传信息能比较准确地预测发病，从而为我们提供诊治的靶点。

从分子亚型来分析，澳大利亚的相关研究人员对胰腺癌的遗传学进行研究，提出胰腺癌实际上包括 4 种独立的疾病，每一种疾病都有不同的遗传诱导物及生存期，这就为后期精准的诊断及新型疗法找到了一个好的方向。研究者从持续突变的胰腺癌组织中找出了 10 个遗传信号，鉴别出 32 个基因。进一步对基因进行深入分析，揭示 4 种不同亚型的肿瘤组织，分别是鳞状类、胰腺祖细胞类、免疫源类及异常分化内分泌类。他们以这个分型作为根据，用基因型序列进行疾病的诊断。

此外，还有新的胰腺癌遗传风险的标志，对 7000 多名胰腺癌病人和 14 000 名非胰腺癌病人（对照）进行 DNA 检测，发现了 7 万多个基因位点，这些位点都是单核苷酸，存在基因多态性。通过这些位点的变异及一个基因或蛋白质的表达改变，寻找胰腺癌发病的相对风险基因。染色体相关基因的不同改变，使它们增加风险的比例是不一样的（从 12% 到 38%）。

二、基因的改变

胰腺癌在不同的进展时间，比如原位癌、1 期、2 期或者 3~4 期及发生转移时，伴随的基因变化是不一样的，针对这些基因仍需要开展基于分子生物学的整合医学研究。

我们看一下癌症的进化树理论。癌症由突变引起，即来自体细胞的突变，由最初正常细胞中 DNA 复制、突变逐渐演变而成，所以一些概率比较高的基因突变，应该发生在肿瘤早期。在肿瘤发展过程中，不断有新的突变出现，这样可以演变出一个新的分子，就像一个树杈似的，一个树干逐渐分离，由上往下长，也会形成一个树干，或者由树干向上长也会形成好多分支，但我们不知道是在哪个分支上出现的早期肿瘤，因此我们还需要做大量的研究。

对胰腺癌前期病变的基因突变研究发现，*KRAS* 基因突变腺泡细胞可转化为具有干细胞样特性的导管样细胞。这需要一系列改变：胰腺癌早期的 KRAS 蛋白质，可诱导 ICAM－1 的表达，该分子可吸引巨噬细胞并释放多种蛋白质，包括一些解开细胞结构的蛋白，从而使腺泡细胞转变成不同类型的细胞。我们在粪便中的研究发现 *KRAS* 基因突变对于胰腺癌的诊断可能会有意义，但在临床实践中的应用结果可能比原理研究复杂。

胰腺导管内乳头状瘤属于胰腺癌的三大癌变之一，在 *KRAS* 基因激活小鼠中敲除 *Brg*1 基因时，发生胰腺腺管内上皮瘤变的频率较低，但可引起胰腺导管内乳头黏液性肿瘤。它们之间的转变可能和细胞调控基因相关。

还有 DNA 的甲基化问题。基因芯片技术检测胰腺癌细胞中及胰腺癌肿瘤组织中的异常甲基化基因，从中筛选出相关的两个基因。在胰腺癌的血清中，这两个基因启动子区发生了异常甲基化，由于甲基化后，很难启动相关的基因，所以检测灵敏度比较高，但是需要做相关的一些深入研究。

目前全基因组测序研究在国内、国际都比较多，仅在北京中关村的一个科技园中，整个测序的仪器就有几十台甚至上百台，我看过后，感慨我们国家在全基因组测序方面确实有独到之处。全基因组测序分析会发现染色体重排导致的基因破坏，它在胰腺癌病人中普遍存在，所以寻找基因的改变，可能有利于胰腺癌早期的诊断。

我们的研究发现 EGF 信号通路基因的单核苷酸多态性（SNP）与胰腺癌发病风险相关。EGF 信号通路参与细胞的增殖、分化、迁移、黏附及生存。研究人群来自两个全基因组关联分析研究，其中一个是 Panscan，可分成 3 个不同阶段的研究，还有一个是 PanCIDR。我们按照研究阶段将他们分为 3 组病例进行对照。通过合并 3 组数据后提取基因型，结果显示 88 个 SNP 的 P 值小于 0.05，FDR 值（伪发现率）小于 0.2。从 RegDB 网站的预测结果中，我们选出 8 个功能性 SNP，经过连锁分析，筛选出 4 个相对独立的 SNP，再进一步做 Stepwise 模型筛选，最后选出 3 个独立的功能性 SNP 进行下一步研究，这 3 个 SNP 分别位于 17 号和 16 号染色体的 *PRKCA* 和 *PRKCB* 基因上。

通过与胰腺癌发病风险做相关性分析，我们看到这 3 个 SNP 均与胰腺癌的风险相关，它们的高风险单倍体型也是胰腺癌发病的风险因素。这一分析结果告诉我们，EGF 信号通路基因中有 3 个独立的功能性遗传多态性位点，可增加胰腺癌的发病风险。

联合分析发现，胰腺癌发病风险随着高风险基因型的增加而增加，此项研究有望使 EGF 信号通路基因 SNP 位点成为一些新的标志物，从而预测胰腺癌发病风险，这对于我们未来判断早期胰腺癌可能提供一个有益的依据。

三、胰腺癌的恶性表型

所有的肿瘤，包括胰腺癌在内，都可以有细胞周期性增殖、分化、衰老、凋亡，这些都是我们在近二三十年的研究中发现的。相同的基因，对于不同的恶性表型，具有相似的调节作用；而不同的基因，对于同一表型，也有相似的调节作用。

目前对循环肿瘤细胞的检测逐渐受到重视，但由于仪器的关系，检测过程会受到一定的影响。近两年由于新仪器的出现，新型循环肿瘤细胞的检测技术，已经成了研究热点并进入临床，提高了检测的正确性。但循环肿瘤细胞的检测能否用于早期诊断，仍有待更多试验验证。

还有一些富集的技术，这些技术主要是基于胰腺癌恶性表型的分子机制，筛选出特异性结合胰腺癌分子靶标的一些适合配体，对筛选所得的适合配体，进一步进行化学修饰，以达到早期诊断的目的。

参与侵袭和转移的相关蛋白：侵袭过程中涉及的基因很多，包括抑癌基因和癌基因，但对于转移，较新的研究就是桩蛋白（Paxillin），它主要是通过对连接位点的调节，影响细胞的运动。研究结果也显示，在肿瘤组织中其阳性表达率可达 76.6%，明显高于正常组织，也可能与肿瘤的分期及肿瘤转移有关。另一个就是涉及比较多的 $KAI-1$ 基因，它可能具有预测早期胰腺癌的作用。在胰腺癌早期高表达，肿瘤可以不转移；但对于晚期，它的表达降低或缺失，肿瘤发生了转移。我们据此做了包括动物模型在内的很多实验进行调控机制的研究。我们还进行了胰腺癌细胞自噬的研究，自噬在近几年一直是热点。研究发现自噬在不同的胰腺癌阶段中起到了不同作用，它可以在初级阶段起到促进肿瘤的作用，到了较晚阶段反而起到抑制作用。

四、从不同的标本中检测胰腺癌

利用基因芯片分析胰腺癌病人的唾液，发现有 49 个基因出现了 4 倍以上的表达上调，有 21 个基因出现了 1/4 以下的下调，进一步分析可以确定，12 种 mRNA 可以成为潜在的胰腺癌标志物，如果这种标志物能和其他标志物联合起来，可能会增加诊断的特异性和敏感性。

涉及血液标本的非侵入性基因诊断技术：存在于癌细胞外泌体上的基因编码蛋白，或许可以作为一种潜在非侵入性诊断和筛查工具，有可能用来检测处于适合手术治疗阶段的早期胰腺癌。

用于早期诊断胰腺癌的验血新技术：胰腺癌病人体内大量存在一种名为人类

卫星 2 的非编码 RNA，可以作为胰腺癌的生物标志物，在此基础上研究者首次开发了一种检测血清的简易高精度测定技术。通过这种技术，将胰腺癌和正常人对比，发现胰腺癌病人该非编码 RNA 的量是正常人的 5 倍。由此推测，如果选一个可以诊断胰腺增生异常的数值，可能 3 倍就能达到诊断标准。

基因检测标本还可以从病人的粪便当中获得，这是一个可以重复的方法。研究显示，胰腺癌病人粪便中的 miR – 21 和 miR – 155 上调，而 miR – 216 下调，这个变化与血液和组织标本一致，这对于胰腺癌的检测，可能会提供一个比较好的途径。

端粒酶和生命的长短有关系，在癌细胞中，可能端粒酶活性始终存在，所以癌细胞始终在生长。端粒酶对于胰腺癌的监测和其他肿瘤是一样的，是宏观上的检测还是微观上的检测，它们之间的差别还需要进一步研究。

五、代谢组学

通过代谢组学方法对胰腺癌病人进行研究发现，胰腺癌病人中存在花生四烯酸或磷脂代谢的紊乱，此代谢异常可能区分出早期胰腺癌，换言之，正常胰腺或者良性胰腺病变与胰腺癌的磷脂代谢不同。

以上从分子水平，从不同的角度，包括基因、蛋白、酶学等不同的研究领域，在基础和临床研究方面做了阐述。我们重点通过整合医学方法，分析遗传学的信息、基因的变化，还有恶性表型特征，并收集相关病人的病理标本进行对照，这样可能有助于我们对早期胰腺癌的诊断。

胰腺癌的早期诊断和病理分型对于治疗或者预后评估非常重要，这些分子水平的研究可以起到非常关键的作用。但是这些分子水平涉及的东西比较多，需要临床医生给予基础研究学者一种提示，研究思路必须整合，研究方法必须整合，研究结果更要进行整合医学分析。只有这样我们才能从里面筛出重点，哪怕筛出一两个分子并建立检测技术，才能使我们对早期胰腺癌的诊断成为可能。

中西医整合研究功能性胃肠病

◎侯晓华

　　有位院士讲过一句话我印象很深，他说西医强大、中医伟大，我想伟大比强大还要更厉害一些吧。本文想以功能性胃肠病为重点，谈一谈中西医的整合。在谈中西医整合之前，我们有必要先问几个问题。首先，中医存在什么问题？其次，如何理解中医的辨证与西医的辨病？第三，中医和西医如何正确地进行整合？

　　中医存在什么问题？我们先说说西医，通过对比，再看看中医的问题。西医首先讲发病，再讲诊断，最后讲治疗。讲诊断的时候，一定会和发病的病理生理机制联系在一起；讲治疗的时候，一定根据病人的病理生理确定治疗方案，无论看哪一种疾病，都是以病理生理学为指导，来诊断病人有哪些病理生理学的改变，并治疗他的病理生理改变。但是中医的理论，中医的诊断和治疗，跟西医完全不同。它是什么理论呢？阴阳五行说，很神秘。但我以西医的方式讲一讲中医，可能对大家有一点帮助，比如说肠易激综合征（IBS），在很早以前，中国的医生就有这个诊断了，只是不叫肠易激综合征，而叫五更泻、鸡鸣泻，五更的时候病人出现腹痛、肠鸣、腹泻，腹泻以后，病人就好了，这不就是肠易激综合征吗？我们认识到了这个疾病，只是没有把它叫作肠易激综合征。

　　亚太地区有一个调查，日本的功能性消化不良病人78％都是用中药治疗，说明中药治疗功能性疾病还是有特色的，只是我们真的没有了解它。日本人做得这么好，我们为什么不能用呢？我们应该用，但是存在中医药的评价问题。我们有很多文章是研究中药治疗功能性消化不良的，但是有阳性对照的很少，有症状评分的很少，也没有设空白对照，没有长期随访，安全性数据也没有，大多数也没有辨证，所以中药观察功能性疾病基本上是不按科学来的。得出的结论是，安慰剂甚至比中药还好一些，由此否定了中医药。

　　如何解决这个问题呢？西医诊断疾病靠症状，中医的症候也是通过症状判别的，只是描述方式不一样，如果我们用西医的方法来描述症状，是不是能够解决问题呢？我在两年前组织了中医专家，对功能性消化不良和 IBS，制订了一个中成药药物指南意见，这个指南意见有很多专家教授参与，历时很多年，2016 年基本完成。功能性消化不良按照西医的分法分成餐后不适综合征和上腹痛综合征，那怎样去辨证呢？如果诊断餐后不适综合征，除了餐后饱胀，还有上腹怕冷、遇寒加重，以及容易疲劳，这就属某个症，这个症你不需要管它，只知道需要用这些中药就行。慢慢地，你或许就能看懂虚证、实证、热证、虚实夹杂证这些中医术语了。中医讲舌苔黄腻，西医搞不清楚什么叫腻，我就写有黏液，有黏液就叫腻，口干口黏不喜欢喝水，这也是个症。所以我们把餐后不适综合征分成了 4 种症型，把上腹痛综合征也分成了 4 种症型。我们用西医能够看得懂、听得清，明白的语言来进行分型。例如，我们把腹泻型 IBS 分成了几种类型：大便稀溏、乏力、食欲缺乏；大便稀溏、胃部畏寒、乏力、稍动即出汗，等等。大家一看就能够明白。所以西医原来用中药，只知道它能治 IBS，但实际上它可能只能治 IBS 的一型，不能治所有的 IBS。腹泻型的药治疗便秘型肯定不行。

我们以西医的说法和手法，和中医一起诊断，看诊断的一致性好不好。西医接诊病人诊断时，进行我刚才说的中医的分型，同一个病人找一个中医进行中医的分型，看看中医和西医是否一致。结果 300 多例病人，腹泻型 IBS 符合率为 84%，便秘型 IBS 符合率为 87%；餐后不适综合征符合率为 90%，上腹痛综合征符合率为 79%，所以我们这个分型是比较好的。

当然，我们也发现了一些问题并在逐步修正。如果西医了解中医的辨证，用中医的辨证来指导临床，效果应该更好。西医如何与中医进行整合呢？我个人认为，应该开展更多的药物随机对照研究，应该有药物作用机制的研究，应该有中医治疗的改进。陈旻湖教授曾开展过 16 个中心参与的中药治疗功能性消化不良的研究，是一项随机双盲安慰剂平行试验。治疗组和安慰剂组分别有近 200 例病人，治疗后随访 2 周，结果显示在餐后不适症状（餐后饱胀和餐后早饱）方面，治疗组比安慰剂的疗效要好。

我们再看看枳术宽中胶囊对于功能性消化不良的治疗效果。考虑到功能性疾病有精神因素，我们先给病人 1 周的安慰剂，再进行 4 周双盲治疗，然后再随访 2 周。治疗结果我很吃惊，药物治疗的效果很好，即使停药后还存有一些累积的作用，好得令人难以置信。以上是对餐后不适综合征的效果。而对上腹痛综合征，枳术宽中胶囊也同样有效。所以我们应该开展更多严格的随机对照试验来证明中医药的有效性。

关于 IBS，目前的西药都是对症的，中医有没有什么好办法呢？我们发现一个叫痛泻宁的药物，它既管痛，又管泻，它可以让痛安宁，又可以让泻安宁；西药要么止痛，要么止泻，没有两个兼顾的。所以中药是多靶点地治痛和泻。哪些因素会引起痛和泻呢？感觉和动力引起痛，动力和分泌可以引起泻，所以我们想从感觉、动力、分泌这三个方面来探讨痛泻宁到底有没有这方面的机制。首先我们做了一个感染后 IBS（PI-IBS）模型，我们用旋毛虫感染老鼠，感染 2 周；8 周后，这个老鼠就成模了，内脏高敏感，2 周后我们再给药，分低、中、高剂量组，并设对照组、模型组。我们首先看它的感觉功能是否受影响，用腹壁回撤反射评分来表示感觉功能。为了更客观，还同时使用肠系膜传入神经的放电来表示它的感觉功能。结果显示在 PI-IBS 老鼠中，它的反应要比正常非模型组强烈得多，给药后，它的反应明显下降。所以老鼠痛泻的阈值增加了，说明痛泻宁可以改善 PI-IBS 的内脏痛觉。此外，PI-IBS 的放电明显增加，给药后明显减少说明药物能够影响模型鼠的肠系膜传入神经对机械和化学性刺激的反应，降低老鼠的反应性。

除了痛以外，痛泻宁对动力有没有作用呢？从大便频率来看，模型组，特别是大剂量时，大便频率明显减少，肠传输时间比对照组明显延长。模型组给药后能够抑制平滑肌条的收缩，对相关机制我们也做了一些研究，发现它有抑制外钙内流的作用，另外对 NO 和 β2 受体也有影响，所以它是一个多靶点的整合作用。中药很神奇，我们研究了几种中药，发现都是多靶点的。

痛泻宁对分泌功能有没有影响呢？它对基础分泌影响不大，但随着剂量增加，对分泌功能是有抑制作用的。剂量越大抑制分泌功能的作用越明显。总之，通过整合医学的研究，发现中药在功能性胃肠病治疗中可以发挥重要的作用。

还有一些可以改进的地方，比如说针灸，针灸对胃肠道功能有很多调节作用，而且有些是双向调节的，很神奇，手法不一样，调节的效果就不一样。针灸确实能够缓解症状，而且我们发现它能增加迷走神经兴奋性，加速胃的排空，说明它不但对缓解症状，而且对神经调控及病理生理机制的干预都是有作用的。但是有的病人很害怕针灸，觉得扎来扎去很痛。现在有一个很好的东西——经皮电刺激，很小的机器，想贴在哪里就贴在哪里，如果按照穴位贴，在家里就可以治病。我们也做了一些工作，发现针灸治疗后，功能性胃肠病病人的症状评分明显下降，治疗的间期明显延长。对于慢传输性便秘和 IBS 也有效果，国外学者还做了双盲试验，证实确实如此，我们可以用中医改善病人的治疗。

我相信以上所说的中西医整合对功能性胃肠病是有帮助的，而且我们也需要各方面的整合。功能性疾病是一类古老的疾病，大家都很熟悉，过去的一些秘方，甚至民间的偏方对我们都很有用，甚至更有用，我们需要将其整合到我们现在的治疗方案中，因为目前的很多方案在很多病人中解决不了问题。

从整合医学角度看急性
胰腺炎的诊治

◎吕农华

或许本文的内容还谈不上整合医学，最多是多学科诊疗，但我希望今后在学习过程中不断向整合医学靠拢。同时，在未来推动和发展我国整合消化病学历程中不断深入认识和理解整合医学，并身体力行地践行整合医学。

首先和大家分享一个病例。病人为男性，诊断急性重症胰腺炎并发多器官衰竭和感染性胰腺坏死。病人饮酒后出现腹痛，随后发生呼吸困难、少尿。吸烟饮酒史很长。查体有腹肌紧张、腹部压痛、肠鸣音减少，腹内压22mmHg。实验室检查：血气分析示氧分压降低，血标本似牛奶样浑浊，肾功能减退，腹水呈褐色，腹水淀粉酶很高。发病第1天CT显示急性胰腺炎（D级）。入院诊断重症急性胰腺炎，由饮酒和高三酰甘油血症导致，伴呼吸衰竭、肾衰竭及腹腔间隔室综合征。改良Marshall评分为：呼吸3分、肾脏4分，APACHE–II评分为14分，SIRS评分为3分。

胰腺炎的早期治疗至关重要，如果早期通过内科方法阻止病情发展，进展为后期的概率就会降低，所以我们早期进行了积极的液体复苏及器官维护。肠衰竭过程中可用中医中药来降低腹内压，通便也非常重要。因为病人是高三酰甘油血症，所以给予了紧急降脂治疗及肠内营养等其他综合治疗。第2周病人出现了胰周和胰腺的坏死并有液体积聚，腹腔大量渗出，降钙素原（PCT）超过了2.5ng/L，CT显示胰腺坏死，两肺感染和双侧胸腔积液。治疗后肾功能有所恢复，但呼吸衰竭和腹腔间隔室综合征仍然很严重，且出现了坏死和感染。我们决定加强抗感染，做了腹腔穿刺引流、胸腔胸水引流。第3～4周时，病人又出现了新的情况，腹腔有出血，PCT已达36.6ng/L，且出现真菌性败血症的征象。这时，我们进行了多学科的整合医学讨论，是应该继续内科保守治疗还是通过介入止血，是做内镜清创还是手术清创。大家一致认为为了减少对病人的打击，最好采取介入止血加内科保守治疗。所以第一步就是由血管介入组做了急诊血管介入，但非常遗憾，并没有找到出血灶。外科的意见是继续内科保守治疗，如无效再手术清创，于是我们采取了一系列措施，包括气管切开连续呼吸机通气保持呼吸通畅、使用伏立康唑抗真菌、降低腹内压等，但是病情好转不很明显，因此在发病第 33 天，我们给病人做了开腹胰腺坏死清创术，放置了 3 根引流管，继之病人的腹内压和肠内压均降了下来，体温也较前下降，病情得到缓解。

第 6 周呼吸衰竭得到控制，顺利脱机拔管，但是病人一直有持续的低中热，第 9 周时，病人体温再次升高。这时我们再次进行了多学科的整合医学会诊，大家认为可以穿刺引流加内镜清创，所以在第 9 周时为该病人进行了 CT 引导下胰腺坏死组织的穿刺引流，第 13 周和 14 周分别进行了 2 次经皮内镜下坏死清创，第 15 周体温恢复，且 CT 显示包裹性坏死明显消失。

通过这个病例，我们回顾一下急性胰腺炎治疗的变迁，应该说，无论是在治疗观念还是在治疗模式上都发生了改变。过去，胰腺炎强调要早期手术、扩大手术，腹腔可能有 8 根引流管；接着提出个体化治疗，即按照不同的病程分期制订不同的治疗方案；现在大家公认的是早期内科综合治疗，出现局部坏死后，由外科进行感染灶手术治疗，目前又发展到了微创治疗。过去我们一直在争论，胰腺炎到底是归内科还是外科，虽然在教科书上写的是内科，但大部分医院因为病情危重都收住外科，胰腺炎实际上涉及内科、外科、ICU、影像、营养等多个学科，所以胰腺炎的治疗离不开多学科的整合医学合作；尤其是重症医学科的发展，使早期胰腺炎病人的死亡率明显降低。胰腺炎从简单的多学科的治疗应该走向系统的整合医学，这就是樊代明院士说的我们未来一定是赢在整合。

重症胰腺炎有两个死亡高峰：一个是在早期，主要是器官衰竭，随着重症医学的发展，在器官维护方面得到很大的提升，所以早期死亡率明显下降；第二个是在后期，即感染性胰腺坏死，这时不仅是感染坏死，且仍然存在器官衰竭，所以说感染性的胰腺坏死，是胰腺炎死亡的重要原因。对于感染性坏死，过去我们叫胰腺脓肿。2012 年亚特兰大版急性胰腺炎国际共识摒弃了脓肿这个词，但我国的指南仍然在用，即在胰腺和胰周出现的脓液性积聚，外周有包裹，增强 CT 提示有气泡，或者细针穿刺有细菌或真菌培养阳性，这时就叫感染性胰腺坏死。后者直到现在仍然是胰腺炎治疗的一个难点。

关于诊断，临床上有疑似标准和诊断标准。所谓疑似标准即在治疗过程中，如果病人出现病情恶化，出现白细胞和 PCT 升高，此时就应怀疑出现感染性胰腺坏死了。如果培养阳性，那么就可确诊了，此时 CT 提示胰周或胰腺有气泡征，细针穿刺液培养为阳性。

关于细针穿刺诊断感染性胰腺炎坏死，有利也有弊，过去认为它是一个金标准，但现在认为有假阴性的风险，就是说细针穿刺如果是阴性，并不能说没有感染。因此，2013年美国的胰腺炎指南认为，细针穿刺应在特定的条件下使用，就是当抗生素治疗后没有临床反应或考虑有真菌感染时，可以行细针穿刺后的穿刺液培养。2013年国际胰腺病学会的指南也不建议常规行细针穿刺，所以我们临床上对于是否存在胰腺坏死合并感染，不需要常规行穿刺诊断，因为现在影像学的技术已经非常先进了。

我们医院的重症胰腺炎多学科整合医学诊治模式如下：我们有胰腺病区，也有胰腺病ICU，当病人出现器官衰竭时进入ICU，恢复以后到胰腺病区。我们有内镜、介入、外科及影像科，大家经常在一起讨论，是否需要清创，由内科做还是外科做，等等。影像对我们临床医生是最大的支持，因为只有他们才能给我们提供影像学的支持标准，所以我们每月有一次影像学习；此外还有营养师、药师等，大家各司其责，一起讨论。多学科整合医学诊疗的发展还远远达不到整合医学的要求，还只是整合医学的初级形式，还没有达到学术的整合，未来系统的整合医学一定会给我们带来更大益处。

并非所有的胰腺感染坏死都得做手术清创，抗生素在感染性胰腺坏死的治疗中至关重要，因为有一部分病人通过抗生素治疗可以痊愈，所以这一条在治疗中我们不要忘记，尤其在内镜清创过程中，一定要使用抗生素治疗。如果清创引流好，抗生素是降等级使用的，原来用亚胺培南，现在可以降到头孢类，甚至可以降到青霉素类或者其他药物。

胰腺坏死感染多为混合性感染，以大肠埃希菌和肺炎克雷伯杆菌等革兰阴性菌和厌氧菌居多。在胰腺炎合并感染坏死的治疗中，抗生素的降阶梯治疗策略是最好的，升阶梯会导致病情延误，所以开始应使用广谱强效的抗生素控制病情，引流后再降阶梯。PCT是判断疗效非常重要的指标，PCT降低提示治疗有效；相反，PCT持续不降要考虑抗生素的使用是否正确。实践证明，抗生素的有效治疗，可使部分病人避免有创治疗。

无论是国内还是国际指南，对于脏器的衰竭，往往提到的是循环、心脏、呼吸和肾脏，而对肠功能衰竭提得很少。原因之一是对肠功能衰竭的判断标准比较难确定；二是临床上大家更重视心肺肾。但我们的统计资料发现，肠功能衰竭仅次于呼吸功能衰竭。因为氧合不好，所以诊断急性呼吸衰竭的多，但是肠功能在胰腺炎的治疗中也至关重要，所以对感染性胰腺坏死从早期开始就要重视肠衰竭的治疗。我们比较重视早期促进肠道的蠕动，应用大黄、芒硝及新斯的明等，在没有手术史的病人中，新斯的明是促进肠蠕动一个非常好的药物。此外，还包括导泻，因为胰腺炎病人的整个肠壁都是水肿的，甚至像梗阻一样，可用甘露醇或乳果糖这些导泻药消除水肿。我认为在肠衰竭的整合医学治疗中，中药必不可少，我们常用大黄和芒硝，采取"立体式全方位"给药，可口服，不能耐受者可用鼻胃管或空肠管注入，还可做成芒硝袋外敷或大黄水灌肠。另一个问题就是肠内营养，肠内营养的兴起是胰腺炎病人死亡率降低的一个重要因素，尤其是在内镜清创过程中，肠内营养是不能缺少的。如何提高早期肠内营养实施的成功率呢？第一要早期液体复苏，可以减少肠衰竭。第二要维护肠功能的恢复，除了用新斯的明外，我们自己有一个肠道三联药物，包括益生菌、酶制剂的使用，还有通过各种导泻措施、肛门持续排便排气及腹腔穿刺引流等一系列方法降低腹内压，可以提高早期肠内营养的成功实施。

对于感染性胰腺坏死，传统上通过开放手术进行组织清创，现在已进入微创清创时代。微创清创有经皮、经胃和经腹腔镜途径，消化内镜在其中能发挥什么作用呢？目前阶梯式微创治疗已成为标准的治疗方法。所谓阶梯式微创清创，就是在内科保守治疗后如病人出现腹腔积液并感染，经皮穿刺，在经皮穿刺的窦道上进行扩大，如果穿刺成功、引流成功，可治愈病人；如果发生坏死，包括实体性坏死，可以经皮做内镜清创，如无效可由外科清创。还可经胃清创，因为内镜是可以经胃的，经胃和十二指肠的引流清创可以通过胃进行超声内镜引导下放置支架，引流，然后进行清创，这是我们现在提倡的。在超声内镜引导下放入支架引流，我们过去是放一个双猪尾支架，再放鼻囊管进行冲洗，现在直接放金属支架，引流通畅，且清创效果非常好。现已推出双蘑菇头金属支架，其优点是不易滑脱，我们之前遇到过金属支架从胃腔滑到腹腔的情况。

关于经皮/经胃阶梯引流的时机问题，国际上有一个调查发现，55%的人支持先用抗生素后再引流，即延迟性引流，延迟性引流一般到第4周以后；也有45%的人认为发现感染应立即引流，为什么会有这样的争论呢？延迟引流的支持者认为单纯的抗生素就可以使部分感染坏死的病人获得治愈。再者，对于包裹性坏死，待包裹后再去做引流或清创更好做。而及时引流的支持者认为，过去之所以要延迟，是基于开放手术，而现在进入微创时代，没有必要再延迟，而且认为早期引流就不再需要做手术清创了。我们的做法是，一般在1~2周内综合治疗，再用1周左右抗生素，一般胆源性胰腺炎常规使用抗生素，而高脂血症引起的不用抗生素。如果病人有感染，使用抗生素后依然有脓毒血症，又有器官功能的恶化，我们会立即置管引流；抗生素治疗如果有效，引流会延迟到第3~4周，内镜清创一般在4周后。究竟是早引流还是迟引流，一是要不断地再探索，二是要针对病人的情况个体化考量。

到底是经胃还是经皮，需要根据脓肿和坏死的位置来选择。如果内科没有办法就需要外科来解决，所以外科永远是我们坚强的后盾。我们开展了一项经皮内镜清创的前瞻性研究，主要是比较经皮内镜清创和外科清创的疗效，总体来说经皮的死亡率和并发症率均较低，肠粘连和肠漏发生率较手术清创低，术后新发的器官衰竭也较少，ICU住院的天数也比手术清创少。经胃内镜清创和手术相比结果也是一样，经胃内镜清创的初始成功率较高，因为它对病人的创伤打击小，在内镜室麻醉下就可以做，胰漏和肠漏的发生率很低，但外科手术的肠漏和胰漏发生率是比较高的。此外，经胃内镜的住院时间也短。如果大家要问经皮和经胃内镜哪个更好，我们的体会是经胃内镜引流的效果更好。第一，它的通道比经皮更好，病人带管的时间少，因为可以带着金属支架直接回去，而经皮的要连一根管子，需要家属去冲管，比较麻烦。

下面我们分享一个联合经皮经胃内镜清创的病例。女性，进食油腻食物后发病。就诊时一般情况尚可，淀粉酶和血脂增高，胆总管下端结石可疑，故诊断为中度重症胆源性胰腺炎，APACHE－II评分只有7分。因考虑胆总管下端有结石，故胆道组和胰腺组会诊后，认为需解除胆管梗阻以防病情加重。入院第2天，行内镜下逆行胰胆管造影术（ERCP）取石，放置胰管和胆管支架。但病人在ERCP当天下午出现呼吸困难，马上行气管插管，后又出现急性肾功能不全，进行血液净化，这时诊断为重症胰腺炎。病人情况急转直下，高热，血培养出粪球菌，CT也发现胰腺坏死，使用万古霉素和头孢菌素，因为考虑到有一个经皮的操作，病人3~4周出现感染性休克和急性肾衰竭。一般来说，这样的病人容易找医生麻烦，但好在这个病人对我们充分信任，所以我们给她做了穿刺及引流，经皮窦道内镜清创4次，把胰尾部的坏死全部清创干净。但病人一直有中度发热，说明在胰头还有少量坏死，经皮清创途径太长，整个内镜进去都无法到达那个位置，所以我们重新又做了一个经胃的金属支架置入进行清创，胰头部的坏死也得到有效处理，清创后体温逐渐恢复正常，引流管拔出后出院。出院后随访至今，现已完全恢复。所以，病人的信任是治疗成功的保障，我们要怀着同情心、爱心和理解心去对待病人，赢得他们的信任。上述是一个典型的整合医学治疗病例，其中也包括了心理治疗。

综上，胰腺炎的治疗从过去学科的争论，到多学科的治疗，未来必将走向整合医学。胰腺感染坏死后期的并发症，尤其需要大家协同作战。重视早期的治疗非常关键，内镜清创是我们手上一个有利的武器。过去的胰腺ICU，现在成了消化科ICU，但80%还是胰腺疾病的病人。这么多病人，这么多重病人，治疗起来十分棘手，单因素的考虑难以解决全局难题，说不定会越搞越糟，怎么办？我们相信未来的胰腺炎治疗一定会赢在整合。

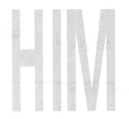

用整合医学方法思考胃癌的研究

◎王　新

作为消化内科医生，对胃癌并不陌生。我们做胃镜的主要目标是希望能够发现胃癌，特别是早期胃癌。中国医学科学院肿瘤医院在《临床医师癌症杂志》上发表了他们的一项研究结果，显示近10年中国胃癌的发病率基本保持在相对平稳的水平，总体排在第2位，在女性中胃癌的发病率排在第4位；不论男性还是女性，胃癌的发病和死亡都排在前5位，且10年内没有明显的变化。我不禁要问，这10年我们的医学工作者没有做任何工作吗？20世纪50年代至今，日本的胃癌死亡率呈明显下降趋势，美国和英国也是如此，是什么原因导致他们胃癌的死亡率大幅度下降，而中国最近的10年甚至20年死亡率没有明显改变，是我们国家的投入少还是我们的医生努力不够？

我认为早期预防是非常重要的。在胃癌发生之前，我们有没有办法预防胃癌的发生呢？这就是一级预防，主要包括外因和内因两方面。在外因方面与胃癌发生有关的主要因素是幽门螺杆菌（Hp）感染。在中国开展过一项大规模的在胃癌高发区根除Hp的研究，结果发现根除Hp可以在这一人群中显著降低胃癌的发生率，显著降低了近40%发生胃癌的风险；在另一项随机对照干预研究中，根除Hp也可降低胃癌的发生风险。因此，根除Hp是目前防治胃癌的主要手段，特别是在东南亚国家。

饮食因素、环境因素等也与胃癌发生有关，但有一些因素无法改变。日本人的胃癌发生率很高，如果移民到美国，第一代移民的胃癌发生率和在日本是一样的，但第二代移民的胃癌发生率就会大幅度下降，到第三代、第四代时，胃癌发生率和美国本土居民相当，这说明环境因素至关重要。但目前我们很难通过改变环境因素来降低胃癌的发生率。

胃癌的发生与遗传因素有什么关系呢？女性、青年的皮革胃、Borrman Ⅳ型的胃癌，常发生在 *CDH* 基因突变的病人，这种遗传性胃癌是一种染色体缺陷的遗传性疾病。这类病人如果生存到 80 岁，将近 70% 的男性、80% 的女性会得胃癌。因此对这类人群，即使没有发现胃癌，在 18～40 岁可以做预防性的胃切除，而在 18 岁以前要密切随访。林奇综合征是最常见的一种遗传性结肠直肠癌综合征，占结肠直肠癌的约 5%，其相关遗传因素在胃癌的发生中，也具有风险；还有青少年息肉综合征（JPS）和黑斑息肉综合征（PJS），这些疾病涉及的遗传因素不仅在结肠癌中，而且在胃癌的发生中也具有风险性。

早期胃癌在 1～2mm 时能被发现吗？大家都希望通过血清标志物来发现早期胃癌，但实际上临床发现早期胃癌主要是靠内镜，胃癌的血清标志物多发现的是 II 期或 III 期，甚至是 IV 期的中晚期胃癌，影像学能够筛查到的也多属于中晚期胃癌。为什么越早发现越好？因为病人的 5 年生存率是不一样的，早期胃癌 90% 是可以治愈性的，但在 II 期或 III 期时，5 年的治愈率大幅度降低，到了 IV 期基本上不可治愈，因此我们要早期发现胃癌。

国内一些技术水平和意识相对靠前的医院，例如长海医院、西京医院等对胃癌的早期发现率也仅为 20%～30%，而在日本约为 60%～70%。光学内镜依然是目前主要的手段，电子染色可发现早期病变及微小病变。在取活检时要注意取样部位。比如，一个胃角的溃疡，活检报告是坏死组织，我们经常会认为这就是一个消化性溃疡，按溃疡治疗，病人拿着胃镜和病理报告单看遍了所有医院，过了半年或一年，还是有症状，再复查时胃镜发现是胃癌。怎么会这样？难道当时不是胃癌吗？这就是因为初始活检部位的问题，取活检的部位不准确，是导致病理报告不准的一个主要原因。在同样一块组织里面，可以有癌，也可以有萎缩，也可以有不典型增生。胃癌的异质性很强。发生胃癌的病人如果没有症状该怎么办？也就是说他们可能有早期癌，甚至 II 期、III 期的胃癌，但是没有临床表现，这部分病人要靠筛查。通过内镜检查，也有可能通过胃癌标志物发现，但是这些病人大多数属于中晚期胃癌，通过影像学检查也是这样。有非常多的肿瘤标志物与胃癌相关，包括血清标志物、胃癌组织相关的 miRNA 标志物、长链非编码 RNA 等。体液标志物，包括循环肿瘤细胞（CTC）及循环 DNA 等实际上都反映了体内的肿瘤负荷，肿瘤负荷越大，血清标志物水平越高。但是我们真正希望的是在非常早期时、肿瘤负荷非常小时，就能够在血清中检测出这些病变。2016 年发布了《亚太胃癌预防和治疗共识意见》。共识指出：①胃癌预防的有效方法是根除 Hp，根除 Hp 应在特定人群中进行，不宜在人群中全部进行；②内镜是检出早期胃癌的有效办法，监测重点是重度萎缩和发生肠化生的慢性胃炎病人；③血清学方法可能有益，即通过血清学标志物来检测可能有益；④早期胃癌的一线治疗是内镜，可施行内镜下黏膜切除术（EMR）和内镜黏膜下剥离术（ESD）治疗。以上关于胃癌的亚太共识非常重要。

如果发现了 I、II、III 期的胃癌，我们该怎么做？这涉及准确的评估分期、个体化治疗、手术治疗和围术期治疗。虽然这部分是由外科医生、肿瘤医生来做的，但实际上和消化内科息息相关。回顾一下胃癌的治疗发展历史：19世纪80年代，胃癌靠胃大部切除；20世纪60年代，氟尿嘧啶用于胃癌治疗；70年代开始联合化疗，即氟尿嘧啶加顺铂；到了80年代，开始应用内镜技术，如EMR、ESD；90年代，使用腹腔镜加标准化的化疗方案；2000年，出现了新的化疗药物和联合化疗。最近10年，分子靶向药物在胃癌治疗领域突飞猛进。胃癌的根治手术和胃癌的TNM分期密切相关，目前TNM分期依然是判断预后的一个主要指标，因为它可以反映发病时间的长短，以及将来出现复发的预后风险。IA期和IB期术后5年的生存率很高。但II、III期就明显降低，IV期的5年生存率基本低于10%。因此在详尽的分期后，不同的分期应选择不同的处理办法。如果是在早期，可行EMR、ESD治疗；II期和III期，需进行规范的D2根治手术，到了IV期只能做姑息性的综合治疗。

标准的D2根治手术，就是切除病变的部位和邻近部位的周围淋巴结，以及紧邻血管的第二站淋巴结，还有部分第三站淋巴结。手术的质量是影响II、III期病人预后生存的主要因素，因此胃癌的分期分得非常细。TNM分期，T是根据肿瘤浸润的深度，浸润黏膜及黏膜下是T1A、T1B，侵犯到固有肌层是T2，侵犯到浆膜下是T3，侵犯到浆膜外是T4。这些分期与病人的预后密切相关，如果是I期，10年生存率在90%以上；如果是II期，标准根治术后的10年生存率是70%；如果是IV期，10年的生存率基本接近0。

II、III期胃癌行标准的根治手术时，在术前和术后需进行辅助治疗。因为手术只能把肉眼可见的病变切除掉，还有残存的一些微小病灶，以及周围潜在的脱落种植的肿瘤细胞。胃癌的辅助治疗主要包括化疗和放疗，从20世纪60年代至今，经过大量的临床实践证明，在胃癌的围术期辅助治疗是有效的，可以显著降低胃癌病人术后的复发，延长病人的生存期。关于辅助治疗主要有五大临床试验，分别是：美国的INT0116试验，在胃癌术后行放疗和化疗；欧洲的试验，采用的是手术前后用3种药物的化疗；中国、日本、韩国分别采用的是ACT-GC方案、XELOX方案、替吉奥（S1），以及卡培他滨联合奥沙利铂。这些辅助治疗经大规模临床证实是有效的。胃癌II、III期的病人如果做了标准的D2根除手术，5年无疾病生存率是53%；如果做了辅助化疗，可以提高到68%，也就是相对提高了15个百分点。在东方国家，一个II期或III期胃癌病人，做了标准的D2根治手术后，5年生存率大约为63%，如果做了标准的辅助性放化疗或者化疗，则5年生存率将提高到78%，也提高了15个百分点。这五大临床试验奠定了目前胃癌术后辅助治疗的基础。

围术期的主要指南是，对于可切除的胃癌，亚洲治疗模式是标准的D2根治手术加辅助治疗。II、III期胃癌病人术后有一部分被治愈了，但依然有一部分病人复发，一旦复发就很难治愈，就并入IV期，对于这些病人要准确评估，实施个体化精准治疗。

一说到精准治疗，大家就想到广义的精准治疗。因为广义的精准治疗用得非常广泛，就像打靶的时候，从一环到十环这样越来越精准。外科是希望手术越来越精准，精准手术，精准外科。但是狭义的精准治疗是基于基因分型的，基于基因序列改变导致某些疾病的发生发展，通过这些基因序列的改变，我们能够预测预后，并针对性地治疗，这种治疗方法叫精准治疗。因此目前我们所说的精准治疗指的是基于基因分型的个体化分子靶向治疗。

过去晚期胃癌病人的中位生存时间约 3 个月，有了化疗后延长到半年。2009 年出现了分子靶向药物，使晚期胃癌的中位生存时间延长到 13.8 个月。目前针对胃癌的五大类化疗药物分别为氟尿嘧啶类、蒽环类、铂类、拓扑异构酶抑制剂和紫杉类。分子靶向药物主要有针对 Her-2 的赫赛汀，针对血管生成的阿帕替尼（酪氨酸激酶抑制剂），针对血管内皮细胞生长因子受体 2（VEGFR2）的单克隆抗体；还有嵌合抗原受体 T 细胞免疫疗法（CAR-T）等免疫治疗。以上治疗药物或方法均在胃癌领域迅速发展。关于胃癌的分型，从过去的 Borrman 大体分型，到组织学的分型，再到基于环境遗传等的分子分型等。2014 年《自然》杂志发表了胃癌的 4 种分子分型，虽然目前在临床上它们还不能指导治疗，但是通过这些分子分型，可以知道这些病人的预后，也为将来胃癌分子靶向治疗奠定了理论基础，并可能是进一步指导未来分子靶向治疗的依据。

胃癌的潜在驱动基因（蛋白）就是靶向治疗的主要靶点，比如 Her-2，它在胃癌中的阳性率约为 20%，赫赛汀主要是针对这个靶点。还有成纤维细胞生长因子受体、肝细胞生长因子受体，以及表皮生长因子受体（EGFR）、*RAS* 基因或蛋白等，这些虽然占比不多，但都可能是某一些胃癌病人的驱动基因或蛋白。因此这些分子靶点是目前研究的重点，很多分子靶向药物都是针对这类病人的。做法是首先做基因检测，找到突变的靶点，看看它是不是主要的驱动基因，如果是，用相应的分子靶点药物。在肺癌领域现在有八九种分子靶向药物，每一个突变发生，检测出来都有相应的分子靶向药物，从而大大延长了肺癌病人的生存时间。而对于胃癌，现在能用的只有 3 种分子靶向药物，还有 35% 的胃癌目前不知道其分子驱动机制是什么。这些分子信号通路是目前研究临床分子靶向药物的重点方向。

过去这么多年，针对晚期胃癌研发了很多化疗药物，但是化疗目前遇到了瓶颈，似乎很难再发现有价值的新化疗药物了。尽管分子靶向药物越来越多，但是很多分子靶向药物都是失败的，而目前真正在临床上使用的就是上述提到的几种。在二线用药时，可以使用针对胃癌的 VEGFR 的单克隆抗体，还有针对 VEGFR 下游胞内段的酪氨酸激酶受体的抗体，这是目前在临床上使用的分子靶向药物。

关于胃癌的分子靶向治疗，除了抗肿瘤增殖，还有抗血管生成。这两个是目前肿瘤生物学的主要特性。我们很关注肿瘤的增殖、转移，以及血管生成。现在更关注肿瘤的免疫抑制和免疫逃逸，因此现在免疫治疗是风起云涌，受关注度很高。是不是可以通过免疫方式治疗胃癌呢？肿瘤的免疫是通过肿瘤细胞死亡时或者它本身释放出一些抗原，这些抗原有两种作用，一方面是抑制机体免疫细胞的功能，另一方面是刺激机体产生抗体，实际上每个环节都会出现这两种力量。机体对肿瘤细胞的免疫包括肿瘤抗原的提呈，免疫启动活化，T 细胞迁移至肿瘤部位，进入肿瘤组织，识别肿瘤细胞，然后发生杀伤作用。肿瘤细胞往往起到抑制机体免疫的作用，如果能把机体的免疫细胞从肿瘤抑制作用中解放出来，才能真正达到抗肿瘤目的。

目前，肿瘤的免疫治疗有两大类：一是直接阻断肿瘤细胞的免疫抑制，解除肿瘤细胞对机体正常免疫系统的抑制；二是过继免疫，把肿瘤浸润淋巴细胞带到肿瘤里面，改造机体的免疫细胞，来识别和选择性杀伤肿瘤细胞。这种通过基因工程改造淋巴细胞、杀伤肿瘤细胞的治疗叫 CAR-T，目前临床已用于黑素瘤、肺癌的治疗中，我们消化病医院已开始尝试在胃癌中做临床试验。在樊代明院士的带领下，我院已做过 1 例，把 MG7 抗原嵌合到病人的 T 淋巴细胞，让它去特异性识别胃癌细胞，然后诱发机体的免疫反应，选择性杀伤胃癌细胞。我们在病人身上看到了临床效果，但是全身炎症反应很重，除了杀伤肿瘤，其他部位炎症反应也很重，最后导致病人依然不能够长期生存。一些国家也开展了这种试验，但是目前很难做到在解除了肿瘤的免疫抑制后，适度有效、控制性地杀伤肿瘤。

在急性淋巴细胞白血病病人中应用 CAR-T 获得过成功，过继的 T 细胞免疫治疗临床试验还在进行中。去年发表的文献提示，林奇综合征病人用 PD1 抑制剂治疗后效果非常好，有效率在 90% 以上。在林奇综合征胃癌病人中同样也有获益。目前大约有 12 ~ 14 项在胃癌中开展的免疫治疗相关临床试验。这些提示免疫治疗在胃癌治疗领域有非常广阔的前景。治疗胃癌的靶向药物，虽然目前仅有 3 种，但开展临床试验的有几十种。

未来晚期胃癌的个体化治疗是这样的：给病人取活检，做基因检测，找到它的驱动基因，找到驱动基因相应的抑制药物进行治疗。目标是延长病人的生存期，而并不是治愈。

预防是降低胃癌发病率和死亡率的最好策略，尽可能地发现早期胃癌是目前降低死亡率的最有效手段。规范治疗Ⅱ、Ⅲ期胃癌病人，提高治愈率，降低复发率，多学科诊疗；Ⅳ期胃癌病人综合运用各种手段，包括基于分子分型的靶向治疗，延长病人的生存期。上述是从发生发展的纵向来看的，横向上，我们可以通过多学科的努力治疗胃癌。因此，胃癌的治疗靠整合，整合才能全面发挥作用，全局发挥作用，只有整合才能实现精准，胃癌的精准治疗是整合治疗的一部分。

消化内镜诊疗中的整合医学思考

◎郭学刚

在消化内镜学中如何形成整合医学意识，需要大家共同探讨。我觉得消化内镜医生每天的工作，可以用一副对联来形容，上联"上捅捅下捅捅，百转千回搜肠刮肚遇病去病"，下联"左瞅瞅右瞅瞅，一来二往走胰寻胆石落天惊"，但是要做好这些还必须有横批"眼明手快"。

首先，我们要探讨消化内镜的微创整合意识。随着科技的快速发展，消化内镜设备也由原来的硬式内镜、半可曲式内镜、纤维内镜，发展到现在的电子内镜，结合互联网实现了内镜视频同步转播，同时又出现了胶囊内镜、小肠镜、超声内镜、共聚焦内镜等新式内镜系统。胃肠道可以说是人类腹部最大的脏器，现代消化内镜已经基本消灭了盲区，实现了全胃肠道检查和治疗，甚至可以通过超声内镜、内镜下逆行性胰胆管造影（ERCP）技术等对胃肠道邻近器官进行诊断和微创治疗。进入 21 世纪，医学迈入了微创治疗时代，最具代表性的就是内镜微创技术，应用最广泛的当属消化内镜了。说到微创，著名的外科专家黄志强院士曾经提到，伟大的手术切口标志着伟大的外科医生这个时代已经过去。20 世纪 70 年代消化内镜诊断和治疗的介入，掀起了持续的胆道外科微创化的浪潮。随着现代影像学科技的发展，有的内镜外科技术已成为治疗上的金标准，并继续向相关领域推进。黄院士说，不管你愿意不愿意，时代正在改变，外科不再以切除几斤重的肿瘤而论英雄，外科正从"立马横枪"到"无孔不入"的时代。消化内镜的目的应该是诊断加治疗，终极目标是让"病人"获益，而不是让"器官"获益。我觉得这句话就体现了内镜微创诊疗的整合医学观，内镜做得再好如果病人没有获益，还不如不做。我们不提倡做内镜匠人，而应该做内镜医生，匠人是对"物"，医生是对"人"，医生治疗病人时，可以把微创技术做到"独具匠心"，但不是为了美观，而是让病人获益，这就要求内镜医生要有整合医学的意识。

其次，是内镜诊断的整合医学意识。我们所面对的"病人"，中心在"人"，医生的职责是解除或减轻痛苦，而不是制造痛苦。著名的特鲁多铭文说："有时是治愈，常常是帮助，总是去安慰。"但内镜医生不得不面对的现实是，内镜操作是在制造痛苦。因此，我们希望在操作中能减轻病人的痛苦，所以提倡无痛苦内镜，一方面是病人的舒适性，而更重要的是消除病人对二次检查的恐惧感。因为所有的病人都将面临着第二次、第三次，乃至多次的内镜操作。事实上现在的无痛苦内镜（麻醉内镜）风险已经非常低了，这样才能体现整合医学意识。在诊断中，我们发现一个早癌，可能拯救一个家庭，而不仅仅是针对一个器官发现了问题。如果漏诊了一个早癌，就可能毁掉一个家庭。我国的早癌手术率仅为 5% ~ 18%，有报道 3000 多例病人复查胃镜时又发现了 32 例胃癌；另外有一个报道，在 5000 多例胃癌中，有 169 例曾经进行过胃镜检查而漏诊了。肠镜的情况也一样，因为肠道准备差而再次检查时，发现漏诊率高达 34%，而其中 54% 属于高风险状态；另有报道 200 例因为肠道准备差而重复检查的病人，发现 198 例中有 83 个病变为新发现的病变，第一次检查时漏掉了。这就要求内镜医生提高消化道早期病变的发现率。但如何提高早癌检出率呢？举例说明，有个病人在第一次内镜检查时就发现了胃内早癌；第二次做内镜切除进行范围确定时，旁边又发现了一个病变也是早癌；第三次准备内镜同时切掉两个病变时，再次详细检查，在不同部位又发现一个病变，病检证实也是早癌。因此，作为内镜医生提高早癌发现率的对策，归根到底就是要有一颗发现早癌的心。比如有的病人检查前准备很好，视野很干净，似乎未发现异常，但经过充分的注气展开黏膜皱襞后，还是发现了隐藏的早期病变，所以说内镜诊断准确的基础是"思想意识＋清洁的视野"。2015 年我们做了文献荟萃分析，结论是"提高肠道检查效果，强化对病人的宣教和肠道准备方法同样重要"，提示病人是可以宣教的。我们的另一篇研究论文也证实了这一点，门诊正常预约肠镜检查的病人，虽然预约时已明确告知病人肠道准备的方法，但检查前一天进行电话宣教组，肠道清洁率明显高于对照组。后期再改为微信推送宣教，同样取得明显的效果。该研究不久前发表在著名消化病杂志《肠病学》（*Gut*）上。上述看似简单的临床研究，却都分别发表了高水平的 SCI 文章，说明国际上也很重视对病人的宣教，这非常符合整合医学的理念。

再次，内镜微创治疗的整合医学意识。我的周末生活基本都在天上"飞"，其实就是为了 ERCP 这点儿"P"事儿，就是走遍全国进行 ERCP 规范化操作的带教，甚至包括带教中国台湾医生、日本医生等，也是每天满身的汗水，来宣教内镜微创治疗胆胰疾病的规范化操作理念。ERCP 经口腔送入十二指肠镜到达十二指肠，找到胆胰管的共同开口——十二指肠乳头，对胆胰系统疾病进行微创治疗。我们不仅仅是取胆管结石，还有其他许多应用。例如，一个孩子长了巨大的胰腺囊肿，如果采用外科手术，术后身上要插很多管子，痛苦不堪，如入住 ICU 病房则花费巨大。我们内镜医生就是用十二指肠镜找到胰管开口，插管后把导丝送入胰腺囊肿，再沿导丝送入经鼻引流管引流出囊液，这个小朋友没有进 ICU，囊肿消失后拔掉引流管即可，免除了外科开腹手术。还有另一个小病人，胰腺炎后胰腺囊肿破裂形成胰源性腹水，外科开腹手术都找不到漏口，修复不了，而我们经过 ERCP 胰管置入一个小小的塑料支架，腹水消失了，痊愈了。这就是内镜微创治疗的巨大价值所在。但微创治疗的同时，我们必须要有整合医学意识。比如有个怀有双胞胎的孕妇胆管炎发作，外科开腹手术风险很大，而 ERCP 又需要在 X 线下操作，对孩子不利。我们不能只考虑治疗胆管炎，大人、孩子都要考虑，于是，我们利用丰富的经验、非透视下盲法选择性插管成功，置入胆管塑料支架解除了胆管梗阻，同时救了 3 条命，这就充分体现了微创治疗的整合医学意识。还有一个 3 岁小朋友胆管结石，外科手术困难，而且可能会影响一生，但目前全世界只有成人用的镜子和配件，我们又在丰富的经验基础上成功进行了 ERCP 取出结石。这就是微创的力量，但我们所面对的不仅仅是器官，而是一个个鲜活又各不相同的生命。不同的个体、不同的解剖结构、不同的病情，大人和小孩不一样、孕妇和普通人不一样，即便双胞胎也有很多不一样，所以必须要有整合医学意识。2016 年我们在西安市儿童医院成功举办了全国（乃至世界）首届儿童消化内镜会议，主题是"大手拉小手，一起往前走"，利用成人的内镜微创技术，救助儿童病人。开幕式上我们每个人牵着一个小朋友的手，在泥板上按上一大、一小两个手印，预示着我们要给儿童的健康成长、为我们的未来助力。但在儿童中要做很多成人的操作，难度加大，很多根本做不成。做内镜微创我们必须有清醒的认识，ERCP 对消化内镜医生来讲，是一个成就感最强、回报率最高的技术，但同时也是最危险的一项技术，而且在 ERCP 术中获益越少的病人并发症越严重，因此，这就需要我们要有整合医学的理念和意识，我们所面对的是"人"，而不是"物"。

最近我写了两篇文章，分别是《对中国 ERCP 的再认识》和《不容忽视的围手术期全程管理》，实际上说的就是整合医学意识。貌似简单的 ERCP，其实操作技术很难，培训年轻医生更难，单单进镜方法就很难，甚至镜子还没送到十二指肠乳头部位，就出现了肠穿孔。几乎每个开展 ERCP 的医院都发生过 ERCP 相关的医疗纠纷，主要原因就是并发症高发和风险意识不足。所以 ERCP 不仅仅是一项技术，更是一门学问，ERCP 的围术期全程管理更重要，包括术前准备、术中抉择、术后处理、并发症防治等。其中术前准备尤为重要，包括术前谈话，病人的知情同意，风险责任转移，术前阅片、讨论、药品和器械准备等。术前讨论中一定要问几个问题：做不做，为什么做？做什么，怎么做？可不可以不做？操作难点是什么？可能出现的并发症和预防措施有哪些？这些都要考虑到，权衡利弊，哪一条没有考虑到常常就在那上面出问题，有时是出人命关天的大问题，全面考虑就是整合医学。我们把刚才讲的 5 个问题总结为"5W"，为什么做、何时做、由谁来做，怎么做等都应该事先有预案；术中的操作技巧，也包括手把手的教学，我们把手把手发展成为口把手，通过对讲机，让年轻医生领会上级医生的指令，通过思考来执行操作。

举一个简单的病例：有一个病人，外院 B 超、CT、磁共振胰胆管造影（MRCP）都提示胆总管结石，做 ERCP 失败后转来我院。我们 CT 阅片发现，结石位于胰腺体尾部，而体尾部的结石大多是胰管结石；MRCP 又明确显示是胆管结石，怎么解释呢？经过反复阅片讨论，最后判定为典型的十二指肠乳头异位，也就是说正常应该长在十二指肠降段的十二指肠乳头，该病人却异位长在了十二指肠水平段的远端，是十二指肠镜只能远观却不能送达的部位，所以外院 ERCP 操作失败也就不难理解了。明确失败原因后，我们设计了十二指肠镜远观下进行针刀远剖、送入球囊取石的方案，术中顺利完成治疗，取出结石，这个病人就是在整合医学的理念下做了充分的准备而获益的。

同样，操作技巧性极高的 ERCP 医生培训也需要有整合医学意识，不能单纯培训操作技术。我在走遍全国进行 ERCP 带教中反思，内镜治疗的误区是简单安全，实际上它不简单也不安全，只能说是快速微创。内镜会议的操作演示，也往往只展示成功的一面，同时学员基本上不会阅片，包括我们举办的全国首届台湾医生的 ERCP 培训班，发现他们也同样存在不会阅片的问题，而 ERCP 又恰恰是需要在影像引导下完成的微创手术，这就要求我们术前能够读懂，并在脑海中勾画出疾病的解剖轮廓，才能很好地完成操作。ERCP 的并发症往往很严重甚至是致命的，但家属没有承受风险的意识，而医生也认为简单，所以医疗纠纷频发，关键还是 ERCP 围术期的综合思维，也就是整合医学意识。我们西京消化病医院对 ERCP 医生的培训周期是 1 年而不是几个月，包括了 ERCP 围术期全程管理的培训。在技术培训上，需要给学员提供多长时间进行尝试性插管，国际上没有报道。我们提出设想进行研究，结果表明，给学员 5 分钟和 10 分钟选择性插管的成功率、学员自我满意度和老师的评价明显不一样，但是病人的并发症并没有增加。就这么一个小小的研究，被国际最高水平的内镜杂志《内镜》收录发表，并被评价为"本研究开启了 ERCP 培训标准化研究的序幕"，现已成为国际上 ERCP 培训的重要参考。

我们对培训返回的学员做了调研，并发表了文章，结果发现，影响学员培训返回后能否顺利开展 ERCP 最主要的影响因素是：医院、科室领导的重视，个人操作能力，以及病源的数量，人们印象中的外科竞争影响并不大。有一个新疆的学员特别喜欢 ERCP，来我们中心学了 3 次，每次 1 年，但回去一个病人都没有，根本无法开展。另外，我们对培训后的学员，也建立谷歌眼镜、QQ 群、微信群等讨论交流平台，现在更增加了网络医院。为促进国内同行有效阅读，我们团队共同努力挤出业余时间翻译出版了美国最新的 ERCP 参考书，5 年后美国再版，我们也跟进翻译再版，深受广大同行欢迎，国内 ERCP 同行基本人手一册。

经过近年来的努力和付出，我们西京消化病医院内镜团队也得到了锻炼成长。微信中流传的"2014 年中国消化好声音"，SCI 发表的高水平临床研究全国只有 4 篇，我们都在其中。2015 年美国全美消化学术周（DDW）上传出的"中国内镜专家风云榜"只推出了 3 个团队，就包括我们团队。2016 年更是可喜的一年，我们就是对一个小问题进行了临床研究，却难以置信地在国际顶尖临床医学杂志《柳叶刀》中发表了大文章《ERCP 术前常规应用吲哚美辛栓预防 ERCP 术后胰腺炎的多中心、单盲、随机对照研究》。ERCP 术后最常见的并发症就是术后胰腺炎，如何能预防、降低术后胰腺炎的发生率对众多病人来讲是个大问题。对此我们进行了前瞻性、多中心的临床研究，结论是一粒五毛钱的术前用药，就可以把花费几千、几万，甚至几十万的 ERCP 术后胰腺炎的发病率降低 50% 以上，应该说是给全世界 ERCP 的病人带来了福音。这篇文章目前是全国消化届影响因子最高的文章。有国际友人感慨：能把自己的研究成果，发表在世界临床医学排名第二的、有近 200 年历史的英国老牌杂志《柳叶刀》上，是世界顶级医学研究人员的梦想。这个梦想被我们实现了，而且这篇文章又恰好是在我生日那天在线发表的，真是我一生中最好的生日礼物。

最近樊代明院士发明了一个英文单词，叫 Endoscopology。他说消化病学叫 Gastroenterology，肝病学叫 Hepatology，为什么从事内镜的就叫 Endoscopy，其含意是匠人，Endoscopology 可称内镜学，那是一套学问，虽然英文原来没这个词，樊院士说大家一叫不就有了吗？现在国外也在用这个词了。要称内镜学就得用整合医学思维。

再美好的明天都一定是从今天开始。樊院士告诫我和我们团队一句话，即"人生路上，要想走得快你自己走；但要想走得远，必须团队一块儿走"，也叫独走快、众行远。这就是我们西京消化病医院的 ERCP 团队，这就是我们天天崇尚并实践的整合医学。有人说，整合医学难以落地，实践困难，其实她就在你身边，是否为她所爱就看她是否在你脑中、眼中、心中和手中。

消化病介入治疗中的整合医学思考

◎韩国宏

本文主要探讨消化疾病介入治疗的整合医学研究，这也是我的团队这些年来一直在做的事情。

在日常工作中，包括临床实践和临床研究，都要贯穿整合医学意识，即怎样整体地开展临床实践，怎样整体地推进科学研究，怎样整体地促进病人痊愈和康复。我们这些年做了一些工作，发表了60多篇SCI文章。参加了一系列国际多中心整合医学临床研究，并通过这一平台向国外同行学习。同时，我们自己也启动了十几项随机对照整合医学研究，或者是前瞻性、观察性研究。我们有意识地加强国际交流和合作，因为我们中国的医生诊治了全球最多的病人，我们应该把我们的数据展示给国际同行。

在我所从事的专业领域，在国际上有一支非常优秀的研究团队，来自西班牙巴塞罗那。他们发表了数百篇研究，2010年发表了肝硬化急性静脉曲张出血治疗的随机对照研究，只用了63例病人，却可以发表一个新的多中心研究。2009年至今，我们和他们团队经常交流，并选送博士生去他们那里共同开展医学研究。在那里，我们可以直接和起草国际指南、制订国际指南的知名教授交流。通过多层次的交流，不断提升自己的工作水平。2011年，我们发表了目前国际上治疗肝硬化门脉血栓最大规模试验的整合医学研究结果，该研究是对我们过去10年用先进技术治疗肝硬化门脉血栓的全面总结。国际上曾把肝硬化门脉血栓视为我们所用技术的相对禁忌证，但研究结果发现我们的技术对肝硬化门脉血栓、对有再生和有选择的病人是可行的，有效且安全。我们不仅做过回顾性的研究，还做了前瞻性研究，由此发表了一篇重要文章。目前全世界大样本治疗肝硬化门脉血栓的研究一共有4篇文章，其中2篇来自我们团队。

我们的另一个研究方向是布加综合征。虽然布加综合征和肝炎后肝硬化相比是一种少见病，但临床上经常会把布加综合征误诊为肝硬化，特别需要注意鉴别。布加综合征的国际指南建议先抗凝，抗凝无效再做开通（球囊扩张），开通无效就做经颈内静脉肝内门体分流术（TIPS），TIPS 无效再做肝移植。但临床上大部分病人都在接受 TIPS 治疗。我们团队的主要工作是做 TIPS，但我们经常思考病人是否真的需要做 TIPS。正是基于这样的临床问题，我们根据过去 11 年 TIPS 的治疗结果，提出了不同的观点，并于 2013 年发表。这也是迄今为止中国医生发表的关于布加综合征影响力最高的文章，也是目前国际上关于布加综合征开通治疗样本量最大的研究。研究结果告诉我们中国的布加综合征使用开通治疗一样可以得到很好的效果。

布加综合征的病因至今不明，病人通常来自经济状况比较差的家庭。我们研究过自己中心的 160 例布加综合征，对其病因进行了探讨，研究结果发表在《血栓和止血》杂志上。前面说过，布加综合征的治疗策略是先抗凝，抗凝之后再开通，再之后就是 TIPS 和肝移植。抗凝法国际上引用的多是印度的研究，而开通治疗引用的便是我们团队的文章。大部分病人开通治疗可以解决问题，少部分病人开通治疗解决不了，还需要用 TIPS。布加综合征阶梯式的治疗策略，其实给我们传递的还是一个整合的信息。就是说，这些病人虽然是同一个病，但治疗方法可能有所不同，应根据不同阶段进行选择。

近年来，布加综合征的治疗取得了长足进步，主要得益于影像诊断和介入技术，以及移植技术。以 2 年为界，用内科抗凝治疗，2 年生存率达到 40%，如果做 TIPS 可增加 30%~70%，如果做肝移植再增加 10%。2 年内 18% 的病人死亡。如果长期观察会得到什么样的结果，观察 5 年的结果又是什么？我们用整合观念去指导临床实践，在不同的情况下选择不同的治疗方法。我们关于布加综合征治疗的研究结果被 2016 年 1 月发表的《欧洲肝脏血管病指南》所引用，在引用的 219 篇文章中，有 2 篇是中国学者的，且都是我们团队的，一篇是布加综合征的文章，另一篇是 TIPS 治疗的文章。此外，我们的研究也被欧洲肝病学会和美国肝病学会联合发表的关于肝性脑病的指南所引用。

我们团队积极参加国际多中心的临床试验研究。近些年，我们一共参加了十几项临床研究，其中，一半以上的项目我们入组的病人数量在国内都是第一。在我们参加的一项肝癌治疗的随机对照研究中，全球入组 307 例，中国入组 46 例，而我们西京团队入组 25 例，也就说中国的入组病人一半以上在我们这里。参加这些研究我们是在拜师学艺、锻炼队伍。做这种国际的大样本随机对照研究，不但设计要好，更考验执行得怎么样。我们另外一项关于肝癌靶向药物治疗的研究成果于 2014 年发表，入组病人是全球最多的。

除了参加国际多中心的整合医学研究，还应积极开展自己的临床整合医学研究，启动自己的临床试验项目。我们启动了一系列 TIPS 治疗肝硬化门脉高压的研究，设计这些研究的目标只有一个，针对目前指南或共识中推荐的治疗，看它们存在什么问题和缺陷，需要通过什么样的设计进行改进。我们用整合的意识、整合的观念牵头与更多同行一起来做多中心的研究。例如，我们联合了 8 家中心，开展了晚期肝癌治疗的回顾性多中心研究，研究结果于 2013 年发表。另外，2016 年我们又牵头联合全国的 12 家中心，做了一项回顾性倾向指数分析的多中心研究。

其实，从回顾性研究中得到的证据不够强，不够有说服力，我们需要用前瞻性随机对照研究去指导临床实践，因此，我们又设计了索拉非尼治疗晚期肝癌的前瞻性随机对照研究。

最后，要精心打造临床研究的平台，培育临床研究的队伍。中国临床研究已经到了转折点，这是国家卫生计生委原科技司司长王辰院士发表的述评，他特别提到中国要从指南的输入国成为指南的输出国。樊代明院士讲过，我们临床指南约 96% 的数据来自国外。我们这么一个泱泱大国，拥有这么多的病人，但我们少有自己治疗的结果。我们需要整合在一起，借助国家临床研究平台做出自己的数据来。要完成这一系列高水平的临床研究，我们需要用整合医学的观念培养临床队伍、研究队伍和随访队伍，把团队打造成一个既能做临床实践，又能做临床研究的队伍。

我们从回顾性研究向前瞻性研究发展，再从单中心前瞻随机对照研究向多中心前瞻随机对照研究过渡。我们先学走，学会走再去跑，一步一个脚印，循序渐进提升临床研究的能力。前面说的巴塞罗那团队来自巴塞罗那临床医院，他们在做什么临床研究呢? 他们在肝硬化并发肝肾综合征、肝癌的索拉非尼治疗、TIPS 治疗肝硬化食管胃底静脉曲张出血、丙型肝炎等病毒性感染以及肝移植等方面都做出了影响国际指南的结果，可以说是群星璀璨。我们中国医生拥有这么多的病人，现在国家又重视临床研究，搭建了临床研究的平台，所以我们一定能做出更好、更多的成绩。我们认为临床研究不是无所作为，而是大有可为。我们要开拓思路、勇于创新、出奇制胜，我们需要循序渐进、持之以恒，这就是我们整合医学意识的最好体现。

肠微生态移植中的整合医学思考

◎张发明

在国家消化系统疾病临床医学研究中心的框架之下，作为成员单位，我们在肠病领域和兄弟单位一起做了一些工作。本文主要介绍两个方面：一是我们和大家一起做的整合研究工作，包括研究和推广。二是将来如何做更多更深入的整合医学研究。

关于粪菌移植的方法和临床流程。2012 年我在美国时，看到他们做粪菌移植，心想，如果全世界都这样做下去，我们最终将要"做死"这个技术，也就是做不下去的。我们必须解决很多难题，要把方法学建好，让医生和病人都受益才行。后来我们经过研究，把相应的技术及疗效提高了，研究结果发表在《胃肠病学与肝病学杂志》上。该文的审稿专家认为，我们报道的是一种新的实验室方法，应该支持发表。

在粪菌移植的应用上，仅仅是我们自己医院能做好还不够，必须要解决技术体系的问题，让更多的医院可以开展。我想有两个方面：一是让机器去代替人完成大家不愿意去做的事情，于是我们开发了世界上第一套全智能化系统（GenFMTer），将我们需要的健康粪便放在采集桶里，按一下触摸屏按钮就可以做出来供使用。但只是做到这样还不够，我们要做得更好。因此，第二个方面就是要实现 GMP 级别的实验室操作，因此我们又建立了全世界第一个粪菌移植 GMP 实验室。将来，我们在南京医科大学附属逸夫医院将会做到更高的水准。目前是希望在良好的硬件和环境平台支持下实现"效率高、量可控、质可靠"的目标，只有这样，我们才能做到由一个中心或者多个中心为全国所有医院的病人提供服务。

在提供了优质的技术服务后，我们还需要研究治疗策略。最初我们发现有一些激素依赖的炎症性肠病病人疗效不好，使用第一次后没有效果，第二次也失败，难道真的没有用吗？当时我们也这么认为，但是接下来，当我们不得不重新使用激素，并按部就班撤退激素时才发现，原来不能撤退激素的病人现在能成功撤退了。于是，我们提出粪菌移植升阶治疗策略，这就是"1＋1＋1＞3"的效果，我们把这项前瞻性研究结果发表在《转化医学杂志》后，《肠道微生物》杂志的主编特别邀请我，问我能不能把这个治疗策略在他们杂志上再阐述一遍，我当然很开心，阐述的时候就特别强调这是一个整合治疗学概念，用机械论是无法解释的。

我们发表粪菌移植升阶治疗策略后不久，日本学者用这样的理念解决了溃疡性结肠炎儿童病人治疗的难题，同时他们在《血液》杂志上发表了升阶策略用于治疗干细胞移植病人存在的激素依赖或激素抵抗的急性移植物抗宿主反应。

在治疗上，给入途径也很重要，除了常规途径外，我们还需要有新的探索，因为传统的途径存在种种局限性。最终，我们提供了更好的解决办法，发明了一种新的操作技术和器械——TET（Transendoscopic Enteral Tubing），解决了重复给药和多次粪菌移植治疗的问题。将 TET 沿着内镜植入，然后固定在回盲部或者升结肠，远端贴在臀部，病人满意度为 98％，大家不要以为肛门塞一个东西就不舒服，我们最长的时间保留了 28 天，一般 7～14 天没有问题，小孩子可以边看 iPad 边接受粪菌移植治疗，没有任何痛苦，这对儿童非常重要。

临床上传统用内镜放置鼻空肠管，放进去后，镜子退出，管子会跟着出来，而且放完后还不放心管子是不是还在空肠，一般需要 X 线透视再确认一下，有的还要在鼻和口腔进行一次交换，非常麻烦。我们必须解决这些问题，即实现一次性植入，确保管子不移位，而且不用经过鼻和口腔的转换，不需要 X 线验证管子是否在十二指肠－空肠交界段。TET 成功解决了这个问题，我们就此已经在多个学术会议上进行了演示。这样的植管方法解决了肠内营养和多次粪菌移植途径问题。

如何能让更多的病人从粪菌移植治疗中获益？我们和樊代明院士、吴开春院长、聂勇战主任等共同发起建立了中华粪菌库 FmtBank。中华粪菌库有两个目标：一是在指南层面，实施中华粪菌库紧急救援计划，属于非营利性，遵循原则是公益、规范、应急、共享；二是在临床研究层面，即用于开展临床研究。

关于紧急救援计划的情况，在 www.fmtbank.org 网站上可以看到。2015 年至今，全国已经治疗了近百人。粪菌移植未能救治更多的人，最大的问题在于绝大多数人不知道粪菌移植，不相信粪菌移植，不能做粪菌移植，甚至有的医院伦理审核都通不过。这样下去，在传统的治疗方案下，病人能不支出高昂的医疗费，能不承受身体的痛苦，甚至付出生命代价吗？我觉得这是我们共同的责任，我们需要把相应的知识理念更好地在医疗和医疗之外的群体中普及。

在研究层面，吴开春院长开展了粪菌移植治疗溃疡性结肠炎的随机对照多中心研究。在国家生物样本库平台下，希望更好地将其理解成生物样本进行管理和利用。

由于涉及伦理和法律问题，因此我们也做了相应的工作。比如，厦门大学的马永慧博士是英国伦理学专业毕业的高才生，她和我及其他研究者将共同在《美国生命伦理学》杂志发表一篇粪菌移植的专题研究论文。这篇论文是中国研究者在全球生命伦理领域影响力最高的杂志发表的第一篇论文，在论文中，我们系统阐述了粪菌移植的伦理理论。在法律问题方面，有全国著名的医疗律师刘晔支持我们。

另外，就粪菌移植、肠道菌群相关的问题，包括代谢、脑病、肝病、皮肤病、免疫系统疾病等多方面的研究，我们需要非常有机地整合，无论是基础还是临床，是肠道还是肠外，都需要整体对待。

粪菌移植领域的其他研究也在进行，比如粪菌移植治疗肠道肿瘤放化疗合并感染等一系列肠道问题。无论是治疗便秘还是腹泻，不少病人的问题都很容易得到解决。粪菌移植治疗便秘效果好，肝病肠治、脑病肠治、心血管疾病肠道治疗效果也不错。粪菌移植确实为我们眼下很多难以处理的疾病提供了一种有效的治疗手段，值得我们深入研究。比如，我们最近刚刚发起一项随机对照研究，是治疗癫痫。我们之前报道过世界上第一例用粪菌治疗癫痫的病例。粪菌移植是一个广泛的研究领域，很多都非常值得研究，值得认真做好临床试验。

除了粪菌移植技术外，由于个人原因，我在痔疮领域也做了一些工作。本来我和其他消化科医生一样，不用去思考痔疮问题。但因为我父亲患有痔疮和直肠脱垂，为了父亲，我在这方面多琢磨了一些。我发明了透明帽辅助内镜下硬化术（CAES）及其专用器械用于痔疮的治疗，技术不难，值得向基层医院推广。就这一点，应该说我们需要思考更多的问题，比如将来处理痔疮时，消化科如何和肛肠外科整合好，让他们理解我们所能做的，让我们理解他们的劣势是什么，把各方面的资源及人际关系整合在一起，更好地为病人解决问题。

为了这项技术的推广，我们在宁夏、广东、四川等多个地方开展专项技术的培训班，在培训时也对粪菌移植，尤其是紧急救援计划同步推广，我们希望将最实用、最经济有效的技术推广下去，这也是国家消化疾病临床医学研究中心整个项目的宗旨所在。

我们每年都会举办一次全国性的整合肠病学（Holistic Integrative Enterology）会议，时间是每年5月份第一个星期的周末。我们每一届会议都开得非常成功，我们的会议不希望去讲指南，而是讲最新的进展，因此非常受关注。

总之，我们必须构建一个更完美的体系，依靠各方面资源整合和大家的共同努力，让新的技术更好地惠及病人。

消化道肿瘤研究设计中的整合医学思考

◎聂勇战

本文主要介绍西京消化病医院国家临床医学研究中心消化性肿瘤临床研究组的工作，使大家更好、更深入地理解整合医学的内涵。

我们的团队是由樊代明院士、吴开春院长经过 30 多年的努力逐渐形成的。2015 年，我们做了 4 个方面的工作：①建立了一个以消化道肿瘤诊断为主的临床验证平台；②建立了与肿瘤临床研究密切相关的消化道肿瘤 PDX 模型平台；③建立了国家临床医学研究中心生物样本库平台，并进行了标准化培训；④对明星分子 MG7 抗原作为胃癌预警标志物的前瞻性研究进行了可行性论证。

1. **以消化道肿瘤为主的临床验证平台**　主要由西京消化病医院牵头，与全国乃至国际上在肿瘤方面做得很好的几家单位合作建立平台，针对已有的消化道肿瘤标志物做临床验证工作。通过这项工作，以小范围多中心的研究，拿出符合国际标准的试剂盒验证数据，提交获得胃癌诊断的试剂盒。一个很成功的例子就是应用 MG7 和甲基化基因 RNF180 联合试剂盒去做联合诊断的临床试验，该试验已完成了注册检验报告，等待审批。此外，2016 年我们顺利成为"十三五"国家重点专项肿瘤标志物研究，尤其是消化道肿瘤标志物研究项目的牵头单位。

2. **PDX 模型平台**　近几年来，PDX 小鼠模型（即病人来源的肿瘤移植模型）在肿瘤研究中特别火热，成为解决临床问题和机制研究的理想的在体肿瘤模型。基于此，相关的化疗药物我们可以先在老鼠身上实验，选择一个相对比较得力的方案，再用于临床。这在原来不可想象，但近几年随着免疫缺陷小鼠建模日益成熟，病人的肿瘤组织移植给免疫缺陷小鼠的成功率提高到了 60%～80%。我们将纳入更多合作单位，作为 PDX 模型规模扩大研究单位。目前，肠癌一共成功建立了 14 例，成活率为 60%，胃癌建模成功数量达到 50 例。特别有趣的是不到 80 例中发生转移的有 12 例，从临床角度去观察，这是特别接近临床数据的工作。如果在裸鼠或者 SCID 鼠（重症联合免疫缺陷鼠）上做这些事情，转移的概率可能连 10% 都不到。从这个角度看 PDX 模型接近于病人人体。

3. 加强消化系统生物样本库建设　我们自己有一个大的生物样本库，总库量为 18 万份。同时为了方便研究，还在甘肃武威建立了一个子样本库。另外启动了延安子样本库的建设，我们曾在教师节期间对延安市教师免费进行了一次胃肠道肿瘤血清筛查工作，结果有待报告。样本库建设中要做好样本质量，一定要有道地的样本，为此我们今年举办了一次样本库手把手的培训班，有 40 多家网络单位参与了这次培训。

4. 完成了 MG7 作为胃癌预警标志物的前瞻性可行性论证　这项工作我们与北大肿瘤医院潘凯枫教授合作，在山东临朐现场从 6000 多例病人中筛选，从当初没有癌变并在 6~18 年进展为胃癌的 525 例病人中进行 MG7 抗原的染色，在癌前病变和重度肠化随访者中，OR 值（比值比）达到了 50 多倍，也就是说 MG7 抗原可以作为一种预警的标志物。如果我们能够把这个试剂盒推广给大家，在一些缺乏病理医生的医院，该试剂盒就可以用到临床上。

下一步首先是开展 MG7 筛查与大规模前瞻性研究。其次是对试剂盒进行验证。第三是扩大核心单位，把 PDX 做到 300 例，作为一种建议化疗和靶向药物的筛选方案。第四是增加 3~5 个临床中心样本库的网络单位。前两点是我们工作的重点。我们结合病理的 MG7 染色和传统 Hp 抗体检测，主要是通过病理和 MG7 的染色甄别胃癌的癌前病变，到底是癌还是不是癌，如果是一个高级别的瘤变甚至是癌，我们可以通过内镜黏膜下剥离术（ESD）或者其他微创方式做治疗。如果 MG7 是阴性，或者说病理上有改变，我们把这些病人分成两组，分出高危和低危，作为对比来分析 MG7 作为预警的一个前瞻性研究。试验的设计计划第一批纳入 50~60 家中心网络单位，每家单位 200~500 例，共 2 年，纳入 1.5 万人。这项工作的协调特别重要，大家既要当好红花，也要甘做绿叶。通过本试验可以验证 MG7 到底是不是一个很好的标志物，同时借这个机会，通过网络培训和交流可以促进网络医院消化医生和病理医生对癌前病变的早诊断、早治疗。由于这个项目可参与性比较强，也就是说我们可以此为契机，逐渐实现国家消化疾病临床医学研究中心 125 家医院的整体网络化建设、继续教育和远程会诊。当然参加这个试验的各个单位也有自己的益处，各医院可以在本研究基础上结合各自单位的特色拓展到其他研究。在成果分配方面，以最终贡献大小来决定，以签署协议来实现共赢。

消化内镜技术中的整合医学思考

◎潘阳林

在过去的一年中，我们开展了不少内镜方面的临床研究，这些研究往往是从个案到回顾性研究再到前瞻性研究的过程，其中的顶层设计特别需要整合医学思维。以下主要介绍两个比较成熟的整合医学研究。

第一项研究是关于内镜下逆行性胰胆管造影（ERCP）术前喷洒肾上腺素预防术后胰腺炎。目前公认的预防 ERCP 术后胰腺炎的方法有两种：一个是应用吲哚美辛栓剂，一个是放置胰管支架。关于两种方法联合使用的效果，有两项研究目前正在做，我们静待结果。其他还有一些可能预防胰腺炎的措施，比如持续大剂量应用生长抑素、大量水化和肾上腺素喷洒，我们的研究主要锁定在肾上腺素喷洒上。

先前我们在《柳叶刀》杂志上发表过一篇关于术前使用吲哚美辛预防 ERCP 术后胰腺炎的研究，术前使用吲哚美辛组 1300 例病人中约有 10% 因为止血使用了肾上腺素喷洒，术后胰腺炎发病率仅为 2.1%，而 90% 未接受喷洒的病人中胰腺炎发病率为 4%。因此问题很简单，即术前用吲哚美辛栓剂加上术后喷洒肾上腺素，能不能进一步降低术后胰腺炎发生率。方案可以做成双盲设计，肾上腺素和生理盐水是看不出来差别的，双盲设计可以提高研究质量。在胰腺炎定义和评估方面参考的标准和以前一样。将吲哚美辛和肾上腺素可能带来副作用的病人排除在外。之前的工作纳入了 2600 例病人，现在预计需要纳入 3300 例病人，所以单中心研究基本上不太可能完成，需要大家在一起合作开展整合医学研究，不仅速度快，且结果更真实可靠。

另外是一项单中心的研究结果，是我们和梁树辉教授一起合作的。前不久发表了关于欧洲消化内镜学会成员的调查结果，他们认为关于小肠镜检查有十几个问题将来需要重点关注和解决。虽然小肠已经不是盲区，但是实际上检查起来还是很困难，双气囊小肠镜的完整检查率约33%，单气囊小肠镜为12%左右，均不理想。我们之前是用注水代替注气，发现注水的方法优势很明显。我们在2013年报道了一则个案，是一例单气囊小肠镜经口做到了盲肠，这也是世界第一例。之后我们一直采用这一方法。2015年仁济医院发表了一项研究，发现使用二氧化碳的全小肠检查率为30%。以此为基础，我们在后来的随机对照研究中，入选了110例病人，两组各55例，试验组采用水交换，对照组注入二氧化碳。我们发现，水交换组有非常明显的优势，全小肠检查率可以达到60%左右。实际上，水交换组有一些病人可以直接完成单次的全小肠检查，但二氧化碳组无法完成。该论文2016年已发表在《美国胃肠病学杂志》上。水交换方法的缺陷是插进时间比传统注气方法稍微长一些，基本上约延长20分钟，但尚可以接受。

还有一个问题是水交换的方法能不能增加病变发现率，这一小样本研究并没有发现病变检出率的统计学差异。这是我们下一步想要开展的工作，需要通过多中心的整合医学研究来进一步探索。

消化病血管介入技术中的
整合医学思考

◎白　苇

　　本文是对西京消化病医院国家临床医学研究中心血管介入组 2015—2016 年开展的整合医学工作的总结。

一、门脉高压的整合医学临床研究工作

　　我们的门脉高压临床研究共纳入 10 余家协作中心，并分别在西安进行了经颈内静脉肝内门体分流术（TIPS）治疗肝硬化门脉高压并发症的研讨会，在新疆开办了 TIPS 全国沙龙，在长沙举办了 TIPS 全国高峰论坛。2016 年 9 月，在德国做了一个国际 TIPS 临床交流报告。2016 年，门脉高压相关临床工作已经开展了前瞻性临床研究 6 项，完成 5 项临床研究的数据整理工作及文章撰写，目前还在进行 3 项多中心回顾性研究数据收集工作，已经完成了对 7 家合作研究中心的数据收集，共收集了 1000 余例病例，下一步将开展多项前瞻性研究。

　　门脉高压方面的主要研究具体包括：①肝硬化门脉血栓与 TIPS 治疗预后的关系。我们研究得出的结论是术前存在门静脉血栓不是长期死亡率、支架功能障碍和肝性脑病的危险因素。②关于 TIPS 与内镜联合普萘洛尔及抗凝药物治疗肝硬化门脉血栓病人食管胃底静脉曲张出血的随机对照试验。结果显示，在未发生再出血率上，TIPS 明显优于内镜联合抗凝药物组；在未发生静脉曲张再出血率上，TIPS 明显占优。与内镜联合药物相比，TIPS 可以明显降低再出血的发生率，而且 TIPS 组术后的再通率明显优于抗凝治疗组。③在 TIPS 术中应用 8mm 和 10mm 覆膜支架治疗食管胃底静脉曲张出血的随机对照试验。两组 1 年生存率相当，支架功能障碍发生率无明显差异；8mm 支架组显性肝性脑病发生率明显低于 10mm 支架组，无诱因时显性肝性脑病发生率 8mm 支架也占优，所以 8mm 覆膜支架能够显著降低

术后无诱因显性肝性脑病的发生率。④自发性门体分流道栓塞用于预防 TIPS 术后肝性脑病的试验。这个研究结论是栓塞粗大自发门体分流道用于预防 TIPS 术后肝性脑病是安全有效的。⑤关于 TIPS 治疗特发性门脉高压。结果显示，TIPS 用于治疗特发性门脉高压食管胃底静脉曲张反复出血是安全有效的。

二、原发性肝癌的整合医学临床研究工作

我们主持了国内前瞻性多中心临床研究 2 项，已经完成了 4 项肝癌临床研究数据的整理工作及文章撰写，发表 2 篇肝癌临床研究的论文，正在进行大样本的回顾性多中心临床研究。2016 年 2 月在昆明举办了原发性肝癌多中心临床研究的研讨会，2016 年 5 月在西安举办了原发性肝癌高峰论坛。我们目前在原发性肝癌方面的临床研究，共涵盖了中国 13 个省区的 18 个城市的 24 家三甲医院，成为我们的合作中心。

我们已经发表的研究包括两项：一项是索拉非尼联合肝动脉化疗栓塞（TACE）与单纯 TACE 治疗中期肝癌的多中心回顾性研究；另一项是早期影像学应答及索拉非尼早期皮肤不良反应在预测肝癌病人治疗反应方面的研究。正在进行的研究还有早期应用索拉非尼联合 TACE 与单纯 TACE 治疗肝癌的多中心回顾性研究，该研究纳入中国 24 家中心进行 TACE 治疗的肝癌病人。总共 2900 例，根据入排标准对病人进行筛选，最终纳入 1509 例，数据正在整理过程中。

我们不断在与全国多家中心进行联络，开展上述整合医学的临床研究工作，已经取得了显著成绩。今后希望与更多同道合作，把门脉高压和肝癌的整合医学研究推向一个新的高度。

慢性肝病诊治中的整合医学思考

◎韩 英

本文主要介绍西京消化病医院国家临床医学研究中心肝病组的研究工作，包括原发性胆汁性肝硬化联合治疗方案的整合医学研究、终末期肝病干细胞临床转化研究和慢性肝病规范化防治示范基地的建设。我们这里既是国家消化病临床研究中心的一个单位，也是国家慢性肝病规范化诊疗的基地。具体的研究项目如下。

1. 原发性胆汁性肝硬化 原发性胆汁性肝硬化不是一个少见病，我们经常会遇到。该病用熊去氧胆酸治疗只有 60% ~ 70% 有效，而目前国际上没有一个药物可以治疗那 30% ~ 40% 对熊去氧胆酸无效的病人。现在核受体、PPCRM 激动剂贝特类，以及核受体激动剂奥贝胆酸受到关注。奥贝单酸 2016 年 5 月已经在美国上市，但由于顽固性瘙痒使其应用受到限制。因此我们把焦点放在非诺贝特的研究上。我们开展了一项多中心的前瞻随机对照研究。将确诊为原发性胆汁性肝硬化的病人随机分为两组：一组服用熊去氧胆酸，另一组服用熊去氧胆酸联合非诺贝特，主要终点是治疗 1 年后的生化学应答，次要终点是组织学的进展评分。

2. 维生素 D 受体（VDR）激动剂 慢性肝病病人通常都有维生素 D 的缺乏。对此我们进行了前期的基础研究。结果发表后，德国学者用他们的人群验证了我们的研究结果。现在另一个研究是维生素 D 水平对熊去氧胆酸的队列研究，正在入组中，关于熊去氧胆酸联合维生素 D 补充的研究也在进行中。

3. 终末期肝病干细胞移植的临床研究 这是国家的重大课题，国家资助了2000 多万元。终末期肝病治疗起来很困难，大家都在研究有效的治疗方法。2007年我们第一个报道了用外周血干细胞治疗终末期肝病，后续又进行了随机对照研究，并获得了省科研成果奖一等奖。2014 年我们撰写了自体干细胞移植治疗终末期肝病的专家共识。

　　另一项工作是慢性肝病的规范化研究。樊代明院士说，为什么要成立国家的中心，就是要以点带面，要惠及大家，要提高整个消化领域疾病的诊治水平。我们这个项目也是科技惠民项目，结合临床研究中心，对陕西地区的慢性肝病进行整合医学研究。2016 年 9 月 4 日樊院士在延安市成立了院士工作站，把工作整合到一起去完成，进行流行病学调查和疾病管理。我们将共同努力，把陕西的慢性肝病规范化诊治做好，这也是国家临床医学中心所要达到的目的。我们不仅要做好学术，而且要惠及更多病人。

肠病研究中的整合医学思考

◎吴开春

　　本文主要介绍西京消化病医院国家临床医学研究中心肠病组的两项整合医学研究工作。一项是关于粪菌移植（FMT）治疗肠病的工作，另一项是关于羔羊胃维生素 B12 治疗胃炎的工作。

　　粪菌移植现在进行得如火如荼，从网站统计可以看到已遍及全球，且登记数量越来越多。在前期工作的基础上，我们 5 家单位做了一个大样本的全国多中心、随机单盲、安慰剂对照临床研究，最主要是探索粪菌移植的给药途径和剂量，以及观察对于溃疡性结肠炎是否有效。研究周期是 6 个月，5 家单位分别是南京大学第二附属医院、厦门大学中山医院、广州市第一医院、重庆大坪医院，以及西安第四军医大学西京医院。最主要筛选的是中重度、广泛型的结肠炎，评分为 8～10 分的病人。疗效观察主要是看临床缓解，以肠镜的改善等作为主要的观察指标。

　　这项研究的粪菌分离方法，采用的是标准化的智能机器分离系统，这样对于粪菌状态和质量都非常容易把控，增加了研究的可靠性。但这项研究没有按照预期的进度完成，可能有几个主要原因：一是研究方案本身，比如在病例入选中要求是全结肠或者大部分结肠受累的结肠炎，但程度又不能很重，如果很重按照临床规范和要求，不能这样去治疗，而是需要采取其他的措施。所以在选择病人上有一定的困难，病情太重不行，病变范围太小也不行。另外，设计了用药对照的限制，如果说评分比较高的，病情控制不好，有一些病人则不愿意继续接受相应治疗，所以造成退组。因此，下一步还需要修订研究。另外，在技术方面也存在同样的问题，有的可能完成不了，所以需要进一步的技术帮带。把这些问题解决好，这项研究才能完成。

　　另外一项整合医学研究启动于 2016 年上半年，是关于羔羊胃维生素 B12 治疗中重度慢性胃炎的全国多中心前瞻性随机研究，这也是我们国家临床医学中心组织的重要项目。从设计来看，大概 80 个单位，希望超过 200 例病例做登记研究。这项研究可能也比预期的滞后，目前在全国一共筛选了 109 个中心，涵盖了全国的 89 个市，有 90 家是我们整合医学中心内的单位，还有十几家是整合中心以外的。目前有 19 家医院已经启动，共入组了 23 例病人。分析原因，一个是中心筛选成功率比较低，因为方案研究本身治疗难度不大，病人也很多，但是药物治疗需要病人自己付费，费用也不低，治疗周期也比较长，如果说医生、病人群体对药物认识不清楚的话，可能导致信心不足。根据这个情况，我们得改进方案，各中心对符合标准的前 10 名病人全部免费。根据病情轻重决定使用的剂量（每次 3~6 粒，每天 3 次）。对于后期无效的病人赠药补偿同样进行维持，另外加强研究者和病人之间的联系。我们希望在大家的支持下把这项工作继续做下去，把它做好。

微创外科治疗中的整合医学思考

◎赵青川

我们的团队可以叫微创治疗整合医学研究组，包括内外科很多技术。共分两部分：一是已经成熟的技术；二是即将开展的合作研究。自 2015 年开始，共有10 项微创技术在临床上不断地应用和成熟。

1. **双镜联合治疗早期胃癌**　即内镜黏膜下剥离术（ESD），先把早期癌切掉，然后由外科在腔镜下做淋巴结清扫。早期胃癌一般有 2% ~4% 出现淋巴结转移，如果是黏膜下癌则将近 20% 发生淋巴结转移。这项技术临床已经完成，但是大规模的临床预后研究还在观察中。

2. **内镜与放疗结合**　晚期食管癌环形狭窄，由于受到很多条件限制，不宜做食管切除。现在可以通过内镜把病变最严重的那一段切掉，紧接着开始放疗，通过这种方法一些病人的愈合还是非常显著的。

3. **超声引导下的细针穿刺活检技术**　很多肿瘤要通过十二指肠内穿刺或前腹壁穿刺，因有胃、小肠、结肠阻隔，穿刺风险比较大。但这项技术的阳性预测值达 97%，阴性预测值为 84%。10% 的病人影像学诊断是肿瘤，通过针刺活检是阳性，这是一个很有价值的技术。

4. **内镜引导下消化道胰腺囊肿引流技术**　如果外科做手术会在上腹部、侧腹部有很多大切口，病人恢复很慢。而内镜定位后，通过胃后壁穿刺放一个塑料支架引流，可以达到愈合的目的。

5. **胰腺周围坏死胃镜下打孔放置支架**　把开口放大之后，通过内镜下将坏死组织清创。目前成功率超过 90%。

6. **内镜超声引导下的神经干阻滞技术**　晚期胰腺肿瘤或者胃癌病人的疼痛非常严重，显著影响生活质量。神经干被阻滞之后，可以明显减轻疼痛，提高生活质量。

7. **内镜超声引导下穿刺治疗胰腺癌** 避免了前腹壁穿刺的缺点，跟穿刺活检一样，可以明显延长病人生存期。

8. **超声胃镜下的胃底静脉曲张硬化技术** 比传统技术安全性提高，有效性也提高。

9. **外科胸腹腔镜联合食管癌控制术** 国内开展了有 800 余例。不开胸，直接用胸腔镜做，这个手术的难度比在腹腔小，视野清晰程度比在腹腔好。腹腔有很多肠管，胃如果松弛不好会影响操作，胸腔镜放气后马上显露比较彻底，有经验的医生操作起来得心应手。

10. **由外科开展的加速康复外科** 外科手术创伤不仅来自切口，还和其他很多因素有关，比如术前的过早禁食，肠道准备，术后长期放置的胃管、尿管，长期卧床，切口疼痛管理不善等，都可以引起病人的应激反应，延迟出院。优化这些措施后，病人康复很快，创伤也很小，尽管腹部有很大的切口，但恢复时间并不长于穿刺手术。2012 年在西安召开了全国首届加速康复外科大会。我们 2009 年手术后平均住院时间是 8.2 天，2016 年缩短到 6 天左右，有的病人 4 天就可以出院了。

上述 10 项技术已得到了广泛宣传和普及。

下面介绍一下我们即将开展的一些整合医学研究，比如微创方法和规范的建立。对于胃肠道黏膜下的隆起性病变，很多都是间质瘤。很多指南都推荐，超过 1.5cm 或 2cm 时容易向恶性进展，必须切除。那么，对小于 1cm 的或 5~6mm 的病变要不要切除呢？至今没有大规模的临床数据提供答案，因此每个医生给病人的回答不一样。由于疾病的演变规律不清楚，导致治疗方法不统一。我们正在开展这方面的整合医学研究，以数据来回答上述问题。我们正在建一个库，计划用 3~5 年时间收集 5000 例胃肠道黏膜下的隆起病变。主要观察黏膜下隆起病变的发展规律，什么情况长，什么情况不长，和年龄、性别、地域及饮食规律等因素的关系，为将来的治疗提供第一手临床资料。这个数据库有 100 多个整合医学中心加入，各种信息都有，有专门录入资料的人员，还有统计学家把关。希望有更多的合作单位与我们一起来研究胃早期隆起性病变的发展规律。

移动医疗助力整合医学发展

◎王彤焱

　　三级网络的建设十分重要。作为三级网络建设的项目实施方，前段时间我们走访了很多医院，去了很多中心，跟各个医院做了沟通，也收集到一些反馈。我们希望跟大家一起努力，把三级网络工作做得更好，为大家的平台做更好的服务。

　　我们的很多会议和活动都已在网上进行，因为医生越来越忙，医生的时间也越来越宝贵。我们希望大家一起合作把三级网络中心连接起来。如果连接起来，我们的力量就非常强大。连接的目标是推动和推广我们各自的新成果和新技术。连接以后加强覆盖和培训，能够建立规范化诊疗的路径，包括提升消化疾病的整体水平。有人说，我们在用 QQ 会诊，也在用微信会诊，为什么我们一定要通过远程，通过一个系统把它连接起来呢？因为，QQ 也好，微信也罢，很难对浩瀚的数据进行采集、整理、分析、挖掘，特别是对于各地远程会诊的病例，很难做到。我们在临床诊治过程中有没有可以提升的空间呢？如果我们没有可追踪的历史数据，则难以提升，但是通过一个整合连接的系统，我们可以把各地数据整合连接起来，可以做追踪分析。这就是连接的重要性。

　　我们希望以西安为中心形成一个覆盖的网络，我们需要做三件事：第一，一个好的远程体系开发需要硬件、软件加运营团队，三个因素缺一不可。在硬件上，这几年国家在医院各种项目中已经做了很大投入，开发了和建立了很多远程会诊中心。我们可以设计一个互联互通的方案，不用各家医院再单独花很多钱购置硬件。我们更需要做的是软件开发，要把数百家中心连起来，需要一个软件平台，让大家的信息数据在软件上汇总，能够呈现、沟通和被记载，包括未来的记录可追溯。大家通过这个软件体系构建的互联平台，可以在网站上登录后台，在后台上可以进行预约，可以进行病例传输，可以进行影像传输，可以安排会诊，等等。我们在延安和毕节连接了系统端，西京医院和延安也进行了连接，整个连接下来效果很不错。如果一家医院能和这个系统连上，就可以进到这个体系中，就能加入三级网络的平台。

2016年10月，已经有9家医院正式连接好了，跟西京医院连上了，跟后台系统对接上了。这9家中心目前有病例回来都可以在体系上分析。

我们希望通过多种方式跟大家相连。根据医院的情况，如果既没有硬件，也没有软件，也没有做这样的消化会诊，我们建议做第一个合规的方式，就是硬件、软件连同服务合同一起打包；有的医院说我有硬件，医院已经有了，我只是跟西京医院联系上，那么我们希望提供一个软件，同时做一个打包服务放在里面，跟你的运营连上。第三种情况是什么都有了，医院里面什么都不需要了，就是为了跟西京医院连接，我们也提供了一个先连接的方式，只要开放你的连接口，我们的工作人员能进去把这个系统对接上，这样就跟西京医院联系起来了，什么都用医院的东西，只是提供互联互通接口就可以连接，这三个方式都可以用。像毕节医院选了第一个，因为他们消化科的需求很高，与西京医院联络非常密切，希望高频率的连接，所以用第一个方式；有的医院用第二个方式，说我们不需要硬件，就用医院系统；还有很多医院愿意选择第三个方式，希望能够让大家在系统里面先连起来，一旦连起来，连接的力量是巨大的，一旦连通起来就可以做非常多的事情。

这个平台其实是大家的，因为我们有国家中心，我们有医院的合作，我们有后台的软件系统和互联互通的方便，我们把大家连成一体。我觉得这是一个最好的机会，让消化科在医院中能够产生影响力，是国家临床医学研究中心的任务把大家连起来，同时可以提升远程会诊的使用效率，让医院会诊的病人、流量能够有更大的增长。

衷心恳请大家伸出手与我们的远程连接，连接就是力量，连接起来可以做更多的事情。我们力争建好这个远程网络系统，为整合医学的发展助一臂之力。

整合医学是地市级医院的
出路和出息所在

◎陈文志

我们毕节市第一人民医院是首批加入西京消化病医院国家临床医学研究中心的消化病整合医学中心。毕节是一个非常特殊的地方，医疗资源比较短缺，人口众多，医疗基础薄弱，医疗服务能力和人民群众的需求存在差距。多年来，毕节市第一人民医院用最少的资源服务最大的人群，在完成公共卫生的同时，让当地人民群众享受到良好的医疗服务。但与兄弟医院和中心要求，还有很大的差距。希望在大家的共同努力下，让毕节的医疗在教学科研、人才培养等方面搭上整合医学中心的"顺风车"。我们起步虽然晚，但希望尽快有所突破，不断提高我们的技术水平和服务能力。

毕节是典型的喀斯特岩溶山区，特殊的喀斯特地貌，严重制约了毕节的发展。截至 2015 年底，全市人口 904 万，其中贫困人口就有 125 万，2015 年每千人只有 3.3 张病床，每千人执业医师数为 0.88 人。1988 年，时任贵州省委书记的胡锦涛同志，提议在贵州省毕节地区建立开发扶贫、生态建设试验区，并获得了国务院的批准。贵州省委省政府明确提出来，把毕节建设成科学发展观的"试验田"，生态文明"示范区"。毕节试验区通过多年的建设和发展，发生了翻天覆地的变化，但是和老百姓的需求仍存在很大的差距。2014 年 5 月习近平总书记提出殷切期望，毕节要为贫困地区全面建成小康社会闯出一条新路子，同时要在服务改革发展实践中探索出新经验。因此，毕节迎来了新的发展机遇。

从 1937 年至今的 80 年时间里，毕节市第一人民医院从 5 张床位发展到 1350 张床位，纵向比较发展较快，但横向比较差距很大。在樊代明院士的关心支持下，我们医院首批加入了整合医学中心。从毕节的人才结构来看，人力资源比较短缺，特别是高层次的人才非常短缺，人才结构不合理，引进难度大，培养周期长，从而制约了学科的发展，怎样实现人才引进、人才培养，特别是整合团队的建设是一篇大文章。

一直以来，各级领导高度关心毕节卫生事业，支持毕节建设发展。原国家卫生部党组书记张茅、副部长殷大奎，国家卫生计生委崔丽、王培安副主任先后到医院视察。我们医院用最少的人员服务了最大的人口，成功救治 H1N1 重症甲流病人，在介入治疗、微创技术等方面，特别是在解决地方病、常见病方面做了大量工作。各学科近年取得了相对较快的发展，一些新技术在省内较为领先。通过开展各种国际国内的学术交流活动，提升了我们的学术水平。从毕节的疾病谱看，消化系统疾病属医院前 30 位病种，是我们地方的常见病、多发病。毕节整合医学中心于 2015 年 8 月 30 日成立，市委市政府在资金、人才、政策方面给予了支持。2015 年 8 月 27 日，贵州省人民政府召开院士专家援黔大会，省政府分管副省长专门出席会议。樊院士及其团队欣然同意帮助和支持我们，并给我们带来了整合医学的思想和实践。目前我们自己开展了一些工作，主要是参加中心组织的学术交流，开拓视野，加大对整合医学的宣传力度，促进医务工作者转变观念，在整合医学中争当先行者、排头兵，不断提升服务水平和服务能力。但是怎样把整合医学的思想落到实处，从而在学术上有所提高，让整合医学真正为贫穷落后地区的人民谋福祉，整合学术还是一篇大文章。

目前，毕节市第一人民医院消化实验室已开始筹建，并外派有关人员进修学习，基础设施进一步改善。同时在专家的带领下，尝试开展消化系统疾病介入治疗、微创治疗等新技术。由于病例数多，我们在提供样本量的同时，还参与了临床研究的相应工作。我们将努力加快学科建设、提升技术水平，为试验区广大人民群众健康服务，促进毕节试验区经济社会健康、协调、可持续发展。

有西京消化病医院的关心和厚爱，有社会各界的支持，我们毕节消化病整合医学中心一定会倍加珍惜，更加努力，加快追赶，缩小差距。因为我们知道，像我们这样的基层医院，不可能整天单纯地去做基础研究，我们也做不了。我们应该做的是用现有的知识技术，把它们整合起来，为老百姓看病，为他们看好病。我们不仅知道整合医学重要，我们更知道整合医学是我们这层医院和医生未来发展的出息和出路。为适应新形势下的医疗需求，我们正在毕节双山新区建设一所集医疗、康复、养老三位一体的新院区，我们打算把整合医学的理论引入医、康、养实践中，相信在不久的将来，整合医学之花一定会在乌蒙大地绽放。

整合肾脏病学

中西医结合：整合肾脏病学的基础

◎陈香美

我们首先来回顾一下中西医结合的发展历史。1955 年开始了西医学中医的活动，在西安开办了西学中学习班，在这个学习班上中国科学院的老专家们先进行了学习。1958 年 10 月 11 日，毛泽东对卫生部的党组做出了关于西医学习中医的重要批示，中医中药和西医西药也因此结合起来。1981 年中国中西医结合学会正式成立，2009 年国务院提出了《关于扶持和促进中医药事业发展的若干意见》，2013 年习近平总书记在会见世界卫生组织总干事时提到了要大力发展中西医结合。2015 年 1 月 24 日召开了中西医结合学会第七次大会，大会选举产生了新一届会长及常务理事和理事。2015 年 5 月中西医结合学会在北京香山召开了学术会议，会议探讨了学术理论的建立和发展模式。另外，《中医药发展战略规划纲要（2016—2030 年）》中也提出坚持中西医并重、促进中西医结合的思想。

可以说，中西医结合由中医学孕育而生，中华民族在数千年的历史中形成了自己的文化和中医药学，中医药学从广义而言是祖国的文化，文化里面包含了深刻的科学内涵。在传统文化的基础上形成了中医学，中医学运用朴素的"辨证"思维和推理从自然、机体、疾病三者的关系对西医学发展也产生了重要影响。现代医学的辩证理论系统实际上完全是从几千年的文化中吸取的。现代医学以西医学注重机体内各个局部为特点，从宏观到微观，从整体到器官，从细胞到分子，构成了世界医学的主流。中医和西医，各自有非常明显的特色，也各自有明确的局限性。中医非常注重病人的体质和心理，注重社会和环境的致病作用，通过一些症候去推理证型；而西医则重视理化的检查、生物标志物，以及现在的精准医学，等等。中医辨证论治注重个体化，注重医生的经验；而西医更主要注重三个理念——循证医学、转化医学、精准医学，这也是国外目前在大力推行的。中医横断性地思考问题比较多，而西医则注重线性的科学一元化思维。整合医学有很大一部分内容涉及整合与哲学的范畴，这些思维我们应该比西方走得更早，但是中医很大的局限性就是无法量化，西医容易量化，所以很容易用所谓的循证锁定一些指标。

现代医学发展日新月异，所以需要整合。所有领域都已经广泛叠加，并在为临床诊断和治疗服务。中医学和西医学有各自的优势，同时也有各自的不足。中医的整体观应和西医的微观相整合，优势互补共同发展。

2015 年屠呦呦教授获得诺贝尔医学或生理学奖，她是最典型的西医学中医，她是西药学者学了中药学，所以才把青蒿素从原草药中提炼出来并用于疟疾治疗；当然青蒿素的有效性在国际上能得到认可，不仅是屠呦呦教授一个人的功劳，也是我们举国之力所取得的成果。在当时的体制下，有多个学科多个领域，从中药学、西药学到制药工艺再到临床，共同参与青蒿素的提取、纯化并用于疟疾治疗的临床研究。屠呦呦是典型的通过中西医结合，使用创新的方法获得了诺贝尔奖，我们中国人为此感到非常骄傲。又如，砒霜治疗急性白血病，张亭栋教授经过西学中后提出来砒霜治疗白血病，后来陈竺院士的团队一直对砒霜的作用机制及临床有效性进行研究，并得到国际广泛认可。中西医结合要得到国际认可，需做到两点：一是在临床上必须有效，二是结构一定要清楚，如果结构不清楚，分子作用机制不明确，肯定得不到国际上的认可。王辰教授带领循证医学组使用复方麻杏石甘银翘散治疗 H1N1 疗效确切，也得到了国际认可。中西医结合在其他领域的成就还有很多，新中国成立以来，中西医结合代表性的成果获得了许多国家科学进步奖一等奖、二等奖，包括 IgA 肾病、中西医结合治疗骨折、多器官衰竭等领域的研究等，比如吴咸中院士主要是研究急腹症并发多器官衰竭、肿瘤及肾本质的，沈自尹院士主要研究肾本质的理论，活血化瘀是陈可冀先生的突出贡献。这些成果都在临床上有重大影响。

中西医结合，可以有几种形式：第一，西医诊断加中医治疗。很多临床专家包括我们肾脏病的专家，在肾病综合征、膜性肾病等西医诊断加中医治疗方面已逐渐被国际认可，比如上海龙华医院的陈一平教授用参芪颗粒治疗膜性肾病就得到了美国肾脏病界的认可，他用复方药治疗膜性肾病的成果发表在《美国肾脏病杂志》上，获得了国际认可，实属不易，这也说明国外在慢慢认可我们的中药处方在难治性肾脏病中的治疗作用。第二，通过中西医两种途径进行诊断和治疗，即西医的辨病和中医的辨证，也叫病证结合。第三，中药作为西药的补充。前几年认为，中成药里面没有发现有降压降糖作用的药物，现在已经发现小檗碱（黄连素）有明显的降糖降脂作用。中国医学科学院药物所蒋建东教授发现了小檗碱有降糖降脂的作用，临床内分泌专家经过研究证实了这一点。有很多植物药可以发挥效应，需要我们用现代医学的方法去解析。第四，西医的特异性治疗，加上中医个体化辨证施治。我们经常用激素，激素确实是有效，到目前为止肾脏病最有效的药物毫无疑问是激素。但是它有弊端，为什么大家不敢放开用，就是因为不良作用。用中医的个体化辨证施治可以减轻不良作用，已有很多这样的个案报道。在中西医结合学会我一直主张接受中医西医两类医生的诊断和处方治疗，我在当副会长的时候也一直在推行这样做。不是单纯的中医专家和西医专家坐在一个房间里就叫中西医结合，也不是不同专业的医护人员坐在一起就整合了，而是必须用真正的整合医学理念来指导整合医疗行为，这样才叫整合医学。整合理念在中西医结合中也一样，不是中医来了十几个人西医来了十几个人我们就是中西医结合，这产生不了屠呦呦的诺贝尔奖，也产生不了像陈可冀先生这样的中西医大家。

我们从《黄帝内经》就开始提出"肾藏精主骨生髓"，到目前我们还不清楚我们的先辈怎么会想到肾藏精主骨生髓，直到 21 世纪才证实了它的西医内涵。关于肾藏精，现在胚胎发育的理念、干细胞、类肾体的形成，实际上就是藏精的过程。再看肾主骨，钙磷代谢主要在肾脏，肾脏是大的内分泌器官，上世纪 50 年代北京协和医院的老专家首先提出肾性骨病的概念，就是因为肾脏分泌维生素 D3，所以才叫肾主骨，那么我们的祖先几千年前为什么就能知道是肾主骨？在没有促红细胞生成素的年代，一个尿毒症病人，即便吸干了血库也满足不了他的生存。1985年促红细胞生成素问世，从此解决了肾性贫血的问题。我们现在知道肾能够分泌促红细胞生成素，但几千年前我们的祖先又怎么知道肾能生血呢？通过重新学习我认识到，我们的先辈，就是从临床表现得出肾生髓的，多么的原创和伟大！现在回过头来向他们学习，和几千年前的医生对话，我非常敬佩他们，他们在几千年前就提出肾藏精主骨生髓，而现代医学在 20 世纪 90 年代才揭示肾藏精主骨生髓的真谛。

很多人认为没有办法中西医结合，中医是文化，西医是科学，中西医结合会削弱中医，会毁灭中医，新中国成立初期的老中医就是这样想的。中西医专家坐在一起，又懂中医又懂西医的医学大家太少，后继乏人。中西医结合的生存和发展在政策和法规上也比较欠缺。在《中医药发展战略规划纲要（2016—2030 年）》这个 15 年计划里明确提出来，要有顶层设计，要有临床可借鉴的经验，要解决基础研究薄弱的问题。真正中西医结合需要西医大家走进中医，当初我们都是西学中而成为现在的中西医结合大家。包括屠呦呦教授，她原本是学西药不是学中药的，必须西医大家走进中医才能中西医结合。现在的病人既要到西医院，又到中医院，浪费了很多的医生资源和医疗资源，我们要提高诊疗效果，发挥中西医的优势，建立疾病中西医结合评估体系。所以我们要考虑如何去整合。

我在肾病诊治中的想法实际上与我中西医结合的历史渊源是分不开的。当年我下乡正好在公社卫生院，有三个老中医带着我，从那时起我对中医就有了感情。

那时候的公社卫生院（现在叫乡医院）根本没有西医，只有三个中医，也没有执照。在这种情况下，我就在思考中西医结合治疗肾脏病的问题。我坚信中医能治病，那个年代所有的农民都是靠中医解决大部分问题，说明中医确实能治病。我们现在应该宏观和微观整合、诊断和病理整合、辨证论治和病症整合、循证医学和实际事实整合，中西医并举，开展中西医整合的肾脏病研究。

IgA 肾病仍然是导致尿毒症的首位原因，年轻人发病率高、知晓率低。西医的指南里明确写到 24 小时尿蛋白在 1g 以下时使用肾素 - 血管紧张素系统（RAS）阻断剂，实际上 RAS 阻断剂根本就不是治疗肾脏疾病的药物，它原来是抗高血压的药物，因为肾脏分泌肾素 - 血管紧张素，RAS 异常激活可以引起血流动力学的变化，后来才发现了它对血流动力学以外的作用。我们现在不可否认 RAS 阻断剂不管是对肾脏还是对血压，主要是对血管的保护，即从血流动力学到血流动力学以外的效应。当 24 小时尿蛋白超过 1g 时就用泼尼松，还有什么更好的药物吗？免疫抑制剂都是 C 类证据，因此不推荐。遇到这样的情况，必须要有整合医学的思维，只重视一种现象、强调一个因素，必然顾此失彼，是要犯大错误的。在这种情况下，病人看完西医肯定要到中医那里再看看，你给他开了西药他不会相信，他又跑到中医院去看。我们的西医专家经常开中成药，西医滥开中成药并不符合要求，因为中成药也是需要辨证施治的。如果我们把目前我国尿毒症的第一大病因 IgA 肾病，以及发病率越来越高的糖尿病肾病（5 ~ 10 年后有可能达到 IgA 肾病的同样水平），依据我国实际情况，合理地开展中西医整合，就可以从理论内涵、辨证体系、治法治则、新药研制、示范引领等多个层面完成整体的研究。

我们与一些中医学西医的老专家共同提出了风邪扰肾、治虚治瘀的理论。从西医的发病机制看，感染炎症可以导致系膜的增殖硬化及基底膜的破坏产生血尿、蛋白尿，凝血纤溶异常，而这与中医的治虚治瘀的理论完全符合。孙世仁是最好的中西医结合学者之一，他本科学中医，硕士、博士阶段学西医，毕业后在肾内科工作，是一名中学西非常优秀的中青年学者。我们从"十五"开始，就做了多中心中西医结合、病症结合的分布规律研究。2000 年我去申请项目，很多中医专家比较保守，他们说一个西医的专家能领着大家做证治规律研究吗，我说正因为我是西医专家才想尝试。幸运的是，在陈可冀先生的支持下我们申请到了"十五"项目，也使我更坚定地走上了中西医结合的道路。所以从那时就发起了多中心临床研究，1016 例的金标准 IgA 肾病必须是在肾穿刺前 3 天由两个人进行辨证，我们当时非常严格。后来我们证实了脾肺气虚、气阴两虚、肝肾阳虚和脾肾阳虚的规律，还提出 IgA 肾病是有实证的，因为上世纪七八十年代大家都认为 IgA 肾病以虚证为主，经过我们的研究证实了 IgA 肾病也有血瘀症和湿热症。目前我们把症型和生物标志物相对应开展整合医学研究，逐渐走向了精准诊疗。我们在"十一五"期间把研究扩大到 2146 家中心进行中医症候指标的客观量化，把中医的症候和临床信息、肾脏病理、生物标志物加以整合分析。目前生物标志物还在研究中，确实还拿不到可靠的标志物跟症型直接相对应的、可重复的证据，需要进一步观察，但是与临床指标、病理指标的对应是没有问题的，在这种理论的指导下，我们把IgA肾病分为风邪扰肾、治虚治瘀等进行辨证论治，一直追踪到尿毒症期，同时项目组研发出几种新药，在药物的研发过程中我们又提出来五型分治，中西医结合序贯治疗的治法和治则等。

此外，我们开展了黄葵治疗IgA肾病的随机对照试验，通过循证医学研究证实了其有效性，要比单纯的西药和中西医结合治疗更有效，研究结果也发表在《美国肾脏病杂志》上。这是中药在西医领域得到认可的又一证据。我们还完成了尿毒清的循证医学研究，证实了它的有效性，从双盲的半年研究到真实世界的半年研究，证实其可延缓肾功能的减退，与安慰剂对照组比较有显著差异。通过对慢性肾衰竭的症型和治疗的研究，我们制订了慢性肾衰竭中西医结合的指南。另外，我们的糖尿病和糖尿病肾病诊断量表及治疗方案，得到了北京市科委的重大项目的支持。

用中医的哲学思想、整体观和科学化的理念指导现代医学的临床基础研究、顶层设计结果分析，用西医的科学思维、先进的研究方法和技术，挖掘中医经典理论和科学内涵，这是中西医结合的发展方向。整合医学的观念包含整体的观念，与系统生物学相结合，用现代语言把中医的科学内涵阐释得更清楚一些，通过我们的手揭开"知其然而不知其所以然"的神秘面纱，能够量化，能够重复，易于推广。这是符合樊代明院士的整合医学理念的，也由此更好造福人类，服务社会。要想使中西医结合走向世界，必须要基础研究、临床研究、多中心循证医学研究和前瞻性的队列研究相整合才行，任何一个人要想得到国际上的认可都必须这样走。所以，展望中西医结合的未来，我们应该把中医的多元思维和西医的现行思维整合起来，借助现代医学的方法，形成中国原创的科研成果。通过循证医学的研究，推动中医症候客观化、评价指标规范化、量效方法学标准化的科学体系。坚持中医整体观辨证论治的特色和优势，吸纳西医的循证医学、精准医学的新成果，宏观与微观相整合，优势互补走出新的整合医学的光明大道，培养造就一支适合学科发展的高素质的中西医结合人才队伍。整合医学也一样，没有人才光喊口号肯定不行。希望我们能产生整合医学的领军人物和学术带头人，建设一批特色突出、优势显著、功能齐全的科研教学基地，制订中西医结合的完善的技术规范。这是我们的责任和任务，同时也是我们的理想。

医学信息整合和大数据分析在整合肾脏病学中的应用

◎付　平

本文主要阐述整合医学及医疗质效提升，以及用实例说明以整合医学思路为基础的信息整合、大数据分析在肾脏病领域的应用。

一、整合医学与医疗质效提升

（一）医疗质量与效益整合的必要性

随着社会的进步、科技水平的提高，医疗水平与日提升，相伴随的是逐步下降的死亡率及预期寿命的延长。同时我们发现，医疗总花费、政府支出的人均医疗花费在增加。我国前几年，医疗花费在 GDP 的占比增加不到 1%，但人均医疗花费同期却增加了 5 倍。总体医疗花费中政府占比在不断增加，从 38.77% 增加到 55.79%。虽然个人支付比例在下降，但绝对医疗费用一直在增加。既然费用增加是一个巨大的压力，我们就需要考虑如何控制它，主要包括药物与技术方式。回归到医疗技术进展和药物研发过程，我们会发现这是一个进阶式目标转变的过程。所有的新措施和医疗方式都是从小样本、有效性研究开始，逐步关注它的安全性及理想效力，进一步到实际条件下的效果，并根据可负担性进行评价。决策者包括医保或社保政策的制定者，都是在小样本研究的基础上根据真实世界的情况进行医疗资源包括服务和技术的合理分配。该过程总体来讲可总结为：从小样本到大样本，从理念到实际，从质效整合到优化。质效整合过程中主要的评价手段之一是比较效果研究（Comparative Effectiveness Research，CER）。简单讲就是在医疗过程中，包括从预防到全程治疗和随访中，无论采用何种干预措施或策略，均采取以病人为中心的指标进行评估。实现以病人为中心，将有效性和潜在的危害最终落脚到效率和效果，并得出结论。如前所述，我们当前面临的挑战是有限的医疗资源下逐渐升高的医疗费用。因此，如何分配现有医疗资源，用整合优化的思路共同找出行之有效的方式，找到在确保效果的前提下具有最合理费用的医疗方式，这不仅是社会管理学的重要内容，也是整合医学的一部分。

（二）整合医学及其对提升医疗质效的重要性

关于整合医学，按照樊代明院士提出的概念，是将医学各领域先进的知识理论和临床各专科有效的实践经验分别加以有机整合，并根据社会、环境、心理的现实进行修正、调整，形成更加符合、更加适合人体健康和疾病治疗的新的医学体系。它的特点应与其他概念加以区别。整合医学是不是全科医学？全科医学和整合医学有区别，全科医学是通识教育模式，而整合优化模式讲求在"治得了病"的基础上更要"治得好病"。关于科学和医学的问题，科学奉行的规律是格物方可致知，但人的复杂性、个体差异性远远超过了一般事物的规律，以上均是在学习整合医学中须明确的重要概念。

我们为何要谈整合医学？首先来看看医学的发展现状。现代医学的发展方式多是以分为主，大的医学院校分为基础医学院、临床医学院、预防医学院，之后二级学科又设内科、外科及专科，现在有亚专业、协作组，继之还有四级学科，甚至到组织细胞的阶段。"精准"的概念其实可视作学科细分，也应理解为"整合"的概念，单线的精准是不可能的，只有多因素的整合才可能实现精准，没有前面的整合从何谈精准？目前"以分为主"的医学发展模式造就了专业及专科的细分，以及医学知识碎片化的现状。该模式有利于人的认识及丰富诊疗方法，但也有不好的方面，包括病人从整体的概念变成了器官，从疾病变成了症状，从望闻问切到了辅助检查，从医生的诊治并重变成了单纯依赖药物；此外，还存在心理障碍与躯体疾病分离、医疗与护理分离、治疗与预防分离、中医与西医分离、城乡医疗水平的分离等。不可否认该模式已经是时代发展的潮流，有很多突出的特色，如细化医疗分工，促进专业熟练程度，提升专科医疗质量及促进医疗"高精尖"的长足发展。但也应看到，"分到尽头"仍然有很多问题没有解决。中国古代传统思想讲求"分久必合、合久必分"，事物的发展也遵循这一规律，以"波浪式前行"的方式逐步推进。基于此认识，医学发展模式会不会又重新回到整合层面上，这是我们需要思考的问题。而在新层面的整合，绝不是复原，也不是回归，而是在新层面的螺旋上升，在这个层面上，核心思想是要找到解决问题的关键点，比如，如何辩证地把握分与合，做到分合适宜，实现医疗质效提升最大化。

同样，我们发现随着医疗的细分、现代信息化技术和医学的迅速发展，催生了一个重要产物——大数据，其数据的类型规模扩展及速度增长均前所未有。这里的数据包括医疗行政数据、医院信息数据，前者主要是医保、社保等所谓的保险数据，后者包括电子病历、医疗及检查信息等，同时还涉及环境、教育、社会、文化等辅助性数据。面对如此丰富的数据资源，我们却发现所有的数据都像是信息孤岛，基本上不沟通，数据沟通缺乏使我们重复了很多事情、浪费了很多精力，而最关键的问题是数据无法整合，最终拿不到我们最需要的有价值的结果。只有把这些数据进行整合并深入挖掘，我们才能对分析结果进一步研究，对疾病加以管理和控制，最终有助于提升医疗质效。大数据有几个特点：大体量、多样性、高速、真实及价值性。正因为它的多样性，传统的统计方式已经有很多问题解决不了，必须依靠大数据整合的技术发挥作用。

二、整合医学和大数据在肾脏病领域中的应用

（一）肾脏病负担

在美国，目前接受透析的终末期肾病患病率很高，在中国却很低。为什么中国作为发展中国家患病率却明显低于发达国家？原因包括真实患病率的差距，不同国家医保制度的差异，城乡经济及医疗资源分配的差异，以及很多我们尚不了解的东西。来自美国肾脏疾病数据库中关于终末期肾病肾脏替代治疗医疗花费的2015年年度报告显示，肾脏替代治疗花费及其在 Medicare 医保支出中的占比连年增长，其中2013年费用占比达到了7.1%，但美国终末期肾病病人比例只有0.7%，虽然 Medicare 提供的不是全民医保，但不到1%的病人花掉了7%以上的医保费用，对美国来说仍然是非常沉重的负担。在透析方面，美国的透析90%在社区、10%在医院，在社区中具有便利性，成本相对低。我们现在很多地方都是一次性使用透析器，但在美国这样发达的地区却可以重复使用20次，因为大部分病人在社区透析，通过复用会极大降低成本。究其原因主要还是医保支出费用太高，中国也面临同样的问题。我们在成都做了一个预算，4000个病人花掉了大约4亿元，这个比例看起来跟美国的数据差不多，然而我们国家很多地方没有做这个预算，因此我们还要收集更全面的数据，做更加客观的评估，如果医疗体系没有经过评估就做决策那是不正确的。某个城市医改才开始一两个月就终止了，为什么？主要是尿毒症病人抗议了。但据我所知该市的透析费用在全国是非常可观的，每个病人大约每年在20万元以上，同样的透析在成都一年的费用只有12万元左右。有效的改革措施是需要以大数据的客观评价为基础的，医保系统让我们进行评估的目的是想合理降低费用。如果从医保角度，直接参考其他地区的经验出台一个政策，从行政层面上当然会有效调控医疗资源，但同样可能会造成很多矛盾，这主要取决于能否结合当地卫生经济的情况做评估，从专家的角度给出一个客观的数据。基于这一原因我们最早根据某市的医保需求开始启动该项工作，最终目的是在以病人为中心的前提下客观合理评估医疗的行为（包括预防、危险因素管控，精准诊断、精准治疗和长期随访）和花费。我们再看一下中国的慢性肾脏病负担现状。根据最新的流行病学调查，中国慢性肾脏病的平均患病率为10.8%，且地区间差异很大，西南地区是18.3%，高居榜首，这是北京大学第一医院的王海燕教授、张璐霞教授团队的研究结果。实际上关于中国终末期肾病实际患病率的数据还非常少，相关费用支出更不清楚。我们利用中国医疗保险数据估算慢性肾

病住院的情况，根据不同透析类别分别把城市做了一、二、三、四类划分。总共从医保数据库里筛出 2000 多例病人，计算了平均每年住院次数（2.2 次）及每年住院天数（68 天），住院每天总花费（452 元），对应的医保支出（378.6 元）。可以用以上数据结合相关流行病学资料做一个初步费用估算。美国 2007 年慢性肾脏病总花费达 600 亿美元，占 Medicare 预算的 27%，而中国的具体情况我们尚不清楚。关于终末期肾病，发达国家患病率为 0.1% ~ 0.2%，对应的医保支出占比是 2% ~ 3%，中国的患病率相似，但由于信息整合等多种原因，我们目前还没有系统客观的费用支出数据来源。有报道显示中国 2011 年血液透析病人的人均花费是 16 625 美元，但我们的国民人均收入只有 8390 美元，一年透析的费用是人均国民收入的 2 倍。

　　基于以上数据分析，可见慢性肾脏病已经是非传染性流行病，符合世界卫生组织的相关定义，且花费巨大，应该引起全民高度重视。尤其是糖尿病肾病等继发性肾脏病患病率逐年提高，2015 年来自国家卫生计生委肾脏病质控中心的数据显示，我国登记在册的当年新进入透析的糖尿病肾病占比已经高达 21%，成为中国终末期肾病的第二位原因。这就是为什么科技部自"十一五"开始，将慢性肾脏病相关发病研究和防治首次归入国家重大疾病库，到"十二五""十三五"国家逐步加大投入，并积极鼓励国有企业参与相关防治研究，鼓励更多自主知识产权药品和器械的研发。今年科技部"十三五"重大疾病计划当中也给糖尿病肾病超过了 1000 万元的资助。纵观慢性肾脏病的防治，我们发现卫生经济负担和有限的医疗资源之间的矛盾越来越突出。在学科和专业都以分为主的大环境下怎样缓解它，如何把现有的临床数据和医保数据进行整合分析，再通过成本－效益研究手段缓解供需矛盾，是亟待解决的问题。中国今后会不会也发展成为刚才提到的美国模式，我认为一定会走到这一步。我个人认为大医院拼命追求建成超大级透析中心的做法是错误的，今后的透析模式应该是根据人口分布逐步走向社区化，这既符合国家三级医疗模式，使优质资源下沉，也符合卫生经济学的医疗资源合理化统筹原则，能进一步引导病人更好回归社会和生活。我们要做的是从卫生经济学评价角度出发，从疾病的早期发现、病程干预及治疗等方面优化医疗方式，这一思路很符合根据慢性肾脏病的特点制订相关防治的原则，包括早期筛查、多学科多专业综合的慢性病管理（医生、护士、营养师联动）、药物选择及多维度的质效评价等，我们任重而道远。关于多维质效评价，例如透析中心的评估，由于综合救治费用负担巨大，美国已经开始把透析中心做星级评价和划分，根据不同的级别，医保的支付比例不一样，这缘于一个基础：美国肾脏病数据库能有效将各种数据库进行整合并做深度的数据挖掘和分析。

（二）慢性肾脏病中医疗信息和大数据整合分析实例

　　如果根据慢性肾脏病诊疗的四个方面：慢性肾脏病的早期筛查、多学科管理、药物治疗选择，以及治疗多维质效评价，通过早期大数据分析，可以为疾病早期发现、病程干预及治疗提供优化的服务，其本质是整合数据分析的过程。从这个层面讲，整合分析前景是巨大的。早期筛查的基本原理还是卫生经济学，方法并不复杂，本质是比较不同的筛查手段的成本和医疗效果，为早期诊断提供性价比最高的方法。我们需要了解两个基本概念：①质量调整生命年。即综合人的生存时间，把一个人的实际生存年数乘以相应的健康效用值。用于评价健康效用值的健康状况分成三类，包括健康、死亡、疾病伤残（其中疾病伤残部分有不同赋值）。②增量成本效果比（Incremental Cost-effectiveness Ratio, ICER）。世界卫生组织对人均的成本效果有过比较，1 倍以内的人均 GDP 有很高的成本效果优势，如果大于 3 倍就不具有成本效果优势了。现在很多医疗技术包括新药研究都要做这项评估，评价现在的国家经济状况是否能支撑该项诊治措施。就像丙型肝炎的治疗，最近看到的针对病毒的一种治疗药物，每片达 1000 美元，个人根本难以负担。

首先，看一下来自北美的经验。美国和加拿大的临床流行病学调查显示，关于蛋白尿筛查，如果一个病人有糖尿病，每提高 1 年质量调整生命年所需成本增量是 2.1 万美元，如果有高血压是 5.5 万美元，若无相关的并发症是 15.5 万美元。据此，美国糖尿病协会推荐糖尿病病人应该每年筛查白蛋白尿，美国国立卫生研究院推荐高血压病人每年检查尿液。美国预防服务工作组提出：对未诊断慢性肾脏病的无症状成人，由于证据不足，尚不能对筛查的益处和弊端做出评价。

其次，是来自中国台湾的多学科管理经验。大概在 15 年前，台湾肾病科医生启动了针对台湾的未达终末期肾病的慢性肾脏病病人的多学科管理。通过台湾数据库的相关资料分析可以看到，把病人分为两个组（多学科管理组 vs 肾脏单科医生随访组），医疗质量方面：白蛋白、血细胞比容水平，血管通路建立，血液透析病人未置双腔管插管及未住院等早期管理情况均在多学科管理组更好；费用方面：多学科管理组的总医疗花费及住院花费下降，花费重心转移至门诊。总体来讲，是在保证疗效的同时节约了费用。他们又同时做了前瞻性队列研究，纳入了 20 ~ 80 岁的病人，随访 3 年。经统计学校正后，从生存率及早期透析率来看，多学科管理组要优于肾脏单科医生随访组。

第三，治疗决策中药物方面的实践，以药物卫生经济学的评价为例。磷结合剂——司维拉姆，在美国应用很多，可降低心血管并发症风险，但药价很贵。基于此，我们将司维拉姆与传统含钙磷结合剂相比进行药物经济学评价。分成司维拉姆和传统磷结合剂两个组，通过马尔科夫决策分析模型模拟疾病进程，药物花费数据来自中国医保数据库。结果显示，2015 年全国人均 GDP 50 357 元，司维拉姆的增量成本是 57 910 元，正好落在 GDP 的 1 倍以上 3 倍以下区间。说明司维拉姆对中国病人透析是有成本优势的。

第四，从多维度评价医疗质效，这是我们 2013 年在华西医院启动建立大数据研究中心的主要目标。我们希望创建一个囊括医疗全景的大数据构架，包括诊疗、医保、科研及各个地方的环境数据等（死亡数据目前暂时未包含在在医保数据中)，通过构建健康全局大数据并整合分析，最终对治疗决策、管理决策、耗材和药品质效及医院管理质量提升等提供帮助。同时，为拓宽研究领域、加强数据挖掘和分析能力，我们还与多个国内外研究机构，如四川大学管理学院、西南财经大学统计学院、密歇根大学公共卫生学院等建立良好关系、共同合作。下面以三个实例说明。

例一：互补信息的综合大数据库构建。我们正在构建某市涵盖 2011—2015 年的城乡、城镇医保数据和当地众多联盟医院的临床诊疗数据的综合大数据库，三方面数据整合后的内容主要分成两部分：政府维护的医保数据及临床诊疗数据，基于这两方面互补的数据进行后期卫生经济学评价，进一步为医保的合理决策提供帮助。

例二：整合大数据进行医保基金监控。针对某市的一些医院，我们用大数据分析的方法，发现他们有明显的离群费用，提示这些费用可能值得警惕，为医保局费用稽查提供了依据。结果是部分医院在得知医保开始做数据挖掘分析后就自动终止了一些诊疗项目。我们对该市的几十家透析中心进行了评估，基于 1.4T 数据进行分析，做了 2013 年的数据分析。理论上讲，三甲医院应该最低，某些二乙医院会突然冒上去，费用一定是有问题的。通过费用分析，我们可以对 50 个单位进行漂移数据、住院率、再住院率及血管通路手术率相关的质量评估并提交给医保。通过多因素分析、决策树模型等可得到城乡/城镇、不同医院级别、每周不同透析次数病人在各因素影响下的费用区间，为某市医保局启动的按人头单病种付费和按质量微调的费用区间提供了依据。

例三：利用大数据评估医保费用合理性，加强医疗管控。肾移植抗排斥用药种类很多，但在移植术后期，随着排异率降低，抗排斥药物应逐渐减少。对此我们进行了肾移植术后医保病人抗排斥治疗的费用评价，采集了人口学指标、肾移植术时间及抗排斥药物等相关数据资料，同时合并了一些降压药的资料。数据分析后，我们发现有的单位其实根本不够肾移植术后抗排斥药物方案制订及药物提供资质，但医院里面有很高的肾移植费用。从卫生经济学角度评价，三甲医院费用最高，但华西医院费用是最低的。医保公布了数据，提出了肾移植病人实名制管理，很多社区医院和私立医院就停止了提供肾移植的抗排斥药品。

通过以上的例子，我们只想说明一个问题：肾脏疾病诊疗过程中有很多的数据库，但这些数据往往都是信息孤岛，缺乏有效沟通和有机整合。因此如何通过合理、合法和合规的程序，在政府医保部门的介入和支持下，借助信息大数据管理应用技术、生物统计技术等手段，在相关学科的帮助下进一步把数据进行整合，通过整合结果为疾病防控提供协助支持是整合肾脏病学应该关注的一个重点方向。

遗传学在免疫介导肾小球肾病中的共性与特性

◎张 宏

免疫介导肾小球疾病，就是我们常说的肾小球肾炎，目前仍是我国导致终末期肾病的最主要原因。肾小球肾炎是一种非常复杂的疾病，大多数为免疫介导，这是该类疾病的共性特征。国际著名肾小球疾病专家 Couser WG. 曾在《国际肾脏》杂志上发表过综述，从发病机制上认为是遗传因素和环境因素共同作用导致肾小球肾炎的发生和发展。这个过程中涉及免疫的调节，有抗原的产生、抗体的产生，以及各种炎症因子的参与，遗传因素决定了疾病的易感性，与疾病的发生和发展相关。近年来肾小球肾炎的遗传学研究取得了很大进展，全基因组关联分析研究（GWAS），通过比较整个基因组上的标签（单核苷酸多态性）在疾病人群和正常人群中分布的差异，发现与疾病相关的基因或易感位点。免疫介导肾小球疾病，包括原发性肾炎（如膜性肾病、IgA 肾病、局灶节段性肾小球硬化）和继发性肾炎（如系统性红斑狼疮、类风湿疾病、炎症性肠病），以及一些免疫相关的疾病，目前已完成了多个大样本 GWAS。这就给我们探讨免疫介导的肾小球疾病的共性和特性遗传学提供了非常重要的遗传学资源。

从遗传学角度发现，即使疾病涉及的基因再多、变异再多，复杂的遗传背景最终全部能够归结为 ATCG 四个碱基的排列组合。全球的生物圈拥有共享的遗传编码系统和基因库。我们的进化不是产生新基因，而更多的是在现有的基因背景下适应环境的必然选择。我们有理由相信，在众多的复杂性疾病中存在共同的作用基因。进行整合医学遗传学研究，也是从这个角度来说的。实际上，随着遗传学研究的深入，基因多效性的概念被提出，越来越多的研究发现免疫性疾病之间存在共同的作用基因。这提示我们，整合疾病之间的共性和特性基因对于我们深入探索疾病发病机制具有重要意义。

近年来，随着遗传学的进展，GWAS 数据的不断积累，已经提示很多复杂性疾病存在着相同的危险因素，而生物信息学分析提供的线索已经提示这些疾病可能存在共性的遗传基础。以下结合我们自己的研究和大家分享。

我们研究的切入点是两个最常见的免疫介导肾小球疾病，一个是原发性肾炎——IgA 肾病，另一个是继发性肾炎——狼疮肾炎。IgA 肾病和狼疮肾炎有一些地域分布的特点，亚太地区是一个高发区，也是我国导致终末期肾衰竭的最常见病因。通过分析肾活检病人的疾病谱，狼疮肾炎和 IgA 肾病都是中青年高发的疾病。目前在 IgA 肾病中已经完成了 5 个大样本的 GWAS，从发现的基因或基因的位点来看，抗原提呈、补体系统、IgA 产生的调控、固有免疫通路基因多态性与 IgA 肾病发病相关；我们参与了其中的 2 项 GWAS 工作，目前完成的这些 GWAS 数据为我们提供了开展共性遗传学或特性遗传学整合研究的分析基础。狼疮肾炎是在免疫相关疾病中做 GWAS 最多的一个疾病，目前大概得到了 50 多个易感位点，也为我们进行遗传背景的整合分析提供了基础。

另一方面，随着遗传学的进展，研究手段越来越先进，效率越来越高，成本越来越低。我们从 GWAS 能够筛查到的是最常见的变异，而二代测序可以发现一些少见变异。这种 GWAS 和深度测序的整合，就把遗传学的资源更细化、更精化。这些信息在不同的独立人群中得到了认证。更为重要的是生物信息学的进展，无论是 GWAS 还是二代测序，能够提供的是统计学的差异，通过生物信息学的分析，可以预测基因表达的功能，还能进行通路的分析等，这样就可以把统计学的信息转化为有生物学意义的信息；通过动物实验、细胞实验，通过在人的表型上看它的表达，以及基因型和表型的相关性，才能把统计学的信息、生物学的信息整合并转化成真正的生物学意义。现代遗传学的研究手段也为我们提供了这种可能性。目前已发现了系统性红斑狼疮和其他 16 种疾病在不同的染色体上共性的位点，IgA 肾病也与多种免疫相关性疾病有基因多效性位点。这些信息对 IgA 肾病和狼疮肾炎提供了共性遗传学的证据，但为什么还要做这两种疾病的共性和特性遗传学的整合研究呢？目前系统性红斑狼疮的 GWAS 做了 10 多个，系统性红斑狼疮是全身性疾病，狼疮肾炎和系统性红斑狼疮可能存在不同的易感位点或基因。此外，目前还没有在同一个人群进行过共性遗传学的分析和信息整合，我们有必要对狼疮肾炎和 IgA 肾病做一个再整合的分析。

为什么要整合分析？地域分布上，IgA 肾病和狼疮肾炎在亚太地区高发；临床表现上，IgA 肾病是一个肾脏局部的免疫疾病，狼疮肾炎除了肾脏外还有全身的表现；病理上，IgA 肾病的病理表现和狼疮肾炎有很多的重叠；两种肾炎在进展上还有一些共同的机制，比如补体活化和炎症反应等。我们有必要对这两个疾病进行共性和特性的整合分析，在发现的共性和特性遗传学特征中，也许会找到诊断和治疗干预的特异靶点。

我们的具体设计如下：选择 1200 例 IgA 肾病病人、500 例狼疮肾炎病人和 1000 例对照者。首先通过狼疮肾炎 GWAS 中发现的已知位点在 IgA 肾病者中进行筛查，发现哪些是共性和特性的基因。目前我们在已经发表的 10 多个系统性红斑狼疮 GWAS 中，以 10^{-5} 为界值，共找到 96 个位点，在 1200 例病人和正常人中进行筛查，有 10 个位点在 IgA 肾病和狼疮肾炎中都有统计学意义。更有意义的是 10 个位点中的 8 个位点的作用是相反的，在狼疮肾炎中是一个危险性的等位基因，而在 IgA 肾病是保护性的位点，两个位点的作用效力一致。位点只是基因上的一个点，该基因到底起不起作用呢？我们做了全基因区域的分析，这些基因除了已知的单核苷酸多态性位点外，相关基因也存在共性，在 IgA 肾病和狼疮肾炎是共性的基因。这些基因还有表达数量性状基因座（eQTL）的效应。在组织表达的水平，我们检索了两个数据库，一个来自肾活检标本数据库，另一个是外周血数据库，也可以看到是一致性的表达趋势，进一步证明了这些共性的基因实际上还有基因的功能，在肾脏组织上至少这两个基因和正常对照表达上有统计学差异。此外，基因与基因之间还存在交互作用，基因和基因之间还有联合效应。通过通路的分析可以看到这些共性基因主要集中在四大通路，包括抗原提呈途径、B 细胞信号转导途径、自噬 – 蛋白酶体途径、补体调节途径，这是狼疮肾炎和 IgA 肾病共性的遗传基础。进一步研究发现，这些共性通路上的基因，在肾组织的表达上和正常对照也有明显差异。把狼疮肾炎的易感位点在 IgA 肾病病人中进行分析，发现了 10 个易感位点。在狼疮肾炎病人中筛查 IgA 肾病 GWAS 发现的位点，看看哪些是共性和特性的基因。在 IgA 肾病中的 5 个 GWAS 已经发现了 15 个易感位点，以此作为候选位点在狼疮肾炎病人和正常人中进行筛查。结果表明，有一些重复了上述的结果，有意义的是发现了一个很重要的 MTMR3 位点，这是在狼疮肾炎和 IgA 肾病中共同致病的位点，并有统计学意义。生物学分析显示这个位点是一个功能调控位点。eQTL 的分析不仅是这个位点，这个位点代表这个基因的其他位点都有效应；RS9983 是主要的效应点，这个效应点在不同的表达数据库也得到了验证。同样，从肾组织的基因表达谱也可以看到，狼疮肾炎存在着表达的差异。经验证，这个位点包括这个位点代表的基因，是一个重要的共性遗传的基因和位点。

总的来说，我们利用现有的 IgA 肾病的数据库和 IgA 肾病的 GWAS 数据，发现了 IgA 肾病和狼疮肾炎存在共性遗传因素。非常有趣的是，狼疮中的危险基因位点在 IgA 肾病中却是保护位点，提示 IgA 肾病和狼疮肾炎存在共性和特性的遗传背景。

实际上我们谈到整合遗传学，本文只是对 IgA 肾病和狼疮肾炎提供的 GWAS 数据进行整合分析，探讨两个疾病的共性和特性遗传学。目前发现的这些线索为我们对这两种疾病的遗传背景研究提供了线索和研究靶点。进行深入的机制研究后，我们还需要再整合，机制研究提供了线索，我们可能会调整研究方向。整合医学研究实际上就是通过这种否定之否定，才能透过复杂的事件真正找到本质，这也是共性遗传和特性遗传给我们的一些启示。从统计学的意义找到生物学的意义，再找到生物学的功能，这是整合医学研究的最终目标。

糖尿病肾病中的整合医学思考

◎孙　林

本文主要探讨整合糖尿病肾病的问题。首先回顾一下糖尿病的临床与基础现状。糖尿病是临床常见病与多发病，发病率越来越高，未来10年全球糖尿病发病率可能会增加50%。我国是糖尿病发病率较高的国家，全国流行病学调查资料显示我国的糖尿病发病率高达11%，而糖尿病肾病作为糖尿病严重的并发症，是糖尿病死亡的主要原因。无论是1型还是2型糖尿病，其临床一般经过以下几个阶段：早期高滤过期、随后活动后出现尿蛋白，然后出现微量白蛋白尿，如此期控制不佳则进入大量蛋白尿期，最终发展至终末期。临床病人一旦出现大量蛋白尿治疗非常困难，至终末期只能依靠肾脏替代治疗。

以往糖尿病肾病被认为是肾小球疾病，实际上国内外学者研究发现，糖尿病肾病病人肾脏病理活检结果显示约1/3的病人存在肾小球损伤，1/3是肾小管与间质损伤，1/3病人两者均有或两者均无。肾小管损伤在糖尿病肾病发病机制中也占有重要地位，而且不依赖肾小球损伤。前期我们从线粒体动力学、线粒体质量控制、线粒体自噬等方面探讨了糖尿病肾病肾小管损伤的机制。其次，对于糖尿病肾病的治疗，目前主要是控制血压、降低血糖、调节血脂。但目前关于糖尿病肾病的临床与基础研究仍存在许多问题，例如，为什么有些糖尿病病人发展至肾损伤，而有些为视网膜病变；有些以肾小球病变为主，而部分以肾小管病变为主；另外，一部分病人很快发展至终末期肾功能不全，而有些病人长期维持在蛋白尿阶段，这些机制仍然不清。糖尿病肾病发病机制的研究最早认为是代谢异常，经过近50年研究，人们不断发现各种细胞生长因子、信号通路、微小RNA、蛋白激酶C、肿瘤生长因子-β、氧化应激、炎症介质等参与了糖尿病肾病的发生发展；但这些研究均很少转化到临床，甚至有些理论最近被颠覆，比如我们一般认为糖尿病肾病是一个氧化应激疾病（活性氧过度产生），但2015年DNA之父Watson在

《美国医学会杂志》发表假说提出：2 型糖尿病为氧化还原性疾病，存在"氧化不足"，随后有学者在糖尿病肾病动物模型中证实了该假说。另外，我们强调控制血糖、降低血压、调节血脂，但近期《糖尿病护理》（*Diabetes Care*）杂志刊登的荟萃分析发现，强化治疗和常规治疗对糖尿病病人 5 年生存率影响不大；2015 年《柳叶刀》子刊报道，强化降糖可能会增加心力衰竭发生的风险，特别是对老年人群。关于血脂，美国国立卫生研究院最近指出，不饱和脂肪酸的确可有效降低血液中的胆固醇，但胆固醇减幅愈大，死亡风险反而愈高等。由此可见，现在医学对糖尿病肾病进行临床与基础多学科整合研究，不断更新知识，才能获得糖尿病肾病整合医学研究的良好结果。

再看看中医对糖尿病肾病的认识：糖尿病肾病属于中医"水肿""消渴"范畴，分为气阴两虚、脾肾气虚等证型，治疗以辨证施治为主，随证加减方药。虽然中医对糖尿病肾病防治有一定效果，但对疾病微观认识及诊疗过程中的规范化仍有不足，同时，在与现代科技知识相整合进一步提高疗效等方面也有待加强。中西医整合起于清代末年，以张锡纯"石膏阿司匹林汤"治疗肺炎发热为代表，但中西医整合不是简单的"中药 + 西药"治疗，而是中、西两套理论与临床实践内在的有机整合，这也是糖尿病肾病整合医学研究的主要内容。陈香美院士的"IgA 肾病中西医结合证治规律与诊疗关键技术的创研及应用"荣获 2016 年度国家科技进步奖一等奖就是肾脏病整合研究之成功典范。近年来，现代医学模式正从单纯的生物医学模式转向"生物－心理－社会"模式，也属于整合医学的范畴。早在 300 多年前我国清代名医叶天士就认识到"心境愁郁，内火自燃，乃消证大病"。20 世纪 70 年代美国耶鲁大学的研究发现，70% 的成人疾病都是由心理因素引起的。另外，饮食、社会、家庭等因素对糖尿病肾病预后也起到关键作用。最近有学者围绕"从整合医学看糖尿病综合治疗""整合模式下 2 型糖尿病治疗"探讨糖尿病的治疗问题，证明糖尿病肾病的整合医学研究在我国已有一定的基础与良好的开端。

何谓整合医学？按照樊代明院士的定义，即将医学各领域最先进的知识理论与临床各专科最有效的实践经验分别加以有机整合，并根据社会、环境、心理的现实进行修正，使之成为更加符合人体健康和疾病治疗的新的医学体系。具体方法是：还器官为病人，还症状为疾病，从检验到临床，从药师到医生，身心并重、医护并重、中西医并重、防治并重，是在现有方法或内容基础上的医学知识整体化、系统化。

1. **大数据与糖尿病肾病整合的研究**　大数据是当下的时髦话题。我个人认为大数据在糖尿病肾病发病机制的研究及临床诊疗中具有举足轻重的作用，是未来糖尿病肾病研究的先决条件，没有大数据资料，糖尿病肾病整合医学的研究很难实施。最近我们中南大学已经建立了糖尿病病人的大数据库，为糖尿病肾病临床与基础整合研究提供了良好平台。我们利用糖尿病大数据库正在开展国家重大基础研究计划项目"糖尿病肾病遗传易感基因与环境因素的相关队列研究",希望从中寻找出糖尿病肾病新的发病机制,为临床防治糖尿病肾病奠定新的基础。

2. 糖尿病肾病发病机制与分子遗传整合研究 糖尿病肾病不是一个遗传性疾病,不同的民族、不同的区域、不同的年龄发病机制各不相同。糖尿病肾病发生发展的机制很可能是环境因素与遗传因素结合所致,因此,采用整合遗传学研究方法对糖尿病肾病的进展机制进行深入研究十分重要。目前国内外许多研究证明某些基因的多态性或突变与糖尿病肾病发生发展具有密切关系,同时发现一些基因表型与疾病进展相关,可以作为糖尿病肾病发展至终末期肾功能不全的生物标志物。新一代外显子测序技术可以直接观察某一个蛋白的突变,因此可以进行基因功能研究,并指导诊疗、预测预后。可见,糖尿病肾病整合医学研究中分子遗传学整合研究是一个重要内容。

3. 基础研究与新药研发的整合 糖尿病肾病基础研究对新药研发起到了巨大的促进作用。糖尿病肾病状态下,醛固酮受体激活在水钠潴留、高血压、蛋白尿的发生中起重要作用。《美国医学会杂志》报道采用醛固酮受体拮抗剂 Finerenone 治疗糖尿病肾病,可明显减少蛋白尿。另外,我们发现巨噬细胞趋化蛋白-1（MCP-1/CCL2）参与了糖尿病肾病炎症损伤过程,有研究采用 CCL2 抑制剂治疗糖尿病肾病明显减少了蛋白尿。我们曾克隆了小鼠肾小管钠-葡萄糖联合转运体（SGLT2）,采用 SGLT2 抑制剂治疗 2 型糖尿病肾病临床已初显疗效。证明临床、基础、药物相关学科整合将为糖尿病肾病研究提供新的亮点。

4. 中西医临床治疗的整合 糖尿病肾病临床治疗中西医各有优势,将两者整合将大有可为。许多临床研究证明:根据发病机制与药物机制进行有机整合的中西药联合治疗,可取得"1+1=2"的疗效。我们最近采用荟萃分析总结了联合使用血管紧张素转化酶抑制剂（ACEI）/血管紧张素受体阻断剂（ARB）并加用百令胶囊或仅联合使用 ACEI/ARB 治疗糖尿病肾病的疗效,结果加用百令胶囊的一组在降低尿蛋白、调整血脂方面比仅联合使用 ACEI/ARB 治疗优势更明显。证明中西医药整合后在疗效上可互补增效。因此,中西整合治疗糖尿病肾病将是今后整合医学发展的趋势。

未来医学赢在整合,糖尿病肾病整合医学是现代医学发展的趋势。但是如何建立相关的理论体系,以及临床整合的规范化与标准化等问题仍然需要深入研究,需要大家的共同努力。

同型半胱氨酸血症与肾脏损伤：基础与临床研究的整合

◎聂　静

慢性肾脏病（CKD）会带来沉重的经济负担和社会负担。控制慢性肾脏病的危险因素对延缓疾病的进展非常重要。高脂血症、高血糖和高血压是慢性肾脏病重要的危险因素。除此之外，还有没有其他的危险因素呢？这是我们团队提出的科学问题。

同型半胱氨酸（Hcy）是一种含硫氨基酸，是蛋氨酸的中间代谢产物。蛋氨酸在 S - 腺苷蛋氨酸合成酶的催化下与 ATP 结合生成 S - 腺苷蛋氨酸，S - 腺苷蛋氨酸释放其所携带的甲基后生成 S - 腺苷同型半胱氨酸，S - 腺苷同型半胱氨酸进一步水解为 Hcy 和腺苷。细胞内形成的 Hcy 在蛋氨酸合成酶的作用下，以维生素 B_{12} 为辅助因子，接受 N5 - 甲基四氢叶酸携带的甲基，被重新甲基化为蛋氨酸。N5 - 甲基四氢叶酸是四氢叶酸经 N5N10 - 亚甲基四氢叶酸还原酶（MTHFR）催化而产生的。另外，Hcy 可在胱硫醚合成酶的催化下与丝氨酸缩合为胱硫醚，胱硫醚在 γ - 胱硫醚酶的作用下分解为半胱氨酸和 α - 酮丁酸，经尿液排出体外。Hcy 的分解过程主要在肾脏进行。健康人循环中 Hcy 的水平是 $5 \sim 15 \mu mol/L$，高于这个浓度上限就是 Hcy 血症。

Hcy 血症的产生与营养性因素如叶酸、维生素 B_6、维生素 B_{12} 缺乏有关。高温可破坏蔬菜中的叶酸。由于熟食蔬菜的习惯，中国人叶酸缺乏率高达 65%，而欧美国家只有 0.6%。*MTHFR* 基因多态性是造成 Hcy 血症的遗传因素之一。人 *MTHFR* 基因有多个等位基因，*MTHFR* 基因会在 667 位发生突变，导致编码的氨基酸由缬氨酸代替丙氨酸（即 C677T 基因型），C677T 基因型的 MTHFR 酶活性大大降低，从而使机体降解 Hcy 的能力降低。遗传流行病学的研究显示，中国人 *MTHFR* 基因的 C677T 基因型高达 25%，而欧洲人只有 3%，美国人为 2%。因此，饮食习惯和遗传背景这两个原因造成中国人群 Hcy 血症的发病率远远高于欧美国家。胱硫醚合成酶广泛分布于全身组织，但在肾脏中活性最高，肾脏损伤可降低胱硫醚合成酶的酶活性，导致 Hcy 代谢障碍。另外，肾脏是 Hcy 的重要排泄器官，70% 的血浆 Hcy 由肾脏清除。肾小球滤过率降低可导致 Hcy 清除障碍。因此，慢性肾脏病病人特别是肾衰竭的病人 Hcy 水平显著升高。

1999 年的研究结果显示，肾衰竭病人血浆 Hcy 水平与血清肌酐值呈正相关。那么，Hcy 血症仅仅是慢性肾脏病的结果吗？还是 Hcy 血症可以造成肾脏的损伤？这是我们团队想回答的问题。如何回答这个问题，我们首先想到的是能否提供细胞学和动物学的证据来证实 Hcy 可以引起细胞损伤。搜索文献发现，有研究显示 Hcy 可以引起系膜细胞凋亡和足细胞的足突融合；动物实验显示 Hcy 血症可以导致蛋白尿和肾小球硬化。轻中度的 Hcy 血症（循环 Hcy 水平为 20～30 μmol/L）在健康人群特别是老年人中很常见。那么中高度的 Hcy 血症对人会有什么危害吗？我们做了一个实验,，通过高蛋氨酸饲料喂养小鼠制作中高度 Hcy 血症的动物模型，接着再对小鼠的肾脏进行缺血再灌注处理，诱导急性肾损伤。结果发现，与正常小鼠相比，Hcy 血症小鼠的肌酐显著升高，提示肾损伤程度加重。另外，用顺铂诱导急性肾损伤，相对于正常饮食组，Hcy 血症小鼠的血肌酐水平也是升高的。由此我们推测，中高度的 Hcy 血症可能会增加人群对急性肾损伤的敏感性。与正常饮食组相比，高浓度 Hcy 组明显增加肾小管细胞的凋亡。研究发现高 Hcy 血症可以促进顺铂诱导的内质网应激，从而加重细胞凋亡。

那么在慢性肾损伤中，Hcy 有没有什么作用呢？I 型胶原是重要的细胞外基质成分，我们发现 Hcy 以时间和浓度依赖的模式诱导细胞产生 I 型胶原；在高 Hcy 动物组中，也可以看到肾脏组织 I 型胶原的高表达。那么 Hcy 诱导 I 型胶原基因表达的机制是什么？我们发现 I 型胶原基因启动子区域有一个 REST 基序，该基序可以结合组蛋白甲基转移酶 G9a，导致结合于该区域的组蛋白 H3K9 二甲基化水平升高，抑制基因表达。Hcy 以时间和浓度依赖的模式抑制 G9a 表达，从而降低该区域的组蛋白 H3K9 二甲基化水平，活化 I 型胶原基因表达。

以上的细胞和动物实验结果给了我们非常明确的证据：高浓度的 Hcy 可以直接损伤肾脏细胞。是不是有了这样的证据就说明高浓度的 Hcy 会对慢性肾脏病病人造成直接危害呢？临床医生一定会问有没有临床研究的证据。首先我们看一篇 2004 年发表的文献，在一个日本社区进行人群调查，人群平均年龄在 40 岁以上，经过 5 年随访，研究者发现在高 Hcy 的人群中，无论是男性还是女性发生慢性肾脏病的概率都更大。这个前瞻对照性的研究表明 Hcy 很可能是慢性肾脏病的独立危险因素。另外一个是在非糖尿病人群中进行的研究，人群大约有 3 万例，平均随访时间是 6 年。在 Hcy 浓度大于 19 μmol/L 的人群中，蛋白尿的发生率明显升高。该研究提示 Hcy 很可能是蛋白尿的独立危险因素。中国人群里叶酸的缺乏率非常高，那么有没有中国人群的临床研究呢？有。当时我们有一个在江苏连云港社区的高血压人群，纳入约 1.5 万人，被随机分为两组，一组服用依那普利，另一组服用依那普利加叶酸。每组大约有轻、中度慢性肾脏病病人 700 人。平均随访时间为 4～5 年。发现补充叶酸可以延缓高血压合并慢性肾脏病病人的肾小球滤过率降低的速度。

基于上述所有的基础和临床相结合的整合医学研究，我们得出明确的结论：Hcy 可以直接导致肾脏固有细胞损伤，Hcy 血症是慢性肾脏病的独立危险因素，补充叶酸可以延缓高血压肾脏病病人肾小球滤过率降低的速度。通过以上的研究我们也体会到，回答一个科学问题，尤其是回答有关疾病进展及治疗的临床问题，应该从基础研究和临床研究同时入手，多管齐下，既得到细胞学研究和动物学研究的证据，又有临床研究的证据。通过这种整合医学研究所取得的成果才有可能使病人受益。这项工作获得了国家"973"项目和国家自然科学基金委员会创新研究群体项目、国家杰出青年基金等项目的资助。

整合骨科学

整合医学在骨科中的应用

◎张英泽

　　整合医学（Holistic Integrative Medicine，HIM）是将医学各领域先进的知识理论和临床各专科有效的实践经验分别加以有机整合，并根据社会、环境、心理的现实进行修正、调整，形成更加符合、更加适合人体健康和疾病治疗的新的医学体系，其核心包括整体观、整合观和医学观。整合医学是樊代明院士提出的重要概念，它是传统医学观念的创新和革命，是医学从专科化向整体化发展的新阶段。整合医学可以指导医学各专业的发展，在骨科，整合医学也有广泛的应用，这对于骨科发展将提供极大的助力。

　　20 世纪 50 年代以前，骨科是外科的一个分支；到 70 年代，骨科虽然仍隶属于外科，但已相对独立；到 90 年代，骨科已完全独立，不再隶属于外科，成为一个独立学科；90 年代之后，创伤骨科、关节骨科、脊柱骨科等骨科各亚专业迅猛发展，甚至一些基层医院也有了两三个以上的骨科亚专业。专业细化使骨科疾病手术成为模式化、普通化、普及化的一种常规和常态。虽然手术精细化达到了一定程度，但是也有其不可纠正的弊端。

　　以创伤骨科为例，骨折的复位和固定是治疗的重点。但是，部分医生只关注骨折本身的复位和固定，忽视了局部骨折与病人整体情况的关系，忽视了骨折局部与周围神经、血管、肌腱、韧带等软组织的关系，忽视了局部骨折与血液循环系统的关系，忽视了不同人群、不同年龄、不同部位骨折个体之间巨大差异与固定方案选择个体化的关系。因此，即使骨折在 X 线片上得到良好的复位和固定，病人仍可能出现肢体功能恢复欠佳或发生感染、骨折不愈合、畸形愈合等并发症。

　　整合医学重视全局亦不忽略局部，即强调人体是一个有机的整体，强调局部与整体、微观与宏观、体内与体外等多方面的统一。笔者在骨科临床中也注意到这一问题，治疗骨折同时考虑骨折局部、骨折所在肢体及病人的整体情况。经过系列基础和临床研究，我们提出了骨折的顺势复位理论，该理论契合了整合医学的思想。骨折顺势复位理论包含 5 个要素，即在牵引复位过程中需：①使牵引力与肢体轴线一致；②使牵引力符合软组织运行轨迹；③利用骨折周围的肌肉、韧带、关节囊等软组织封套作用将牵引力转化为挤压、推顶作用使骨折自然复位；④牵引力量大且均衡持续；⑤减少对软组织的激惹和医源性损伤。同时根据骨折具体情况将其分为顺向顺势复位和逆向顺势复位 2 种。根据骨折顺势复位理论，我们研发了顺势双反牵引复位器、锁骨复位器、股骨头干三维互动技术和跟骨骨折微创内加压复位固定系统，应用于临床治疗四肢骨折取得了良好的效果。

　　在骨折固定方面，亦需以"整合医学"的视角选择最佳内固定物。青年、壮年、中年、老年人同一部位骨折时，临床医生通常使用统一规格内固定物进行治疗。但是，不同年龄段人体各个部位骨骼的厚度、硬度和弹性模量均不相同，使用相同的接骨板螺钉固定必然会导致部分病人骨折内固定失败。因此，传统治疗方案有悖于整合医学理念。为解决这一难题，针对不同年龄段、不同部位弹性模量各异的骨骼，整合了骨科学、生物力学、人类学、新型材料学等学科，设计了"个体化接骨板螺钉系统"。对于青壮年骨干骨折，选择厚度和宽度最大的接骨板；对于老年骨质疏松性干骺端骨折选择厚度较小、宽度较小而弹性更好的接骨板固定，该新型接骨板系统获得国家授权专利。

　　骨性关节炎的诊治同样需要依据整合医学的概念进行。骨性关节炎发病率高，累及人群广，病人痛苦大，致残率高。医学界对骨性关节炎的认识，经历了几个不同阶段。最初认为，骨性关节炎的病变在软骨，软骨磨损导致软骨下骨外露，继发滑膜炎、骨质增生，最终形成膝关节功能障碍。所以对骨性关节炎的治疗重点在于软骨修复，出现了许多利用组织工程或者基因技术进行软骨修复的研究，但是都没有取得很好的临床疗效。后来，学界逐渐认识到骨性关节炎病人的软骨磨损并非是自身来源的，而是由于原本平衡分布的膝关节应力集中于内侧间室，导致软骨由于压力过大而出现退变。所以，近年来越来越多的学者认为骨性关节炎是一种生物力学失衡引起的疾病。基于这种理论，矫正膝关节应力失衡就成了治疗的关键，胫骨高位截骨手术就是代表。但是，人是一个有机的整体，而这种观点依然将骨性关节炎的病因病理局限在膝关节或下肢局部，没有采用整合医学的观念来看待骨性关节炎，对这种疾病依然存在着"头痛医头、脚痛医脚"的弊端。从整合医学的视角来看，骨性关节炎是一种全身性疾病的膝关节表现。我们根据多年临床和基础研究，整合骨科学、内分泌代谢学、生物力学、解剖学和影像学等学科的知识和研究成果，发现骨质疏松导致的胫骨内外侧平台不均匀沉降是膝关节骨性关节炎发生发展的关键因素，据此提出了"膝关节不均匀沉降"理论。随着年龄的增长，人体不可避免地发生骨质疏松，这种骨质疏松是全身性的，在松质骨部位尤其明显，如脊柱椎体、桡骨远端、股骨颈、胫骨平台等。在体重负荷作用下，疏松骨骼发生沉降，但是在某些部位骨骼由于周围具有骨性或软组织的支撑作用，沉降是不均匀的。例如，椎体发生骨质疏松后沉降，其后方有椎弓根、关节突、横突和后纵韧带等骨性组织和软组织附件的支撑，导致脊柱前、中柱沉降大于后柱，椎体发生不均匀沉降。在影像学上表现为椎体前部沉降压缩，椎间隙前部变窄，形成后凸畸形。膝关节作为人体最重要的承重关节，也发生不均匀沉降。胫骨内侧平台承重负荷较大，松质骨易发生微骨折；而外侧平台负重小，且有腓骨支撑，极少发生微骨折，导致胫骨平台内侧沉降更加显著，从而引起周围组织一系列继发性变化——韧带松弛、软骨磨损及膝内翻畸形，因果关系显而易见。因此，从整合医学的观点看，膝关节骨性关节炎是全身骨质疏松和局部骨性支撑相互作用发生的一组疾病。对其治疗也应当采用整合的观点。如纠正或延缓全身骨质疏松程度、去除局部的骨性支撑或抬高沉降的胫骨平台等。这不仅是骨科一个学科的疾病，还与内分泌和代谢病专业、基因和遗传学专业、免疫学专业和组织工程专业等密不可分。只有整合这些学科共同对骨关节炎发病的各个环节进行系统的治疗，才有希望完全根除其造成的影响，恢复膝关节的解剖和运动正常。据此理论，我们采用"腓骨近端截骨术"和"胫骨内侧平衡可吸收垫片垫高手术"治疗膝内翻病人，取得了良好的治疗效果，有力地验证了该理论。

整合医学在骨肿瘤治疗中的作用日益重要。骨肿瘤是发生于骨骼或其附属组织的肿瘤，其中恶性骨肿瘤的诊治仍是骨科的棘手问题之一。恶性骨肿瘤发展迅速，预后不佳，死亡率高。目前临床常用治疗恶性骨肿瘤的方法包括手术治疗、化疗、放疗和生物治疗等，尤其是近年来随着基因芯片、蛋白质芯片等高通量技术的发展和应用，包括免疫治疗、基因治疗和分子靶向治疗在内的生物治疗引起了更多的关注。越来越多的研究显示，恶性骨肿瘤的整合治疗效果更佳。

根据整合医学的概念，治疗恶性骨肿瘤，需根据肿瘤细胞学分期和病人整体状况，分阶段、有主次地应用各种治疗方法开展个体化治疗。这样，治疗恶性骨肿瘤不再是手术、放疗、化疗简单相加，而是根据病人整体情况，首先控制病灶，预防肿瘤转移，辅以低剂量化疗，再考虑放疗或手术。同时，考虑中医和西医有机整合治疗肿瘤，祛邪而不伤正，尽可能减轻病人痛苦，使人体恢复到自然状态。将个体化治疗和心理治疗融入肿瘤治疗中，把人性化的服务融于治疗的全过程，将心理治疗融入整个治疗中，使病人的心理得到最大限度的放松和恢复，使病人对自己的疾病治疗充满信心，从而使病人在最短的时间内得到最有效的整体康复，这就是整合骨科学的使命和任务。

关节微创外科中的整合医学思考

◎王坤正

目前很多临床都在搞整合医学，关节外科也不例外，正在整合。我们已经不是单纯地会做膝关节、髋关节手术的手术匠，关节手术正在走向快速康复，快速康复正在走向微创外科。近几年"快速康复"在临床上提得特别响亮，尤其是在泌尿外科和普通外科，快速康复已经是很多医院的"常规"用语，它的名称很多，包括快速康复外科、快速通道外科、快速恢复外科等。不管它是什么外科，只有一个目标，旨在使病人的恢复更快更好更强，这就是快速康复。这个概念是1997年丹麦学者首先提出的，美国学者2001年做了补充，这个理念很快在骨科和泌尿外科推广应用，激发了几乎所有临床科室都在进入快速康复。病人术后两三天内就能正常走路，或者不超过三天病人就能回家，不需要像过去那样在医院住半个月，还要在医院拆线。关节外科快速康复的目的是减少手术应激，缩短住院时间，降低住院费用，提高病人满意度，降低并发症，促进病人的功能康复，这就是我们所说的快速康复。实现快速康复需要很多条件，把这些都考虑进去、整合起来，或许这就是樊代明院士提出的整合医学在我们骨科学中的应用。

关节外科的快速康复涉及的工作很多。其中一个重点是术前，术前的咨询培训，术前预防静脉血栓，如何应用抗生素，如何镇痛，术前解除病人的恐惧等；另一个重点是术中，术中我们最关心的是体温的控制、术中的切口，麻醉和出凝血的控制等；再一个就是术后，术后如何使病人不痛，如何镇痛，如何能早期活动，如何能不丢失血液，如何预防各种并发症等。这么多因素，这么多关键，我们不能挂一漏十、挂十漏一，否则都会影响治疗效果。所以我们要整合，要有整合医学的理论和知识，更要有实践。一个关节外科医生不可能面面俱到，需要多学科医务人员的协作，比如我们和麻醉医生、康复师，病房的护士、手术室的护士，甚至手术室推车的护工等都是快速康复中的一员，缺了哪一员快速康复都无从谈起。当然快速康复关键还在手术，手术技术不高，就不可能做到快速康复，所以微创是当今快速康复的核心话题。

今天的关节外科已经进入微创化，比如髋关节，把过去的大切口改成小切口，就是走向微创化，但它还不是合理的微创化。以前我们做髋部手术要切断一些肌肉肌腱，今天做快速微创不需要切断这些肌腱和肌肉，在肌间隙中完成，病人术后就不会有肌肉的恢复困难。为什么在常规手术已经非常成熟的今天，我们还要选择微创？有很多医生说，一个髋关节手术30分钟就做完了，我们非常习惯这种切口。但这种传统的切口，尽管手术做得好，并不代表对病人没有损伤，微创要求我们给病人最小的损伤和最快的手术。微创的优势，一个是真正的肌肉间隙，不损伤任何肌肉，这才是真正的微创；最小的软组织损伤和骨量丢失，保证关节功能灵活，更少的疼痛或者病人没有感觉到疼痛，这才是微创。现在的微创手术关节置换变得更加简单，术中没有禁忌体位，不像之前我们做的一些切口，术后要求病人不能做某个体位，翻身的时候要注意，放便盆的时候体位要固定等，微创没有这些禁忌，任何体位都可以。在此举几个微创的例子。关节手术常用SP切口，而DA技术是SP切口的微创化，SP切口要在缝匠肌和阔肌膜张肌之间切开，保护神经，这时我们要把股直肌切断反转；而DA是在这个基础上，不再去切断股直肌，而是从股直肌的下方直接进入关节，与后外手术相比，DA对关节的血供破坏更小，或者出血更少、疼痛更少，因为神经血管都得到了很好的保护，没有损伤肌肉，所以病人住院的时间更短，它的优点是切口很小，直接从肌间隙进入和神经间隙进入，保护了臀中肌后方的软组织，不需要特殊体位，手术很小，恢复很快，同时可做双侧手术，不需要任何体位的改变。但是一个新手术有一定的限制，比如需要特殊工具，对假体有一定的要求，肥胖病人手术起来很困难等。

第二种手术是我们现在用得比较多的手术，起源于一位英国医生和一位美国医生。他们将创伤科和关节镜技术整合起来，使手术切口非常小、微创化，股骨侧完全选用了打隧道钉技术，通过很小的切口，在梨状肌隐窝打一个隧道，这个隧道相当于打股骨柄。髋臼侧在其下方做一个关节通道，通一个锥子进到髋臼里，然后电钻打磨，两个很小的切口就完成了一个手术。这个手术几乎没有任何肌肉和肌腱的损伤，优点是不切断外神经，经梨状肌和臀中肌的间隙进入，保护了周围的组织，关节囊保持完整，损伤非常小；但缺点是要特殊工具，对假体类型有要求，给肥胖病人完成这种手术非常困难。我做这种手术时，切口通常为6~8cm，瘦的病人6cm就够了，实际上5cm也行，但对肥胖病人可能切8cm还不够。通常和做外侧手术一样，切口很小，然后把梨状肌和臀小肌分开，下面就是关节囊，把关节囊切开，完全包住，取出股骨头。然后在股骨侧就像打髓内钉一样，开槽后用髓腔锉打模具，将股骨柄打好后把髓腔锉放进去，通过关节镜通道，做一个打磨髋臼侧。这个切口就在髋臼的表浅上方，可直视髋臼，不会出问题。有人说这个手术做起来很困难，不熟练，失败了，失败不要紧，把切口上下各延长2cm

就是我们常做的后外侧切口，手术的切口也只有 6～7cm，病人第 2 天就可以下床。过去做前外侧手术要切断臀中肌，现在前外侧术无须切断臀中肌，靠微创化，这种方式对假体没有要求，切口小，缺点同样是要用特殊工具。

膝关节手术也发生了很大变化，传统的膝关节要反转髌骨。现在靠微创化，切口很小，一般 8～10cm，不破坏髌上囊，不反转髌骨，不损伤整体结构，把髌骨推向一侧，很小的切口就可完成置换。在单髁置换中，微创外科也发挥了很好的作用，髌骨旁内侧切口 6cm，肥胖病人最多不超过 8cm，目前单髁置换以内侧为主，今后也可能内侧单髁和外侧单髁同时做会取代今天的全膝置换。单髁置换最大的特点是保留了交叉韧带，拉紧了两侧的侧副韧带，手术非常简单，内侧纵切口，把髌骨推向一侧，清理骨赘。髓腔定位，单髁置换的定位非常重要，全膝置换的定位是在髁间中间部分的上方 1cm，而单髁置换一定要做内髁，沿着内沿上 1cm，这和全膝关节不同，做外髁也是沿着外髁向上 1cm 做定位，还有各种角度的测量。它的优点是出血少，感染率低，保留了骨量，便于后续翻修，即使 10 年后再翻修全膝，其骨量也可以达到令人满意的程度。保留了交叉韧带，本体感觉很好，活动量大，手术时间很短。但它有一个适应证，以内髁内翻为主，内翻非常熟练时再做外翻也可以。单髁置换和全膝置换有什么不同，我觉得一位教授比喻得很好，说单髁置换就相当于一个病人掉了一颗牙，但是他吃饭时本体感觉是好的；全膝置换相当于满口牙都掉了，全部都装的是义齿，膝关节没有本体感觉。

关节微创手术的学习曲线就像我们登山一样，需持之以恒，要认认真真，从零开始，一旦掌握了是非常容易的。我们说快速康复手术是关键，但其他因素也很重要。比如围术期的疼痛，单髁做得很好，能否让病人从做手术到出院感觉不到一丝疼痛，这就是今天对快速康复的要求。疼痛出现了，超前镇痛，疼痛前给药，不等病人疼痛就提前用镇痛药；多模式给药，不同的途径，包括静脉和口服等；个体化，现在的治疗越来越强调个体化方案，针对每个人的疼痛，给予有的放矢的方案，这既容易，也很难，因为临床医生太忙了，很少有时间给每个病人"量身定制"方案，但它是将来的必经之路。疼痛分为 1～10 度，最主要的是看能否睡眠，如果疼痛不影响睡眠，那这个痛一定是轻中度疼痛。早期的疼痛可服用非甾体类抗炎药（NSAID）药物，中度给阿片类，重度可选择阿片类、镇痛药、肌肉松弛剂等。疼痛管理系数很重要，改变疼痛发生时才给药的理念是关键，一定要在疼痛之前就开始用药，术前 2～3 天就给病人用抗炎药，这样可以大大提升疼痛阈值，做手术时对疼痛的敏感度会大大降低。可选择不同的给药途径，包括口服、外用、局部注射、静脉注射等。根据疼痛的不同评分，个体化地选择疼痛药物。除了常规的术前给药外，术中给予封闭也是目前关节外科要掌握的。比如鸡尾酒配方，我用的配方是 NSAID（强效镇痛药）、盐酸丁哌卡因（强效麻醉剂）、地塞米松（激素，减少局部炎性反应）以及肾上腺素，四个药整合起来用，效果很好。此方用于膝关节局部封闭，3 天就基本没有任何疼痛了，病人觉得很满意。

病人在没有任何疼痛情况下才有可能第 2 天下地。当然也要注意药量，老年人需要减量，要注意肝肾功能、心血管不良反应及预防措施。

　　除了疼痛外，关节手术一个很大的问题是出血，还有一个致命问题是凝血，出血与凝血永远是关节手术后的双刃剑。为什么要抗凝？因为病人容易发生肺栓塞，相比出血来说，更加致命。一个膝关节手术做完出几百毫升血是很正常的，但对于体弱的病人要特别注意，出上千毫升血对他们而言就很危险了。如何减少围术期出血，是关节外科医生亟待解决的问题之一。当我们给病人输血时不要忘了两个概念，一个是显性出血，一个是隐性出血。实际上医生在临床看到的都是显性出血，术后第 2 天早上查房时更多注意的是引流瓶，而没有注意到病人身上有多少瘀斑，实际上 30% 的病人有显性出血，70% 的病人有体内的出血或隐性出血，我们没有看到。如果膝关节术后出现大量瘀斑，甚至从髋关节延伸到腰部腹股沟，这就是隐性出血。一定要给这些病人采取措施，包括控制性降压，使用促红细胞生成素，血红蛋白低时要输血。微创小切口要严密止血，可给予冰敷、加压、口服、局部或静脉使用止血药物，最重要的是减少病人的出血。术前需评估病人的状况，如病人口服阿司匹林，即便有心血管病的病人也要停药 7 天，如果用过华法林需要停药 5 天；血栓高危病人采用抗凝方法，术前血红蛋白低于 95g/L 时要给予促红细胞生成素和铁剂。手术前即刻请麻醉师快速处理，要养成一个习惯，当病人推到手术台上，一定要告诉麻醉师下面要开始输液，输的液越多，病人的血容量就会稀释，病人的血容量会高于他的基础血量，即使出血，血红蛋白的丢失也会少一些。所以，术前应该注意输晶体液。缝合结束后，静脉给予氨甲环酸（我通常在安装关节前的 10 ~ 20 分钟使用）可显著减少出血；此外，待手术全部做完后从关节腔局部注入氨甲环酸，术后 2 ~ 4 小时出血会大大减少。必要时可对出血进行自体回输。手术开始后，如果出血量大，控制性降压也可以减少出血，对于氨甲环酸，我的方法大部分是局部用，小部分是静脉用。有人对比过氨甲环酸的静脉给药和局部给药，发现对降低血容量和输血率方面无明显差异，但同时静脉给药和局部给药，局部给药更优于静脉给药，所以临床主张局部给药。

　　快速康复与微创关节手术是一个系统工程。我讲关键技术、疼痛管理和出凝血控制，这三个只是很多环节中相对更重要的。任何一个细小的差错都会带来问题，比如缝合，很多医生手术做得很好，可是术后的缝合太糟糕，没有按照严格的微创方法来缝合，微创方法缝合是要连续缝合的，皮下要连续缝合，皮内做美容缝合，但有的医生大粗线头间断缝合，间距 1cm，这样很容易造成术后出血、感染。所以，任何一个环节的疏漏都会引起手术失败。这就需要整合医学思维，凡事都要想"前后左右"、轻重缓急，"眼观六路，耳听八方"，综合处理。医生既要有精湛的外科技巧，更要有整合医学的理念。

用整合医学理念创建严重创伤的中国式救治体系

◎姜保国

随着我国城市现代化建设进程的加快，各类创伤的发生率明显增加。我国每年因创伤就医高达6200万人次，每年因创伤致死人数达70万~80万，创伤死亡在总体死亡中是第5位死因，是45岁以下人群的首位死因。

严重创伤的发生常涉及多器官、多系统的损伤，不但需要用整合医学的理念进行正确、规范的整体性救治，还具有很强的时效性、区域性等特点。这就要求严重创伤的救治不但要有正确、严谨、高效的救治规范，还要将区域的面积、人口、交通状况及现有医疗资源整合考虑建立相应的救治模式及救治体系。近年来，随着我国改革开放、经济发展和人民生活水平的提高，整体医疗水平也得到了很大的提升，特别是省会、东部城市三级大医院的医疗设备及专科救治能力已经达到或者接近发达国家水平。但是，我国创伤救治整体水平仍然较低，救治效果仍然较差，不但远落后于先进国家的创伤救治，也远落后于我国临床其他专科的发展，其根本原因是缺乏整合医学的理念又缺乏全因素整合考虑的创伤救治体系。

针对上述问题，北京大学人民医院联合第三军医大学、浙江大学、北京急救中心、北京市红十字会急诊抢救中心、解放军总医院等多家单位就"中国严重创伤救治规范的研究与推广""中国严重创伤区域性救治体系建设""北京市区域性创伤救治体系建设"等问题进行了深入系统的整合医学研究。先后在国家"十一五"科技支撑计划、原卫生部卫生公益性行业科研专项、国家教育部科技委战略研究重点项目、北京市首发基金等课题支持下，经过10余年的研究与实践，先后在全国30余个城市区域、120多家医院试点研究，应用整合医学的理念，在探索适合中国国情的严重创伤区域性救治体系、建立创伤规范化救治流程、形成创伤专业救治规范等方面开展了一系列创新性工作，并逐步形成了适合我国国情的严重创伤救治体系，被国内外学术界称为"严重创伤规范化救治体系的中国模式"，堪称整合医学在创伤学界应用的重大成果。

在国内率先开展了全国范围的创伤数据采集及流程监测。自主研发了中国第一款"创伤数据库"系统软件，完成了 670 余万例创伤病人的数据采集，形成了目前我国最大数据量的城市院前急救和创伤院内救治数据库，填补了我国严重创伤大样本数据库的空白。通过大样本数据的整合分析，详细地描述了我国严重创伤死亡率持续高居不下的整体现状，并系统地总结出我国严重创伤救治的整体影响因素和亟须解决的问题，研究成果在国际权威医学期刊《柳叶刀》上发表，得到了国际同行的关注和认可。

系统开展严重创伤院内专科救治规范的建立与推广工作，并建立"全国严重创伤规范化救治培训基地"。在整合分析创伤病人大量临床诊疗数据基础上，吸收国内外先进的救治规范、理念、技术并结合我国国情，制定出中国严重创伤系列救治规范及流程，包括《严重创伤院前救治流程》《严重创伤院内救治流程》《严重创伤院前救治培训教材》《严重创伤院内急救团队管理实施办法》《院内呼叫系统管理实施办法》。建立了严重创伤急诊评估的优化策略，建立了创伤后脏器功能不全早期预警与防治的技术体系，建立并推广了颅脑创伤、胸部创伤、关节周围骨折等创伤专科救治规范。10 年来，先后举办"严重创伤规范化救治培训班"30 余次，累计培训院前急救人员 2000 余人、院内救治人员 5000 余人，使试点区域内的创伤救治能力明显提高。鉴于在严重创伤救治领域所做的工作及在该领域中的学术地位，2011 年 12 月，经卫生部医政司审核，"全国严重创伤规范化救治培训基地"正式挂牌成立。

研发具有独立自主知识产权的院前及院内严重创伤信息联动预警系统。针对我国院前、院内救治脱节的问题，自主研发了院前、院内信息预警联动系统。借此建立了事故现场、急救中心、严重创伤救治医院的一体化联动机制。院前急救机构在接到报警后，快速到达现场启动现场急救，完成对病人的评估，根据伤情评估情况确定将病人转运到救治中心医院还是救治点医院。在病人转运过程中，将伤情信息通过互联网或专用网络传送至接收医院，接收医院根据病人的伤情程度启动不同级别的预警。现场救治人员、急救中心调度站及救治医院通过信息预警联动系统达到信息交换与信息资源共享，启动院内救治流程。对于严重多发伤的病人，在到达医院之前，创伤救治团队的相关医生就已经获悉病人的伤情，并根据要求到达急诊科，为病人的到来做准备，为病人到达后的快速、全面诊治赢得了时间。在使用规范的救治流程后，平均救治实施时间由项目实施前的 87.52 分钟减少至 40.76 分钟。此外，项目组还根据系统中所记录的创伤救治相关信息，总结并研发了严重创伤生命救治决策支持系统，进一步规范了救治流程的一致性，为创伤救治规范的建立打下基础，同时也为创伤救治能力较弱的地区提供了可参照学习及使用的指导规范。

在国际上首先提出建立"以综合医院为核心的闭环式区域性创伤救治体系"的核心理念，并率先提出在综合医院建立创伤救治团队替代独立的创伤救治中心的新模式，被国际同行认为是发展中国家创伤体系建设的有效模式。该模式可以概括成为"一二三"工程。"一"是一个区域。选择人口在 100 万～300 万人的政府主辖区作为体系建设区域，建立或进一步完善院前救治、院内救治的联络及信息交换；以当地一家大型三级医院为一级创伤救治中心，以区域内 5～6 家二级医院为二级创伤救治点，形成闭环式二级创伤救治系统。"二"是指两个链接，即建立或完善院前急救与院内急诊之间的信息链接，院内急诊与院内各个专科之间的信息链接。"三"是指三个团队，即加强院前救治团队、急诊救治团队、专科救治团队对严重创伤的整合救治能力，从而建立创伤分检、转运、救治的流程。此外本项目还提出在结合中国国情的基础上，在综合医院组建由创伤骨科、神经外科、麻醉科、重症监护科、影像科等多学科医生组成的创伤救治整合医学团队，并对相关人员进行培训及演练。本项目实施后，将病人在院内等待救治的时间从平均 17.53 分钟缩短至 5 分钟以内，整体救治时间缩短了 53.43%。原来病人在急诊室等待医生会诊的状况，也变成了专业创伤救治团队通过信息链接，预先了解伤情，并在急诊室做好准备，待严重创伤病人到来马上实施救治，为创伤病人争取了生命救治的时间。该研究成果在全国 30 余个城市、120 多个医疗单位进行了推广，推广地区覆盖面积总计约 45.56 万平方千米，辐射人口约 7231 万人。累计规范化诊疗创伤病人 75 291 余例，其中严重创伤病人 15 167 例，严重创伤病人的院内平均死亡率从项目开展前的 33.82% 下降至 20.49%，同比多挽救严重创伤病人 2000 余人，带来了良好的社会和经济效益。2016 年 9 月在第二十五届国际交通医学大会上，全国 100 余家医疗机构的 500 余名创伤救治专家联合成立了"中国创伤救治联盟"，以期进一步推动中国区域性严重创伤救治体系建设。

要建立一个创伤救治整合管理体系，也涉及整合医学的内容和要求，整合医学的理念和实践在创伤救治体系的建立中是必需的。樊代明院士说，整合医学是未来医学发展的必然方向和必由之路，未来医学贵在整合、难在整合，但赢在整合。我们创伤医学的发展也正如此。

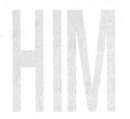

用整合医学理念提高创伤性
股骨头坏死的救治水平

◎马信龙

　　股骨颈骨折是常见多发病，但骨折后判断股骨头是否坏死是一个难题。股骨头坏死的概念是1890年提出来的，后来人们不断研究其病理过程，并提出了相应的理论。上世纪二三十年代开始大家更多关注是否存在血管改变，因为血管损伤可能造成供血不好最终导致坏死。所以有的研究对股骨颈骨折后的周围血管进行造影，发现存在缺血，可能是骨折后的移位造成血管损伤；再者移位后股骨头血运减少，造成坏死。但有学者发现坏死区域和缺血区域并不一致，所以又提出生物力学因素可能也是造成坏死的重要原因。还有学者发现坏死中心部位的变化，超过生理负荷后可能造成骨质疲劳断裂导致坏死。此外有学者发现，骨质弹性的下降也可引发坏死。在两足动物模型中做实验发现机械应力可能也在股骨头坏死中发挥重要作用。

　　历史上，曾有大量研究通过动脉造影、静脉造影、活检、关节内张力等不同的方法预测股骨颈骨折后是否发生股骨头坏死。在动脉造影方面，很多学者发现血管处于正常状况下的股骨头未发生坏死，同时发现，只要分支血管处状况良好也不会发生坏死。但上述检查常常显影不清，失败率高达75%。后期有学者在造影的同时做组织学检查，发现股骨头内部如果存在200~500根血管的情况下，股骨头很少发生坏死。也有一些学者做了静脉造影，看股骨头的分支回流状况，回流很好则发生坏死的概率小，但预测的准确率和成功率均不高。也有采用在股骨头内注入特殊染料预测股骨头是否坏死，但这种方法存在局限性，且会引起其他不必要的并发症。局部压力增加会影响股骨头的血运，所以有的研究发现压力达到50mmHg时，股骨头的血流量会减少35%，因此，通过测定压力可以预测股骨头坏死。但有学者认为，股骨颈骨折后骨折内的压力是不可靠的，因此骨内压难以作为一个判断指标。正常的骨内压是 30mmHg，当骨内压力超过 64.2mmHg 时，预测准确率达到 90％，因此骨内压后来成了预测股骨头坏死的方法。骨内的压力和股骨头的压力增长不一致，或者都升高，或者升高的比例不相同，股骨头内坏死的可能性比较大。如果做穿刺，当骨容量少于 1ml 时，发生坏死的可能性比较大。如果做核素扫描，可以看放射性核素的比例，比例越高坏死的可能性大。当然其他放射性核素的办法也很多，有的将放射性核素注射到不同区域，看清除率多少，如果快速清除了，则坏死的可能性小；如果清除不了，将来可能会坏死。放射性核素更多用于观察反映病变的情况。就目前而言，放射性核素法的准确率达到 90％。还有学者用四环素做显影，但四环素和核素相比在预测方面没有太大的区别。有学者用复位好坏评价是否坏死。股骨头愈合后发生再疼痛，可能随之就会坏死，但这种预测的临床意义不大。CT 观察到硬化或囊肿也提示有坏死的可能性。MRI 预测应该比核素更加敏感。

预测股骨头坏死的方法很多，但目前都不是十分理想，需要应用跨学科整合医学的方法，包括计算机模拟股骨头的坏死过程，通过不同参数预测的改变，与手术前后的变化和转归进行整合优选分析，最终有可能帮助我们预测股骨头坏死的发生状况，为临床诊治提供有益的帮助。

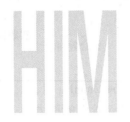

多发伤救治需要整合医学思维

◎刘　璠

　　多发伤是指在全身超过 2 个部位的严重损伤，是十分危急的状况，死亡率非常高。多发伤有很多细化量化指标，死亡的发生有 3 个高峰期，第 1 个高峰期是受伤后立刻死亡，因为损伤太重。第 2 个高峰期是损伤早期，早期阶段是抢救的黄金时间，如果处置不当，病人在这个阶段会死亡。在这个阶段，我们需要使用高级创伤生命支持系统。第 3 个高峰期是在后期，因为感染、败血症及多器官功能衰竭造成死亡。

　　在我国，多发伤的原因常为交通事故、挤压伤及高处坠落伤。在急诊室，如何判断一个病人是否是多发伤，怎么判断其危急状态呢？有以下几个指标：一是超过 3 米以上高处坠落伤病史；二是被汽车撞后弹飞出来；三是在大巴上有很多乘客死亡；四是行人或自行车被汽车所撞。如果一个人喜欢开摩托车飙车出车祸，被汽车撞后碾压；或在地震中被埋，或爆震伤，或高能量损伤，就要高度怀疑病人有多发伤。多发伤的病理生理机制主要是两个方面：一是组织损伤，二是免疫防御机制。在全身系统性炎症反应综合征阶段，如果处理不当，病人会发生多器官功能衰竭。如何诊断病人是否发生了全身系统性炎症反应综合征？有以下几个指标，只要具备其中任意两条，就可以考虑有全身系统性炎性反应综合征：①体温低于 36℃ 或高于 38℃；②心率超过 90/min；③呼吸超过 20/min；④白细胞计数低于 $4 \times 10^9/L$ 或高于 $12 \times 10^9/L$。这几个指标我们要牢记。

　　如果出现了全身系统性炎性反应综合征，应尽早处置。第一是输液抢救，第二是抗感染，如果病人正在出血，则需要迅速控制出血，以及增加通气量，必要时要用小剂量激素。当病人到了急诊室，首先应采用 ISS 评分系统对创伤进行评估，整个抢救团队要各司其职，与此同时应该做初次全身检查，全身检查除了病史及体格检查外，还要进行 X 线片及 CT 等检查。同时，抢救的措施也要跟上，包括 ABCD（气道开放、人工呼吸、胸外按压、除颤）；如果病人在这种情况下还是没有任何反应，就要紧急施行抢救生命的手术。对于多发伤病人的处置，可分为以下几个步骤。

第一步是救命。当务之急是救命，然后才是救肢体，救命首先是建立呼吸通道。其次是减压，包括张力性气胸、心包压塞及硬膜外血肿等，都需要做紧急减压。还有控制出血，因为多发伤病人到急诊时，很多都有大出血，要明确出血来源。前面提到了高级创伤生命支持系统，具体包括：建立通道，给氧，在控制出血的情况下保证有效的血液循环，尽量减少致残，重视伤者周围的环境。

第二步是损伤控制。因为在多发伤的情况下，有时不允许我们做终极治疗，因此实施控制损伤的手术是当务之急，比如控制出血、减少污染、紧急减压等，还要做清创，去除一些坏死组织，以及对骨折脱位进行临时固定等。在什么情况下需要做损伤控制呢？当病人处于不稳定状态，不要去做终极治疗，比如病人处于休克或者酸中毒循环状态、循环障碍、通气功能不稳定、乳酸水平持续增高等，这种情况下就强烈提示我们应该做损伤控制。

第三步是如果病人经过上述治疗后渡过了难关，后期必须要考虑做终极治疗和重建手术。当病人的通气功能良好，血流动力学稳定，乳酸水平低于 2.5mmol/L，凝血功能和体温正常，肾功能正常，就提示可以做终极治疗了，上述这些指标非常重要。

总之，对于多发伤的病人，当其进入急诊室时，通常是不稳定状态，要想方设法使其转变为稳定。然后才可以送到手术室，条件允许我们可以做早期的终极治疗；但在很多情况下，病人属于不稳定，如果不稳定也送到了手术室，这时只能做损伤控制；如果病人极度不稳定，则送至 ICU。作为骨科医生可能要做临时床上制动，用外部的固定支架做临时固定是必需的；如果病人处于中间状态或临界状态，则首先要控制出血，控制出血后再做评估，评估结果病人处于稳定状态，可以做早期的终极治疗；如果病人仍然处于不稳定状态，就要考虑做损伤控制手术。因此，对于多发伤病人的救治，时间十分重要！理念十分重要！早期正确处理十分重要！因为这些措施可以预防很多严重的全身并发症，如果要获得较高的抢救成功率，我们需要综合性的知识，需要了解病人的病理生理及相应的处理原则，这就是整合医学的思维。开展整合医学的救治，说到底就是要综合考虑病人的全身状态及局部表现，权衡利弊，分清轻重缓急，才能获得最佳效果。

脊柱外科中的加速术后康复理念与整合医学

◎罗卓荆

随着外科技术的发展，手术在疾病治疗中发挥了越来越大的作用。然而，疼痛、器官功能障碍、恶心、呕吐、低氧血症、睡眠障碍、运动障碍、半饥饿状态等因素可以单独或共同引起应激反应，严重影响术后康复，延长病人住院时间。解决这些问题，需要从病人的整体考虑，需要用整合医学的理念，全面分析上述各因素的内在联系、因果转换，妥当处理术前、术中、术后的各种问题。在外科，有一种加速术后康复理念（Enhanced Recovery After Surgery，ERAS），是 1997 年丹麦医生 Kehlet 提出的，其在很多方面与国内倡导的整合医学理念相似，即采用有循证医学证据的一系列围术期优化处理措施，减少手术病人的生理及心理的创伤应激，加速康复。其病理生理学的核心是减少创伤及应激反应，最终达到减少术后并发症、促进病人康复、缩短住院时间和节省医疗费用的目的。

ERAS 究竟能为骨科带来什么，相关学者的研究给出了部分答案。英国约克郡士嘉堡总医院在股骨近端骨折病人护理中引入多模式优化方案，评价优化围术期护理方案的短期效应，与传统围术期护理进行对比评价。研究共纳入 232 例病人，优化护理组 117 例，传统护理组 115 例，病人年龄、性别、住所、精神状态及手术类型相似，结果证实 ERAS 显著减少了创伤术后并发症、降低创伤术后死亡率并缩短了病人的住院天数。丹麦哥本哈根大学的比斯佩贝尔医院通过对髋部骨折病人的相关研究证明，ERAS 可降低肺炎、尿路感染、意识混乱等术后并发症，住院时间从 15.8 天缩短至 9.7 天。俄罗斯联邦总统管理医院将 48 例腰骶椎间盘突出症病人分为 ERAS 组和对照组开展研究，结果显示 ERAS 组较对照组 VAS 评分（疼痛视觉模拟评分）下降 10%，ODI 评分（Oswestry 功能障碍指数）下降 20%，卧床时间减少 39%，提示 ERAS 组能降低病人术后疼痛评分，加速功能恢复及早期活动，从而提高临床疗效。

从上述研究中我们可以发现 ERAS 可以明显减少术后并发症，显著加速病人术后康复，那么在脊柱外科中如何具体实施呢？广义上，ERAS 方案大致分为术前、术中和术后干预。术前包括：术前咨询和培训、缩短禁食时间、术前碳水化合物负荷、深静脉血栓形成预防、预防性抗生素治疗。术中包括：高氧吸入、低体温预防、目标导向术中液体疗法、手术路径和切口、避免术后留置引流管和鼻胃管、短期硬膜外止痛和局部神经阻滞。术后包括：避免使用阿片类药物、应用对乙酰氨基酚和非甾体类抗炎药（NSAID）、术后早期进食、术后早期活动、限制静脉补液量等。

由于病人对医院及手术的恐惧，大多数病人处于焦虑状态，医护人员可以通过深入的术前宣教告知病人病情、诊疗方案、住院注意事项及 ERAS 具体流程与措施，对处于严重焦虑状态的病人可请心身科医生进行心理疏导，改善病人术前焦虑状态，增强其对医护人员的信任度，以及配合治疗和康复的积极性。德国一所医院成立了病人培训学校，脊柱疾病病人入院前 10 天到该校了解住院相关内容，结果发现可使住院时间由 10.9 天缩短至 6.2 天。良好的术前宣教有助于病人术后快速康复。术前碳水化合物负荷和缩短禁食时间有助于维持病人氮平衡和降低术后胰岛素抵抗且不增加术中误吸风险，降低病人应激反应，加速术后康复。除此之外，脊柱外科手术病人年龄较大，术后卧床及制动时间长，深静脉血栓发生概率相对高，尤其是体重指数较高或者术前血管超声提示血栓的病人应在术前及术后使用抗凝药物，必要时放置静脉滤网。

手术过程中，由于环境温度过低、保温措施不当、伤口暴露、大量输入低温液体或血液、失血和休克导致组织灌注不足和产热不足等原因，常造成低温，脊柱外科手术时间通常大于 2 小时，体温降低十分常见。低温虽然在心脏或脑部缺氧情况下具有器官保护作用，但围术期低温的不利影响不容忽视，低温对机体而言是应激反应，可加剧氧消耗和机体缺氧，显著影响凝血机制，加剧出血，诱发心律失常、切口感染，延缓病人康复，因此术者应与麻醉医生良好配合，术中病人的体温应不低于 36.0℃，手术期间可以利用设备对病人及静脉液体加热维持病人体温。除此之外，随着内镜技术的发展，脊柱手术中微创手术所占比例越来越大，微创手术对病人组织损伤小，病人恢复较快，明显减少住院时间。手术方式尽可能选择微创，以减少应激反应。

有研究表明，术后疼痛已成为延长骨科病人住院时间的首要因素。由于脊柱手术对骨膜及关节外软组织的损伤，术后常会伴有肌肉的痉挛，引起持续性疼痛，较其他类型手术而言疼痛程度更为严重。ERAS 提倡多模式镇痛，包括术前超前镇痛、术中伤口局部麻醉镇痛及术后镇痛。长时间疼痛刺激会引起外周及中枢神经敏化，疼痛阈值降低，明显加重疼痛程度。术前超前镇痛是指在疼痛刺激发生前进行超前镇痛，可以预防外周及中枢神经敏化，显著降低术后疼痛。在手术结束前进行伤口局部麻醉，可显著减轻病人术后早期疼痛程度。阿片类药物会延长胃肠功能恢复时间，常引起术后恶心呕吐，延长住院时间。术后应采用以 NSAID 为基础的用药，尽量减少阿片类药物的使用。术后良好的疼痛控制可以有效缩短病人卧床时间，减少因卧床引起的并发症，显著改善病人术后的体验，大幅提升其对治疗的满意度，加速康复。除此之外，术后提倡早期活动，但术后早期活动不等于术后早期锻炼，腰椎融合术后 12 周开始功能锻炼较 6 周开始花费更少。术后即开始双下肢被动活动，拔出引流管并佩戴支具后下地活动。鼓励病人术后尽早开始进食，拔出引流管、经口进食后应尽快减少静脉液体量。术后的疼痛、对活动的恐惧心理等因素加剧了病人术后的焦虑状态，脊柱外科术后绝大多数病人术后睡眠质量及营养状态较差，不利于病人的恢复，因此术后心身科及营养科医生的协助、小剂量镇静药物的使用可减轻术后病人焦虑状态，改善睡眠，加速康复。

ERAS 理念与我国学者倡导的整合医学理念有很多相同之处，它是整合医学理念在脊柱外科中的应用和实践，目前在国际及国内大型学术会议中越来越引起学界的关注。ERAS 观念在我科推行以来，取得了良好的临床效果，病人满意度由传统组 9.2 分升至 9.8 分，住院时间由 11.2 天减少至 8.9 天，并发症率由 9.5% 降至 7%，出院时 VAS 疼痛评分由 4.5 分降至 3.1 分。西京骨科医院脊柱外科 ERAS 流程内容主要包括：深入的术前教育、血栓风险评估与预防、抗生素的合理应用、疼痛的全程调控、全方位的精准微创理念、与麻醉师的良好沟通与配合、个体化早期康复活动及睡眠、营养、心理的综合干预。虽然 ERAS 初步实施取得了一定的成功，但需要病人、护士、专科医生、麻醉医生、心理医生及康复治疗医生等协助，在具体实施及推广中有赖于整合医学理念和实践来解决。随着整合医学在临床，特别是骨科学领域的推广，相信还会探索出更多有利于术后病人康复的良方妙药，使手术的效果越来越好。

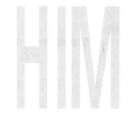

从整合医学视角看脊柱肿瘤的
治疗策略

◎ 肖建如

记得樊代明院士曾到我们医院做过整合医学的讲座，当时他只讲了半个多小时，却给我留下了很深的印象。医学发展到今天，我们看到诺贝尔奖获得者总是研究出一个又一个分子机制，现在的时髦话题也是"分子机制"，好像一个医生不懂分子就不是好医生。学科越分越细，虽然分细也有好处，术业有专攻嘛；但分细的同时，不能忽略了其他相关领域的发展，我觉得后者比自己的专业更重要。从脊柱肿瘤的角度讲，我一直认为一个好的外科医生，不仅是一个好的手术匠，同时对肿瘤的生物学知识、基础知识和相关领域的知识，也应该有很好的掌握，包括人文关怀等。我以前为很多肿瘤病人做过手术，有恶性的，有转移的，特别是转移癌的病人，有很多病人都活了 5 年，甚至 10 年以上，他们的经济条件非常好，有很高的社会地位，衣食不愁，但最后在心理上出了问题。我印象特别深的是一位院士，在我们医院接受前列腺癌颈椎转移癌手术，术后活了至少 10 年，但在肺部出现了病灶后跳楼自杀了。从这一点上我觉得人文关怀非常重要。整合多学科的确是当今医学的发展趋势。做了这么多年医生，我有时会反思一些自己看过的病例，这里面有很多成功的病例，也有很多失败的教训。有的老专家说过，自己的失误是珍贵的经验，但你不能老是用自己的失误来增加自己的经验，更多的要看到人家的失误，来当作自己的教训。当然，别人的经验可以用来鼓励自己前行，我觉得，对于一个医生，无论是经验还是教训，无论是别人的还是自己的，都非常重要。

对于脊柱肿瘤的外科治疗，以前我们有一定的模式和策略，但经过十多年临床实践分析后，我们会发现有很多东西是需要再认识、再提炼的。

8 年前我治疗了一个颈椎骨肉瘤的病例，很成功。骨肉瘤如果发生在四肢，

5 年生存率大概是 55% ~ 60%，因为四肢的手术已经非常规范了，还有新辅助化疗等。但如果发生在脊柱上，特别是颈椎的骨肉瘤，它的 5 年生存率不超过 20%。我有一个病人治愈了，回过头来分析，第一是术前的诊断非常明确；第二是新辅助化疗对成熟的骨肉瘤是没有效果的，但我们还是尝试了这种治疗；第三是在外科技术方面，我们当时在国内率先做了颈椎的整块切除，以前都是分块切除，分块切除对高位肿瘤来讲，局部肿瘤很容易复发，甚至是残留，所以我们采用这种技术以后，配合局部放疗和全身化疗，这个病人术后整整 8 年过去了，还保持在无瘤状态。这个手术当时是先进后路再进前路，手术共做了 6 小时。到今天看来，这个手术我们觉得非常值得。5 年随访下来，没有复发也没有出现肺转移，是一个非常成功的案例。

还有一个胸椎肿瘤病例，是相对低度恶性的肿瘤，但在其他医院的治疗方案设计上出了问题，他们做了非常姑息性的挖出，这种挖出对肿瘤来说是徒劳，注定会很快复发，不但是复发而且生长的速度非常快。收治这个病人后，术前经过 CT、三维重建、磁共振等一系列评估，我们认为仍然有机会创造条件做肿瘤切除及重建，通过重建，我们希望降低局部的复发率。目前经过 1 年多的随访没有局部复发。

再看一个骨巨细胞瘤病例。骨巨细胞瘤通常被认为是良性倾向的肿瘤，病人经历了 4 次手术，1 次前路，3 次后路手术，但肿瘤仍在生长，压迫脊髓，最后转到我院。经过系统分析，通过外科技术创造条件进行了整块切除，术后还做了辅助治疗。术后 2 年多过去了没有复发。

肿瘤的性质特征决定了肿瘤复发率的高低，对于脊柱肿瘤来讲，最常见的三大肿瘤，都属于低度恶性的肿瘤，特别容易复发。这种肿瘤虽然对外科技术要求非常高，但我们更关注的是围绕手术选择，特别要重视多学科整合医学的辅助协作治疗。曾经有一个颈椎软骨肉瘤病人，做过重离子治疗，重离子对于转移癌的病人的确会有一定的效果，但就这个病人的具体情况而言，做重离子治疗是徒劳的，病人的肿瘤继续生长，最后我们给他做了一个翻修术，将肿瘤切除，术后情况很好。从这个案例我想告诫大家，重离子治疗对于有些肿瘤是没有效果的，有的新技术要经得住时间的检验。还有一个软骨肉瘤的病人，在外院进行了 3 次手术，还进行了放疗，他只有 24 岁。来到我们中心后进行术前评估，整体情况非常可怕，巨大的肿瘤不但压迫脊髓，同时将气管和血管都推移压迫，这对外科技术绝对是一个挑战。从 3D 打印模型中我们看出，椎动脉是缺损的，椎动脉是供应脑干的重要生命线，一侧缺损，另一侧的保护就显得非常重要，这是一个很好的提示。我们充分评估，做了前后联合的大肿瘤切除，术后情况不错。而有一个巨大神经纤维瘤的病例给了我们一个教训，即放疗不是对所有肿瘤都有效。这个病人也是在外院做了 3 次手术和局部放疗，放疗后软组织的情况非常糟糕。这种情况在美国很常见，因为他们非常推崇放疗，放疗后带来的软组织损伤非常大。在这种情况下手术风险很大，这种手术在国外通常是整形医生来做填塞手术。我们通过评估给病人进行了翻修手术，前后联合的翻修，在翻修的过程中发现硬膜也有缺损，遂用人工硬脊膜修复缺损。术后病理发现是神经纤维瘤恶变，从这个病例得出教训，即在临床上对一些放疗不敏感的肿瘤，不要随意采取这种技术，是有损害的。这样的病人只要外科手术做到位了不需要再做放疗，更不需要做化疗，因为是一个良性肿瘤，没必要画蛇添足。这个病人术后 2 年多没有复发。

临床上对一些高发的低度恶性肿瘤，"第一刀"要非常重视。有一个 28 岁的颈椎 6～7 软骨肉瘤病例，我们尽量创造条件切除，术前的磁共振评估看到肿瘤非常大，压迫到脊髓，特别是与周围的血管关系非常密切。我们设计了一个适当的切除术，病人的椎动脉基本给予阻断，在术前一定要做一个非常重要的椎动脉阻断试验，这样才能做这个手术。3 个椎节做适当的整块切除，术后给予局部放疗，术后 3 年病人状况良好。软骨肉瘤如果做得好，复发率非常低；如果分块切除，则复发率高达 80%～90%，甚至更高。我们还遇到过了一个软骨肉瘤病人，也是累及 3 个椎节。术前的 3D 成像有助于手术设计，评估后我们认为可以做适当的 3 个椎体切除，最后完成了 3 个椎节椎盘的肿瘤切除，牺牲了椎动脉，牺牲了神经根，术后给予局部放疗。我们还做了一些对功能要求比较高的病人，也采取了一些优化技术。例如，一个 24 岁刚毕业的女大学生，患颈椎 6～7 的软骨肉瘤，病人对功能要求很高。我们通过设计可以保留她的椎动脉和神经根，进行了颈椎 6～7 的适当切除，术后还做了辅助局部放疗。另外一个 16 岁的恶性神经纤维瘤病例，在外院做了手术、放疗，放疗对这种病人的效果不是太好，最后我们给他进行了翻修，分两块切除，保留了他的神经根。再看一个第 2 颈椎骨巨细胞瘤的病例，骨巨细胞瘤是一个复发率非常高的肿瘤，在上颈段复发率尤其高。以前是经口腔，现在多数情况都可以做优化手术，我们按前后联合做，手术大概需四五个小时，出血也不是很多，基本进行了保留椎动脉，分两块切除。还有一个病人在院外做了 6 次手术，来到我们这里。术前经过充分评估，不但有局部的复发，同时还有严重的后凸畸形，所以做肿瘤切除的同时还要做严重的后凸畸形矫形手术。我们采用了 PAP 技术，先后路再前路，然后进行填塞手术，因为病人也是做过放疗，软组织条件非常不好。手术做了近 10 个小时，术后 2 个月随访，状况非常好。

再看一下重离子的故事，上海市发改委投入了中国第一台重离子机器，建立了重离子医院。现在每年做 500 例。网上有很多报道，很多病人通过重离子治疗出院了，实际上这种出院不是治愈后出院而是暂时的控制。有一个病人，先到重离子医院，那里的医生是讲职业道德的，最后未做治疗，因为重离子治疗 1 个疗程要 30 万元，最后被推荐到我们这里，我们先手术然后再给他做重离子治疗，因为重离子是肿块缩小后再做相应的治疗。我们进行了前后两期的翻修，肿瘤几乎把整个颈椎都占满了，我们先进后路，后路做完 2 周后再做前路。由于小孩非常小，所以要稳扎稳打，不要一次做完。第二次再将肿瘤分几块切除。病人的父亲还是迷信重离子，后又送到重离子医院去了，我们在密切跟踪治疗效果，手术做到这个水平再接受重离子治疗，我想应该会有用。

总之，病人情况不同，不同的病例应选择不同治疗，同一类病例也要选择不同治疗，这就是整合医学。规范化选择非常重要，这种规范化除了多学科整合外，当然外科基础是非常重要的因素。但仅有外科不够，还需把病人的各种情况分析清楚，进行认真评估，权衡利弊，从中找到最适合病人的治疗方案，这就是整合医学。

整合内分泌糖尿病学

对整合内分泌糖尿病学发展的思考

◎胡仁明

前不久,《上海晚报》发表了一篇文章显示,中国当前糖尿病病人血糖的达标率仅约30%,也就是说七成以上的病人没有达标。作为一名糖尿病医生,我感到很纳闷,我们已经做了很大努力,特别是近20来年我们召开了很多的糖尿病学术会议,做了很多的糖尿病宣讲工作,结果竟然有70%的病人血糖没有达标。这到底是什么问题?我们今后应该怎么办?同样,我觉得心血管专家也会感到纳闷:冠心病病人安装支架后去除了胸痛等症状,但并没有延长病人的寿命。以上这些问题都说明,虽然现代医学得到了快速发展,但对于解决当前的常见病、多发病、非传染性疾病,我们还不是很有效,或者说不是很成功。所以,我们需要换一种思维考虑如何防治这些慢性病。我想这就是现在为什么要提出整合医学,为什么要成立整合内分泌糖尿病专业委员会的原因。我们进入医学院,从解剖学起,各个专业各个系统分得很清楚,各个专科设置很细,我们很熟悉自己的专科,不过这些慢性疾病常常不是完全按照各个系统或各个专科发病和发展的。现在认为动脉粥样硬化、2型糖尿病、肥胖、脂肪肝实际上是互相联系的,我们将这些疾病看作是"一根藤上的四个瓜",提出异病同防、异病同治的概念,希望能提高防治慢性病的效率,提升病人的健康水平。

我们现在学国外的比较多,诊断标准及治疗方案常常应用国外的,当然国外的经验也是一种借鉴,值得学习,但是我们也需要有自己的特点和思路,才有可能在某些方面引领世界。这是我们要认真思考的,也就是说我们必须要有一种新的思维方式,那就是用整合医学这个概念形成一个新的思路,对这些疾病综合考虑，找到新的防治方法和措施，甚至提出一些新的概念。据我所知，在内分泌糖尿病专业领域中，所有综合征的名词没有一个是中国人提出的，什么时候我们中国人也能提出一个能为全球所接受的、新的综合征呢？这就需要我们不断开拓，用新的思维、新的方法进行整合医学的思考，才能走向世界、引领世界，我想这就是我们成立整合内分泌糖尿病专业委员会的宗旨之一。

2016 年 2 月，在西安成立了"中国医师协会整合医学专业委员会"，经理事会讨论后改成了"中国医师协会整合医学分会"，因为分会下面要成立几十个专业委员会。我们目前筹备成立的是"中国医师协会整合医学分会整合内分泌糖尿病专业委员会"。

记得有位专家在微信平台上发表意见提出，既然是整合医学为什么还要分整合内分泌糖尿病、整合消化、整合心血管……我觉得这个意见提得有些道理，但因为目前我国各专业科室齐全，已经形成了一套传统模式，而且很多医生已经习惯了这种传统模式，不是一下子能够完全改变的，不能一口吃一个胖子，要慢慢来。各个专业已经形成了相当好的基础，但也不能光想着抱住自己原来的专业基础，所以我们整合内分泌糖尿病专业委员会组合了许多方面的专家，比如心血管专家顾东风教授（阜外心血管病医院副院长）和孙兴国主任（阜外心血管病医院教授）等，他们都参加了我们的专业委员会。整合医学的创始人樊代明院士是我们专业的顾问，另外，中华医学会消化病分会脂肪肝学组的组长范建高教授也参加了我们委员会。同时，还有搞基础研究的专家，比如上海交通大学系统生物研究院常务副院长韩志广教授等。所以，我们整合了多个专业的知名教授一起想办法把内分泌糖尿病防治事业做得更好，希望将来有所突破。

为成立整合内分泌糖尿病专业委员会，我们筹备组主要做了几件事情。第一，壮大队伍，目前大概有 30 多位委员，我们希望经过半年到一年的时间超过 50 人。当然我们要考虑到全国各地，甚至还有各个专业，在多方面权衡后，把这个梯队建得更符合整合医学的要求。第二，创办一个网站。第三，每年召开学术会议。第四，出台一些相关的共识或指南。第五，适时召开国际整合内分泌糖尿病会议。另外，我们将参与和组织实施"整合中国糖尿病并发症和伴发症"调研项目。该项目是由中国非公立医疗机构内分泌糖尿病专业委员会、中华医学会糖尿病学分会微血管及神经并发症学组、中国医师协会整合医学分会整合内分泌糖尿病专业委员会联合组织，从整合医学角度出发，调查 1 万例糖尿病病人的并发症和伴发症，包括动脉粥样硬化、脂肪肝、肾病等，建立一个以有氧运动来干预这些代谢性疾病的网络体系。

从整合医学看代谢性炎症综合征

◎胡仁明

代谢性炎症综合征到底是什么概念？有几个相关的名字必须提及：第一个叫代谢性炎症（Metabolic Inflammation 或者 Metainflammation），第二个叫代谢综合征（Metabolic Syndrome，MS），第三个是整合医学，也称 HIM（Holistic Integrative Medicine）。那么，我们给出的代谢性炎症综合征（Metabolic Inflammatory Syndrome，MIS）的定义就是由于代谢紊乱产生的慢性低度炎症，后者损伤了组织器官，而且产生了 2 种以上和代谢性炎症密切相关的代谢性疾病，这些与慢性低度炎症密切相关的疾病包括动脉粥样硬化、脂肪肝、肥胖及 2 型糖尿病。

我们以前熟悉的代谢综合征的诊断依据是中性肥胖再加上高血压、高血脂或者高血糖中的 2 项或全部。代谢综合征与代谢性炎症综合征有何不同呢？让我们先看一下库欣综合征，它是由于垂体瘤或肾上腺肿瘤产生过多的皮质激素导致的一种综合征，同时伴有肥胖、高血压、高血糖及高血脂，所以它也符合代谢综合征的诊断，说明代谢综合征这个概念并不严谨科学或者说比较模糊、令人困惑。代谢综合征的概念范围太广，容易将一些内分泌腺体功能失调的疾病归进去。还有一个常见的原发性甲状腺功能减退，它也是代谢紊乱，也有高血压，也符合代谢综合征，但它是由甲状腺激素过少引起的。

代谢综合征的概念受到了国际上许多专家的挑战，主要的问题是它把"青菜萝卜放在一个筐子里"。我们认为应该修正代谢综合征的概念，因此提出了代谢性炎症综合征，强调代谢紊乱导致了慢性低度炎症，炎症损伤了组织器官，产生了 2 种以上的代谢性疾病。

代谢性炎症主要是巨噬细胞的极化，M1 型和 M2 型巨噬细胞失衡。正常情况下，M1 型和 M2 型是平衡的，如果 M1 型多了，就产生了炎症。2015 年年底有一篇文章提到全球近 70% 的人的死亡与动脉粥样硬化有关，而巨噬细胞过度极化参与了动脉粥样硬化的病理生理过程：极化的巨噬细胞进入血管内部吞噬过多的胆固醇，产生了泡沫样细胞，沉积在血管壁上就会发生动脉粥样硬化。研究进一步证实，动脉斑块破裂也和巨噬细胞极化有关，所以可以认为巨噬细胞过多的极化是造成动脉粥样硬化的主要因素，而且也是斑块破裂的主要因素，也就是说过度的巨噬细胞极化是威胁人类健康的一个极其重要的因素。

同样，极化的巨噬细胞也会浸染组织细胞，比如胰岛，因此胰岛组织同样也受到了巨噬细胞的影响。最近，有学者绘制了一张 2 型糖尿病的发病机制图，强调了 2 型糖尿病的遗传因素（包括表观遗传），也包括了环境因素、不良的生活习惯和行为等。中国的专家基本达成共识：不良的生活行为和习惯在 2 型糖尿病发病中的贡献率达到了 60% 左右，遗传和环境因素大概占 40%。因此，我们防治糖尿病，既要考虑遗传因素，也要考虑不良的生活习惯和行为；既要提倡精准医学，更要强调整合医学。

调控巨噬细胞极化的因素很多，比如说二甲双胍能够下调 M1 型，增加 M2 型，降低 M1/M2 的比值；胰高血糖素样肽 1（GLP - 1）也能够抑制巨噬细胞，同时能抑制 M1 型并降低 M1/M2 比值。上述两种降糖药物具有抗炎症作用，是通过调控信号转导系统（STAT）诱导的。当然还有其他很多因素，包括表观遗传及微小RNA 等也起了巨大作用，笔者的研究证实微小 RNA145 能够抑制脂多糖诱导的巨噬细胞极化。另外，噻唑烷二酮增敏剂也可通过调控 STAT 转导系统抑制慢性低度炎症。3 种降糖药都可通过调控信号转导系统来降低巨噬细胞极化，这到底是一种巧合还是殊途同归，值得我们认真思考。

提出代谢性炎症综合征概念具有如下临床价值：我们回顾性分析和研究了2000 多例糖尿病住院病人（来自上海 6 家医院），发现上述 4 种代谢性疾病高发和共存；代谢性炎症综合征和冠心病的相关性明显高于代谢综合征，代谢性炎症综合征的检出率明显高于代谢综合征，动脉粥样硬化的检出率明显高于高血压的检出率。大家知道高血压既有原发性高血压，也有继发性高血压，它不能完全反映是炎症的过程还是结果，动脉粥样硬化就是一个炎症的结果，所以我们没有采用高血压的指标，而是采用动脉粥样硬化。最近我们联合了 20 家医院回顾分析了1 万多例糖尿病住院病人，动脉粥样硬化的检出率是 64%，高血压是 59.7%，脂肪肝是 59.2%，肥胖是 58.8%，这 3 种疾病在糖尿病病人中的伴发率都超过了50%，所以我们暂时把糖尿病及这 3 种疾病加在一起的 4 种疾病作为诊断代谢性炎症综合征的一个组分。如果按照我们提出的诊断标准，那么这些病人的代谢性炎症综合征诊断率达 90.6%，但是代谢综合征诊断率仅为 56.4%，说明代谢性炎症综合征新的诊断标准要比老的代谢综合征标准敏感得多，意义也大得多。

代谢性炎症综合征反映的是炎症引起的"一个藤上的四个瓜"。我们欣喜地看到，最近几年二甲双胍、GLP - 1 类似物等药物除了降糖外还可以减少心血管事件的发生。国内外的研究证明二甲双胍可降糖、降体重、缓解脂肪肝及保护心血管。

二甲双胍使"一个藤上的四个瓜"都悉数好转，提示代谢性炎症综合征的客观存在及临床意义。

有氧运动可能对代谢性炎症有好处，我们利用有氧运动计步器及动态血糖监测等对 650 例病人进行了研究，初步结果显示，及时的有氧运动能够降低静息时的血糖和波动指数。我们发现血糖的波动对于血管的损伤非常严重，没有达到有氧运动则不能有效降低血糖的波动指数，同时有氧运动也能降低尿的白蛋白/肌酐比值。

在临床中我们有时会感到无奈，有些疾病好像不用药自己也能够好，比如有些病毒感染用药不用药几乎差不多。2 型糖尿病到底应该多大程度用药，用多少药，是不是一开始就要用胰岛素，这些问题也值得论证思考。对于胰岛素的应用，我们建议，首先要确定病人属于哪个类型：①胰岛素和 C 肽水平低于正常；②胰岛素和 C 肽水平正常，餐后 2 小时的反应正常或者低下；③胰岛素和 C 肽水平高于正常。我们建议第一种情况如果基线胰岛素水平比较低，应该毫不犹豫用胰岛素，病人如果有顾虑，医生应该做解释工作。如果属于第二种情况，病人尽可能少用甚至不用胰岛素；如果是第三种类型，建议尽量不用胰岛素，因为高胰岛素产生的不良反应较大，甚至增加心血管的危险。我们经过近 30 年的努力，在糖尿病防治工作上取得了很大进步，但是糖尿病病人的血糖达标率仅 30%，看来仅用药物治疗 2 型糖尿病是不够的。

如果看到地板上有水，你扫掉，过一会儿又有水了再去扫掉，老是扫水，却总是有水，扫到后来发现其实是有地方在漏水。我曾经让研究生画了这个漫画，我觉得这个故事充满了哲学思想，我们需要标本兼治，这就是整合医学的思路，也就是说，我们光用降糖药解决不了糖尿病的所有问题，必须加强生活干预。

我刚开始讲了为什么要提出整合医学，为什么要成立整合内分泌糖尿病专业委员会，就是要改变原来的思路，改变目前糖尿病的防治模式，所以我们邀请心血管和消化专业的专家一起研究糖尿病的防治。当然药物治疗很重要，特别是现在新的药物不断涌现，令人振奋，不过我强调的是仅用药物是不够的。记得多年前我在上海东方论坛上说过一句话——2 型糖尿病本质上是可以治愈的，2 个月后《上海晚报》发表了张嘉庆教授支持该观点的文章。当然，这些病人病情不能太严重，同时必须要坚持生活干预。

用整合医学思维降低 ASCVD 风险

◎李　强

　　动脉粥样硬化性心血管疾病（ASCVD）发病率高，年轻化趋势显著，严重威胁着人类的健康。本文重点阐述钠－葡萄糖协同转运蛋白2（SGLT－2）抑制剂在降低 ASCVD 风险中的作用及相关研究。

　　首先，回顾一下在减少 ASCVD 风险方面人们做过哪些尝试。糖尿病在诊断的时候实际上有一半的病人已经存在了并发症，这种并发症包括微血管并发症、大血管并发症，其中非常重要的就是心血管疾病。DECODE 研究显示，和正常人相比，糖尿病病人死亡的风险增加了2倍。糖尿病病人的心血管风险或死亡风险都远高于非糖尿病病人。从死亡情况看，缺血性心脏病占40%，其他心脏病占15%，脑血管病占10%，这三个加起来已经超过65%，也就是说糖尿病所导致的死亡中绝大多数来自大血管病变。

　　人类探讨把血糖降下来后能不能减少这些大血管并发症，历时已久，相关的研究包括 DCCT、UKPDS 等。UKPDS 研究中降糖药使用的是二甲双胍，虽然当时也显示了大血管并发症发生风险的降低，但没有统计学意义，有统计学意义的结果是在20年之后发现的。于是人们就想，UKPDS 研究是把糖化血红蛋白从8%降到7%，那再往下降还能进一步减少大血管并发症吗？所以后面就开展了 ACCORD 研究，观察把糖化血红蛋白从7%降到6%后的情况，遗憾的是，此时心血管死亡的风险却增加了35%。人们开始反思，对于糖尿病病人我们只盯着糖化血红蛋白就够了吗？我们目前所采用的是一种强化的降糖治疗，这种心血管结局风险和死亡结局风险之间实际上存在着巨大的差距，而这很值得我们内分泌科医生思考。

　　UKPDS 研究中糖化血红蛋白降到7%，结果显示20年之后看到了心血管获益；ADVANCE 研究中糖化血红蛋白降到6.5%，临床结果是中性的；而 ACCORD 研究中糖化血红蛋白降到6.4%的时候显示死亡率在增加。这些研究中病人的病程不同，UKPDS 研究中是新诊断的病人，而 ACCORD 研究中病人有 10 年的糖尿病病史。换句话说，除了糖化血红蛋白外还有很多因素影响了心血管获益的情况。再看看循证 ACCORD 研究、VADT 研究或 ADVANCE 研究，强化治疗并不能带来即刻的大血管获益，有专家分析原因包括低血糖事件或者体重事件，但实际上用药方式也是一个非常重要的影响因素，如果不采用胰岛素强化治疗结果是不是会发生改变，这是我们应该思考的问题。前不久有报道，胰岛素强化治疗的研究显示，这种方案带来的并发症全部是增加的，所以有专家评论我们到底是不是应该更合理地使用这种强化治疗，以上种种都促使我们反思，究竟我们应该采取什么样的治疗措施。

下面，我们看看能够降低 ASCVD 风险的一些新药。LEADER 研究显示利拉鲁肽可以降低 ASCVD 的风险，其他胰高血糖素样肽 1（GLP-1）受体激动剂还有待观察。而一些还没有上市的新药是不是也具有这样的作用？DeFronzo 教授在美国糖尿病协会会议上有个著名的演讲就是糖尿病发病机制的八重奏，这八重奏中涉及的很多机制都已经有药物可进行治疗，当时唯一没有的就是针对肾脏葡萄糖重吸收这一靶点的治疗药物。为什么这个非常重要呢？人体每天要利用约 250g 糖，从饮食中获取约 180g，糖异生或肝糖原分解产生 70g。这些糖从肾脏滤过出来每天是 180g，经过肾脏重吸收再循环利用分布到各器官组织：脑大概是 125g，肾脏是 25g，其他部位 100g。也就是说肾脏每天需要重吸收 180g 的糖，因此，肾脏在葡萄糖的稳态平衡中发挥了非常重要的作用。滤过后的糖负荷主要是在近端肾小管重吸收，这里有钠-葡萄糖共转运蛋白 2（SGLT-2），它能够重吸收 90% 的葡萄糖，还有一种钠-葡萄糖共转运蛋白 1（SGLT-1），重吸收 10%。因此，肾脏的葡萄糖重吸收主要是通过 SGLT-2 和 SGLT-1 完成的。

2 型糖尿病中 SGLT-2 的表达上调，说明葡萄糖重吸收是增加的，反映出来就是尿糖减少、血糖增加。现在所研制的 SGLT-2 抑制剂主要是在近端肾小管抑制 SGLT-2，从而可减少近端肾小管 90% 的葡萄糖重吸收，这样尿糖就出现了，尿糖每天出现 80g，能够带走相当于两罐可乐的热量，因此血糖的浓度明显降低了。

肾小管的顶膜和基底外侧膜都存在 SGLT-2，顶膜负责的是钠和葡萄糖的重吸收，基底外侧膜除了钠和葡萄糖外还有钾的重吸收。这两个转运蛋白分布不同，SGLT-2 主要在肾小管的 S1 段和 S2 段，和葡萄糖的亲和力比较低，但它的转运能力比较高。SGLT-1 和葡萄糖的亲和力比较高，但它的转运能力比较低，所以现在研发的都是 SGLT-2 抑制剂。正常人葡萄糖的滤过率和血糖的浓度成正比，血糖浓度增加超过肾糖阈时就会出现尿糖，SGLT-2 抑制剂降低了糖尿病病人的肾糖阈，这样尿糖就明显增加了，而血糖浓度可明显降低。

SGLT-2 抑制剂对心血管有什么作用呢？一些基础的动物研究选取雄性糖尿病和非糖尿病小鼠，研究药物为恩格列净（一种 SGLT-2 抑制剂），研究分为短期和长期研究。短期研究为 7 天，研究恩格列净对尿糖排泄、尿量等的影响；长期研究为 10 周，探讨恩格列净长期应用对心血管损伤、血管功能、认知功能和肾脏的影响。使用恩格列净后可以看到心肌间质的纤维化明显减轻了，冠状动脉的纤维化比对照组明显减轻，冠状动脉的厚度变薄。这是不是和炎症有关呢？研究发现，恩格列净组心脏巨噬细胞浸润明显减少，心脏超氧化物浓度明显降低。因此从基础研究来说，SGLT-2 抑制剂可以降低炎症反应。但在临床上是否也能获得这种心脏保护作用，还需要看循证医学的证据和整合医学的全面研究。

Ⅲ期临床注册研究显示，不管是恩格列净单药还是与降糖药联用，恩格列净均可使糖化血红蛋白明显降低，并可明显降低体重和收缩压。ABPM 研究中分别采用了 10mg 和 25mg 的恩格列净，经 24 小时动态血压监测显示，两种剂量均可降低收缩压。

这样就产生了一个问题：SGLT-2 抑制剂可以有效地控制血糖、血压、体重而且降低尿蛋白，那是不是对心血管就有非常好的作用呢？EMPA-REG 是一项多中心、随机、双盲、安慰剂对照研究，旨在探讨恩格列净对心血管事件的影响；研究共纳入 7020 例高心血管风险的 2 型糖尿病病人，随机分组接受恩格列净 10mg、25mg 及安慰剂治疗，中位随访时间 3.1 年，共有 42 个国家的 590 个中心参与了研究，筛选了 1 万多例病人，参加随机分组的 7000 多例。治疗 12 个月后 10mg 组和 25mg 组糖化血红蛋白明显降低，且和安慰剂组相比具有统计学意义。和安慰剂组相比，恩格列净组的主要心血管事件风险比为 0.86，换句话说恩格列净能减少 14% 的主要心血管事件；心血管死亡的累计发生率风险比为 0.62，降低了 38%；全因死亡率风险比是 0.68，降低了 32%；因心力衰竭住院的累计发生率风险比为 0.65，降低了 35%。以上均具有统计学意义，而这种结果的获得很明显采用了整合医学的研究理念和研究方法。

因此，恩格列净可显著降低心血管终点事件的发生风险。此外，恩格列净还能在有高心血管风险的 2 型糖尿病病人中改善总体生存。该研究的治疗时间比较短，并不是我们之前看到的 UKPDS 研究（过了 20 年才看到有统计学意义的结果）。为什么会这样呢？上述研究发表于 2015 年，有人分析，恩格列净产生的血管获益，并不仅仅是因为降低了血糖，还因为降低了胰岛素抵抗，减轻了体重，减少了内脏脂肪，同时降低了血压，减轻了动脉粥样硬化，而且也降低了尿酸水平、蛋白尿水平及氧化应激水平，交感神经系统活性也下降了，此外，低密度脂蛋白胆固醇水平降低，高密度脂蛋白胆固醇水平增加，三酰甘油水平降低，因此病人的 ASCVD 风险是下降的，也正因此而获益。上述研究结果是多因素、整体整合考虑分析的结果，是更符合全身权衡诊疗的整合医学研究。

那么所有的 SGLT-2 抑制剂都能够获益吗？有关 SGLT-2 抑制剂对心血管影响的研究列举如下：第一个是前述提及的 EMPA-REG 研究。紧随其后有三项研究，都是应用坎格列净，分别为 CANVAS 研究、CANVAS-R 研究和 CREDENCE 研究。入选者是有心血管疾病或者是有两个以上心血管风险因素的，而 CREDENCE 研究中实际上包括了有蛋白尿的病人。这些研究结束的时间是 2017—2019 年，换句话说目前还没有完成。第四项 DECLARE 研究也没有完成，使用的是达格列净，同样入选的是具有心血管高风险因素的病人，也是 2019 年结束。第五项 Ertugliflozin CVOT 研究，使用的是埃格列净，2021 年结束。其后还有 5 项研究正在进行，也许这 5 项研究全部做完了我们才能回答 SGLT‑2 抑制剂是不是都具有这样的作用。但不管怎样，恩格列净目前看来具有心血管的保护作用。

因为有这样循证医学的证据，所以在美国的 AACE（美国临床内分泌医师学会）指南中，SGLT‑2 抑制剂的地位迅速攀升：2009 年，指南的流程图上并未提及 SGLT‑2 抑制剂；2013 年，基于 III 期临床试验数据建议谨慎使用；2015 年，可以作为单药、双药、三药的优先选择，这时就进入了绿色标识；2016 年，因为 2015 年恩格列净的研究结果问世，所以 AACE 做了一个非常重要的修改，就是把 SGLT‑2 抑制剂作为一线用药，不仅可作为单药、双药、三药的优先选择，还增加了心血管结局可能获益的推荐，这句话的增加主要是恩格列净试验完成的数据给它带来了更新。

对于糖尿病而言，我们并不能紧紧盯着血糖或者糖化血红蛋白某一个目标单打独斗，过去很多循证医学试验都已经充分证明了这一点。1994 年研究表明他汀类可以减少糖尿病病人心血管的风险，2000 年是血管紧张素转化酶抑制剂（ACEI），2015 年是恩格列净，还有 LEADER 研究中的利拉鲁肽。所以从循证医学角度得到的若干结果，很多是矛盾的，要将其进行系统分析、综合分析，这就需要整合医学的思维、综合的治疗，对于糖尿病病人来说整合医学显得更为重要。由此，只有针对糖尿病的各个方面进行综合分析，权衡利弊，采用整合医学进行正确治疗，才能真正减少糖尿病病人的心血管事件。

用整合医学思维诊治
肝病相关糖尿病

◎范建高

　　糖尿病主要分为四大类型：1型糖尿病、2型糖尿病、特殊类型糖尿病和妊娠糖尿病。1型糖尿病有时候可以导致糖原累积性肝脏肿大，2型糖尿病与肥胖、高脂血症可共同作为非酒精性脂肪性肝病的重要危险因素。作为一名消化内科医生，本文重点从整合医学角度，与内分泌科医生讨论肝病并发的糖尿病，或者说肝病相关糖尿病，重点放在两者间的相互关系和诊疗对策。

　　肝病相关糖尿病早在100多年前就有国外学者报道，肝硬化病人糖尿病高发，事实上不一定都是糖尿病，有时仅为糖耐量异常。肝硬化相关糖尿病的重要特征之一就是胰岛素抵抗，胰岛素抵抗的发生率在肝硬化病人中高达80%，有20%～63%的肝硬化病人最终会出现糖耐量异常甚至糖尿病，所以肝硬化相关的糖代谢失调、血糖增高和糖尿病是肝硬化的并发症，是肝硬化病人肝脏储备功能减退或预后不良的预测指标。有人推测，肝硬化时，病人的基础肝脏病变，如肝脂肪变和慢性炎症会诱发肝脏的胰岛素抵抗；肝硬化往往会有热量、蛋白质的负平衡，这种负平衡，会导致骨骼肌萎缩、减少，即所谓的继发性肌小症，这样的肌小症会导致肌源性胰岛素抵抗；肝脏跟胰岛之间也有一些内在联系，肝病可能会让胰岛β细胞加班工作。肝脏降解功能的下降及门体血液的分流，会导致肝脏对胰岛素的清除能力下降，最终会导致高胰岛素血症、胰岛素抵抗，乃至糖耐量异常、餐后血糖升高，最后空腹血糖也升高。当并发肝癌时，有一种伴癌综合征就是低血糖，实际上肝硬化时发生的糖尿病，有时又被叫作脆性糖尿病，因为肝脏的糖原储备能力相对比较差。

　　肝硬化性糖尿病强调肝硬化在先，糖尿病在后；糖代谢紊乱的程度与慢性肝脏疾病的严重程度和病因相关，以餐后血糖升高为主，空腹血糖同时也升高者不到 12%；比 2 型糖尿病胰岛素抵抗的情况还要严重，因为肝硬化病人胰岛素抵抗指数更高；另外，肝硬化性糖尿病是空腹高胰岛素血症，而在摄入葡萄糖后，胰岛素的释放反应降低，所以它的临床特征是通常没有糖尿病家族史，无超重、肥胖，"三多一少"症状相对少见，空腹血糖升高很少超过 11.2 mmol/L。由于糖尿病病程不长，血糖不是特别高，所以糖尿病的微血管病变、大血管病变、糖尿病眼病、糖尿病相关心脑血管事件等相对少见。但是肝硬化一旦有糖尿病，和没有糖尿病的肝硬化病人相比，预期寿命缩短，死亡率增加，但增加的主要是肝病相关死亡。关于肝硬化性糖尿病的治疗，鉴于这种情况的心脑血管并发症较少，所以控制血糖和抗血小板治疗不需要太激进，因为脾大、脾功能亢进，血小板数量本身也不多。如果肝脏功能恶化，甚至并发肝肾综合征时，要谨慎使用磺脲类药物。肝病时尽管使用胰岛素是安全的，但会增加低血糖的风险，并且长期使用胰岛素会有增加肝癌发生风险的隐忧。随着肝病的进展，胰岛素的降解减少，胰岛素的剂量可能要适当减少且最好用短效制剂。

使用什么样的降糖药相对比较安全呢？首选是 α 糖苷酶抑制剂（阿卡波糖），它甚至可用于肝性脑病病人，另外一个就是双胍类药物，这些药物可改善胰岛素抵抗，甚至可以提升丙型肝炎抗病毒药物的治疗效果，减少肝癌的发生。因为是肝硬化性糖尿病，所以减轻肝脏疾病，糖尿病也可能会好转，肝脏疾病的康复对糖尿病的防治是有益的。肝硬化者较慢性肝病无肝硬化者容易发生糖尿病。

哪些基础疾病导致的肝硬化更容易并发糖尿病呢？首先是丙型肝炎。来自欧美发达国家及日本的报道显示，一半以上的肝硬化是由丙型肝炎导致的。事实上丙型肝炎不一定要到肝硬化阶段，在慢性丙型肝炎阶段时，糖尿病的患病率就显著高于慢性乙型肝炎和酒精性肝病；另一方面，糖尿病病人血清丙型肝炎抗体的阳性率也比较高。哪些丙型肝炎病人容易出现血糖增高呢？有糖尿病家族史、男性、肥胖，以及并存肝纤维化的病人。另外，和丙型肝炎病毒的分型也有关，如果高血糖是由丙型肝炎病毒基因 1 型和 2 型感染导致的，控制好病毒，糖尿病就可以好转，否则肝病性糖尿病相关死亡就会增加。

丙型肝炎病人为什么容易并发糖尿病？事实上丙型肝炎病毒感染本身就可以诱发胰岛素抵抗，导致血糖增高。另外，丙型肝炎病毒感染也容易导致肝脂肪变，而肝脂肪变是肝脏胰岛素抵抗的重要原因，再结合一些其他原因，就容易导致血糖增高和糖尿病。而血糖增高和基础疾病如肥胖和高脂血症等，可能会共同导致肝脂肪变的进展、肝脏炎症损伤和肝纤维化的发生和发展。

有哪些肝硬化比丙型肝炎肝硬化更容易导致糖尿病呢？那就是隐源性肝硬化和非酒精性脂肪性肝炎肝硬化。隐源性肝硬化现在越来越多，因为现在胖子多了，糖尿病多了，代谢综合征的人多了。在美国的某些地区高达 30% 的肝硬化找不到传统的损肝因素，而这些人的肝硬化事实上就是非酒精性脂肪性肝病，特别是非酒精性脂肪性肝炎所导致的。非酒精性脂肪性肝病就是胰岛素抵抗代谢应激所致的肝脏损伤，最早是肝脂肪变，接下来是肝损伤，即脂肪性肝炎，进一步发展叫脂肪性肝硬化，再进一步发展就看不到曾经的脂肪变和炎症了，会呈现所谓的隐源性肝硬化。

非酒精性脂肪性肝病事实上不一定要到肝硬化阶段，在脂肪性肝炎阶段，很多人就同时并发了糖脂代谢紊乱，特别是糖尿病。香港中文大学开展了一项研究，在 124 例肝活检证实的非酒精性脂肪性肝病病人中，假如仅靠空腹血糖增高诊断糖尿病，有高达 50% 的人有糖尿病，还有 50% 的人没有糖尿病；但是糖耐量试验后，又发现 23% 的糖尿病和 39% 的糖耐量异常。这就意味着肝活检所证实的非酒精性脂肪性肝病病人中，仅有不到 20% 的人糖调节正常，80% 的人有糖耐量异常，甚至糖尿病。因此，我们要找糖尿病的高危人群应该在非酒精性脂肪性肝病病人当中找。原来认为"糖尿病是因，非酒精性脂肪性肝病是果"，而现在发现，非酒精性脂肪性肝病是因，糖尿病是果。十几年前我们曾经做过动物实验，通过高脂饮食饲养 SD 大鼠和 Wistar 大鼠，我们看到，先是肝脏脂肪沉积，接着相继出现肝脏胰岛素抵抗和外周胰岛素抵抗，然后才出现高血糖，也就是高血糖发生在高脂饮食脂肪肝很晚的阶段。临床上查肝功能，看到的是转氨酶和谷氨酰转肽酶的增高，此时不一定有肝脏损伤，可能仅仅是肝脏脂肪沉积，但它提示了糖尿病的发病风险。也可以根据腰围、体重指数、血清三酰甘油和谷氨酰转肽酶水平及其相关指数来预测糖尿病和代谢综合征的发病。我们国家与韩国、日本一样，B 超检查非常普及，事实上 B 超比脂肪肝指数在诊断脂肪肝方面还要准确可靠。所以我们看到 B 超诊断为脂肪肝的病人，在接下来的五六年内发生代谢综合征、2 型糖尿病的风险要增加 2 倍以上。来自中国上海宝钢的队列研究同样证实，即使不肥胖，在非酒精性脂肪性肝病病人的随访过程中，糖尿病、高血压病、代谢综合征的发病风险也大大增加，B 超诊断的脂肪肝比体重指数更能显示该病人的糖尿病发病风险。当然除了脂肪肝以外，高脂血症和空腹血糖调节受损也可以使糖尿病发病风险增加，我们可以应用整合医学的思维，建立一个多指标组合的模型来预测人群当中糖尿病的发病风险。在非酒精性脂肪性肝病病人中，接下来的 5 年、10 年我们可能没有看到太多的肝硬化、肝癌，而会看到太多的糖尿病和心脑血管事件。

另一方面，非酒精性脂肪性肝病确实也可以导致肝硬化、肝癌和肝衰竭，根据什么来预测其肝病不良结局呢？就是进展性肝纤维化。什么指标能反映进展性纤维化？临床上血糖增高的糖尿病病人，尽管转氨酶可能不高，肝脏脂肪沉积可能不严重，但他们的肝损伤往往是加剧的。我们曾经通过链脲佐菌素复制 SD 大鼠糖尿病模型，但有一半的造模大鼠没有发生糖尿病。我们给这些动物都注射四氯化碳，发现有糖尿病的大鼠注射了四氯化碳后，肝衰竭的多了，肝硬化腹水的多了；而对于没有发生糖尿病的大鼠，四氯化碳相关肝纤维化程度相对轻，提示高血糖可以促进四氯化碳这种损肝因素的肝纤维化进展，促进肝硬化的发生和发展。事实上高血糖不仅仅是肝硬化，还是肝癌、肝癌复发、肝病总体死亡率等的危险因素。就肝癌来讲，我们知道乙型肝炎、丙型肝炎是重要的肝细胞癌独立危险因素。和它们相比，糖尿病可能致癌风险较低（只有 3.5 倍），但是与乙型肝炎或丙型肝炎并存时那就是乘法（协同作用），所以对于肝病病人，血糖的控制和糖尿病预防对减少肝癌的发生至关重要。

在日本糖尿病病人的死亡中，排在第一位的是癌症，癌症排在第一位的是肝癌；以肝病来讲，肝硬化排在第四位。我们把 4.7% 的肝硬化和 8.6% 的肝癌相关死亡率放在一块就是 13.3% 的糖尿病病人死于肝脏疾病。所以糖尿病可以导致肝脏疾病。糖尿病尽管也可以导致非酒精性脂肪性肝病，但脂肪肝的发生更多是肥胖和胰岛素抵抗所致，而高血糖对于肝硬化的进展至关重要。另一方面，肝硬化失代偿可以导致糖尿病，事实上非酒精性脂肪性肝病不需要发展到肝硬化阶段就可出现血糖增高。像慢性丙型肝炎一样，非酒精性脂肪性肝病病人在很早的阶段就有可能是糖尿病的高危人群，但也有两者共同存在着一个病因或者病理基础，或者说两者合并存在。控制血糖可以减少糖尿病病人肝癌的发病风险，这是来自中国台湾的研究，假如用二甲双胍控制血糖，血糖控制得好，那么糖尿病合并肝癌时，根治术后的肝癌复发概率大大下降。二甲双胍事实上并没有我们想象得那么可怕，原先认为的二甲双胍相关肝脏毒性、乳酸性酸中毒，主要是发生在失代偿期肝硬化，特别是酒精性肝硬化还在饮酒的病人；假如是丙型肝炎肝硬化和非酒精性脂肪性肝病肝硬化，使用二甲双胍还是很安全的。另外一种可以降低糖尿病病人肝癌风险的药物是他汀类。

最新的欧洲指南明确指出，怀疑非酒精性脂肪性肝病的病人需要检测胰岛素抵抗，它的价值在于有助于所谓的隐源性脂肪肝的诊断，这些病人不肥胖且血脂、血压、血糖也正常，假如胰岛素抵抗指数高那么还是要诊断非酒精性脂肪性肝病。其次，对于一个糖尿病和代谢紊乱的病人，随访中体重的下降是好是坏我们不知道，因为糖尿病"三多一少"这个"少"不是个好事情，但我们主动减重就是好事情。如何知道是好的减重还是坏的减重，根据欧洲的指南就是要看胰岛素抵抗有无改善，胰岛素抵抗改善就是好的减重。我国 2010 年的脂肪肝指南和欧洲的脂肪肝指南均明确指出，所有的非酒精性脂肪性肝病病人都要测空腹血糖和糖化血红蛋白，要筛查糖尿病，糖尿病的高危人群可能还要做糖耐量试验。对于 2 型糖尿病病人而言，即使肝功能正常，也要做 B 超检查，看看有没有脂肪肝，有没有进展性肝纤维化。就治疗来讲，糖尿病的存在对于非酒精性脂肪性肝病病人可能就意味着要联合使用抗炎保肝药物或抗氧化药物。可以用二甲双胍联合双环醇或者二甲双胍联合维生素 E，起到兼顾防治糖尿病和阻止肝病进展的作用。当然有效减肥可以标本兼治，既能治疗糖尿病也可以改善脂肪性肝炎肝纤维化改善。

总之，当我们看到糖尿病病人时，即使肝功能正常，也要想到做 B 超，看看有没有脂肪性肝炎、进展性肝纤维化。对于慢性肝病病人，特别是丙型肝炎、非酒精性脂肪性肝病病人，即使没有发展到肝硬化阶段，也千万不能因为空腹血糖正常，就认为糖调节正常，因为这样的病人很容易出现餐后血糖调节受损，甚至是以餐后血糖增高为主的糖尿病。慢性肝病病人发生糖尿病，意味着肝病严重，意味着肝硬化、肝癌增多。

肝病合并糖尿病是一个十分复杂的疾病，涉及因素很多，且不断变化和相互转化，因此，我们必须用整合医学的思维分析它的性质及转归，加强肝病病人糖尿病的防治及对肝病病人血糖的有效控制，只有这样才能最大限度地减少肝病死亡、糖尿病并发症和心脑血管死亡。

糖尿病肾病和视网膜病变之间的整合医学联系

◎鹿　斌

目前，糖尿病医生对大血管病变的认识越来越深入，因为大血管病变是糖尿病死亡的最主要原因。糖尿病医生在临床实践中非常重视降糖的同时能给病人带来心血管的获益，从根本上降低糖尿病的大血管病变风险和死亡风险。但不可否认，糖尿病死亡并非全部归因于糖尿病大血管病变，微血管病变也是非常重要的一部分，而且对微血管和大血管病变的防治也是需要我们整合的重要内容。我们说见肾知心，当看到微量白蛋白尿的时候，我们就知道这个病人的心血管风险也是增加的。本文将从整合医学角度重点解读我国 2014 年《糖尿病肾病防治专家共识》。

这个共识是在胡仁明教授带领下，集老中青三代专家之努力完成的，力求既追踪国际进展，又展示中国特色。首先提几个我们平时可能特别熟知，但又往往忽视了的问题。第一，糖尿病肾病（DN）、慢性肾脏病（CKD）、糖尿病肾脏疾病（DKD），这三个概念之间到底有什么差异？最经典的概念叫糖尿病肾病，白蛋白尿往往是诊断糖尿病肾病的重要依据，这是最早大家对于糖尿病肾病一个很模糊的概念，甚至很多医生看到白蛋白尿，就诊断糖尿病肾病。后来在肾病界提出了一个慢性肾脏病概念，这个概念体现了肾脏损伤的程度，包括肾小球滤过率下降和其他肾脏损伤的依据，对于致病原因未做深究。2007 年，美国国家肾脏基金会又提出了糖尿病肾脏疾病的概念，以取代传统意义的糖尿病肾病。知道了这几个概念，对于接下来解读糖尿病肾病的共识非常有帮助。

2010 年，肾脏病界提出了关于糖尿病肾病的病理诊断，尽管现在有很多人提出肾小管的病变是糖尿病肾病非常重要的表现，但肾小球的病变依然是我们在病理上诊断糖尿病肾病更重要的部分。因为肾脏滤过尿液时从内皮细胞到中间基底膜，再到足突细胞的这一屏障，就能阻止其中的一些中分子蛋白，如白蛋白、IgG、转铁蛋白等通过。所以为什么最早认为有微量白蛋白尿时，就是糖尿病肾病，就是因为尿液中白蛋白增加了，说明肾小球的滤过屏障损伤了；从病理基础上来讲，亦即存在糖尿病肾病的病理基础。但不可能每个病人都能获取糖尿病肾病的病理诊断，所以在早期的临床认识中还是依靠白蛋白尿来确定的。

当然，尿的白蛋白受到过很多挑战。人们开展了很多研究来寻找新的尿蛋白质，虽然找到了一些包括铜蓝蛋白在内的蛋白质，但最后发现还是尿白蛋白更好，所以现在尿微量白蛋白依然是我们糖尿病肾病早期诊断的一个主要依据。但是，检查尿微量白蛋白时需要注意一些问题：①建议所有查尿微量白蛋白尿的病人同时查尿常规，至少要排除尿路感染；②在血糖特别高的情况下，如果查出尿微量白蛋白升高，需待降糖后复查；③需要 3 次中有 2 次符合诊断标准，才能定义为微量白蛋白尿。

慢性肾脏病的概念被提出来后，我们曾经分析了当时我们自己做的一些流行病学调查。在社区糖尿病人群中，近 50% 的人有白蛋白尿，当然大部分都是微量白蛋白尿，而慢性肾脏病病人中为 63.9%。现在还有很多人在引用我们这篇文章。这项研究显示，慢性肾脏病比微量白蛋白尿患病率高，因为在慢性肾脏病的概念中，除了白蛋白尿外，还有一个核心的问题，就是肾小球滤过率下降，且已经低于 $60ml/(min \cdot 1.73m^2)$，但是尿微量白蛋白正常。所以在慢性肾脏病中，关注了两类指标：一个是肾脏损伤，包括影像学、白蛋白尿、血尿等，这些都归为肾脏损伤的内容；另一个是肾小球滤过率，如果肾小球滤过率低于 $60 ml/(min \cdot 1.73m^2)$，不管肾脏其他损伤的问题如何，也诊断为慢性肾脏病，并且推荐了一些公式计算肾小球滤过率。因此和原来单纯使用微量白蛋白尿诊断相比，按照慢性肾脏病概念的标准能查出更多的肾脏受损病人。

另外，慢性肾脏病相对于糖尿病肾病而言，还关注了肾脏损伤的结果。对于肾脏科医生，这种一体化的治疗非常重要，所以肾小球滤过率的重要性在慢性肾脏病中受到了极大重视。因此，所有肾脏科的医生和内分泌科的医生，现在都越来越认同慢性肾脏病的概念。美国糖尿病协会近期也开始慢慢认同了慢性肾脏病这一概念，美国糖尿病协会在推荐当中，除了微量白蛋白尿、肾脏损伤的证据外，也推荐了通过计算肾小球滤过率来分析慢性肾脏病。

但是慢性肾脏病的概念也存在一个问题，它只是把肾脏损伤和肾小球滤过率下降的病人定义了，却未考虑损伤的病因。糖尿病病人容易合并高血压、高尿酸，可以合并 IgA 肾病等，所有糖尿病病人存在的慢性肾脏病并不一定是糖尿病性的肾脏病变，有可能是糖尿病合并了非糖尿病性的肾脏疾病。因此，2007 年美国国家肾脏基金会指南中提出了一个非常重要而有用的指标即视网膜病变，也就是说把视网膜病变作为和糖尿病肾病同样的一个微血管并发症，血视网膜屏障和肾脏滤过屏障也有类似之处。这一指南认为，糖尿病同时合并有视网膜病变对辅助诊断糖尿病性的肾脏病变非常重要。相关研究的受试者操作特征曲线提示如果病人有视网膜病变，则更容易诊断糖尿病性的肾脏病变。

近期由胡仁明教授牵头编写了关于糖尿病视网膜病变防治的专家共识，在这个专家共识征求意见稿中推荐用免散瞳的眼底射片进行视网膜病变的筛查。免散瞳视网膜病变的筛查非常直观并可以记录，在计算机上操作也比较方便。当然，它也有一定的弊端，包括无法显示黄斑水肿，有些病人可能没有出血和渗出，但如果有眼底黄斑的水肿，极容易出现视力的迅速下降。所以共识中建议，如果是中度以上的视网膜病变或有视力下降的，应该转诊至眼科；如果只是轻度的视网膜病变，视力良好，内分泌科的医生应该有能力做好随访，并给予病人合理的治疗。

2014 年《糖尿病肾病防治专家共识》中提出，如果病人是 1 型糖尿病，病程在 10 年以上，有微量白蛋白尿；或者 2 型糖尿病伴大量白蛋白尿，或者视网膜病变合并微量白蛋白尿均可以诊断为糖尿病肾病。共识创新性地提出，如果病人有任何一期的慢性肾脏病并伴有视网膜病变，也应该诊断为糖尿病肾病。所以这一共识中在把握国际进展的同时，力争有中国自己的特点，这是非常大的突破。

共识中还提出了一些需警惕的情况，要有一些排他性的诊断。比如病人的肾小球滤过率下降非常迅速，而糖尿病肾病是一个渐进性的过程，如果下降得非常迅速，或者尿蛋白急剧增加，本来是微量蛋白尿忽然变成大量了，这些往往提示，不是糖尿病性的肾脏病变。还有特殊的尿沉渣、特殊的管型，或者以血尿为主，或者有顽固性高血压，或者用血管紧张素转化酶抑制剂（ACEI）/血管紧张素受体阻断剂（ARB）后肾小球滤过率下降得非常迅速，这种情况也要警惕，可能不是糖尿病肾病。笔者 2009 年分析过一批数据，非糖尿病性的肾脏疾病存在相当比例，要警惕，特别是糖尿病容易合并高血压、高尿酸、肥胖相关的肾病、甚至合并 IgA 肾病、慢性肾小球肾炎等。糖尿病肾脏疾病的理念慢慢得到了包括美国糖尿病协会在内的业内机构和人士的广泛认同。

接下来介绍一下治疗的情况。治疗分为三个层次：一是怎么预防发生，二是怎么早期治疗，三是如何延缓死亡。当然生活方式依然是一个基础，这里重点说一说运动，因为剧烈运动会增加白蛋白尿，大家比较顾虑，有了肾脏病，有了微量白蛋白尿，还能不能运动。2014 年共识中指出，规律、长期的运动，能够改善内脏功能，改善脂质代谢，对减缓糖尿病肾病有益处。

对于血糖水平，建议对中老年人要适当放宽一些；此外，在终末期肾病阶段，糖化血红蛋白的测定可能会受到一些影响。另外，根据肾小球滤过率的分期，需对不同的药物根据说明书做一个总结，也就是哪些要减量，哪些在哪一期要停用，等等。

对于高血压，2014 年共识中不推荐联合使用 ACEI/ARB，另外不推荐这类药作为一级预防。在控制血脂方面无特别说明，但提到了特别严重的混合性血脂异常，特别必要时可以联合使用他汀类和贝特类药物，但使用时要分开时间。

对于其他一些治疗，特别是我国自己研制的一些药，包括胰激肽酶原（临床上经常使用）等，共识中也做了一个推荐。轻度的糖尿病视网膜病变，不管是内分泌医生，还是眼科医生，经常会处方羟苯磺酸钙，因有证据支持，故也做了推荐。此外，还建议了一些中医中药，如大黄等。

小结如下：第一，从糖尿病肾病，到慢性肾脏病，再到糖尿病肾脏疾病的这种变迁，体现了在肾脏损伤诊断中的进展，在 2014 年《糖尿病肾病防治专家共识》中体现了这种进展和中国的一些特色。第二，临床上应该重视糖尿病肾脏疾病和非糖尿病肾脏疾病的鉴别。第三，应全面控制代谢的危险因素。第四，在选择口服药物和胰岛素时，要注意肾脏特别是肾小球滤过率水平的一些变化。第五，用好中医中药，体现中国特色。

要做到上述五点，必须要用整合医学的理念和实践，单因素分析、强调单因素治疗都是不正确的。整合出真知，整合出力量，相信在大家的共同努力下，我们的糖尿病管理一定会做得越来越好。

整合呼吸病学

对整合呼吸病学组织发展的
初步思考

◎金发光

2016 年 8 月，我们接到樊代明院士的建议，将在中国整合医学会大会上，筹备成立中国医师协会整合医学分会的呼吸病学专业委员会。中国整合医大会是由中国医师协会整合医学分会组织召开的，整合医学分会下面将会相继成立各专业委员会，如整合呼吸病学专业委员会、整合消化病学专业委员会等。今后整合医学分会通过不断发展，会成为中国整合医学会，相关工作正在进行。能否成为一级学会，取决于整合医学整体的发展思路、发展方向及发展前景，相信这一目标能够实现。

筹备期间，对于参会代表的选取我们注重以下几个方面：以年轻医生为主，以有发展前景的年轻医生为主，尤其是有出国经历、有国家自然科学基金以上基金项目、有高影响因子 SCI 文章的。我们还选了一些出生于 20 世纪 50 年代末、60 年代初的专家，以老带新，保证学会的结构不断代。另外，我们还要邀请呼吸专业以外的部分专家参加我们的专业委员会，以此促进专科和专业间的整合。全国的呼吸委员和一些院长、分院长大都加入了整合医学会，在整合医学会担任理事或常务理事。我作为整合呼吸病学专业委员会筹备组的组长筹备我们的专业委员会。

整合呼吸病学专业委员会目前共 60 人，包括 1 名主委、6 名副主委的候选人，其余为委员。下一步需要选出常委来。主委由我暂任，副主委的提名有白冲、李时悦、宋勇、王洪武、闫锡新和朱蕾6位专家。选举后报整合医学分会审核同意。整合医学任重道远，所以说"贵在整合，难在整合，赢在整合"。呼吸系统疾病现在串联的东西越来越多，要多学科整合发展。呼吸学科发展得非常快，很多医院的呼吸学科都已成为医院的重点学科，成为一个不可缺少的大学科。呼吸就是生命，没有呼吸就没有生命。所以在整合呼吸病学专业委员会成立以后，在未来整合医学发展的过程中，将具有非常重要的地位，发挥更大的作用。

陕西省结核呼吸分会的前任主任委员杨德昌教授（已81岁高龄），在听到我们整合医学分会成立及整合呼吸病学专业委员会召开组委会的消息后，欣然参加了中国整合医学大学的呼吸分论坛会议。

总体来说，分会组织成立的时间非常短，此次组委会的名单是通过中华医学会呼吸病学分会的各省委员及各省医学会呼吸结核分会的主任委员推荐，然后经过筛选提名。因此，组委会的人员大部分是年轻人。整合呼吸病学将来要走向世界，需要年轻、有能力、有知识，尤其是能进行国际交流的人员去做，这是宗旨。各省的委员，将来要负责完成各省（自治区）的整合呼吸分会的组建和成立。我们的任务就是把每一个省（自治区）的整合呼吸分会也成立起来，将来归中国整合医学会统一管理。

希望整合呼吸病学专业委员会成立后，能够做出一些成绩，发挥一些作用，提高我们的诊疗水平，提高我们对疾病的认识。到底能不能做好，就看下一步的工作开展情况了。期盼整合呼吸病学专业委员会的所有委员，所有热爱整合呼吸专业的医生，能为整合呼吸病学做出自己新的更大的贡献！

肺癌与整合医学

◎金发光

在肺癌的诊治中，可以说充分体现了整合与精准的珠联璧合。肺癌是人类健康的杀手，有"三高一低"的表现。三高指发病率高、死亡率高、发病增长率高，一低是指 5 年生存率低。虽然经过多种方法的治疗，包括放疗、化疗、手术或者其他的靶向治疗，以及中医等综合治疗，但 5 年生存率平均还是不足 15%。这主要是由于 85% 的肺癌病人在晚期才被发现。由于难以进行全国大面积普查，广大的农村地区，老百姓生病不病倒是不会到医院看病的，所以往往发现的时候都是晚期肺癌；再看一下肺癌药物对平均生存时间延长的情况，2002—2012 年美国食品药品监督管理局一共批准了 71 个抗肿瘤药物，其中包括 52 个靶向药物。靶向治疗目前效果比较好，但总体而言，这些药物平均延长的生存期只有 7.9 个月；Ⅳ 期肺癌 5 年生存率只有 4%，这是 2016 年美国国家癌症研究所流行病学调查的最新数据；《新英格兰医学杂志》中 2006 年一个大样本的 10 年生存率调查发现，Ⅰ 期肺癌病人 10 年生存率可以达到 92%，这些病人大部分都是发现早，因此术后 5 年生存率很高。我们再看看肺癌的发展过程，从正常黏膜到慢性炎症，到鳞状上皮化生，到肿瘤腺瘤增生，然后到早期癌、中期癌，最后到晚期癌直至死亡，整个过程是一个非常漫长的过程，有可能是 20 年、30 年，也可能是 10 年，每个个体变化的情况可能不一样，但总体是一个漫长的过程。如果能在早期癌时就发现，生存率会很高。那什么是早期肺癌呢？从肺癌 TNM 分期第 8 版国际分期看，现在认为有些为 Ⅰa 期，有些为 Ⅱa 期，还有一些把它放到 Ⅲb 期。我们所说的早期肺癌概念主要应该是 Ⅰa 期以前发现的，有一部分指南认为 Ⅱa 期以前也属于早期肺癌，其 5 年生存率也可以超过 70%。

目前发现的 85% 都是晚期肺癌。现在诊断的方法很多，首先是发现了肺部的小结节，但有些病人肺部没有结节，而其他部位有转移了，比如说骨骼，然后其他的实质器官也转移了，但原发灶还在肺上，胸部影像学发现不了病灶，这种情况是存在的。可能所有影像学检查还找不到肿瘤的时候就已经有转移了。现在大部分都是影像学能看到的，包括胸部 X 线片、CT、MRI、PET-CT 等，还可查肿瘤标记物、胸腔镜等。上述这些方法如果应用得好可以早期发现、早期诊断。现在很多科都在搞肺癌，搞肺癌的医院越来越多，科室也越来越多，搞肺癌的专家也越来越多，花费也越来越多。肺癌涉及呼吸科、胸外科、肿瘤科、介入放射科、疼痛科、中医科、放疗科等，还有一些特殊学科也在搞肺癌。需要对病人进行多学科的整合医学分析和诊断，让早期确诊的病人得到合理、正确的治疗。

怎样才能对肺癌进行精准的早期诊断，这无疑对做肺癌的医生提出了一个挑战。整合医学恰恰给我们了一种全新的思路。整合医学不仅要求把已知的各生物因素进行整合，而且要将新的因素、社会因素和环境因素加以整合，不仅需要将现存与生命相关各领域最先进的医学发展发现加以整合，而且要求将现存与医疗相关各专科最有效的临床经验加以整合。整合医学给我们指出了一条方向，我们要把和肺癌相关的所有学科的经验都要整合起来，这样才能够更早期地诊断肺癌，这就是整合医学一种全新的思路。整合思维为肺癌早期精准诊断指明了新的途径，我们把肺癌的流行病学、高危因素、临床特征、肿瘤标记物、检测方法、病理分型、分子分型等相关的信息进行有机整合，做到精准诊断，精准诊断后对肺癌早期进行干预或评价，然后对需要随访的进行随访，对肺癌做一个全过程的追踪，诊断、治疗、随访和心理预防，这就是一个新的整合思维。

关于对肺癌早期诊断的方法进行整合，需要关注几个问题：首先是高危人员，对高危人员应进行有效检查，如发现肺部的病灶，需进行肿瘤标记物或肺癌抗体等早期诊断的检查，再对这些检查进行整合分析；如果疑似肺癌，则进行活检以精确诊断。诊断可以通过多种方法完成，比如介入呼吸病学技术，通过虚拟导航、电磁导航、超声导航等导航技术，还包括传统的穿刺技术等，结合起来，对每个病人进行非常精确的穿刺，取得组织做精准的病理诊断。我国低剂量螺旋 CT 肺癌筛查专家共识推荐的肺癌高危因素包括：年龄、吸烟史、家族史、家族肿瘤史或肺部疾病的原发疾病史。具体为年龄在 50 ~ 75 岁，吸烟史长于 28 年（其中包括曾经吸烟但戒烟时间不足 15 年），被动吸烟、致癌物暴露史、恶性肿瘤史或者肺癌家族史。把这些作为高危因素，对这些人群进行筛查，可能会发现早期肺癌关键的行为特征即肺结节，肺结节是早期肺癌最直接的征象，当然不除外肺内发现不了任何结节，其他部位出现转移的肺癌。肺结节的基本概念是直径 ≤3cm 的局灶性肺癌性的软组织，单发或多发，肺门肿大、胸腔积液，≤0.8cm 的结节定义为小结节，≤0.4cm 的定义为微小结节。从无肺结节到微小结节，然后到小结节，再到结节，我们必须判断这个结节是良性的还是恶性的。首先要通过影像学进行分析，从胸部 X 线片到数字分析，可以做肺的三维成像定位肺结节，可以定到某个叶、某个段、某个小支气管及分支，定位很准，甚至大小、密度、边界等都可以进行精确分析，从二维到四维，从单一数据到海量挖掘。过去我们只是一个胸部 CT 片，你看完他看，看来看去，没有一个定量分析，数据也只是我们用肉眼观察到的少量数据，所以从一个单独的数据到海量挖掘，从经验判断到量化分析，从模糊到概率预算，这是影像学对肺部结节的一个分析进程。

目前我们用数字肺技术进行肺结节的判断。首先它能判断结节的位置、大小、形态、边缘、体积、密度、钙化、磨玻璃灶等。其次是征象分析，有没有分叶、毛刺、胸膜凹陷、结节与血管和支气管的比例关系等。第三是能够对结节进行放大分析，包括内部结构有没有钙化，有没有血管分布，边缘的情况怎么样，有没有分叶，结节和血管的关系怎样，都可以在数字肺的血管标记上显示出来，协助我们判断结节的性质。诸如上述，需要整合医学的理念分析问题才能获得正确的结果。此外，数字肺技术能够精密对照同一病灶，亦即在不同的时间，自动对照同一病灶。比如病人去年做了一个检查，医生建议继续观察，并在 6 个月后再做一次 CT，然后把两次的 CT 结果进行对比，看这个结节到底有没有变化，用数据说话。这样的对照靠肉眼进行判断是非常困难的，但是数字肺技术可以做到，再通过预测模型对病灶进行恶性概率判别。目前数字肺采用 3 个预测模型，预测的结节大小不一样。这些预测模型来自美国公共数据库的 158 组 CT 数据，包含了 390 个肺结节的结果，针对每一类，系统自动将肺结节检测结果与金标准对照，计算系统肺结节检测的灵敏度。3 个预测模型的灵敏度及 95% CI 分别为 94%、96%、96%，80%～98%、83%～100%、84%～100%，所以数字肺技术显著提高了医生阅片的准确性。

举例分析：女性，47 岁，查体发现左肺小结节，通过数字肺分析结果进行识别，与影像科报告的结节大小有区别，进一步分析结节性质，进行恶性概率预测分析。结论是良性结节可能性大，恶性概率约 5%，也就是 95% 是良性的，建议进行随访。

"知人知面不知心"，有些结节分析的结果认为是个良性结节，但实际上可能不是，有些结节在观察 1 年过程中可能就发现了其他地方转移，所以还得找其他的诊断依据。我们通过肿瘤标记物、肺癌早期新型血清标记物、循环肿瘤细胞（CTC）、肺癌自身抗体谱进一步协助诊断。目前在北美、英国采用肺癌自身抗体谱进行筛查。机体一旦有恶变的细胞就会发生免疫监视，体内免疫监视非常快，免疫系统启动后就会有免疫反应，继之产生抗体，而且早期就会产生抗体。研究结果显示，肺癌自身抗体检测技术发现早期肺癌的灵敏度很高，自身抗体比临床症状出现可以早 5 年进行检测。周彩存教授牵头做了一个肺癌自身抗体的临床研究，包含有综合医院、肿瘤医院、肺病专科医院，共有 6 家医院参加。研究人群分为健康组、肺癌组、肺部良性疾病组、其他组织良性疾病组、其他组织器官癌症组、干扰组，具有肺癌病种相关人群的统计代表性和肺癌病种相混淆的疾病人群同体性。总临床入组是 2008 例，统计学结果发现，其特异性达到 90%，灵敏度达到

61%，亚组分析结果显示其阳性率显著高于其他肿瘤标记物。肺癌自身抗体阳性583例，CT影像阳性523例，CT影像阴性的60例，病理诊断肺癌497例，所有肺癌自身抗体加CT检测肺癌阳性的准确率达到95%。研究证明肺癌自身抗体在诊断早期肺癌的阳性率是非常高的，它的灵敏度和特异性都比较高，在肺部良性疾病组的特异性达到90%。另外上海肺科医院肺小结节肺癌自身抗体谱前瞻性研究显示，自身抗体谱对8mm以下肺小结节的阳性准确率接近90%。美国肺癌自身抗体谱两项小结节诊断研究显示，经2009—2012年的3年跟踪随访，针对CT筛查后的4~20mm肺小结节，7种自身抗体谱有97%的阳性准确率。

全球目前有四大知名的肺癌筛查研究项目：1993年开始的国际早期肺癌筛查行动计划，2002年开始的全美肺癌筛查计划，荷兰、比利时的肺癌筛查计划，英国NHS肺癌早期筛查项目。初期结果非常理想。

肺癌自身抗体谱如果阳性，数字肺预测也示恶性程度高，我们能直接确定是肺癌吗？还不能确诊。因为这个还不是金标准，必须进行活检。肺癌的活检有局限性，属于创伤性检查，不良反应大，部分病人无法接受，所以我们采取液态活检，在血液中检测到CTC，能说这个病人就是晚期肿瘤吗？不能，只有等到在其他组织中长出来新肿瘤时，我们才认为有转移。正常人血液中也能找到一些变异的或者倾向于恶性肿瘤的细胞，所以CTC不等于有转移，但是可以将其作为早期诊断的一个依据。一项研究结果显示，CTC对肺癌的诊断率高达88%，相比血清肿瘤标记物，肿瘤诊断灵敏度提高3倍，I期诊断灵敏度提高10倍，对于≤1cm肺癌的总体灵敏度为71.9%，所以CTC也是一个早期诊断的方法。当数字肺预测是阴性、自身抗体检查是阴性、CTC检查也是阴性时，还是不能排除肺癌。所以，对≤1cm的微小结节进行观察随访，这是没有办法的办法，有可能造成病情延误，还是应想办法进行活检。

肺结节的介入诊断方法，一个是经支气管镜途径，一个是经皮肺穿刺。经支气管镜途径，有普通支气管镜、超细支气管镜检查（可以到6~8级细支气管），还有荧光支气管镜，可以看到局部大气道或者3~4级支气管内黏膜早期的变化。经支气管镜引导透支气管壁穿刺活检，需要在X线下进行，长期做对医生有损害。其准确率、灵敏度和医生的操作经验有一定关系。CT引导的经皮肺穿刺活检也是常用的办法，但对于2cm的病灶穿刺阳性率低，小于2cm尤其是小于1cm的穿刺阳性率更低。有时穿刺位置受到限制，例如靠近纵隔、心包、肺尖时就会受到一些影响。B超引导经皮肺穿刺仅限于贴胸壁的病灶，不受到阻挡的病灶穿刺阳性率达95%以上。

对肺部其他特殊的病灶可采用一些新的技术方法，效果较好。如虚拟导航加超细支气管镜，电磁导航支气管镜可做到精确引导、精准定位、精准判断、精细活检，为肺部的结节与活检开创了一个新的时代。所以可通过虚拟导航支气管镜技术、超声支气管镜肺活检技术、电磁导航支气管镜技术、共聚焦激光显微内镜等进行综合诊断。然而不是所有的结节都能够精准诊断，即便通过数字肺预测、自身抗体检测、CTC 检查、病理活检也可能都是阴性，这种情况下，是不是直径小于 8mm 的肺结节就绝对是良性的呢？也并非如此。所以有些病人的无奈之举就是手术切除，但手术切除有利有弊。对于通过数字肺技术、自身抗体检测、CTC 检测、活检仍不能确定的肺小结节进行随访，应该是理想途径。

要做到肺癌早期的精准诊断，需整合临床路径。首先是注意病人资料、危险因素、临床特征、常规检查，然后进行筛查，筛查后进行数字肺分析、自身抗体检测、CTC 检测、外形概率预测；如果预测值高，就采取相应措施，预测值低则进行随访。这是我们进行早期肺癌筛查的临床路径。目前我们成立了西部肺癌小结节组，把小结节的病人全部入组进行管理。所以说这是个整合时代，大数据的合作与共享，把临床问题、肺结节平台监测、明确诊断、合理治疗、资料登记、数据管理、总结分析、查询决策等，做到合作、共享、开放、共赢。通过这种整合过程，拿到一些数据作为临床研究，同时可以开展基础研究，把基础和临床结合起来，多学科的技术整合起来，争取对肺癌做到早期诊断，早期制订合理精确的治疗方案，这是我们用整合医学思维诊治肺癌的正确方向。

介入肺脏医学与整合医学

◎王洪武

　　呼吸科医生都很熟悉介入肺脏医学，它是关于呼吸系统侵入性诊断和治疗操作的一门学问和技术，但又不单纯是一种技术，若想掌握需要很多的知识和训练，这是和整合医学相吻合的。介入肺脏医学实际上是一个很大的范畴，包括呼吸内镜和影像引导下的介入治疗，国外基本上是以呼吸内镜为主，国内由于近些年的发展，把影像引导介入治疗也作为介入肺脏医学的范畴。呼吸内镜有很多种，如气管镜、胸腔镜等，气管镜还有软镜和硬镜，种类非常多。呼吸科老一辈的专家都是从纤维支气管镜开始一直到现在的硬镜、胸腔镜。影像介入治疗技术也很多，有冷冻、热消融，以及粒子植入、血管介入等。血管介入大多数是介入科医生在做，但这几年国内很多的呼吸科也在做这项工作，这是呼吸介入治疗学一个重要的组成部分，所以有很多概念需澄清，如介入肺脏医学不叫介入肺脏病学。此外，呼吸介入治疗不能叫呼吸内镜介入治疗，因为不仅是呼吸内镜的介入治疗，还包括影像学的介入治疗，介入治疗是一个很大的范畴。另外纤维支气管镜只是支气管镜的一种，不能与电子支气管镜混淆，所以我们要准确地描述这些概念。

　　介入肺脏医学是整合医学的具体体现，也就是整合医学的一部分，我们要正确领会、灵活应用到实际工作中。对于一个胸部疾病的诊断，要根据症状、体征、影像学、辅助检查等，综合判断得出一个准确结论，这就是一个整合医学的诊断过程。

　　胸部疾病的治疗也是整合医学的具体体现，我们不仅要有传统的治疗，如手术、物理治疗、化学治疗等，还要有其他现代的治疗，以及心理治疗、中医药等。整合治疗的内容非常宽泛，怎样用好这些技术和方法很重要，比如局部治疗与全身治疗，躯体治疗与心理治疗，传统治疗与现代治疗，西医与中医的整合，以及双靶向治疗等。现在的精准治疗基本上讲的就是分子靶向，还有一个重要的就是物理靶向或生物靶向，这在放疗和消融治疗中非常重要。

肺部恶性疾病是比较复杂的疾病，根据发病部位，可以分为中央型气道病变、周围型肺部病变以及远处转移的病变等。根据不同的部位要采取不同的策略，也就是一个分层治疗的理念。对于中央型气道病变，根据病变性质和部位不同，治疗方法也不同，譬如说对管内型、管壁型、混合型和管外型的病变治疗策略都不一样，对良性和恶性也不一样。治疗方法很多，有速效的，立竿见影，如钳取、冻取、热消融等；也有一些效果比较缓慢，像光动力治疗、近距离放疗、冻融，以及药物注射等；还有一些既有快速效果，也有慢速效果，如氩气刀、激光等。因此我们必须要有整合医学思维，对于手中的武器一定要了如指掌，全面掌握它的特性，充分熟悉这些技术之间的差异，比如热消融技术，虽然都是达到热消融的效果，但是不同的操作，其快慢、效应及费用完全不同，需灵活应用。

高频电刀是最常用的设备，也有很多种类，比如高频电切、高频电凝、环形圈套器、氩等离子体凝固（氩气刀）等。这些技术的适用情况不太一样，对管腔内的病变主要是用圈套器直接套取，也可以用激光、冻取等办法来解决。对于管壁上的病变用铲切、氩气刀等。如管内弥漫性病变用激光就很慢，而用冻取或氩气刀的办法就很简单。而对一些良性病变就不能用热的方法，用冷冻特别是冻融的办法会取得更好的效果。这也是用整合医学思维得出来的经验。早期我们没有经验，用激光和氩气刀来处理瘢痕狭窄，效果不好，后来就用冻融的办法，我们在实践过程中不断增加对它们的认识，采取了不同的治疗策略。

球囊导管扩张术是舶来品，起初我们用的球囊都是血管或胆道球囊导管扩张器，后来逐渐也使用呼吸专用的球囊扩张器。方法虽然简单，但掌握不好也会引起管壁撕裂，出现很多的并发症，像复杂的气道瘢痕狭窄，单纯用热的和冷的都不好，结合球囊扩张效果就很好。但如果狭窄比较严重就不能直接扩，否则撕裂会比较重，需事先用电切针或激光，将狭窄放射状切开，再扩张，效果会好很多。

气管支架置入也是使用非常多的一种技术，但早期我国只有金属支架，带来很多并发症。后来，改用覆膜金属支架，同样也有很多问题。我们在实践中不断改进支架的设计，力图避免这些支架的并发症。从2013年开始，我国引进了法国的硅酮支架，虽然解决了金属支架的很多弊端，但实际上硅酮支架也有很多不足之处，所以我们还是要很好地掌握支架的特性，特别是正确地选用支架。以前只要气道狭窄了，就选择支架。其实，放支架前应正确区分是结构性狭窄还是动力性狭窄。结构性狭窄需区分是管壁型、管内型还是管外型，前两种不是支架最好的适应证，最好先通过消融的办法解决梗阻，必要时再放支架。管外型狭窄超过75%时可首选放置支架。动力性狭窄首选全身药物治疗，必要时再放支架。支架形状的选择也非常重要，需根据病变的部位来选择。根据我们多年的经验，将中央型气道分为八个部分：气管一分为三，隆突为四，右主支气管为五，右中间段支气管为六，左主支气管一分为二，即七和八。每一部分放支架的形状都是不一样的。对于一区、六区、八区这些地方其实不适合放气管支架。隆突附近的二区、三区、四区、五区、七区一般要放分叉支架，如"Y"形或者"L"形支架。对气管塌陷的病人只能放支架。而对气管食管瘘是放气管支架的最佳适应证，因为这些病人很难手术切除。根据我们对140余例气管食管瘘的封堵经验，一定要根据瘘的部位不同，选择不同形状的支架，隆突附近的瘘最好选择"Y"形或者"L"形支架，基本上可以达到90%以上的有效率，很好地弥补了单一支架的不足。当然有的人说可以放3个支架或者2个支架，实际上都有空隙，堵瘘的效果都比较差。

腔内近距离治疗如腔内后装放疗和放射性粒子植入也是外放疗的一个重要的补充，很多病人经过放疗后效果不好，可能无法再外放了，但是局部还可以放一个放射性粒子支架，把粒子插植到支架上进行贴敷照射，能取得非常好的疗效。对于管腔外的病变，放粒子支架解决不了问题，我们可以通过粒子植入的办法，把粒子种植到瘤体里面，通过气管镜或经皮穿刺均可。有人错误地将粒子直接种植到管腔内的肿瘤里，待肿瘤缩小以后，粒子就会脱落，造成环境污染，所以我们一定要把粒子种植到管壁上或者管壁外瘤体内才比较合适。

目前光动力治疗（PDT）国内用得比较少，消化道的应用相对多一些。PDT既不同于化疗，也不同于放疗，是一种比较特殊的疗法。体内应用光敏剂一段时间后，一般静脉注射48小时后再用特定波长的激光照射，就会产生一种单线态氧，这种单线态氧会引起细胞毒性和血管损伤，是一种很好的靶向治疗。治疗过程中，医生和病人都要戴墨镜，注意保护眼睛。我们曾治疗过一个比较特殊的喉癌病人，伴有右中间段支气管溃疡型结核，在喉部做PDT的同时，右中间段支气管也做了PDT，两个部位均达到治愈效果，所以PDT不但可用于恶性肿瘤的治疗，也可用于一些感染性疾病。在韩国已用于鼻窦炎、脑胶质瘤、妇科肿瘤等，我们也用该法治疗过这样的病人。总之，PDT的适应证很广。通常主气管的肿瘤，经过光动力治疗后可以慢慢缩小，3~6个月可以完全脱落，达到治愈效果。

良性气道病变的治疗，也要根据病变的部位和性质采取不同的治疗策略，比如管内型的良性肿瘤可以直接取出来，避免手术切除。管壁型的纤维性狭窄要正确区分病变类型，采取不同的策略，膜状和沙漏状狭窄仅用球囊导管扩张即可治愈，而瘢痕狭窄则需采用球囊扩张联合冷冻等方法。管外型的要放支架，如果管外型的是恶性病变的压迫所致，还要治疗管外的病变。对于混合型的治疗比较复杂，要根据情况来选择不同的治疗方法。

热消融对于良性肿瘤、腔内感染、出血都比较适合，但是对一些瘢痕就不太适合。对良性肿瘤单纯冻融效果不好，而冻取效果很好。气道支架慎用于良性气道狭窄，2005年美国食品药品监督管理局已经明确规定，对良性狭窄不要用金属裸支架，但国内对此没有引起足够重视，经常遇到良性狭窄放了金属裸支架，过段时间又会再狭窄，处理起来非常麻烦，支架很难取，不取又会反复狭窄，病人很痛苦，所以我们一定要慎重。另外还有药物注射，以前结核病人都用雾化吸入，其实通过气管镜局部给药疗效很好，另外对一些咯血的病人局部注药也能达到很好的治疗效果。对一些危重 ICU 病人的管理，气管镜也能起到很好的作用，既可以很快清除气道内分泌物，又可以准确吸取下呼吸道分泌物做培养，便于指导临床治疗。所以不同的病变应采取不同的方法，单一的方法肯定效果有限。因此，不能说哪一种方法最好，只能说哪一种方法更好，实际上这些技术往往都要联合起来应用，这就是整合技术，这就是整合医学思维。曾有一个上气道严重堵塞的病人，因为无法气管插管，所以外科无法切除。以前碰到这种病人很麻烦，现在就很简单，通过气管镜，特别是在硬镜下应用电圈套器等很容易把肿瘤取出来，大大减轻了病人的痛苦和费用。大块肿瘤取出后再结合冻融，既可避免手术又可以达到很好的效果。对气道结核的病人以前说绝对不能用氩气刀，因为氩气刀烧灼可能会形成瘢痕。实际上结核怕热不怕冷，对溃疡型气道结核氩气刀烧灼后可使菌阳很快转阴，再结合局部冻融和药物注射，可大大缩短治愈时间，减少并发症。当然，烧灼不宜太深，否则易致瘢痕狭窄。

疑难病例的整合医学分析

◎李王平

本文将以一个需要多学科参与或者需要整合医学思维才能完成的病例为例，提高我们对整合医学的认识及参与性。

该住院病人的疾病涉及了多学科问题，说简单很简单，说复杂，在开始的诊断过程中又具有一定的复杂性。病人于 2016 年 9 月 3 日的 23：32 急诊入住我院骨科。简要病史为 5 年的无明显诱因腰痛，无下肢放射痛，休息可缓解。入院前 2 天因重体力劳动后出现左侧大腿后疼痛，无小腿麻木，伴有行走困难。在当地就诊，因症状无缓解，且病人的精神状态极差，因而急诊来我院。急诊以"腰椎间盘突出症"的初步诊断收入院。从病史来看非常简单，似乎就是腰椎间盘突出症。病人平素体质可，既往有高血压病史 1 年，但没有规律监测血压，也没有规律用药。无传染病史，家族史无特殊。病人入院时生命体征平稳。查体：平车推入，被动体位，听诊双肺呼吸音清晰，未闻及干湿性啰音。心腹查体无异常。专科检查：双下肢肌力不能配合，髋关节疼痛拒动，双侧膝、踝关节活动无异常，左侧大腿后方感觉麻木，双侧"4"字试验阳性，双下肢直腿抬高试验阳性。这些都是一个较为典型的腰椎间盘突出症的表现。入院初诊：①腰椎间盘突出症；②高血压病。从病人当时病情来看，涉及两个学科，一个是骨科，一个是心血管内科。

但入院行急诊检查发现血常规异常：白细胞数达到 $18.2 \times 10^9/L$，血小板明显降低；尿常规：尿蛋白、尿潜血阳性；肝功多项异常，空腹血糖高于正常，凝血系列多项异常。传染病系列阴性。腰椎 CT 检查：腰 2 椎体压缩性改变，腰 4 椎体向前 I 度滑脱，腰椎骨质增生并骨质疏松。胸片检查提示肺部感染。9 月 4 日病情发生了新的变化，除精神极差外，出现了小便色黄、量少，并伴有心慌、气短，血气分析显示血氧分压只有 50.3mmHg，提示呼吸衰竭。病人入院后病情快速进展，立即请呼吸科及麻醉 ICU 会诊。复查血常规，发现白细胞计数进一步升高，

达到 $27.31 \times 10^9/L$，中性96.8%，血小板进一步下降，肝肾功能进一步减退。查心电图未发现异常。肺部听诊双上肺呼吸音粗糙，双下肺呼吸音略低，未闻及干湿性啰音。鼻导管5L吸氧下，血氧饱和度波动于88%~91%。病人疾病快速进展，出现了全身多器官功能障碍，这时已经涉及了骨科、心血管内科、呼吸科、重症医学科、肾脏内科、感染科、消化科、血液科。血小板最低降至 $26 \times 10^9/L$，肝功转氨酶等指标进一步上升。胸部CT提示双肺感染。病人的临床表现、实验室检查与胸部影像、腰椎影像所示结果有不符之处，那么病人到底出现了什么问题？根据实验室检查结果来看，提示重症感染，以及重症感染带来的全身多系统改变。病人凝血系列指标明显异常，D-二聚体显著增高，是否出现了血管病变呢？9月5日血管超声提示双下肢血管超声（动静脉）未发现异常。心脏二维超声及多普勒超声均大致正常。腹部超声提示前列腺增生。未能提示特殊异常。

入院后监测体温发现病人有发热，体温38.5~39℃，入院第3日，出现心慌、胸闷、气短、呼吸窘迫，体温高达39.5℃，并伴有意识障碍，进一步的实验室补充检查：Torch4项包括风疹病毒、巨细胞病毒、弓形体和单纯疱疹病毒检测阴性，EB病毒定量阴性；免疫球蛋白补体大致正常，系统性多血管炎抗体阴性，抗心磷脂抗体阴性，血培养检查以协助确定感染的病原体。遂决定转麻醉ICU治疗。转出诊断：①腰椎间盘突出症（腰椎2~4）；②腰4椎体滑脱（向前Ⅰ度）；③双肺炎症；④Ⅰ型呼吸衰竭；⑤低蛋白血症。再次腹部超声、心脏超声、双下肢血管超声均未见异常。麻醉ICU转入诊断：①双肺炎症；②Ⅰ型呼吸衰竭；③低蛋白血症；④腰椎间盘突出症（腰椎2~4）；⑤腰4椎体滑脱（向前Ⅰ度）。诊断顺序的变化说明了病情的变化及医生治疗方向的变化。但此时，胸部CT影像的表现与病人呼吸衰竭的程度有不符之处，是否还有其他疾病存在？病人病情快速进展的原因到底在是什么呢？

转入麻醉ICU后考虑病人重症感染给予头孢哌酮舒巴坦钠3.0g，每8h1次，再次血培养，并给予血小板和冰冻血浆输注升血小板，支持治疗。此时复查血常规白细胞计数有所下降（$18.97 \times 10^9/L$），但中性比例高达95.6%。血小板降至 $15 \times 10^9/L$。查心肌梗死标记物肌钙蛋白、肌红蛋白增高，同工酶增高，B型钠尿肽13 388 ng/L（正常参考值125ng/L）。病人呼吸窘迫进一步加重，肝、肾功复查仍多项异常，白蛋白下降迅速，从正常范围降到了20g/L，说明病人消耗明显。神经系统查体双上肢肌力、肌张力正常，双下肢肌力查体不能配合，且出现一个特殊症状，下肢痛觉过敏，达到任何人都不能触碰的程度，病人神经系统症状的变化是什么原因造成的？是否存在其他神经系统病变呢？床旁胸片提示：双肺炎症渗出性改变，不排除左侧胸膜腔少量积液，认为双肺病变较前进展。在原治疗基础上加用了万古霉素0.5g，每8小时1次，并再次血培养及输注血小板和冰冻血浆对症支持治疗。入院第4日，实验室复查白细胞计数、中性比例均有所下降，血小板逐渐上升，心肌梗死标记物好转，肝、肾功好转。说明抗感染治疗有效，但病人的体温始终没有下降。因为出现了胸腔积液，因此进一步查抗结核抗体阴性，无结核相关证据，降钙素原（PCT）正常。9 月 8 日胸闷、气短开始有所缓解。这时关键的实验室检查结果出来了，血培养结果显示耐甲氧西林金黄色葡萄球菌。这时候我们心存疑问，原发病灶在什么地方？根据血培养药敏提示结果，更换了美罗培南，继续使用万古霉素，继续营养支持、对症治疗。床旁胸片复查：双肺上叶病变进展，下叶好转。继续抗感染治疗，病人的尿量开始增加，到了 9 月 9 日，尿量达到了 4900ml。但仍发热，体温达 38.5℃，双下肢肌力 2～3 级，用肺部感染不能解释。再次复查 PCT 正常。肝、肾功能进一步好转，发热的相关传染病筛查均阴性，血厌氧菌培养阴性、痰普通细菌培养和真菌培养均为阴性。此后的 5 天，继续以上治疗，病人虽仍有发热，但体温从 38.5℃降至 37.2℃左右。用药期间根据血药浓度检测结果由药剂科指导 3 次调整万古霉素剂量至 1.5g，每 12 小时 1 次。再次血培养结果仍示耐甲氧西林金黄色葡萄球菌。此时我们明确了一件事，病人因重症感染（原发病灶不明确）导致了败血症以致在疾病初期出现了全身多器官功能异常。治疗中再次血培养，双下肢血管 B 超未发现血栓。继续以上方案治疗，病人的白细胞计数波动在（11～15）×10⁹/L，中性比例仍然偏高，血小板恢复正常，但血红蛋白逐渐下降。遂停用万古霉素及美罗培南，改为达托霉素和头孢他啶他唑巴坦进行治疗，病人的病情逐渐稳定，呼吸道症状仅表现为轻度的咳嗽、咳痰，以"肺炎"建议转呼吸科治疗，胸部 CT 复查双肺炎症显著吸收，但体温仍不稳定，尤其是双下肢症状、体征及精神症状改善不明显，到底是什么原因呢？转入诊断：①菌血症；②双侧肺炎；③电解质紊乱；④低蛋白血症；⑤腰椎间盘突出症；⑥腰 4 椎体滑脱（向前 I 度）。再次病史追踪：病人诉半年来有间断发热、咳嗽、咳痰，但未予任何检查及治疗；患"皮炎"多年，多次因皮肤瘙痒抓挠导致多处皮肤破溃，我科查体时发现右手指及左下肢仍可见未愈的皮肤结痂，这是否可以解释病人血培养的结果呢？但还有一个问题，如果不仅是肺部感染，身体还有哪些部位可能有病灶呢？结合神经系统症状及体征，我们给病人做了腰部磁共振检查，结果发现：腰 4、5 椎体及附件异常信号改变、腰 4～5 椎间盘、腰 3 到骶 2 椎管内及腰椎附件区异常信号影，考虑感染性病变。建议进行增强扫描，结果显示：①脊髓圆锥及马尾神经受累，腰 4 到骶 4 椎体前方异常信号影，考虑脓肿形成；腰背部皮下软组织水肿性改变。②椎间盘突出（腰 4～5、腰 5 至骶 1）；腰椎骨质增生。③胸椎 MRI 平扫未见异常。原来，病人出现了腰椎的感染及脓肿，这就是导致他发热不能缓解、神经系统症状、体征异常的罪魁祸首。进一步的增强 MRI 显示腰 4、5 椎体及附件信号异常改变，考虑感染性病变，结核可能性大，但我们根据临床病情综合分析，认为病人还是细菌感染。

继续抗感染治疗中，由于病人卧床，双下肢活动少，我们密切监测病人的双下肢超声情况，发现双下肢肌间静脉血栓形成，加用抗凝剂，并输血治疗（血红蛋白一度低至 69g/L）。入院 20 天时，再次的血培养结果仍然报告耐甲氧西林金黄色葡萄球菌，调整治疗后继续观察，双下肢肌力逐渐恢复，体温降至正常，偶有咳嗽咳痰，可在搀扶下活动，复查胸部 CT 病变基本吸收完全。因为磁共振复查提示腰 4~5 椎间隙变窄，右侧腰大肌病变范围较前有所增加，腰大肌脓肿、脊髓脓肿存在，建议再次转到骨科手术治疗。

再次回顾病情，病人病初以腰部症状并以重体力劳动后为诱因，干扰了临床医生的思维。忽略了造成血源性感染的因素可能是皮肤感染。因皮肤感染、细菌入血，继而发生败血症，出现了严重的急性炎症反应综合征，多脏器功能紊乱，累及肝、肾、脊椎、肺部、血液、肌肉，继发呼吸衰竭、肾衰竭、心力衰竭。在经过强有力的联合抗感染并支持、对症等综合治疗后病情逐渐缓解，但从病人入院到发现隐匿最深的病灶经过了 20 余天的时间。在治疗期间，PCT 多次复查阴性但血培养持续阳性，提示我们不能单纯依赖实验室检查来判断病情，抗感染治疗并不能停止。

在这个病人的诊疗过程中，我们发现了单学科思维的局限性，骨科是从骨科角度出发，重症科是从重症感染出发，到了呼吸科又是另外一种思维，都缺乏对疾病的全面思考。这就提示我们临床医生，在出现症状、体征与实验室检查不相符时，应扩展思维，要进行学科的整合，只有用整合医学的理念和思维，才能全面分析思考病人的真正病因及其后来随时间、随病程的变化，才能做到有的放矢，不耽误病人的诊断和治疗。基于此，我认为呼吸科必须要与临床所有学科进行学术上的整合，从而形成整合呼吸病学。

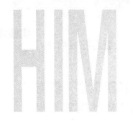

整合血液病学

淋巴瘤的整合医学研究

◎ 刘俊岭

生发中心来源的淋巴瘤包括弥漫性大 B 细胞淋巴瘤、滤泡性淋巴瘤等。滤泡性淋巴瘤在中国的年发病率较低（3% ~4%），在欧美较高（20% 以上）。

滤泡性淋巴瘤临床特征非常明显，从病理学上看，是多发结节，结节不只分布在边缘区，在淋巴结内部也能看到大量结节状结构。在临床诊断上，t（14；18）转位造成 BCL2 高表达，这是免疫组化鉴别滤泡性淋巴瘤非常重要的证据。目前在治疗上和其他淋巴瘤没有太大差别，可用美罗华（利妥昔单抗）加化疗方案。实际上滤泡性淋巴瘤是一个惰性淋巴瘤，生存时间可以很长，但在晚期会有 30% 向弥漫性大 B 细胞淋巴瘤转化。滤泡性淋巴瘤目前认为是不可治愈的淋巴瘤，主要是由于对其发病机制不是特别清楚。

关于滤泡性淋巴瘤的发生机制，目前流行的理论叫"二次打击理论"。从造血干细胞向 B 细胞分化时，发生 t（14；18）转位，这被认为是第一次打击。实际上在 BCL2 过表达时并不会发生滤泡性淋巴瘤，它表现出来的往往不是临床上看到的滤泡性淋巴瘤表型。另外，在正常人的 B 细胞中，也能检出很多 t（14；18），所以 t（14；18）究竟是不是第一次打击，实际上现在有很多争论。关于"第二次打击"，原因更复杂，至今不是很清楚，包括环境因素的影响可能也是"第二次打击"的因素，主要发生在生发中心。目前研究滤泡性淋巴瘤的动物模型十分匮乏，因为很难造出一个和临床滤泡性淋巴瘤非常相似的模型。追溯文献，20 世纪 90 年代有相关文献介绍了杂合型 Pten 敲除小鼠模型，这个小鼠的淋巴结是肿大的，里面为混合型，可以看到有多生发中心的结构，既有滤泡性淋巴瘤，也有弥漫性大 B

细胞淋巴瘤的表型。所以 Pten 起到非常重要的作用，但是它怎样发挥作用还不很清楚。

　　近年来研究者已经可以做到组织特异性 Pten 敲除。B 细胞特异性 Pten 敲除，小鼠不会发生淋巴瘤，这引发了一个疑问：最早杂合型 Pten 敲除小鼠表现出来滤泡性淋巴瘤或者弥漫性大 B 细胞淋巴瘤，说明 Pten 是非常重要的因素，但为什么在 B 细胞中敲除 Pten 并没有出现这个表型？近几年，免疫领域关于 T 细胞，尤其是辅助性 T 细胞的研究非常热，它对调控免疫反应，包括固有免疫和体液免疫都起到了很重要的作用。在淋巴结中存在一类滤泡性辅助性 T 细胞（Tfh 细胞），为 PF 阳性，PF 是一个趋化因子，PF 阳性的 T 细胞在生发中心大量存在。Tfh 细胞在 B 细胞及产生正确抗体 B 细胞发育过程中起到非常重要的作用。Pten 在这一群细胞里到底有什么功能并不很清楚。我们做了一个很特异的敲除小鼠模型，即用 PF2 驱动了 Pten 的缺失。这个小鼠在 12 个月时多发淋巴瘤已经很明确，但它的表现类似滤泡性淋巴瘤，生活、饮食、毛色等都没有显著的差异，能吃能喝，体重增加了很多。解剖其淋巴结，尤其是做 HE 染色，发现是多生发中心的滤泡性淋巴瘤表型。我们对淋巴瘤发生率做了一个统计，显示在 90% 以上，其中 4%～5% 的小鼠发生了恶性 T 细胞淋巴瘤，这类淋巴瘤的生存率特别低，2 个月后小鼠就死了。通过上述小鼠模型发现，以 PF 为驱动的 Pten 敲除能够造成滤泡性淋巴瘤小鼠模型。

　　我们对肿大淋巴结中的细胞种类做了研究。发现 Pten 的表达水平跟肿瘤发生密切相关。杂合小鼠的发生率明显下降，但仍然会发生，肿瘤大小及发生的概率都和 Pten 表达水平密切相关。为了追踪这一群 PF 阳性细胞的分布及特点，我们进一步做了荧光报告的小鼠。在小鼠中，PF 阳性的组织和细胞可由红色荧光变成绿色荧光，这样就可以追踪细胞是从哪里来的，怎么发育的，并可以纯化细胞，在体外做很多实验。敲除 Pten 后，PF 阳性细胞明显增多，并形成一个大的生发中心，而且 PF 阳性细胞就分布在生发中心的核心区域。纯化这群细胞后发现，其 Pten 敲除得非常干净。

　　我们接着对这一类细胞做了分析，发现它其实是 Tfh 细胞。PF 阳性 Tfh 细胞在整个 Tfh 细胞中占比很小。Tfh 细胞这几年研究非常多，从 Tfh 细胞里发现了更小一类的 Tfh 细胞，这群 Tfh 细胞的 Pten，对于维持细胞的数量及功能非常重要。实际上 Tfh 细胞对于 B 细胞分化成熟及正常的发育起到了极其重要的作用。我们把这一群 PF 阳性的 Tfh 细胞分离出来和 B 细胞共培养，明显促进了 B 细胞的增殖。Tfh 本身跟 B 细胞的关系非常密切。上述研究基本上确定了引起滤泡性淋巴瘤的来源细胞不是因为 B 细胞本身的 Pten 缺失所造成，而是跟 B 细胞有密切关系的辅助性细胞的基因缺失，造成了 B 细胞淋巴瘤的发生。以前这个研究的思路是希望从 B 细胞入手找到突变基因，但研究结果提示不是 B 细胞自身的问题，而是 B 细胞周围微环境的改变，造成了滤泡性淋巴瘤发生。

　　我们对 Tfh 细胞做了一个研究，Tfh 细胞和 B 细胞之间明显存在相互作用。比如说 IL-12 等大量表达。我们对这一群 B 细胞发生恶变的过程也做了一个追踪。把 B 细胞从骨髓、脾脏、外周淋巴结中分离出来，然后追踪其变化。实际上 Tfh 细胞 Pten 缺失后不是影响骨髓，而是导致外周淋巴器官（外周淋巴结）发生比较大的改变，脾脏也是在很晚期才会看到有恶变的 B 细胞。只有在第 12 月才能看到脾脏增长，在前期是看不见的，所以 B 淋巴瘤发生在外周的淋巴结。在生发中心中 B 细胞要产生一个正确的抗体，胞嘧啶核苷酸脱氨酶起到了非常重要的作用。我们知道细胞里有一个 SHM 对正确抗体的产生十分重要，其中激活的胞嘧啶核苷脱氨酶（AID）又是最重要的因素。2008 年研究者做了大规模的 AID 筛选，已经筛到了 AID 的突变，它和淋巴瘤的发生密切相关。B 细胞 AID 对于正确抗体的产生也很关键，所以我们又做了一个双敲的小鼠。把 Pten 敲除的同时又敲除了 AID（一个 AID 是全身敲除的，一个是在辅助性 T 细胞中敲除的）。我们把两个模型嫁接到一起，可以看到淋巴瘤消失了。

小鼠模型提示，外因是 Tfh 细胞自身的改变，造成了 B 细胞的恶变。其中的内因和外因，我们似乎都找到了；但怎样利用内因和外因来治疗，这是非常关键的问题，可能也有利于未来滤泡性淋巴瘤的治疗。Pten 通过 PISAKT 通路来调控 AKT（也叫蛋白激酶 B）活化。AKT 很重要，在很多肿瘤里面 AKT 过渡活化都是非常重要的因素。我们可以考虑能不能利用激酶抑制滤泡性淋巴瘤的发生。我们首先做了一个 Pten 和 PTK1（蛋白酪氨酸激酶 1）双敲的小鼠，发现双敲的小鼠生存期明显延长，肿瘤发生明显延缓。我们对信号通路做了一个分析，发现干扰 PTK1（因为 PTK1 现在有临床前的小分子药物正在开发），至少可部分干扰滤泡性淋巴瘤生成，能够改善生存。另外，我们对小鼠的外周表型和细胞因子也做了一个分析，发现 IL-12 非常高，这和 JCI 2014 年年底的一篇论文（分析滤泡性淋巴瘤病人外周血细胞因子）的发现一致，他们也发现 IL-12 水平非常高。同时，我们看到 IL-6 非常高，IL-6 抗体能不能作为滤泡性淋巴瘤的治疗手段呢？我们引进了两个敲除小鼠，一个是敲除 IL-12，一个是敲除 IL-6。IL-12 敲除能够延缓肿瘤的发生，但是不能阻断肿瘤发生，因为 IL-12 对 Tfh 细胞发育成熟非常重要，那篇 JCI 的文章认为 IL-12 可以是一个治疗靶点。但是，IL-6 敲除小鼠基本上完全阻断了滤泡性淋巴瘤的发生，这就提示我们 IL-6 是一个比较好的滤泡性淋巴瘤治疗靶点。

通过现在的研究结果可以得出一些结论：第一，滤泡性淋巴瘤的产生是由微环境改变造成的，不是因为 B 细胞自身，而是因为它周围调控分化的细胞发生了改变，造成了淋巴瘤的发生。第二，我们首次提出来 PF 阳性 Tfh 细胞，但在临床样本中还没有得到验证。因为临床上做病理检查，淋巴瘤都是穿刺的，获得的量太少。而这个细胞本身又非常少，所以鉴定了几次都失败了。我们认为 PF 阳性 Tfh 细胞是一群非常特殊的辅助性 T 细胞，在 B 细胞正常发育过程中非常关键，尤其是其中的 Pten 分子对于维持稳态是非常重要的分子。

另外，我们认为滤泡性淋巴瘤起源于外周淋巴器官。很多临床治疗，包括骨髓抑制和其他手段无法干扰外周微环境。我们认为以 PF 阳性的 Tfh 细胞为靶，可能是将来滤泡性淋巴瘤治疗的新策略。我们希望和临床开展合作。我们找到了 B 细胞里面的很多因子，做了一些临床研究，也做了一些相互印证的工作。我们发现很多 Pten 能够得到印证，说明我们的模型比较符合滤泡性淋巴瘤的临床发病特征。

从整合医学思维看难治性 ITP 的免疫学机制

◎彭 军

2016 年 8 月 31 日樊代明院士到我们山东大学做了一场报告，听了樊院士的报告后，我对整合医学算是有了一些认识。下面就结合我对整合医学的理解，谈谈免疫性血小板减少症（ITP）的相关问题。

《三国演义》第一章第一句说道"话说天下大事，分久必合，合久必分"。医学的发展从最初的经验医学到现代的循证医学再到精准医学，更多强调的是一些形形色色的个体化治疗，强调的是局部，比如腔镜治疗、放疗、微创治疗等。也更多强调微观治疗，即基于分子生物学的分子靶的靶向治疗等。医学发展至今已分得太久，到今天终于迎来而且必将进入整合医学的时代。

ITP 是一种获得性、自身免疫性、出血性疾病，是临床上最常见的出血性疾病，主要的临床表现就是出血。2008 年美国一项调查表明，慢性 ITP 病人的生活质量低于癌症病人，在中国可能不一定是这样。首先看一下 ITP 的命名，我们常说"名不正则言不顺"，最初 ITP 的命名非常混乱，以前叫特发性血小板减少性紫癜，也叫原发性血小板减少性紫癜，还叫免疫性血小板减少性紫癜，也可以叫自身免疫性血小板减少性紫癜。以前的内科学教科书里，这些名字都有。到了 2009 年，ITP 国际工作组在意大利的维琴察召开了共识会，把 ITP 的命名统一为免疫性血小板减少症，主要是因为很多 ITP 病人有血小板减少，甚至很少，但是并没有出血，叫紫癜容易给病人带来恐惧。

ITP 的发病率各国不尽相同，但基本上在（5~10）/10 万。传统的观点认为 ITP 的发生是由于抗原提呈细胞提呈血小板抗原给辅助性 T 细胞，辅助 B 细胞产生抗血小板抗体，产生的抗体主要成分是 IgG，这些血小板被单核巨噬细胞系统所破坏。基于这一发病机制，ITP 一线治疗方案首选激素，包括常规剂量的泼尼松和大剂量的地塞米松。

根据我们最近所做的随机对照试验"大剂量地塞米松和常规剂量泼尼松一线治疗初诊 ITP 的多中心临床研究"的结果提示，激素治疗 ITP 的近期疗效为70%～80%，近期疗效是指1个月内的疗效，远期疗效远远没有这么高。由于 ITP 病程迁延容易复发，长期应用激素不良作用非常大；且有20%～30%的初诊 ITP 病人，一开始就对激素无效。因此，迫切需要深入探讨 ITP 的发病机制。ITP 发生的始动因素是机体的免疫失耐受，免疫失耐受的机制多种多样，涉及免疫系统的多种细胞。比如，具有抑制作用的间充质干细胞、髓源性抑制细胞、单核巨噬细胞等。

先看一下间充质干细胞诱导免疫耐受的缺陷。间充质干细胞是一类具有广泛免疫抑制作用的细胞，用于各种自身免疫性疾病的治疗及器官移植中的免疫抑制，比如有时用它来治疗严重的移植物抗宿主反应。我们在 ITP 病人中观察到，ITP 病人间充质干细胞增殖能力是减弱的，进入细胞周期的细胞比例减少，而经过沙利度胺作用后间充质干细胞增殖能力提高，凋亡减少，进入细胞周期的细胞比例增高。进一步探讨作用机制发现，沙利度胺作用于病人的髓样抑制细胞，可以修复其受损功能。功能试验进一步显示，沙利度胺处理后，病人的髓样抑制细胞可诱导树突状细胞，分化成为耐受性的树突状细胞，以抑制淋巴细胞的增殖，促进白介素10（IL-10）和转化生长因子（TGF）的产生。其中转录因子 TIGE1 在间充质干细胞诱导耐受性树突状细胞中发挥重要作用。

另一类具有抑制功能的细胞是髓源性抑制细胞，在肿瘤中研究较多，在实体瘤的组织周围发现这种细胞比例是增高的。我们在 ITP 中也观察到髓源性抑制细胞增多，ITP 病人外周血和脾脏的髓源性抑制细胞数量减少、抑制功能减弱。大剂量地塞米松治疗后病人体内髓源性抑制细胞数量明显升高。在体外用地塞米松处理髓源性抑制细胞后，IL-10 和 TGFβ 的表达升高，地塞米松能够增强髓源性抑制细胞的抑制功能。在 ITP 小鼠模型中，经地塞米松处理的 ITP 小鼠血小板减少得到改善，生存率提高。

ITP 中还存在单核巨噬细胞 FCγ 受体的异常。在单核巨噬细胞表面有大量的免疫球蛋白 IgG 的 FC 受体，称为 FCγ 受体，从功能上这些受体分为活化性受体和抑制性受体。其中 FCγ 受体 2B 是唯一的抑制性受体。我们在 ITP 中观察到，ITP 病人外周血单核细胞表面的活化性受体表达增强。FCγ 受体介导的对于自身致敏血小板的吞噬能力增强，而抑制性 FCγ 受体 2B 表达是减弱的。经过大剂量地塞米松治疗后 FCγ 受体 2B 的表达升高，活化性受体的表达下降。另外，国外学者还报道，静脉给予丙种球蛋白治疗 ITP 发挥疗效的一个重要机制，也是通过调节单核巨噬细胞表面 FCγ 受体的平衡来减少活化性受体、增加抑制性受体。

最近我们还观察到血小板生成素（TPO）受体激动剂在体外也能够调节单核细胞活化性和抑制性 FCγ 受体的失衡。ITP 病人口服艾曲波帕（一种 TPO 受体激动剂）6周后，我们检测了 FCγ 受体的表达情况，并与治疗前进行对比，结果发现也是活化性受体的表达下降，抑制性受体的表达升高，吞噬能力下降。给 ITP 小鼠模型注射另一种 TPO 受体激动剂罗米司亭（因为艾曲波帕对鼠类动物不起作用）后发现，罗米司亭能够调节 ITP 小鼠的 FC γ 受体，改善血小板减少的情况。

ITP 中 T 细胞的异常主要是 T 细胞诱导血小板的凋亡和血小板的去唾液酸化。早在 2002 年瑞典学者最先报道了 ITP 中 CD8 阳性细胞毒性 T 细胞能够直接杀伤血小板。我们课题组也在这一领域开展了工作，观察到部分 ITP 病人细胞毒性 T 细胞诱导血小板的凋亡增多。其中 IL－27 可以抑制细胞毒性 T 细胞对自身血小板的杀伤。ITP 病人细胞毒性 T 细胞诱导血小板的去唾液酸化。近年来，国内外学者都发表了关于"ITP 血小板去唾液酸化"的相关文章。ITP 血小板去唾液酸化水平增高，能够介导肝细胞对血小板的破坏增多。在 ITP 小鼠模型中，我们也证实 ITP 小鼠的细胞毒性 T 细胞能诱导血小板的去唾液酸化，这种去唾液酸化的血小板可在小鼠的肝脏中被吞噬。

早在 2003 年国外学者就报道了 ITP 病人的自身抗体能够介导巨核细胞的生长不良、巨核细胞的成熟障碍。我们也观察到 ITP 病人 CD8 阳性 T 细胞能够影响巨核细胞的凋亡，使巨核细胞的凋亡发生异常。另外，我们还观察到 ITP 病人血浆中的成分能够介导巨核细胞发生一种内凋亡，使巨核细胞出现负凋亡，而不能通过正常凋亡途径产生血小板。而地西他滨在体外能够促进 ITP 巨核细胞的成熟和血小板的生成。小剂量的地西他滨能够通过降低巨核细胞 DNA 甲基化的水平来决定基因的表达，同时使巨核细胞更多地发生正常的凋亡来产生血小板。

以上表明，ITP 的发生既有血小板的破坏增多，又有血小板的生成减少，因此 ITP 目前也是一种双重打击的自身免疫性出血性疾病。基于这一认识，我们采取了一些治疗措施重建免疫耐受，包括诱导无能性 T 细胞。我们的早期研究表明，ITP 病人的 T 细胞过度增殖，一种治疗类风湿性疾病的 CTLA4 融合蛋白已经进入 II 期临床试验，CTLA4 融合蛋白主要是阻断 CD80/86 共存信号，联合环孢素，能够诱导滤泡性淋巴瘤的 T 细胞产生免疫耐受，并证实这种耐受机制是 T 细胞无能引起的。进一步研究发现，这种无能性 T 细胞能够抑制血小板糖蛋白反应性 T 细胞的增殖和抗体产生。促进免疫耐受重建的另一个措施是促进调节性 T 细胞的凋亡。2005 年的研究发现，ITP 病人的 T 细胞在体外对于地塞米松诱导的凋亡呈现抵抗反应。

另一个常用措施是增加调节性 T 细胞的数量。苏州大学林云报道，ITP 病人经过大剂量地塞米松治疗后，调节性 T 细胞数量显著增加。还有报道，利妥昔单抗治疗 ITP 能够增加调节性 T 细胞的数量。我们观察到中药靛玉红在 ITP 小鼠中也能增加调节性 T 细胞的数量。国外学者还报道 TPO 受体激动剂虽然不能提高调节性 T 细胞的数量，但是能够显著提高 ITP 病人调节性 T 细胞的调节功能。不同的药物作用于相同的靶点、相同的机制，这体现了整合医学的思想。

第二大类治疗措施，减少血小板的破坏。除了之前介绍的激素抑制 B 细胞产生自身抗体之外，还有很多利妥昔单抗用于治疗 ITP 的临床报道，对于激素无效的 ITP，总体有效率超过 60%。

第三大类治疗措施就是促血小板的生成，包括国外常用的小分子 TPO 受体激动剂，可治疗激素无效 ITP，大部分病人在治疗 2 周后开始起效，可使血小板长期维持在 50×10^9/L 以上。另一种大分子 TPO 受体激动剂罗米司亭在国外应用很多。重组人 TPO（特比澳）的疗效和罗米司亭、艾曲波帕相似，也是在使用半个月后起效，大部分病人的疗效能维持 1 个月。

最后，介绍一下 ITP 的联合治疗，希望能够体现出整合医学的思想。ITP 的联合治疗，文献上最初报道地塞米松联合利妥昔单抗较单用地塞米松能够获得更高的持续缓解率。联合应用持续缓解率为 63%，单用是 36%。重组人 TPO（特比澳）注射液联合利妥昔单抗（美罗华），这两种药物作用机制互补。美罗华主要是减少血小板的破坏，而特比澳是增加血小板的生成。另外，这两种药物作用的时间窗也是互补的，美罗华起效比较慢，但是停药后疗效维持时间长；特比澳起效快，但是停药后疗效维持时间短。利用这两种药物的互补性，把它们整合到一起联用。美罗华联合特比澳比单用美罗华能够显著提高完全反应率。整合联用之后起效更快，联用后的起效时间是 7 天，而单用美罗华是 28 天。另外国外的整合治疗方案，包括地塞米松联合利妥昔单抗或联合环孢素，这一方案是澳大利亚专家率先进行的临床试验，主要是地塞米松联合环孢素，再联合利妥昔单抗。这三种药物治疗 1 个月后停药，不再使用其他药物，但半年之后仍有 60% 的病人有反应，这 60% 的病人再过 1 年和 2 年时，无复发生存率分别高达 92% 和 76%，说明疗效是非常好的。

CART 治疗与整合医学

◎梁爱斌

　　CAR 是一个人为编辑的嵌合抗原受体，它分为 3 个部分，主要是胞外抗肿瘤抗原的受体、跨膜区域及胞内信号传导区域。根据胞内传导区域结构的不同可分为三代嵌合抗原受体 T 细胞（CART）。CART 治疗流程分为 4 步：①从病人或供者体内通过单采的方法提取 T 细胞；②通过病毒转染的方式，T 细胞表达 CART 基因；③经过体外大量扩增，回输给病人；④细胞回输后监测毒副反应和疗效。

　　CART 治疗技术的出现，可谓是血液肿瘤领域的重大突破。最初接受 CART 治疗的病人获得了良好的无病生存。在美国 MCI 中心半数以上病人得到了完全缓解或部分缓解。很多中心的淋巴瘤病人也能达到较高的总缓解率。尽管存在一些不同的因素，但总的缓解率能达到 66% ~ 90%，甚至更高。

　　我们中心在 2015 年 5 月启动了 CART 治疗复发难治淋巴瘤的研究。目前入组病人还在招募中。起初设定的标准比较宽松，结果发现一般情况比较差的终末期病人，往往预后很差，不能耐受细胞治疗或者在没有等到 CART 治疗真正起效时，就已经出现了严重的毒副反应和死亡。所以我们后来对入组标准进行了几番修改，尤其在体能状况评分及心肾功能、血小板计数等都要达到一定标准才能进行试验。

　　我们采用的是 41BB 二代 CART，通过慢病毒转染的方法，CART 回输后 4 ~ 11 天出现增殖，达到顶峰后数量会逐渐减少，然后维持在一定水平。最早的病人 1 年后仍然可以测到 CART。随着 CART 的扩增，B 细胞会逐渐减少直到消失至零水平。

　　CART 的细胞亚群也会发生变化，它随 CART 的扩增而增加，如 CD8 细胞出现递增。在白血病病人中，CART 治疗的反应非常快，基本上在细胞输入后 2 周，骨髓 CD19 细胞迅速消失，白血病细胞也会被有效清除。在淋巴瘤病人中，通常在细胞输入后的 1 ~ 3 个月，肿大淋巴结出现消退，脾脏也会恢复正常。

　　CART 治疗后会出现一系列的毒副反应，且往往是全身性的，包括细胞因子释放综合征、低血压、神经系统毒性、血液系统毒性、电解质紊乱等。在CART扩增时，会出现一系列细胞因子的释放，我们主要观察到白介素6（IL－6）、白介素10（IL－10）及干扰素α（INF－α）等细胞因子水平增高，这与国外文献报道一致。在这一过程中病人会出现体温升高，甚至出现45℃的高温。在淋巴瘤病人中相对缓和一点（40℃以下）。严重的细胞因子释放综合征除表现为高热、低血压外，还可能出现严重的肝功能损害，尤其表现为谷草转氨酶的明显增高，以及凝血功能异常、呼吸综合征、肺出血等，此时应给予IL－6抑制剂和大量激素。

虽然CART治疗在临床试验中呈现良好的疗效，但还是存在一系列的问题。比如，对慢性淋巴细胞性白血病和淋巴瘤的疗效不及急性淋巴细胞性白血病，完全缓解率仅为20％～45％。CART治疗常常会并发严重的毒副反应，严重的细胞因子释放综合征发生率比例非常高。此外，半数以上的病人即使获得了完全缓解还是会复发。

细胞制品的表型也是影响疗效的重要因素，在动物实验中可以看到，如果CD8阳性中央记忆型T细胞（TCM细胞，CART）和CD4细胞以1:1的组合比例回输，杀瘤活性最好。若CD4亚群不进行挑选，然后和CD8阳性TCM细胞以1:1的方式组合回输，也能获得良好疗效。如果是单一的CD8阳性TCM细胞，或者单一的CD4细胞，或者对细胞亚群不进行分选，则普通的细胞制品就达不到良好效果。动物实验的结果在临床试验中也得到了证实，淋巴瘤完全反应率能达到64％，总反应率可达到82％，均高于既往的临床数据。

有研究显示，难治的复发性淋巴瘤，在输入自体干细胞后3天，回输特定亚群的CD19 CART，完全反应率明显提高，达到了75％。预处理的化疗方案也可能是影响疗效的一个因素。使用FC方案（氟尿嘧啶＋环磷酰胺）和使用环磷酰胺单药相比，经FC处理的CART在体内有更好的扩增能力及更好的杀瘤活性。

为了提高CART的安全性，选择特异性更强的肿瘤抗原可能也是有效的策略之一。一项临床试验显示，CART治疗淋巴瘤后的总体反应率虽然不是太高，但却无一例出现细胞因子释放综合征的表现。抗原逃逸可能是CART治疗后复发的机制之一。我们曾遇到一个病人，22岁，男性，CD19阳性的急性淋巴细胞性白血病。CART治疗6周后出现疾病复发，进行骨髓流式细胞检测发现，CD19表达缺失。另一方面，可能是肿瘤抗原出现了一些外形突变，从而引起免疫逃逸。

有部分病人治疗是无效的，虽然这类病人CART在体内能达到一定程度的增殖，但是持续时间非常短。进一步分析发现，无效组的IL－10增长水平明显高于有效组，但IL－6在两者之间没有明显差异。

另一项研究发现，在治疗无效或者复发的病人中，PD1和PDL1表达水平也是增高的，提示这与T细胞耗竭机制相关。淋巴瘤的免疫微环境可能也是淋巴瘤接受CART治疗疗效比较差的重要原因之一。克服这样的免疫抑制环境，比如通过PDL1阻滞剂联合CART治疗，可能会提高CART治疗的疗效。我们的确也发现联合 PDL1 阻滞剂，可以促进 CART 杀伤能力及 IL－2 和肿瘤坏死因子 α（TNFα）等一系列细胞因子的释放，也能更好提升杀瘤活性。

目前 CART 技术处在起始阶段，还不太清楚长期疗效，主要用于移植前的桥接治疗或者移植后复发的挽救治疗。提高 CART 疗效和减轻 CART 治疗的毒副作用，仍然是目前研究的重点。我们期待通过技术的改良优化，使 CART 治疗能惠及更多肿瘤病人。

从整合医学看 MALT 淋巴瘤的发生部位与病理生物学的关联

◎徐 卫

本文主要探讨黏膜相关淋巴组织（MALT）淋巴瘤的发生部位与病理生物学之间的关联性。

MALT 淋巴瘤的概念于 1983 年提出，2008 年世界卫生组织分类中把 MALT 淋巴瘤定义为"结外边缘区 B 细胞淋巴瘤，黏膜相关淋巴组织"这样的类型。该型淋巴瘤的发病年龄跟其他惰性淋巴瘤相似，均是中老年发病，50~70 岁是发病高峰，但在其他阶段都有可能发病。MALT 属于低度恶性淋巴瘤的范畴，但其发病特点又和低度恶性淋巴瘤不同，因为低度恶性淋巴瘤常常是全身广泛性发病，甚至累及骨髓，但 MALT 淋巴瘤常常是以局部发病为主要表现，且进展相对比较缓慢，是最常见的结外淋巴瘤，占到惰性淋巴瘤的 30%~50%。在 MALT 淋巴瘤中，各部位的发病比例不一样，胃是最常见的 MALT 淋巴瘤发病部位，占到 50% 左右。以及一半是非胃的部位，包括甲状腺、小肠、唾液腺，以及眼的副器，包括结膜、眼眶、泪腺等都是 MALT 淋巴瘤常见发病部位。呼吸道也可发病，包括咽喉、气管、支气管、肺。此外，还有皮肤、乳腺、生殖器，以及膀胱、前列腺、输尿管、肾脏等都可能发生 MALT 淋巴瘤。

MALT 淋巴瘤属于 B 细胞淋巴瘤，因此免疫表型特征常常是表达全 B 的一些标记，包括 CD19、CD20 和 CD79，但不表达 CD5、CD10、CD23。主要需和小淋巴细胞淋巴瘤鉴别，因为它是惰性淋巴瘤，还要和滤泡性淋巴瘤、套细胞淋巴瘤鉴别。

细胞类型可以是单核细胞样，也可以是生发中心细胞样，还有浆细胞样及上皮病变。MALT 淋巴瘤发病跟抗原长期刺激有关，抗原刺激主要和感染、自身免疫性疾病等慢性疾病有关。常常带有体细胞免疫球蛋白重链的高频突变，这个高频突变也和持续的抗原驱动有关。以胃的 MALT 淋巴瘤为例，它和慢性幽门螺杆菌感染相关，因为多数胃 MALT 淋巴瘤病人都有慢性幽门螺杆菌感染史，且在胃黏膜中可以检测到幽门螺杆菌。另外自身免疫性疾病桥本甲状腺炎，就与甲状腺的 MALT 淋巴瘤发病相关。还有干燥综合征可能与泪腺、唾液腺等部位的 MALT 淋巴瘤相关。

在 MALT 淋巴瘤中有两大类的遗传学异常：不平衡的遗传性异常和染色体易位。不平衡遗传学异常中以 3 号染色体的三体最常见，还有 18 号染色体三体和 6q-。6 号染色体 2 区 3 带的 TNFα 相关蛋白 3 基因缺失可以激活 NF-κB 信号通路。在染色体的易位中，最常见的是 t（11；18）染色体易位，在胃 MALT 淋巴瘤中发生率最高。还有一个常见的染色体易位就是 t（14；18），这个 18 号染色体上是一个 *MALT*1 基因。其他少见染色体易位有 t（1；4，）、t（3；14）。t（11；18）和 t（11；18）最多见，与 *MALT*1 基因有关。不同部位 MALT 淋巴瘤的遗传学也不一样。t（1；4）常发生在胃、肺、皮肤，t（11；18）多发生在胃、肺，t（14；18）常与胃以外 MALT 淋巴瘤有关，如眼副器及皮肤和腮腺。3 号染色体的三体在消化道最多见，6q- 在眼部 MALT 淋巴瘤发生率较高，另外在腮腺、甲状腺及肝脏发病率也较高。

不同部位 MALT 淋巴瘤发病机制与治疗之间有什么样的关系呢？我们首先来看看 MALT 淋巴瘤的发病机制。MALT 淋巴瘤的发病与感染或者是自身免疫疾病的抗原长期驱动或者长期刺激有关，以感染为例，幽门螺杆菌感染后，会产生幽门螺杆菌特异性 T 细胞及相关免疫反应，从而导致 B 细胞的增殖。同时抗原的驱动也会导致单核巨噬细胞系统刺激 B 细胞增殖。B 细胞增殖形成获得性的黏膜相关淋巴组织，这是 MALT 淋巴瘤产生的先决条件或是前提条件。在形成这样的淋巴组织后，在某些打击下才会发生淋巴瘤。

胃淋巴瘤多与幽门螺杆菌感染相关。一项回顾性研究表明，在 1800 多例 MALT 淋巴瘤中，幽门螺杆菌感染率达 80%。另一项回顾性研究证实在 1400 多例 MALT 淋巴瘤中，单纯清除幽门螺杆菌，有 77.5% 的病人可以达到病理学完全缓解。若胃 MALT 淋巴瘤带有 11 号和 18 号染色体易位，则瘤细胞的生长是幽门螺杆菌非依赖性的。胃 MALT 淋巴瘤晚期可能会出现第二个遗传学打击，这时对幽门螺杆菌依然是非依赖性的。不到 5% 的胃淋巴瘤伴有 11 号和 14 号染色体易位，并高表达 B 细胞淋巴瘤因子 10（BCL10），呈现幽门螺杆菌非依赖性。伴 14 和 18 号染色体易位的胃 MALT 淋巴瘤同样也是幽门螺杆菌非依赖的。在此基础上若增加其他异常，就可能会向大细胞转化，这是幽门螺杆菌感染导致胃 MALT 淋巴瘤发生，甚至发生大 B 细胞细胞转化的机制。

幽门螺杆菌非依赖性的和幽门螺杆菌阴性 MALT 淋巴瘤也常伴有 11 号和 18 号染色体易位，对抗生素治疗无效。11 号和 18 号染色体易位导致 *API*2 和 *MALT*1 融合基因的产生，它可以通过 NF-κB 旁路途径或经典途径激活 NF-κB 并导致疾病的发生。

　　眼副器的 MALT 淋巴瘤跟鹦鹉热衣原体相关。因为鹦鹉热衣原体的 DNA 可以在 MALT 淋巴瘤病理组织标本中检测到。最常见在眼的副器，包括眼结膜、泪腺、眼眶、眼睑等，另外少见的部位包括肺、皮肤、甲状腺、唾液腺等。对于眼副器的 MALT 淋巴瘤病人，可采用多西环素或四环素类药物治疗。有一半病人可以单纯使用抗生素治疗，但达到缓解的时间相对比较长，需要 6 个月，还有一部分病人甚至要到 36 个月，说明起效时间相对比较晚。一项前瞻性研究的数据提示，在眼副器的 MALT 淋巴瘤标本中有 90% 可以检测出鹦鹉热衣原体 DNA，采用四环素类治疗后近一半病人可以清除鹦鹉热衣原体，有 6 例病人甚至可以达到完全肿瘤清除，这些病人并没有采用其他抗肿瘤治疗，采用的仅仅是抗生素治疗。另外发现，在多西环素治疗的一些鹦鹉热衣原体感染的病人中，一些人并没有去除鹦鹉热衣原体，但肿瘤得到了清除。表明其他一些微生物感染可能参与肿瘤发生，即并非单纯鹦鹉热衣原体与眼部 MALT 淋巴瘤发病有关。

　　10%～42% 的皮肤 MALT 淋巴瘤中可检测到伯氏疏螺旋体 DNA。欧洲的一个报道显示，通过头孢曲松可以把螺旋体清除掉，从而导致肿瘤的清除。免疫增生性小肠病，是一种特殊类型的小肠 MALT 淋巴瘤，与空肠弯曲杆菌的感染密切相关。一般来讲该病病史很长，常常历经很多年，包括有潜在可逆的病程，如果不给予积极干预，可能会向弥漫大 B 细胞淋巴瘤转化。早期阶段，这部分病人可以使用抗生素治疗，包括四环素、甲硝唑及阿莫西林，至少治疗 6 个月，大多数病人都可以获得长期缓解，这也说明小肠 MALT 淋巴瘤发病跟空肠弯曲杆菌的感染是密切相关的。

　　肺 MALT 淋巴瘤主要跟木糖氧化无色杆菌的感染相关。这种细菌是低毒性的，但是对抗生素高度抵抗，是一种耐药的革兰阴性杆菌。一项来自欧洲 6 个国家的调查比较了 124 例 MALT 淋巴瘤及 82 例非淋巴瘤的肺标本，发现在 MALT 淋巴瘤标本中检测到木糖氧化无色杆菌的感染率明显高于非淋巴瘤的肺标本（46% vs 18%）。

　　不同部位淋巴瘤要采用一些不同的特殊处理措施。比如胃 MALT 淋巴瘤，要去检测幽门螺杆菌，同时还要看 11 号和 18 号染色体易位等遗传学异常，来判断抗生素治疗的效果。对于腮腺通常会去做 SSA 和 SSB 抗体，判断有没有干燥综合征。对于甲状腺要做甲状腺功能的一些检测，判断有没有桥本甲状腺炎。对于肺要去做肺泡灌洗。对于小肠要考虑跟空肠弯曲杆菌感染相关，可以通过聚合酶链反应（PCR）或者原位杂交来诊断空肠弯曲杆菌感染。对于眼睛要查鹦鹉热衣原体。皮肤的病变则与伯氏疏螺旋体感染相关，要做相关的检查。

　　到目前为止，抗生素治疗肯定有效的 MALT 淋巴瘤主要有 3 种：一个是胃的，可以采用抗幽门螺杆菌治疗，总有效率可达 77.5%，单纯抗生素治疗就可以让部分病人获益。另外，眼睛 MALT 淋巴瘤与鹦鹉热衣原体有关，可采用多西环素、多西他塞或克拉霉素进行治疗。皮肤 MALT 淋巴瘤与伯氏疏螺旋体有关，可以使用抗螺旋体的头孢曲松治疗。

对于 MALT 淋巴瘤，其发生于感染或自身免疫性疾病，与慢性抗原刺激有关。不同部位的 MALT 淋巴瘤的遗传性异常或者发病机制完全不一样，但是对于胃、眼副器这部分病人，尤其是早期阶段，抗生素治疗是有效的，可以清除这些病原菌，从而达到一定的治疗效果。放疗可以有效控制局部病灶。对于 MALT 淋巴瘤，需要考虑病变的部位、分期、临床特征以进行个体化治疗。

整合心脏病学

心律失常的诊治需要整合医学思维

◎曹克将

　　整合医学这一名词对我来讲是全新的，我觉得整合医学不仅是心血管内科整合，就我们搞冠状动脉疾病的，尤其作为一个专科主任，要一专多能。我们现在的内科医生很不全面，越来越专，只能看一两个疾病，甚至有的科室一个小专科都要科内会诊。遇到一个复杂的病人，一个病人好几种疾病怎么办？一个医生搞不定，只有靠会诊，这常常是医疗纠纷的成因。不搞整合医学，医学的发展要出大问题，医生的成长也要出大问题。本文就室性心律失常中的整合医学诊治谈谈想法。

　　室性心律失常是临床上最常见的心律失常，其表现形式差异很大，可以是心脏最早或唯一的表现，也可能是基础心脏病的伴随症状，室性心律失常可以为良性。2014年我们专家组和美国心律学会共同完成了室性心律失常中国专家共识的报告。关于室性早搏，相当一部分人都知道，但很多人都不了解其预后评估和危险分层。按照欧洲三个学会的共识，不管室性早搏有没有症状都要干预。而在中国专家共识中，我们对没有症状的尽量不干预，但要对这类病人进行教育，要告知病人室性心律失常的良性发展过程并进行安抚，不一定要治疗，但可能要处理其中的异常指标。此外，应按照规范化的诊治流程进行室性早搏的处理。

　　对于非持续性室性早搏（NSVT）的预后评估与危险分层，包括：① 一般性评估，即对心脏结构是否正常的评估。② 运动相关性室性心律失常的评估，例如儿茶酚胺敏感性多形性室速（CPVT）、长QT综合征（LQTS）、运动员肥厚型心肌病（HCM）等。③多形性NSVT，例如评估冠状动脉情况及CPVT等。没有基础心脏病和有基础心脏病的室性心律失常病人出现的症状完全不一样。

关于 NSVT 的治疗策略：有结构性心脏病的 NSVT 病人，治疗基础心脏病较心律失常本身更为重要。特别是对有心肌梗死伴晕厥史的 NSVT 病人，要格外注意。一般说，对有症状的、反复发作的、有结构性心脏病的 NSVT 病人经血运重建、优化的内科治疗以及去除可逆性诱因后仍未改善者，一定要进行更积极的干预。非持续性室性心律失常和持续性的不一样，通常预后良好。极快频率者可能为恶性，但较罕见，通常有器质性心脏病。没有器质性心脏病的室性心律失常绝大多数不可能导致心脏猝死。室性心律失常根据情况可选择不同的药物治疗。

药物治疗后仍有持续性室性心律失常的病人首选植入式心律转复除颤器（ICD），如果安装了 ICD 后还有反复发作，应考虑搭桥治疗。为什么近几年来射频消融的地位在临床上提高得特别快，因为射频消融的成功率超过了 50%。2016 年，美国学者发现，消融以后放电减少，安装 ICD 后可大大提高病人的生活质量，使 ICD 电池的寿命延长。

多形性 NSVT 的风险非常高，无论病人有没有结构性心脏病。发生在无结构性心脏病病人的多形性 NSVT 可能预示有遗传性心律失常综合征的倾向。药物治疗的效果是浮动性指标，主要还得依靠 ICD。冠心病急性心肌缺血，倡导导管消融治疗。有人推荐药物治疗加导管消融治疗，消融和基础药物并用，但导管消融远远超过其他抗心律失常药，证明导管消融的成功率越来越高。99% 的人认为导管消融可以降低室性心动过速的死亡率。目前可以采取 ICD、抗心律失常药物、射频消融联合治疗，我们叫杂交治疗，把三个方法整合到一起。2016 年，对 ICD 的观点一直没有变，而导管消融的应用越来越多，大家的关注度越来越高。

关于妊娠合并室性心律失常。LQTS 孕妇，推荐妊娠期和产后全程服用 β 受体阻滞剂，除非存在明确的禁忌证。血流动力学不稳定的室性心动过速或室颤的孕妇应直接电复律或除颤。对于药物治疗无效或难以耐受的室性心动过速，可在有经验的心脏中心尝试导管消融（消融过程中应做好胎儿放射线保护）。植入 ICD 的妇女可以成功妊娠。如果怀孕期间有 ICD 适应证，为避免 X 线辐射，可考虑应用皮下 ICD。

总之，在心律失常的治疗中，应采用整合医学的思维，全面考虑病人的情况，采取最适宜的治疗方法。

从冠心病治疗谈整合医学

◎何　奔

　　说到心血管病的整合医学，我觉得在目前的医疗环境下比较困难，因为大家看重的是放了几个支架，装了几个起搏器，做了几个视频，这就是我们的现状。

　　其实，我们的老祖宗早就反对头痛医头、脚痛医脚，早就有了整体的意识。只是我们在口头上认可，但在实践中逐渐忘记了。整合医学可能给我们强调一种理念，就是要以病人为中心。这个口号我们叫了很多年，我们哪天不是以病人为中心，而是以自己为中心了？但实际上我们没有做到以病人为中心。记得我的两位导师，一位是著名的郑道声教授，他能够用听诊听出心脏各区室的大小和冠状动脉梗塞的面积，也能听出室间隔缺损的大小。他说病人，一半是病，一半是人，要把病人当人，这也是我行医的准则。另外一位导师是林延龄教授，他一直讲一句话：要治病人，不是治病变。我想这是整合医学重要的理念。

　　心内科每天会面临很多问题。比如，Ⅲ度房室传导阻滞，是查病因还是先治后果？多支病变，心肌梗死后梗死相关动脉开通，但射血分数低，是先植入心律转复除颤器还是先完成再血管化？肥厚梗阻型心肌病，合并阵发性房颤，该先消融哪个部位？胃癌出血，合并心肌梗死，一定要先放支架吗？典型的心绞痛，但冠状动脉造影正常，是微循环障碍还是焦虑？在亚专业领域已越分越细的今天，心内科的这些问题回答起来是各执一词，难以达成共识。

　　一个 75 岁的女性病人，Ⅱ～Ⅲ度房室传导阻滞，起搏器组医生说病人要安装起搏器，而科主任是搞冠状动脉疾病的，说病人病因没有查清楚，先不要装起搏器。往往这个时候，谁"大"谁说话算数。正好冠状动脉组的主任职称高，他要做冠状动脉造影，但这个病人冠状动脉有问题的可能性有多大？诊断性造影可以做，但得给负荷量达 2000 单位（U）的肝素。后面起搏器安装顺利，而伤口却出现了一个非常大的血肿，结果病人 10 天才得以出院。这是一个教训。在这种情况下如何来判断，如何对病人进行整合处理，是摆在我们每个心内科医生面前的问题。

还有一名61岁的男性，因突发胸闷2小时住院，肌钙蛋白轻度增高。25年前做过二尖瓣置换手术，病人有慢性房颤。当时没有做其他检查，这个病人能诊断心肌梗死吗？估计不能。但这个病人究竟是冠状动脉的问题还是其他原因？我们做了冠状动脉造影。摆在我们面前的任务是我们该先做什么以及怎么做。可能多数人普遍会选择和搞冠状动脉疾病的医生继续讨论。这个病人面临的问题是用多大负荷量的阿司匹林和氯吡格雷，这个病人在长期吃药。如果放了支架，药物要用多久？肝素要用多少量？考虑到病人前降支为慢性闭塞，植入了2个支架后效果非常好。病人是否需要开通前降支，取决于临床缺血症状、心功能评估、闭塞端供血区域内心肌存活的情况。

再举一个病例。34岁男性，胸痛8小时，有轻度高血压。肌酸激酶（CK）、肌酸激酶同工酶（CK-MB）、肌钙蛋白均明显增高。没有高血压、冠心病家族史。冠状动脉造影未见异常，这在很多医院会诊断为急性心脏损伤或者说是心肌炎，但心电图不明显。第二天心电图表现为比较典型的心肌梗死的演变过程。临床提示急性冠状动脉综合征，这个病人心脏活动有异常，整个前壁有心肌坏死。这个病人不是心肌炎，那么累及的区域可能会更广泛，不可能只局限在前壁。至于是什么原因，可能是这个病人年纪较轻，通过这样的手段我们就可以证实病人为心肌梗死。我们在曾经做过溶栓的病人中发现，有4个病人不需要放支架，有2个病人完全正常，还有2个病人病情很轻，对这些病人我们需要对影像学进行整合分析，跟影像科进行很好的合作，讨论处置方法，然后才可以给病人说该说的话，交代该交代的病情。

最后讲一个病例，65岁的男性胃癌（胃角部溃疡性增生物）病人，出现心肌梗死，肌钙蛋白阳性。造影发现右冠状动脉左室后支开口严重狭窄，血流受限。会诊后，我认为这个病人要尽早（1周内）外科手术，我想办法不做支架，先给予了2.5mm的球囊序贯扩张。结果狭窄明显减轻，血流恢复正常，病变血管情况明显好转，为病人胃癌手术赢得了时间。

我们心脏介入医生可以做很多事，没有补不了的洞，没有开不通的血管，没有打不掉的心律失常，没有装不进的起搏器。但切记不能什么都会做，就可以什么都做，要根据病情的需求整合分析，合理处置才是我们追求的目标。

用整合医学理念组建心脏病团队

◎吴永健

医学在不断地精细化，走到现在，的确遇到了很多的问题，我们必须要有一种反思和回归，回归到整体的理念上来。结合整合医学，我主要就心脏团队的建设谈一下自己的体会。

随着经济的不断发展，各家医院出现了大内科、大外科，那个时候是什么病都看。随着专业化培训的加强，慢慢形成了专科医生的模式，例如心内科医生。随后，又不断衍生出亚专业，像心内科就出现了冠心病中心、心律失常中心、高血压中心、心力衰竭中心等，越来越细。医学发展方向是向精细化发展，把学科分得非常细，每个人都在自己的那个小分支里研究，使得很多疾病得不到最优化的治疗。一个临床病人不是疾病的节段，而是很多疾病的综合。现在各个专业又在向整合医学靠拢，但什么是整合医学，我个人体会归根到底是让整个的医疗最优化。

现在的疾病越来越多，随着一些新技术的出现就必须建立新的团队。一个心脏团队的建立既要保证病人的治疗，还要在很复杂的情况下，让纳入团队中的每一个项目变得简单。

关于心脏团队的组建，要求共同学习，在实践中不断磨合，形成一个真正高效组织性团队。心脏团队的概念，是美国人最初提出来的。心脏团队的组建需要很多内容，包括和影像科医生、麻醉科医生等的相互沟通。在面对一个复杂问题时，首先要抛掉个人的利益、科室的利益，这在形成心脏团队的时候是最重要的。现在我们是相互推脱责任或是要考虑各自的利益，这可能是最大的工作障碍。在今年的 TCTMD（心脏介入领域最专业的教育平台）心脏团队调查中可以看到，包括病人、医生在内的不同人群，毫无疑问是从心脏团队中受益的。

关于心脏团队在血运重建领域的工作，首先看一下冠状动脉的复杂病变。复杂病变花费多、费时、疗效差。在治疗上首先要考虑治疗的安全性,其次是操作简单省时,再者是成本－效益及医患的认可度和可接受度。比如一个病人是复杂病变,要做杂交手术,必须通过心脏团队共同制订计划,而不是哪一个医生独自决定。我们院里有一位心脏外科医生做搭桥手术非常强,再复杂的病变在他手里都变得很轻松。我们俩结合,取得了比较好的治疗效果。心脏团队的构建有几种方式,当然医院也要有强制性的命令。

比如一个病人,高龄、肥胖,冠状动脉闭塞、重度钙化,病变迂曲且弥漫。这种情况有两个治疗方案使风险降到最低,总体原则是要根据病人的情况决定治疗方案。在应对冠状动脉复杂病变时,建立心脏团队更加重要。当然在越困难的情况下,团队的意识要越强,而且我们是高效地在一起讨论问题。团队成员每个人都有自己的职责,比如心内科医生,负责病人选择、术前管理和术后管理,包括在整个评价过程中建立流程。对于介入医生来说,包括手术决策、手术协调、手术实施。心脏外科需要做术前评估,提供参考治疗方案,术中"保驾护航",保障病人权益。在护理中已经开始打破了内科和外科的界限,这个护士既能上外科护理,又能在内科护理。未来我们将成立 3 个中心,跟着病走,而不是跟着科走。我们在面对整合医学时,医院都要顺从一系列的改变,适应新时代的到来。病人从入院到出院要有一个核心的团队,共同做临床支撑。

心脏团队不仅只限于诊断和治疗心脏疾病,而且在心脏康复中也具有重要作用,大家都在想做心脏康复科。美国在真正意义上做了心脏康复,2000 年美国的心脏康复病人是 120 万,现在只有六七十万,美国在全民心脏康复中做了大量工作。中国需要做心脏康复的人数还在不断增加。心脏康复需要一支完整的队伍,每个人都得学习,因为康复还涉及营养、运动锻炼、体力活动等问题。心脏康复需由康复团队共同完成,包括心脏医生、康复科医生、运动理疗医生、营养医生等。

重症病人一定要做好康复,病房有护理专家,也都在学习康复知识。还要培训一些社区的全科医生学习康复的知识,以更好处理回到社区以后的病人。总而言之,康复是从入院到出院,再到社区和家庭的康复。2015 年我们成立了中医药学会联合会,其中的心脏康复专业委员会即将成立。究竟该怎么做,还得慢慢摸索。

现在都在讲大医生,我想专科医生如果学习整合医学,实践整合医学,都会成为大医生。

整合心脏病学，路在何方

◎陶　凌

　　整合医学理念的提出已经有一段时间了，就心血管专业而言，如何让整合医学在心血管专业落地是很重要的问题。记得樊代明院士第一次在学校给我们讲整合医学的时候，我当时就站出来反对他，我说心血管专业越分越细，大家还觉得我们做得不够专，我们要用十几年才能培养一个专业人才，现在又要整合，我们得需要多少年才能培养出一个整合医学人才？如果已经成为非常专业的医生再回头变成一个整合医生很难。然而，在听过曹克将、何奔、吴永健等几位医学大家的报告后，我的认识发生了转变，我仿佛觉得整合心血管病学一下子呼之欲出了。曹教授讲的室性心律失常专家共识，此前我们国家从来没有过，令人耳目一新。何教授讲述的关于冠心病医生过分依赖支架的问题已经体现了整合医学的理念。而吴永健教授曾经来我们科做过临床交流，他带来的团队其实就是一支整合医学的团队，其中还包括护士，看了他们的工作，我充分体会到他们这支团队的默契，这才是整合的团队。

　　不论是三级医院还是基层医院的医生，我们对自己现在的心血管诊疗水平满意吗？我们让病人满意了吗？我们让可以活下来的病人存活了吗？别说基层医院做不到，就是西京医院的心内科也没做到。面对这么多问题，如果大家认同整合医学的理念，我们要考虑是否成立整合心血管病学分会去做点事情，以及怎么把这个事情做好。

　　我在基层医院做会诊时，经常碰到房颤合并脑梗死的病人躺在心内科的病床上，但是一问，发现病人从来没有吃过华法林，为什么呢？因为很多人认为吃华法林比阿司匹林更容易引起梗死后的脑出血，这是常见的思维。另外，一旦出现脑梗死后，家属就会犹豫是不是该积极治疗，因此在县医院这个层面有时就耽误了治疗，直接导致病人死亡或残疾。我碰到过这样的真实案例。查房后我给出的意见是病人脑梗死的病情已经稳定，出院后可以给予华法林，但给了华法林后却没有正规监测，又出现了再次的脑梗死，病人被紧急送至当地三甲医院的急诊科，结果没有哪个科肯收治，神经内科不收，心内科不收，当时有肺部感染但呼吸科也不收，各科都说病人的主要疾病不属于自己的科，以此为由拒收，病人只能在急诊科留观，最后送到了我们医院。我们在治疗策略上也产生了很多分歧，病人是二次脑梗死，且没有进行正规治疗并伴有肺部感染，这个时候我们肯定是药物保守治疗。但之后的决策由谁来做呢？我们科是首诊负责制，就是说首诊到哪个医生手里，就由哪个医生来做决策。科室意见也有分歧，假如说我们觉得病人适合做左心耳封堵，但麻醉科医生说这是一个脑梗死病人，做全麻风险非常大，坚持不给做麻醉，坚持让 3 个月后再来评估，那么这个病人能不能等得了 3 个月，另外病人能否耐受得了食管超声和全麻，这些都由谁来决策，我想这是现代医学的困惑，也只有用整合医学的方法才能解决。

像上述这样的病人非常多，基层医院对房颤的基本治疗原则和流程缺乏认识，也没有很好的心脏团队，缺乏相应的技能或决策能力。另外，对于复杂病情的治疗没有一个质量控制的标准。也就是说这个病人在西京医院出院可能是一个残疾人，在另外一个医院可能会死亡，也可能恢复得不错，意味着病人的结局与他遇到的医生的个人能力及责任心有关。面对这些问题，我们需要反思。我们确实经常是把一个病人当成一个器官来看待了，每个医生都在做自己非常专的这一块。基层医院是大内科，但是知识结构不够，要全而不全，省级以上三级医院是专一，但也是不全，专而不全，基层是人员知识技术上的不全，上级医院是协作指导和知识的不全。在这样的现状下，能把病人看好吗？

要想解决现实的医疗困境，我认为至少要做四个整合：第一是人才，第二是知识，第三是团队，第四是协作。四个都整合好了，我们有可能做好事情，但是做到四个整合非常困难。人才培养不是那么简单，整合医学知识也不那么容易掌握，团队受到医保和学科的限制，至于学科之间的协作谁听谁的也是个问题。对整合医学，我的简单想法是，不仅要将我们现存与生命相关各领域已经发现的最先进的医学发现加以整合，而且要求我们将现存与医疗相关各专科最有效的临床经验加以整合，也就是说把知识加以整合，把各临床专科的专科经验加以整合，这种整合不是从自然科学的线性思维考虑问题，而是从哲学的多元思维考虑问题，通过从一元思维向多元思维的提升，通过资源的整合再整合，建立一个更加系统、更加科学、更符合自然规律、更适合身体健康维护的新的医学知识体系和服务体系。当然整合医学不等于全科医生，我们不能要求我们每一位大专家什么都会，那是不可能的，但是我们可以形成有机的整合，这种整合应该是相乘的关系。整合医学应该纳入一些全科医学、一些交叉互补的医学、一些循证医学，把它们整合到一起。2016 年欧洲心脏病学会年会的主题——"Be There When the World of Cardiology Comes Together"——就体现了心脏病学的整合理念。在整合中不仅要整合人才还要整合医疗资源，这样的整合做起来很难。在整合实践中不仅要拓展和整合我们的医学知识，还必须寻找解决专业间争议问题的方法。例如，一个病人要经过多科室进行协同救治，形成一个团队，这么多科室参与救治一个病人，每个科室如何进行医疗收入的分配；另外，整合医学还包括继续教育的资源，怎样推动整合医学人才的培养，等等。基层医院的医生必须要能够识别病人，把病人送到合适的医院去，上级医院也要有这样的人才。我们要有整合医学的人才管理、整合医学的病房。最后，我们需要依托上下级医生的团队，建立一个新的模式，使得基层医生和上级专家形成一个有效的整合。整合需要我们共同的努力。

众论整合心脏病学

◎听 众

　　听众1 记得刚大学毕业时，每个学科都懂一点，但是都不多，其实那时的水平可能比现在要高。后面读了硕士、博士，也还是只懂了那么一点点。如果是心脏外科医生，某个病人肺部感染了，在使用抗生素时可能还要请教感染科医生。所以在细分到一定程度后，现在的确需要整合医学的概念，也就是说一个病人来了，不是某一个专业的医生来看，而是一群医生来综合诊治，要对病人的整体情况进行分析。目前只能这么做，因为医生太专了。这不是一个好办法，是目前没有办法的办法。事实上应该是知识的整合，而不单是医生的整合。整合医学很有必要，但具体怎么做呢？我认为应该以某一个疾病为抓手，在全国来推动某个疾病的整合医学规范诊疗，强化大家的整合医学理念，来促进整合医学的发展。我曾遇到一个妊娠合并心力衰竭的病人，妇产科说我们做完剖宫产还是要把病人交给你们心内科处理的。我们想，如果成立一个整合心血管委员会，把妇产科和心脏科等相关领域进行某种程度的整合，这样才能真正为整合医学做点事。当然这其中可能会碰到很多问题，比如利益分配的问题。但是总得有一个科牵头，比如房颤卒中以一个科为主，其他来配合，这样才能慢慢推进，在推进中总结形成整合医学的知识，这是一个全新的模式。

　　听众2 整合医学概念提出不久，就引起了我极大的兴趣，现在对整合医学的认识也越来越深刻。分久必合、合久必分，永远有这样的规律。大家都体会到了现在医学分得过细，如果一个疾病稍微复杂一点或是一个病人危重一点，好像很难找到能完全处理的医生、能完全处理的科室、能完全处理的医院。但我们的医生更应该诊治这种病人。因为专科太细了，所以只有病情诊断清楚了才能知道找谁去看病，如果诊断不清楚就不知道找谁看病。然而，诊断不清楚才是最复杂的问题。整合应该从三个层面考量：首先，我们现在提倡的整合医学并不是回到全科医生的时代，我们强调的是一个团队，即专业组之间的高水平整合，而不是说每个人都要把所有东西学得特别精通，这不可能，也不现实。其次，就是专业内的整合，在一个科室存在几个层面的整合。现在各专业组强调定期定时轮转，在亚专业的轮转问题中要融入整合的概念。再者，还有跨学科的整合。包括跨学科的会议、会诊制度或大查房制度等，其实交叉学科现在越来越受到人们的重视。我院创建了心脏中心，就是把心内科和心外科整合在一起，实际上也是一种整合的理念。总之，对于整合医学，我们必须要有行动。

听众3　我学了超声又学了麻醉，算是践行了整合医学的一部分。10多年的经历主要是一个体验，语言很重要。这么多学科在一起要能沟通，沟通是第一位的。我们共同的语言是对心血管模型的认识，不管是形态的还是功能的，我在和我们医院心内科医生沟通时确实有一些语言障碍。举一个例子，我们医院有一个医生，面对一个3岁的心力衰竭的小孩，不做手术就要死了，但是她想做起搏器。给我们麻醉科开了一个会诊，说必须要做经胸超声心动图（TTE），心功能那么差，怎么能做TTE？后来我们看这个孩子体表胸壁很薄，经体表超声可以完成这项检查，而且我们看到没有血栓，这就是交流沟通的问题。我认为这个大夫只要经过2小时的TTE的培训就可以完全理解我们诊断的意见。第一个要解决的就是沟通的问题。第二个，住院医师规范划培训，每年花费近40亿元，但绝大多数医院都是挂一个招牌，连基本的内容都没有就去领国家的钱。但我们医院做得比较好，我们投入了大量的人力物力，或许管理上的一点点进步就可以带来革命性的变化。另外，我们需要认认真真把未来的医生培养好，立足于现在，把未来的问题一步一步解决好。我们以前走过的路已无法改变了，只能是面向下一代。

听众4　经过多年的科学技术发展，很多疑难疾病可以治疗，但还有一些问题没有解决。很多病人属于多疾病共存的复杂危重情况，这些病人需要通过整合医学的手段获得更好的治疗效果，可由多科室经过认证的团队拍板进行相应的规范治疗。在医院层面也需要一个整合机构，核心问题还是拍板的核心团队。把我们非常精良的专业团队集中在一个点上打一个接力战，把高精尖的武器整合在一起，打造一个更好的治疗团队。

听众5　我觉得整合医学是以病人为主线，而平常的分科是以疾病为主线。我们不能完全否认以前细化分科带来的优势，它确实使疾病的治疗水平得到了提升，但确实也带来了问题。我认为以后的疾病治疗是两条腿走路，一个是整合医学，一个是专科分科还会再细化。整合医学人才的培养不可能像专科医生那样培养，专科医生是去绣花，整合科医生是去看花，他们知道治疗该怎么做，优缺点是什么，但可以不去实施。现在内外科合作存在谁说了算的问题，当然谁资格老、经验多谁说了算，但如果医院有了整合医学的人才，这个问题就不存在了。另外，我觉得整合医学团队也是要分级的，像我们的心血管医学团队，目前只包括心内科、心外科，而根据临床需求，可能还需要和肺病科、肾病科进行相关的整合。

或许整合医学走到一定程度，会发现细化的优势。我觉得可以单独成立一个学科来专门做整合，他们的任务就是知道哪种诊断治疗对哪种病人最适合就可以了，而真正的专科治疗还是交给专科的医生，这样"术业有专攻"。

听众6　整合离我们很近。因为我们医院有了一些雏形，包括房颤中心、大血管中心等。整合医学最重要的就是以人为本，这是我们老祖宗早就提出来的。从"以病人为中心"的角度考虑，我觉得整合医学可大可小，樊代明院士提出的是最高标准。比如，2016年我有1/3的时间是在搞胸控中心的建设，胸控中心的建设就是个整合的过程。胸控中心是把基层医院、省级医院、市级医院整合在一块，把急诊科、心内科、心外科、超声、影像整合到一块，最终的目的是提高对病人的救治能力，给他们一个最好的结果。这不就是整合医学想达到的目的吗！我们医院搞了两年多的胸控中心建设，我感受很深。这个团队的建设，既可以是小团队，也可以是大团队，对整体医疗水平的提高，对病人、对医院都带来了可观的效益和影响。在建立胸控中心之前，我们2013年的急诊PCI量不到200台，而2016年达到了1800台。2018年中国要建立1000个胸控中心。整合医学实际上要把工作做到前面，比如建立一个团队，需要把这个团队整合到一块，这需要管理层来推动，此外双方要有这个愿望，通过这种整合共同提高，共同发展。整合的流程建设也非常重要。我们需要一些形式教育大家怎样整合，怎样去做，每年可以设定一些专题或话题，使大家慢慢认识整合的意义、整合的发展方向等，这可能是最重要的。

听众7　为什么我们要搞整合医学？整合医学可能最重要的目的是针对目前相对复杂的疾病，或者说治疗上比较困难的危重病人，怎么使他们得到更好的救治。现在分科越来越细，那么怎样实现整合医学呢？一个是整，一个是合。整要求接受整体的、更多层面的知识，知识越全面，对整个疾病大的方向把握得越好。第二是合，即在对疾病整体认识的情况下，要求精准的治疗，必须要求高精尖，要细化。怎么实施？就是在自己的专业方面比较尖，不反对细化，但是要有团队，不仅要"1+1=2"，还要争取"1+1＞2"。我们需要多学科诊疗，要对这个疾病比较了解，有的可能比较精尖、精准，有的可能从基础抓起。有的人专业方向更全面，但一定是建立在对疾病了解的情况下，这样才可能达到整合。

听众8　30多年前我首先从事的是麻醉学专业，建立了中国最早的麻醉学系，当了8年系主任。我在搞急救复苏研究的过程中，特别是上世纪80年代末、90年代初进行心肺脑复苏机制研究时，发现生理学的研究有些问题。对于ICU的一些危重病人我们把呼吸指标调正常了、把循环指标调正常了，但就在当天发生了不可逆转的事件，于是我一直在反思。前辈们鼓励我们要完成一个新的生理学体系，后来我出国进入一家心肺运动实验室开展研究，当时最先研究的是肺动脉高压，然后从肺动脉高压右心衰竭转到左心衰竭，再转到冠心病。我在美国做了19年的呼吸科医生，然后做了17年的心脏科医生。所以如果我们站在各自专业的角度去讲整合，各自为政，可能我讲的你听不明白，你讲的我听不明白。整合为什么会成为医学未来的趋势和未来的前景或前途？我记得王志钧教授在上世纪五六十年代，想搞一体化，他说从循环呼吸这两个生命直接关系的系统没有切入点，所以他从消化内分泌这个角度做下去。我跟他谈话时，他说你不能做了，你可能在有生之年还完不成，因为一个体系可能得50~100年才被接受。我在美国完成了可以自圆其说的生命调控研究，呼吸系统和循环系统扮演了氧气运输和细胞用氧的概念，消化系统和循环系统扮演了为细胞提供营养物质的概念。细胞产生的代谢产物和热量经过循环来运输，当然有一些经过肝脏代谢，肾脏排除，有些要经过肺气体再排出去，这个过程生理学一直是各自为政的描述。回国以后，我们与协和医学院谈了一个可称为整合生理学的教育项目，我还在重庆医科大学帮他们开设了一个38学时的整合生理学课程。站在一个医生的角度，反思400年来我们的心血运动论，同一个人，描述看不见的虚无缥缈的气体，叫"论呼吸"，描述看得见的心脏收缩和脉搏叫"心血运动论"。我们现在知道血液颜色的改变是因为气体的改变，生命循环的概念是因为生命能够多系统、多器官连续动态相互支持。未来一定要有理论体系的改变。我们实际上是维护生命的，为生命提供保障的，需要多系统、多器官、多组织的配合。虽然我本人从事了四五个专业，但自己在工作中也遇到非常多的问题。未来，在心血管专业里如何落实整合医学的理念，来提高我们的临床医疗服务，我觉得这是我们思考的核心。

听众9　整合医学从理念上要理清楚，合久必分、分久必合，分开太久太细怎么合回来是更高层面的问题，需求也更高，也就是要以病人的需求进行整体的思维。在整合医学理念的实施中存在不同层面的问题，包括医院和医院、科室和科室、地域和地域的问题，以及经济利益的问题，还有行政权力的分配等，所以是一个系统工程，很大的一个工程。

听众10　整合医学不仅仅是技术层面上各个学科之间的整合，更多的是要融入人文和心理的东西，也就是说人文学要贯穿于临床工作当中，这是很重要的。几个科室联合会战攻克一个疾病，这种情况过去有、现在有、将来也有，但对整合医学而言我们可能需要更加有机结合的团队，慢慢磨合。过去的几年，在心血管领域，我们经历了几次浪潮，从传统医学到介入心脏医学，到分子心脏病学，每一次浪潮都创造了一批专家；在思想理念上也经历了几个时期，从传统的心脏病学到循证医学是一个理念上的改变，过去我们看病看重的是临床效果，而现在更需要从人的角度而不仅仅是心脏这个器官的角度看待整个的治疗。

听众11　整合医学实际上是一个理念问题，先建立理念，然后让大家再慢慢接受推广落实下去。整合医学的核心是要把病人当作一个人来看待，来治疗。我们需要把医生的资源整合起来，包括建立多学科会诊协作的整合团队。像协和医院的整体会诊制度非常完备，但这是一项常规的工作，怎么能够落实到整合医学上？我觉得医生需要加强自己的修养，加强对心理和文化的学习，和病人交流更透彻一些，从技术和人文双重角度治疗病人，使病人得到更好的治疗。所以我觉得整合医学是一个全新的理念需要推广。

听众12　医学具有哲学的属性，医生需要人文的修养。我们看到老一辈的专家和医生，可能在琴棋书画上样样通晓，而现在的我们具有这种修养的人可谓凤毛麟角。如果被别人请去题字，能够结合当时的时间、地点、事件，题写出恰当的字是很不容易的，咱们这些医生能想得出来吗？能把字写得如行云流水吗？这些都是我们应该思考的问题。记得汤健教授等写了一本《心血管分子生物学》，开辟了基础研究的道路。后来我们在东方心脏大会上做了好几年的基础论坛，再后来说基础论坛不行，要变成转化论坛。2015年美国总统奥巴马提出精准医学，其最初的理念是希望医生们看病要精准，不要开了很多药，却不够准确，没想到我们很多人把它理解成要把病人的基因从头到尾查一遍才能精准，我们把这个概念放大了。其实整合医学的理念很早就有，也许那时不叫整合医学，我们从来也没有放弃过对医学的追求或者对医学的理解，从来没有把它割断过，但实际上是体制把它割断了。精准也好，整合也好，循证也好，不管是什么样的理念，一个宗旨就是以病人为中心，把病人需要我们做的事情做好。这是永远不变的。

听众13　整合实际上就是多团队合作，假如我们只做心律失常专科，后来发现不够了，我们需要外科医生的配合，后来发现影像科、超声科、麻醉科我们都需要，于是我们组成了团队。我们到底怎么去整合呢？培养一个整合医学专业的人，可能不是特别现实，知识在不断更新，所以需要不断的培训。我希望我们整合医学不仅是心血管内科的整合，各个整合医学的分科之间还需要互相沟通。心血管内科可以请神经内科或者呼吸科的医生来"科普"一下，我觉得这也是一个小医生的个人整合。再往上讲，还有科室内部的团队协作。另外，扮演整合医学医生角色的人应该是全科医生，他要整合我们这些专科医生。我不知道我们国家将来会不会变成一个大医院里面没有门诊，彻底实现逐级转诊，那样会更好。我们没有全科医生专业，每个医生水平也不足，需要我们整合医学的专家进行培训。

听众14　樊代明院士说："贵在整合，难在整合，赢在整合。"因为只有把人体当作一个整体，而不是一个用解剖体系分开的系统，我们才能在服务病人时，用专科的技术加上整体的观念，避免和减少并发症，更加有利于病人的治疗。我认为只有在这一理念的指引下，才能看到未来的方向。各系统之间的生理调控只有在整体中才存在，正如没有循环就不可能有呼吸。当然我们现在的系统生理学讲循环调控、呼吸调控，强调在活的人体里面呼吸、循环、代谢、消化是一体化调控的，是在一个大脑皮层的管理下。精神状态会影响我们的所有功能。

听众15　整合医学高瞻远瞩，特别是成立整合心血管委员会我觉得非常有意义。我认为整合医学并不能排斥精专，因为首先必须要有专，必须要尖，这样学科才能发展，在这个基础上我们以人为本进行整合。在具体推动整合医学的过程中，应以病人为中心，以某个疾病为突破点，比如说肺动脉高压。曾有一个病人看了很多科室，包括呼吸科、心内科等，告诉我他的病没人给看了，于是我把他收住院，做了一系列检查。因为肺血管病原因较为复杂、涉及科室较多，比如肺动脉高压，涉及风湿科、免疫科、心内科、心外科等。这个病我们尽量都收到我们科里，这样就是专。把所有的肺动脉高压病人收治进来后，把呼吸科等科室联系起来，成立一个肺血管病联盟中心，这样各个科都参与进来。如果查明之后是肺血栓造成的肺动脉高压，那就安排做手术。所以我觉得应以一个具体的病逐步地实施整合医学。

听众 16 整合医学讲以病人为中心。病人来医院看病是症状驱使性的，所以我大胆地说整合应该是以症状为基础的整合。前面有同行认为应以疾病为基础进行整合，但初期可能我们还不知道病人是什么疾病，所以我觉得应该以症状来整合，胸痛中心就是一个很好的范例。这种体系的改革需要医院的魄力来推动，从门诊开始，不再分呼吸科、消化科等，而以症状引领病人看病，比如呼吸困难门诊、发热门诊等。当然住院的病人需要有一个载体依托，不可能让住院的病人根据症状分类收住，还是应落实到某个科室，通过这样的方式实现整合。虽然我们很多医院都有所谓的分诊，但通常是年轻的护士在分诊，他们可能无法搞清楚病人属于什么疾病。有时候是病人自己在判断，觉得自己的症状是什么病就挂哪个科，所以我觉得整合可以以症状为驱使进行整合。

听众 17 人是一个整体，确确实实不应该这个科治一块，那个科治一块，到最后病人没治活。现在的医疗纠纷很多，但很少有医疗纠纷是出在自己本专业的，往往是心脏病病人死在了消化疾病上，实际上这就是缺乏人体系统的理念。后来我们开始每个月每个科拿出一个病，让所有的科室都搜集一些资料，把这个疾病搞清楚。刚开始医生抵触，1 年之后就基本不再抵触这件事了。慢慢通过几个病人，理念就转变过来了。实际上整合医学离咱们也不远，尤其是基层医院不可能搞那么尖，需要在精尖的基础上再做一种整合。

听众 18 我有一个病人，是肺动脉栓塞、肺动脉高压，病人年龄较大，无法做手术，经过中医治疗后病情缓解。还有一个肺动脉高压病人，是农村妇女，发生了严重的心力衰竭、房颤前来就诊，她不想做手术，结果经中医治疗后也缓解了。所以，我感觉整合医学一定是未来的方向，我们中医学特别注重整体观，注重病人，以病人为核心。我们也非常需要西医的知识，因为我们遇见急性冠状动脉综合征，需要介入手段，我们没有办法，后来就引进医生开展心脏介入。现在我们能做支架，也能处理这些急重危的病人。我希望大家在整合团队时不要忘了我们中医，我们也可以实行中西医联合查房，在许多问题的处理上中医非常有优势，比如说更年期综合征、微血管病变、阵发性房颤等，房颤在刚开始发生时，中药有非常好的效果。如果把中医整合进来，会对心血管领域的发展起到很大的推动作用。我们科的老中医共同研究了一个新药，也是整合思想的体现，通过中医活血化瘀的方法可以缓解心绞痛，由此我们开发成了新药发现确实有效。总之。在观念上做出一些新改变有利于我们更好地为病人服务。

听众19　关于整合医学，我说三点体会：第一，有的专家说以症状去整合，有一定道理。我收治过一个病人，在好多医院看过，但是看来看去效果不好。我们按冠心病收进来，治疗效果也不好，结果有一天一位实习生说，病人眉毛少，像席汉综合征，结果经会诊，的确是席汉综合征，很典型，但是我们走了那么多弯路都没有搞清楚，而从一个症状去整合考虑就确诊了。第二，我们最近看到咸阳地区首届房颤沙龙，地区医院能开展房颤三维消融的确不容易，因为需要很多部门的配合。事实上房颤要做到位也是一个整合的过程。第三，各个医院都在搞胸痛中心，主要要从医院到科室的层面上理顺，这可以明显减少"球—门"时间，病人的治疗效果也可明显改进。所以我们心血管分会的整合医学应该是以心血管的理论知识为基础，进行管理的整合、团队的整合、技术的整合，我认为这是未来的发展方向。

听众20　我有一个感觉，我们说着说着又回到了中医，为什么？因为中医讲的是整体，人不但和大自然为一体，人本身就是一个整体。而我们现在的医学是把人分得越来越细，我们不但是从一个系统去分，最后从一个疾病去分，而我们现在又要把它们整合在一起。其实中医治疗本身就是一个整体，可以不用分科，只从辨证就可以进行。我们需要有观念的整合以及对技术进行整合。此外，我认为还应该有人员的整合，把大家凝聚起来，用整体观去治疗和观察病人。

听众21　整合心血管专业委员会要对我们的整合医学进行一些指导，推动整合医学的发展。大家应该经过讨论后形成一个指导意见，来具体推动工作进行。首先我们要明确整合医学的作用，即优化、人性化、高效。其次要明确目标，我们主要需要整合的是心内科专业内的亚专科之间的交叉协调，另外，心内科和外科及其他学科需要整合及协调。我们需要对一些疾病及其并发症进行规范化、及时高效的救治，形成一个像指南一样的指导意见，便于大家去学习和执行。再者要建立一些制度和机制，包括人员怎样组成，医院怎样去管理这项工作等。具有整合能力的医生要具有相应的经历、经验，才能做这项工作。我们可以在某家医院成立一个整合医学中心，当条件成熟后，可以通过卫生行政部门来认可。我们中医院成立了痛经专科门诊、失眠专科门诊，开展了以症状为切入点的诊疗模式，这可能需要更多学科的整合。中医目前可能还要寻找与西医的整合点，这非常重要。我认为对于目前西医明确的一些疾病，中医应该做更多流行病学的研究，看看西医不太有效时，中医该如何发挥作用，如何做好中西医的结合。

对整合心脏病学发展的思考

◎陶　凌

　　说起发展整合心脏病学，可能很多人首先会想到要不要成立学会。大部分专家说要成立，关键是怎么把学会做好。我们首先应该成立一个心血管整合医学的学术组织，要在学术上有一定的影响力，具体的载体可以做心血管整合研究所、心血管整合医学病房等。还应该举办整合医学相关的学术会议或者专题研讨，或者是在国内外一些大会上设立整合病例的专场，用这样的方式形成学术的驱动力。另外，还需要编辑整合医学的专业杂志、专著、丛书等。同时，我认为还需要开展整合医学人才的培养，整合医学人才不一定是专科人才，可能是一个分诊的人才，一个看花的不一定需要绣花。我们需要一些看花的人，然后把这个工作分配到各个相关的亚专业，我觉得这也很重要，这也是人才，整合医学的人才。我们需要整合国内多学科的优质资源，成立一个医生团队，推广医学整合模式，在具体实践中不存在谁听谁的问题，因为随着知识的发展，最后发现自然而然就分到了应该分的科室，而其他科室都是配合，尤其是当我们有整合医学人才分诊时。另外，我们还可以撰写共识和指南，关于整合医学的某些疾病，一定有一些疾病是需要跨学科整合的。

　　首先我们要成立分会组织架构，下设多个工作委员会，核心委员就是工作委员会的专家，我们共同推动整合医学心内科载体的建设，如整合医学病房等。在心内科成立整合医学病房便于一个主管医生去面对多个复杂危重的病人，但又会有多个专家参与该病人的诊治。另外，医院的数据一定要共享，也就是说，虽然一个病人在心内科住院，但是呼吸科、消化科也能看到病人的资料，每个科都能看到，大家来共同诊治。如果我们还想和下级医院进行动态整合，一定要建立会诊系统，这些载体将来都能实现。关于政策的扶持，可以先从医院层面建议激励机制、利益分配机制、软件及硬件建设的扶持等；国家层面应在分级诊疗，以及本科生、研究生和住院医师的培养上加大投入等。2016年12月9日正式成立了整合心血管病专业委员会，同时还启动了首个整合医学模式指导下的医疗促进项目，都是大家认为需要多学科诊治的疾病。我选择的是心源性卒中，因为心源性卒中在中国病人数量巨大，尤其是在基层，但很多病人并没有得到很好的治疗，甚至卒中真正的病因是什么也搞不清楚，包括房颤、颈动脉狭窄等。我们觉得如果做这样疾病驱动下的整合医学模式，可能有助于这个项目尽快落地，否则我们这个学会就会浮在表面，我们现在要用一个疾病解决下一步学会落地的问题。心源性卒中一定会涉及心内科、心外科、神经内科，还有麻醉科等，因为这些病人后期还涉及手术，以及要不要做消融等，涉及很多专业的医生。希望在心源性卒中专题上有更多医生参与。如果5年之后，在某些试点地区，甚至在全国范围内心源性卒中发病率降低了，那一定是我们学会的功劳，说明我们这个学会的成立是有意义的。

整合妇科病学

宫颈癌精准防治的整合医学研究

◎马　丁

　　宫颈癌是我国常见的肿瘤，每年约有 15 万的新发病例，有两三万女性因此死亡，患病和死亡人数约占全世界的 1/3。宫颈癌是病毒感染所致，在 90%～95% 甚至更多的病例中都可以找到病毒感染的证据。目前，国际上将宫颈癌视为常见疾病，建议用疫苗进行防治。前不久我国刚刚批准了两个疫苗上市使用，一个是葛兰素史克的疫苗，另一个是默克公司的。先看一下人乳头瘤病毒（HPV）16/18 型疫苗，该疫苗的产生是以白人的研究为背景，我国感染情况与白人人群类似，这个疫苗对白人的保护程度超过 80%。我国有一个神经内分泌肿瘤较常见，它的 18 型感染率也很高。在我国 33 型也比较多，因此，应用太多国外的疫苗对我国病人的保护作用有限，需要应用我国自己的疫苗。在中国香港，不但要求女孩子要接种疫苗，男孩子也要接种。我国大概有 5 亿适龄的青少年，接种每人需 3400 元，共计 17 000 亿元，我国的医疗卫生预算难以负担。实际上有 80% 以上的妇女都感染过 HPV，但真正发展到宫颈癌的不到 1%，这个比例是比较低的。HPV 不像乙肝病毒，它的感染实际上就像是女性生殖道的一次"感冒"，大多数女性能通过自身免疫将进入体内的 HPV 消灭掉，这种感染只是一过性的，只有少数女性才会出现 HPV 持续感染。如何甄别哪些人会发展成宫颈癌，哪些人不会呢？2015 年时任美国总统奥巴马提出精准医学计划，引起全世界轰动。但我们需要在整合医学的思维下，充分考虑个体差异，才能获得个体化诊断和治疗的良好效果。

　　宫颈癌的防治有三个要素：一是早期预警，二是早期预防（定期筛查），三是早期治疗。

一、宫颈癌的早期预警

HPV 感染通过宿主发生作用，这几年我们对宫颈癌全基因背景进行研究，通过对 16 988 例中国宫颈癌妇女进行全基因组关联分析，首次发现了我国宫颈癌的遗传易感变异位点，这项研究具有重要意义。首先确定了我国宫颈癌病人中 3、6、11 和 18 号染色体有不同频率的杂合性缺失，证实了高发人群的基因不稳定区域。我们希望找到进一步的规律，已在全国筛查了 8 个家族，把相关数据收集起来建立一个模型，通过对模型不断的输入，达到令人满意的程度。我们首先在湖北五峰这一宫颈癌高发区进行了验证，结果显示测试遗传易感变异位点的敏感性达到了79.63%。我们推测这些易感者约占整个人群的 5%，把这些人挑出来，只对这 5%的人接种疫苗，将为国家大幅节约开支。

二、宫颈癌的早期预防

早期预防也就是我们说的定期筛查。目前宫颈癌的筛查采用三阶梯诊断步骤。第一步是宫颈癌的细胞学和 HPV 检测，近两年发现，HPV 检测应作为一线检查。如果为 HPV16/18 型感染，应进行第二步阴道镜检查。阴道镜检查后进行第三步组织病理学检查。有人统计，这种广泛的筛查花费巨大，我国开展宫颈癌的筛查每年投入几百个亿，虽有效果但不理想。我们现在推行的办法是把这个筛查的钱拿出来给新发病例免费治疗，这是目前没有办法的办法。我们刚才谈到绝大部分HPV 感染是可以自行清除的，大概只有 5% 的人会发展成癌前病变，这些人中最终只有那些持续潜伏感染 HPV 的人会得宫颈癌。这个过程包含了很多重要的机制。首先是 HPV 在宫颈上的直接感染，这是致病的直接原因。随后，病毒和宫颈细胞的基因组进行整合，即 HPV 整合，整合后形成持续感染；当然也有学者认为整合不是导致宫颈癌的原因，因为整合的部位与基因改变的部位不在一处，实际上我们把这个基因分出来看，它是有折叠的。真正的基因改变距离折叠开始的地方相当近。大部分人认为 HPV 在宿主细胞的整合是随机的。我们这几年做了很多研究工作，首次确定了 HPV 感染人类的特定整合位点。对 104 例宫颈癌、26 例宫颈上皮内瘤变（CIN）和 5 株宫颈癌细胞全基因进行研究，确定了 9 个高频整合位点，其中 3 个位点是首次发现。我们初步研究发现，HPV 可以破坏抑癌基因、抑制细胞凋亡，使细胞异常增殖，最终形成肿瘤。HPV 感染后有一系列的基因（$E6$、$E7$）游离出来和宫颈细胞整合，持续感染形成癌变。上述研究结果在 2015 年 1 月份发表。我们现在从两个方向开展研究：一是从病因方面，比如高危和低危型，蛋白复合物的结合模式等。研究清楚相关的病因问题，将为病毒和宿主细胞整合后怎样进行干预提供理论基础。同时，我们开始进行 HPV 的序列研究，通过测序把最客观、直观的变化揭示出来，这样对后期的干预有非常重要的作用。同时，我们在浙江建立了一个研究县，对那里 12 000 例的病人做研究，测试 HPV 整合的情况，来验证我们确定的整合位点是否能够成为下一代 HPV 精准筛查的一个方法。

三、宫颈癌的早期治疗

从 HPV 感染到癌前病变再到宫颈癌，通常要几年的时间，这就给早期治疗提供了一个充分的治疗窗。临床治疗上一般做锥切，严重者要把子宫切掉。我们希望做无创治疗，即用基因分子刀把致病基因破坏掉。我们采用三种办法，目前已经完成两种：一种称为锌指核酶，另一种叫作 TALEN 技术。相关研究已在 2014 年发表。为克服 TALEN 技术的脱靶效应问题，我们又设计了一个技术，它可以实现剪辑 HPV 致癌基因的目的。在动物实验中观察到了非常好的效果。此外，对于艾滋病，国际上有一个研究组也是用分子剪辑技术在相当一部分病人中获得了成功。

通过上述三个阶段的干预，我们取得了一些进步。精准医学目前处在初级阶段，仍有很长的道路要走。我们将探索出更多的新理念、新方法、新技术。回顾我们的研究历程，我们的工作既涉及环境、卫生，又涉及个体遗传；既涉及宏观，又涉及微观。只有把所有相关的数据、证据及研究结果整合到一起来考虑，才能真正实现精准医疗，才能更多地预防疾病，才能更好地治疗病人。这就是整合医学，防治要精准，首先是整合。

妇科肿瘤医生需要培养
整合医学素质

◎ 张师前

2004 年美国有线电视新闻网（CNN）提出一个问题：我们为什么没有打赢抗癌的战争？我们有那么多的"长枪短炮"，为什么没有打赢？实际上我翻译得比较委婉一些，其实是我们为什么输掉了。就是因为我们对于恶性肿瘤的治疗没有做到真正的整合。

我想围绕美国妇科肿瘤学会（SGO）/临床肿瘤学会（ASCO）新出台的指南重点谈一谈妇科肿瘤的新辅助化疗（NACT），也就是先期化疗的相关问题。对于晚期肿瘤来说，是否采用先期化疗是有条件的。在 SGO/ASCO 指南出台之前，对于无法获得满意的初次肿瘤细胞减灭术（PCS）或身体一般状况无法耐受直接手术的病人可以考虑进行 3 个疗程先期化疗后再行手术。美国国立综合癌症网对于Ⅲ期或者Ⅳ期不适于直接手术的卵巢癌病人，可以考虑先期化疗，建议由有经验的医生来评估。国际妇科肿瘤学会的建议是，若 PCS 无法获得满意效果，可以考虑采用先期化疗联合中间性肿瘤细胞减灭术（ICS）。英国国家卫生与临床优化研究所认为，无论手术联合化疗还是先期化疗联合手术，手术的目的都是要做到肉眼无瘤。中国的状况怎样呢？现在我们有不少医疗机构在尝试运用先做先期化疗，再做手术。这主要是出于以下几点考虑：一是缺乏真正有经验的妇科肿瘤医生，医生能力不够；二是我们比较关注短期内的治疗效果；三是医生担心无法获得满意的 PCS，并为了避免联合脏器切除等较大的手术。

在这种大背景下，我们该如何进行决策？就像郎景和院士所说的第一是决策，第二是决策，最终还是决策，决策占了 75%。于是 SGO/ASCO 组织了 70 位专家基于先前的 4 个试验，进一步开展有关先期化疗的研究。这 4 个试验是欧洲的 EORTC55971 试验、日本的 JCOG0602 试验，以及 CHORUS 和 SCORPION 试验。这

4 篇文献当中的 2 位作者参与了 SGO/ASCO 指南的制订。该指南有 5 个核心内容：①所有Ⅲ期和Ⅳ期病人必须由妇科肿瘤专家来评估。②临床评估手段包括盆腹腔 CT 和胸部影像检查，以 CT 为首选。③存在围术期并发症高危因素、高危可能性大的病人应该接受先期化疗。④适于进行直接手术、完全可能切除病灶时，先期化疗和直接手术都是可行的。但有一个附加条件，经过充分评估，病人能够耐受手术，手术者的技能可以做到无残留（R0）时，更推荐直接手术而非先期化疗。⑤在做先期化疗前，必须要有组织学的证据。

当我们面临一个妇科肿瘤病人，有腹水，需要进行临床评估，这时我们需要考虑：①指南的适用范围；②体能状态评估基于哪些准则；③临床评估的手段有哪些；④评估的流程如何制订。

1. **指南适用范围**　首先必须是上皮性卵巢癌病人；其次强调妇科肿瘤医生的决策地位；再者对于可疑的上皮性卵巢癌病人，必须由妇科肿瘤医生治疗。

2. **体能状态评估**　一个是美国麻醉医师协会推荐的体能状态评分标准，分为 1~6 级，推荐可耐受手术为 1~2 级；另一个是美国东部肿瘤协作组体能状态评估标准，一般认为活动状况为 3~4 级的病人不适宜进行化疗。

3. **临床评估的手段**　作为一个妇科肿瘤医生处理病人的时候，首先是病史的采集，病史的采集包括妇科检查、盆腹腔超声检查、肿瘤标志物测定、影像学检查，以及腹腔镜评估。影像学检查着重强调在确定是否进行先期化疗或选择 PCS 时必须包括胸部或盆腹腔强化 CT。PET-CT 对累及膈下和小肠浆膜面的肿瘤检测准确性更高。全身 MRI 弥散加权序列能够较为准确地判断腹膜受累。PET-CT 和 MRI 都不能用以指导可否进行 PCS，所以 CT 是必做的，MRI 是在经济条件和医院条件允许的情况下推荐做的。腹腔镜分级评估，有 7 项内容共 14 分。按照分级标准，晚期卵巢癌要做腹腔镜探查，小于 8 分时可以做 PCS，大于 8 分时做先期化疗 3~4 个周期，然后根据实体瘤疗效评价标准（RECIST）评判疗效。

4. **评估的流程**　上述的影像手段并非所有的都要开展，或许一些医院还没有条件开展腹腔镜评估。超声检查、体能状态评估之后，先做 CT，再结合病人的体能状态评分，看是否存在手术的高危因素。如果存在，就选择先期化疗，先期化疗前要进行活检；如果不存在，评估后病灶小于 1cm，可以直接先期化疗或者 PCS；如果有高危因素且病灶大于 1cm，则不适合做先期化疗。其他情况：①最大转移瘤小于 4.5cm，或者肿瘤分期Ⅳ期、最大转移瘤大于 4.5cm。②适于 PCS 完整切除病灶者，先期化疗或者 PCS 均可选择。③所有病人无论是先期化疗还是 PCS，肿瘤残余病灶的大小是预后的重要因素。④体能状态能够接受手术，如果医生没有把握，不能够达到病灶残余小于 1cm，推荐选择先期化疗。此外，还有一些补充的建议：首先是评估时需要活检，但有的医院常常做不到。可用替代的办法，未做活检，但 CA125/CEA 的比值大于 25 也可以；如果比值小于 25，要做排查，排查胃肠道的转移肿瘤。其次是化疗方案，一般采用铂类联合紫杉类药物化疗，该方案可能并非先期化疗唯一的选择。3 个疗程后根据 CA125 的水平判断，一般安排 3 ~ 4 个疗程。在化疗过程中，一定会有病人出现原发耐药问题，这种病人要选择与铂类和紫杉类无交叉耐药的二线药物。手术作用微乎其微，不常规推荐，除非以缓解症状为治疗目的。如对替代化疗有良好反应，要慎重使用 ICS。

中国病人遵循的首先是我们的指南，SGO/ASCO 指南能否真正落地生根，会不会引起有技误施，会不会阻碍手术技术的发展（化疗一做问题就解决了，于是懒于手术），这是我们要思考的一些问题。我的回答非常坚定，先期化疗不是也不应该处于高质量外科手术的对立面，不应该因为先期化疗降低我们对技术的要求。我们说指南有时候会撒谎。指南就像美女身上的比基尼，露出的部分引人遐想，而没露的部分才是最重要的。没有露出的部分是什么？一是先期化疗后的化疗疗程未明确回答。二是先期化疗评估的标准模式远未统一。三是 IP-CT/IV-CT 方案（IP：伊立替康 + 顺铂，IV：伊立替康 + 长春新碱，CT：环磷酰胺 + 紫杉醇）在先期化疗中的角色如何平衡。四是非化疗剂能否担当先期化疗的重任。这四个问题在 SGO/ASCO 指南中并没有回答，如果说指南能够回答第二个问题，那后续的问题会迎刃而解。所以说这个指南目前对我们来说，为临床提供了依据，但需要完善的地方还很多。

如果我们在指南选择上错了，停止就是进步。如何甄别和选择指南非常重要，必须采用整合医学的方法，全面分析思考问题，因为治疗的目的是把病人的总体生存期和无进展生存期尽量与我们的理想拉近，不要因为我们走得太远而忘记为什么出发。

宫颈癌手术选择中的整合医学思考

◎陈春林

本文主要谈谈中国近 10 年宫颈癌手术治疗的现状及对未来手术发展方向的思考。我国宫颈癌过去 10 年的发病高峰年龄是 40～49 岁，但也有小于 30 岁甚至更年轻的病人。对宫颈癌的手术治疗，经腹的手术比较多，2014 年经腹比例达到 59.3%，这个数据可能不够全面，总的趋势是还在增加。做宫颈癌手术第一是在综合医院，第二是在肿瘤专科医院，第三是在妇幼专科医院。经阴道手术各地的实施情况有所差异，重庆做得比较多，其他地方少一些，尤其是安徽，这个手术在安徽已经彻底消失了。在手术类型方面，广泛性子宫切除（RH）应用比较广泛，改良广泛性切除术（mRH）越来越少。以后的宫颈癌手术该怎么做呢？

1. **盆腔淋巴结切除** 数据显示，即便是 II 期宫颈癌，转移率也不足 30%。但 70%～90% 的病人都在切除盆腔淋巴结，这有点像古代刑法中一种很残酷的方式——陪杀，实际上我们做的事情就有点像陪杀，滥杀无辜。宫颈癌淋巴结转移不影响临床分期，我们能不能把该切的切了，不该切的不切。什么样的能切，什么样的不能切，要用对方法。我们的团队尝试用数字化手段来解决这一问题，有一定的准确率，但该方法是以淋巴结 ≥10mm 为标准的。我们在 38 例宫颈癌病人中重建了体盆腔淋巴结数字化三维模型 461 个，38 例病人中怀疑有转移的是 24 例，转移的淋巴结有 52 个。数字化方法显示的灵敏度和特异性很高，阴性预测值高达 92.67%。其次就是基于前哨淋巴结的选择性切除，能不能把前哨淋巴结和术前重建结合起来，降低手术的风险。

2. **保留盆腔自主神经的广泛性子宫切除术**（SNSRH）   RH 术后盆腔器官功能障碍的发生率为：下尿道功能障碍 39%～61%，便秘等 10%～50%，外阴性交痛等 60%～93%。RH 术后的 5 年膀胱功能障碍发生率很高，这是一件非常痛苦的事情。此外，直肠功能和性功能也会受到严重影响。数据显示，SNSRH 术后膀胱功能好于 RH 术后。有很多因素会影响膀胱功能，神经因素只是其中一部分，但不管怎样，我们的经验显示 SNSRH 术后的效果还是比较好。对于直肠功能也比较好，但在性功能障碍发生率上，SNSRH 与 RH、mRH 无明显差别。我们 5 年的统计资料显示，这 3 种手术方式均对生存率没有影响。

3. 广泛性子宫切除术中宫颈周围韧带的个性化切除 恶性肿瘤手术的标准是距离肿瘤边缘 3cm，我们应该考虑是否需要切得那么大，能不能个体化的切除，该切多少切多少。

4. 手术导航 我们已经做了七八年的手术导航，所有的手术都不是按照教科书上的解剖来做的，因为教科书上的解剖都是画出来的。我们研究后认为，相对安全的腹腔镜穿刺点包括：脐孔上 2cm、左 2cm，该处对应大血管的概率为 19.49%；脐孔上 1cm、左 2cm，该处对应大血管的概率 27.00%。

总之，在宫颈癌手术的选择中，我们需要用整合医学的方法综合考虑病人的各方面情况，这样才能运用新理念、新技术、新手段从病人的整体开展治疗，提供高质量的手术。

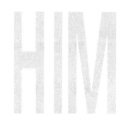

互联网助力整合妇科病学实践

◎ 龚晓明

互联网影响到我们每个人，到底它可以做什么，未来怎样改变生活，这是我们都在思考的问题。医学加上互联网，会带来哪些变化呢？我想从以下四个方面谈一谈：一是互联网和信息获取，二是医疗模式，三是大数据和医疗，四是人工智能和医疗。

过去20年互联网对世界产生了很大影响。记得2002年我在妇产科的学术会议上，问多少人有电子邮箱，那时候还不到1/10；而现在我问这样的问题会显得十分可笑。过去十几年，中国的互联网发展速度非常快，它给我们的生活和工作带来了很大改变，医生在这个过程中也有深切感受。

在信息获取方面互联网提供了极大便利，使我们可以方便地获取大量的信息。现在大家获取专业知识的途径和渠道和过去完全不一样。十几年前医生主要通过学术会议或者期刊，或者与同行交流来获取。而今天更多的渠道会是互联网，可能更多是手机上的微信或相关应用等。我觉得互联网中的引擎技术、专业网站、社交工具，以及一些软件等，对我们的改变非常大。十几年前讲互联网和医学的时候，这些东西对我们都比较陌生而新鲜，而现在不用讲大家都在用。通过互联网我们可以进行文献的检索，而我们怎么获取标准的文献，互联网有渠道，这些渠道现在对很多人来说都不陌生，医学信息的获取已经成为每个医生应该学习的一项技术。举例说明，像世界卫生组织的生殖健康图书馆，它是完全免费开放的。我自己做的工作实际上是创建了一个网站（ObGynnet），这也是对妇产科领域有帮助的一个网站。2001年我还是一个住院医生的时候，就创建了妇产科行业的专业网站。现在过去16年了，很多人都知道这个网站，通过这个网站改变了专业医生学习的方式。这些年我们不断尝试来帮助大家更快获取专业的知识，并做一些技术方面的提高。我们搭建的实际上是一个平台，在上面唱戏的是很多专家及同行，大家共同参与整个互联网的知识体系，让互联网改变我们学习的模式。互联网整合医疗，会让医学教育变得非常方便。这些年我们一直尝试做信息的分享，做了很多类似于互联网课程的内容。过去大家只能在一个会议里面进行学习，现在毫无疑问可以在家里打开电脑或者手机就可以学习。近两年我们也尝试通过微课堂的方式直接在微信上进行知识的分享。总之，对于专业人士来说，互联网可以改变我们学习的模式和学习的方式。

移动互联网的出现使学习的模式又发生了快速的改变。中国在移动互联网领域一直走在世界的前列。我们的医学跟西方国家相比，还有差距；但在软件和互联网层面，我们国家处在比较领先的地位。现在智能手机基本普及，大家更多通过微信跟同事或好友进行信息分享。对于医生来说，移动互联网可以做的事情非常多。我现在用手机的信息软件获取病人的信息，和病人进行沟通与交流。以前病人只能到医院跟医生进行面对面的沟通，现在完全不一样了。所以第二个要做的就是医疗模式的改变。

对于互联网医疗模式的改变，大家如果亲自去应用，会感觉不一样，这一点我深有感触。我无意中很早接触到互联网，开始并没有想利用互联网做什么，但在具体使用过程中确实发现我和病人之间的关系发生了变化。讲到这，我想说说我们国家的医疗现状和医疗模式。现在的医疗是大家都不满意：医生不满意，病人对医疗也不满意，病人到医院去面对医生时的体验非常差。国家和政府对于整个医疗行业还是需要进行改变的。我们要思考中国医疗最终的问题在哪里，我思考了好多。目前的问题在于我们的医生没有主动权，我想现在医疗的改革很大程度需依赖于医生的流动。如果医生不流动起来，很难让医疗服务市场满意，让老百姓满意，让医生满意。在流动过程中，大家考虑更多的是困难，为什么医生不愿意出去，为什么医生离开公立医院后会担心？我走的路跟很多西方医生所走的路有点像，他们会在一个医院里面做培训，然后做专科的训练，然后再到另外的学校做培训。在我们的医生流动过程中，可以说百分之七八十的医生愿意在公立医院，医生一旦离开公立医院的体系，就面临没有病人的情况。我们成立了自己唯一的品牌后，这也是我们很多专家面临的问题。那么互联网能给我们什么帮助呢？我和大家分享一下自己的经历。很多人说我在互联网上很活跃，开始活跃的时候我没有想要干什么。我们尝试用一些网站来吸引病人，我帮着做一些病人的随访和门诊工作，做着做着，我在网站上的排名就变成了全国第一。2008年后我在门诊的病人结构发生了根本性改变，那时我的病人95%以上都来自互联网预约的病人。10年前刚有微博的时候，大家就是玩一玩，都是发一些吃喝拉撒的事情。直到2012年，我发了一篇微博文章被很多人转发，我突然发现我能影响非常多的普通百姓。现在我微博的粉丝已经逐渐成为我很重要的病人来源。这个时候，你会发现你在外面（体制外）会不一样。我跟很多医生说互联网对我们而言是思想理念的改变，需要做的就是主动拥抱互联网。每一个医生应该重视自己的品牌，互联网可以帮医生做一个很好的品牌。2013年，在我们妇科门诊病人的构成中网站来源的占了很大一部分，自媒体的也有。现在我是完全自由职业者，很多病人看我写的科普文章后来找我。讲到互联网跟医生的平台，我们核心的理念是要拥抱它而不是拒绝它，拒绝说明你对自己不负责。在医院里面有人教你看病，有人教你做手术，有人教你做科研，唯一没有人教你做的就是做市场和平台，这是需要每位临床医生考虑的。好大夫网站也好，微信公众号也好，都应该成为我们主动拥抱互联网的一种形式，只有拥抱了才有更多的机会，只有这样，医生的流动才能够成为可能。我在微信公众号上面对的很多是科普工作，因为它可以影响病人的观念甚至可以影响同行的观念。

第三个方面是大数据和整合医学。大数据是什么？其实大数据就是海量数据，我们平时做抽样调查或者做一项临床试验，都是在做抽样的记录。但是大数据是海量数据，过去这项技术没有电子化的支持很难做。大数据和整合医学是什么关系？给大家分享一个前不久发生的事情，也是会在大数据的历史上被很多人分享的案例。在谷歌搜索引擎上发布了禽流感的数据，在有了互联网大量数据的累积之后，便可以为我们的临床决策支持提供很多帮助。基于大数据的研究非常有价值，医院里现在如果普遍采用电子档案和电子化大数据后，这些数据以后也会成为对临床有帮助的数据。

最后是人工智能和整合医学。前段时间阿尔法狗战胜世界围棋冠军，可能大家觉得这项技术离我们医学很遥远。人工智能最典型的应用就是在谷歌的汽车驾驶上，自动驾驶的汽车在他们的测试领域已经跑了200多万千米。这个安全的数据告诉我们，未来开车不需要司机，装有人工智能的汽车就可以实现这样的技术。大数据和人工智能在其他领域也已经看到了潜在的应用前景，比如图像识别等。百度利用大数据加人工智能研发能够模拟医生为病人答疑解惑的技术，这项技术目前没有发布，但过一段时间或许就有类似的、可以部分帮助医生工作的技术。还有IBM Watson（一种认知计算机系统），它可以把发表的数据进行整合，然后告诉医生针对这个疾病最有利的治疗方案是什么。我曾跟北京一些专家探讨，他说只要你帮我把有特征的图片进行识别，我就可以把你的图片经过反复的读取整合后做出一个智能的诊断。所以我们在图像领域里面，可能最先从这些技术中得到帮助的领域是病理科和放射科的医生。当然，人工智能总是不如人，特别是对于医学这个特殊领域，医生一定是临床医生，离不开与病人面对面，但是人工智能可以帮助我们整合资料、整合分析，整合会助临床医生一臂之力。

浅议医学中的宗教与人文

◎张建青

整合医学包含了所有医学人文的内涵，医学中涉及的宗教问题实际上也属于医学人文的内容。在整个西北地区，少数民族比较多，对医生而言，对宗教有所了解，学习一点宗教知识，对我们自己和我们的服务对象都有积极的意义。

虽然大家都认为医学和宗教属于不同的社会领域，医学是科学，宗教有的人说是迷信，迷信和科学怎么混在一起？很多医学院士讲过，现在的医学越来越不让人喜欢，尤其是大众对医学越来越不能理解了。虽然原来不能治的病现在能治了，平均寿命比原来高了，健康水平达到了历史上最好的水平，但医生却越来越不被尊重，甚至被杀，这可能和医学的走向与模式的偏差有关系。医学的本原是什么？是人文。如果我们单纯学技术，单纯懂得医疗技术，懂得医学科学，而不懂得医学人文，那永远不是一个好医生。

回顾医学的历史，无论是西方还是中国，都经历过一段巫、医合流的共生时期。在人类发展早期，由于人类认识自然、改造自然的能力较低，认为疾病是神灵的惩罚或是邪恶神灵的附身。疾病的治疗也是通过巫术祈求神灵保佑或者驱除神灵完成的，例如，古人的钻颅术。由于在西方和中国都有这样一个过程，所以在那个时候，求助宗教文化的力量还是很有价值的。人类从石器时代进入青铜器时代，医学的实践增多了，随着经验积累，逐渐从巫术的治病方法中走出来。世界各大宗教开始兴起，在医学科学不发达的时候，以宗教为主体的医学人文占据了主导地位。无论是伊斯兰教还是道教和佛教，都要懂得一些医术，包括宗教教义的传播，都是以医为载体的。这一时期被称为神灵主义医学模式阶段。

接下来我们看一下宗教对医学有什么影响。先看积极的影响。一个是古老的犹太教，《圣经》里面有《旧约》，看过的人都知道这里面有预防医学的知识，它对早期的公共卫生有积极的贡献。基督教的《圣经》和伊斯兰教的《古兰经》中都有关于身体洁净和饮食等方面的内容。宗教对人和社会的方方面面都有约束，告诉人们该怎么生活，哪些是营养的，哪些是干净的。当然在这一期间，医院还不太发达或者还没有医院，生病以后，大家都去宗教居所（尤其是基督教的教堂和伊斯兰教的清真寺）求神保佑，神职人员给他们一些草药，慢慢地治病且效果比较好，于是就往医方面发展，这些神职人员会种一些草药，渐渐地宗教居所就成了医院的雏形。其间，神职人员之间要讨论怎么治病，这就是医学院的雏形。基督教的文化里面有心理学和医学方面的内容，尤其是心理学，它让大家提升治疗疾病的信心。现在基督教的牧师仍然要求病人要有信心：你的病能好，上帝一定能治好你的病。这样会调动病人机体的正向能力。

基督教世界的初期医院最早是 13 世纪在巴黎建立的。而伊斯兰教的教义里面强调讲卫生，因此回族的生活起居中有很多比较科学的东西。说到讲卫生我觉得民族之间的相互影响是很大的。以青海为例，有藏族、汉族、回族、撒拉族等杂居在一起的地方，其他各民族家里的卫生情况跟回族差不多，都比较干净。公元 9 世纪时，伊斯兰医学认为健康是身体、心灵、灵魂三方面的和谐。这和上世纪 70 年代恩格尔提出的"生物 – 心理 – 社会"医学模式差不多。所谓的灵魂层面就是宗教信仰的层面，我们发现一个现象，有宗教信仰的人和没有宗教信仰的人如果受一样的伤，有宗教信仰的人好得快，所以说有宗教信仰的人抗病能力是很强的。作为医生我们可以不信仰宗教，但必须尊重宗教。我在青海农村当乡村医生的时候经常碰到喇嘛，我们出诊时喇嘛在那儿念经，喇嘛出来跟我们打招呼，说我们两个共同努力。当时我不理解，觉得他在讲迷信，后来我觉得这确实对病人是有用的，因为病人在心理上是相信的。

中医理论很多是哲学概念，阴阳五行便是从道教哲学发展起来的，所以道教和医学有关。佛教是从印度传过来的，它也和医学分不开。藏传佛教与医学的关系更加密切。最好的藏医是寺庙出来的活佛，寺庙里面有医学院，一般的小喇嘛都要学医。学得好可以往这个方向发展，主要以治病为主，这就是藏医的雏形。藏医没有跟宗教分离，我个人认为藏医现在达到了医学的较高境界。医生的最高境界是什么？当然是把病治好，而有些疾病即便没有治好甚至病人死了，家属仍然感谢你，这是一种更高的境界。藏医在治疗疾病的同时，还调整病人的心理，引导他的灵魂，病人死的时候给他念经，所以他家里的人也非常感谢，这是医学人文的力量。现代医学在这方面是有差距的。另外，西医的传播是跟宗教有关的，基督教进入中国才把西医带进来，开始创办的医院叫教会医院。最早的西医院校是中山医学院（当时叫博济医学堂）。著名的北京协和医院最早不是教会医院，后来变成教会医院。很多著名的老牌医院基本上都是教会医院，为我们培养了很多的西医人才，早期的一些医学书籍及我们读的很多著作，都是教会医院的医学大家写的。

第二个方面是消极的影响，甚至说是非常不好的影响，这也成为了医学发展的绊脚石。中世纪的欧洲处于黑暗时期，那时宗教统治一切，把科学打压得很厉害，有很多科学家被处死。新教创建以后，欧洲出现文艺复兴。实际上西医的发展就是从 16 世纪文艺复兴开始走上以实验为基础的科学之路的，西医因此取得了长足的发展。19 世纪下半叶解决了消毒问题、麻醉问题、手术问题，20 世纪抗生素问世，慢慢把其他民族的医药压下去了，就拿中医来说，至今还有很多学者建议废止中医。

医学为人类的生存与健康提供理性的知识力量。我们要知道，既然学了医，就是非常神圣的。病人来了，他可以把隐私告诉我们，把生命和健康托付给我们，这就是仅次于神的职业。我们要珍视病人对我们的崇敬，我们要考虑怎样为病人真诚服务，这是人文精神的救赎，我们要把人文精神重新提起来。

此外，我还想介绍一下我们的一些特色做法。首先，我们提出来"和顺精准医疗"，我们提的这个精准医疗和奥巴马提的精准医疗是不一样的，我们提的是大的概念，把整合和精准两个结合起来。所谓的和顺就是顺着我们机体的抵抗力，顺着我们身体的康复力和恢复力治疗疾病，这就叫和顺精准医疗。其次，我们还办了几个医学文化博物馆，包括医学历史馆、监管医学馆、国医药馆等，可以让病人和家属及社会上的人免费参观，旨在让他们理解医学、了解医学，医患关系就容易和谐了。再者，我们提出来民族多元化、文化多元化、宗教多元化三个论坛，比如佛教文化与医学人文论坛、基督教文化与医学人文论坛、伊斯兰教文化与医学人文论坛，让大家相互沟通了解，起到了非常好的作用。另外，我们医院还有三个宗教室，曾经请过三百多位活佛来这里念过经。我写过一句话"清正爱和真"。后来我还加了一句话，在宗教信仰地区，如果不了解老百姓信的什么宗教，病人信的什么宗教，不了解风俗习惯，这个医生是不合格的，因为你治病时没有给他们调试心理。我们要了解他们的风俗习惯，我们要利用医学的复式平台，创建民族团结、宗教宽容、社会和谐。对于每个国家、民族和阶层，唯独医学是通用的，这个平台很大，可以做很多事。我觉得整合医学对医院非常有好处，这其中当然包括人文关怀。我和宗教人士关系很好，我们现在提出来让宗教为社会服务。我们那里的藏族同胞看病之前要请活佛算一下看去哪家医院比较好，我跟活佛把关系处好，得到他的信任，他肯定就会介绍到我们医院来。涉及医疗纠纷的问题，我们很多也都是通过宗教人士调解的，所以我们医院基本上没有特别暴力的事件。

宗教不是迷信，宗教是人类文明和文化传承的载体，有深厚的文化内涵，是人文精神的重要内容。在医学回归人文的时代，在少数民族信仰宗教地区，医务人员需要了解宗教文化，学习宗教文化。我们可以不信宗教，但我们是在少数民族地区的医务人员，我们必须尊重宗教，不能抵制和回避，更不能诋毁。

中国传统医学体系与整合医学

◎董竞成

在中国传统医学领域，存在许多不够准确的观念与认识，影响其发展，至今我们还面临这样的困惑，比如什么是"中医"，什么是"中国传统医学"，什么是"传统医学"，什么是"民族传统医学"，什么是"现代医学"，什么是"西医"，以及如何正确认识传统医学，等等。这些困惑造成的问题显而易见，大到对中华民族的认同感，中到学科的界定，小到病人的诊治。因此，我们有责任逐渐认识和消除这些困惑。众所周知，传统医学往往是古典哲学、临床经验和区域性文化的混合体，有些传统医学带有一些宗教色彩，而各民族的古典哲学常常是构建其传统医学理论框架的基础。因此，深入思考中国传统医学的哲学基础及基本框架具有重要意义。中国传统医学是中华民族在长期实践中，不断积累而形成的古典经验医学体系，是中国各民族传统医学的统称，兼容性与国际化是其重要特点之一。因汉族人口最多，文字产生最早，古典哲学相对成熟，历史与文化较为久远，相应的汉医体系更完美，临床实践更丰富，持续传承数千年使发展脉络相对清晰，汉医在中国和世界的影响最大。1840 年第一次鸦片战争以后，中国国门洞开，所谓西方的东西不断涌入，进来的雨伞叫"洋伞"，进来的医学叫"西医"，进来的火柴叫"洋火"，进来的动画片叫"西洋镜"。从外面进来的东西要么前面加一个"西"字，要么加一个"洋"字。我看现在所有加"西"字的都摘掉了，还有两个东西没有摘，一个是"西医"，一个是"西服"。任何东西要深入思考，创造新概念非常重要，但对于老概念的梳理精确化也非常重要。组成中医的各民族传统医学自成体系又各具特点。汉医在春秋战国已确立理论体系，以阴阳、五行等古典"中国哲学"概念作为理论框架，并体现其整体性与动态性等。汉医注重吸取其他民族医学精华，在近现代以"中西医结合"方式吸收现代医学长处，以脏腑经络等为病生基础；古代的代表人物是华佗、张仲景等，代表著作有《黄帝内经》

《伤寒杂病论》《本草纲目》等经典；注重整体观念、辨证论治等，以望、闻、问、切四诊合参，创立了汗、吐、下、温、清、和、消、补等八大治法，根据君、臣、佐、使原则组方。以汉医为主的"中医"正逐步产生世界性影响，丰富了现代医学文明。

但是，我们的眼睛里不能只有汉医，我们国家是多民族国家，有些民族文化比较发达，比如藏医，藏医有2500年左右的发展史，以阴阳、四元学说为理论框架，以云登贡布等为代表人物，代表著作有《四部医典》等，藏医重视五脏六腑并以此为中心，由3大因素［"隆"（气）、"赤巴"（火）、"培根"（水和土）］、7种物质、3种排泄物、360块骨头、9大孔窍与黑白脉组成。藏医学伴随着佛教的发展而发展，受到藏传佛教很深的影响。在藏区一些大的寺院，一般都设有专门传授医药学知识的"曼巴扎仓"（藏医学院）。藏传佛教的高僧活佛一般对藏医药学都有很深的造诣，在藏医经典著作《四部医典》的曼汤（医学挂图）中所载的历代名医中就包括五世、十三世达赖喇嘛及印度佛教的传播者——莲花生大师。藏医除了对印度、尼泊尔等国的传统医学影响较大外，目前也产生了一些世界性的影响。深受藏医影响的蒙医有2000多年的历史，13世纪初开始快速发展，18世纪形成独特体系，也以阴阳、五行、五元学说为理论框架。13世纪藏传佛教开始流传于蒙古地区，寺庙成为传授和实践藏医学的重要场所。蒙医先贤们把学到的藏医理论与蒙医相结合，推动了蒙医学的发展。蒙医以罗布桑丹津扎拉桑等为代表人物，代表著作有《四部甘露》《蒙药正典》《方海》等，对人体解剖认识也较深刻，除常用问、望、切诊外，还重视按、闻、嗅之诊察方法，同时重视尿诊与疾病寒热之辨别。维医成医于约公元前4世纪，以古希腊哲学的气质论与体液论等为理论基础，同时吸收了阿拉伯医学和"汉医"的精华。以拜德热丁·苏皮阿訇等为代表人物，代表著作有《验方锁要》《哈孜巴义药书》等，对人体解剖认识较深入，除重视四诊外，还将尿诊、观察大便、痰诊另立诊法。苗医有巫、医合一，兼具神学、巫术之特点，同时深受汉医影响；解剖学知识比较薄弱，把一切疾病归为冷病、热病两大类，冷病热治、热病冷治，治法较丰富，组方有配单不配双和三位一体两个特点。傣族传统医学也有2500多年历史，中世纪之后，以古代唯物论和具有朴素辩证法思想的南传上座部佛教哲学思想为核心。回族传统医学成医于公元13世纪，以人天浑同与整体思想为主导，以元气与阴阳七行学说为基础。

综观中国各主要民族传统医学的基本概念、成医时间、哲学基础、代表人物、代表著作、解剖、生理、病名、病因、病机、诊断、治则治法、组方用药特点等方面并比较之，可以发现它们在诸多方面有很大的相似性，均符合经验医学发展的规律，它们当中又以"汉医"最为完整和成熟。

中国传统医学的发展历程与西方近现代医学迥然不同，它始终围绕病证诊治和解决病人眼前的实际问题这个中心，集中所有智慧，并借助古代朴素唯物主义哲学，建立了以"阴阳五行学说""脏腑学说""体液学说""气质学说"等为核心的理论体系。这个体系特别是"中医"体系和其所体现的"中国哲学"一样，代表了当时世界经验医学与哲学形态的最高成就。当然，在这个过程中，很难发现以还原论为基础的理论科学和基础科学研究的踪迹及其所做出的贡献。古代朴素唯物主义哲学的共同特点就是不能将自然界多样性统一抽象为客观物质性，而是用形象化的、具体的物质或运动形式来描绘和解释现实世界的图景。用一种、两种或多种物体及其运动方式来解释大千世界，形成了一元论、二元论和多元论。这种哲学理论多样性无论是在古希腊还是在同时期古代中国的许多民族传统文化中都存在。值得注意的是，无论是"汉医"还是前述的其他传统医学在其构建理论体系时几乎都不约而同地选择了多元论。"汉医"和蒙医等采用的是五行学说，维医、藏医等则采纳四元学说，对比一下五行和四元学说等的本质，不难发现两者的相似性大于差异性。古代多种民族传统医学之所以都选用多元哲学，是因为它可以提供形式化的动力学模型，而一元论、二元论由于过于抽象而难于在自然科学领域得到具体的应用，也就是说多元论不仅提供了哲学思想，同时也提供了构建多种民族传统医学理论体系的框架。"汉医"之"脏腑学说"古称"藏象"，意指"脏藏于内，而形见于外"，这表明受制于时代的特点，"汉医"脏腑学说是从机体外部表象入手构建的唯象理论，而非以机体内部脏腑解剖、生理等构效关系形式建立的。各民族传统医学大都在唯象基础上构建理论，反之又用唯象理论等将经验抽象化、规范化，从而使零散经验在统一的古典唯象理论中整合，形成各种学说，以使经验医学得以保存、发展、交流和传授。脏腑学说、体液学说正是以这种方式构建，前者（"汉医"）用肝、心、脾、肺、肾替换木、火、土、金、水，脏腑被赋予五行的基本功能与属性，脏器之间也被赋予五行之间的动力学关系，这样，此种脏腑结构、功能与关系就成了人体组成与功能的基本模型，一切病理生理过程都可从这个模型功能状态变化中得到描述与解释。维医则是用血液质、黏液质、胆液质和黑胆质四种体液替换四元学说中的火、气、水、土，同样也将四种元素的特性及相互关系引入体液和体液之间，通过体液的比例、分布和质量变化情况模拟与解释人体各种病理生理过程。从理论价值看，脏腑和体液学说之间差距不大，二者都属于朴素的唯象理论，均有朴素整体观、平衡观、病因观、病理观和预防观。不仅如此，传统医学的治则、治法，传统药物药效描述与疗效确定等也分别被纳入以脏腑学说、体液学说等为核心的统一的理论体系中，并因此实现病、证、理、法、方、药的一体化。

借助临床实践和古典哲学等构建的中国传统医学，本质上始终是世界上最先进的经验医学。其庞大体系中充满逐渐被现代医学认同的技术与经验，也蕴含预示着医学某些未来发展的方向和面貌的胚芽；同样，带有时代和文化烙印的朴素甚至错误认识也俯拾可见。因此，就整体而言，中国传统医学基本结构主要由以下三部分组成，即已和现代医学达成共识的部分、不自觉地领先于现代医学的部分和需要重新认识或加以摒弃的部分。这就是我提出的关于中国传统医学结构的

"三分法"。新中国成立后，"中医"和"西医"的发展均进入新阶段，随着现代医学影响的日趋加深，特别是始于上世纪 50 年代末的"中西医结合"的发展，使中国传统医学特别是"中医"的一些理论、治则治法、方药等的现代科学内涵得以部分阐明，中国传统医学结构也日趋明确，其中一个组成部分，就是所谓已和现代医学达成共识的部分，涉及中国传统医学基础和临床的许多环节。关于若干中医理论与重要概念的共识：①汉医对肝脏解剖的认识。汉医对肝脏的重量、位置、毗邻、结构分叶都与现代医学相近。②汉医对肝脏功能的认识。肝藏血，直到十八九世纪，现代医学才发现这个现象。肝开窍于目，与现代医学关于肝内维生素 A 缺乏，可导致视力下降；肝内肝细胞生长因子升高，导致视网膜病变、视力下降等认识相同。沈自尹院士的研究表明"肾虚证"与现代医学的早衰或衰老性变化相关。陈可冀院士关于活血化瘀治疗冠心病等的系统研究，早已获得"中医"和现代医学领域专家的一致认同。许多"中医"古方所能主治的病证，基本可以等同于现代医学目前所能认识的某些特殊疾病或状况。许多中药单药或组方均有较好疗效，且千百年反复使用疗效稳定，随着现代医学的发展，这些中药作用的环节日趋明确。在青蒿素发现之前，药理学界认为抗疟药的设计，首先要从含氮的杂环开始，而青蒿素结构的发现，推翻了这种结论，这些均对现代医学产生了较大影响。比如"麻黄治喘"，现代研究表明：麻黄所含主要组分麻黄素等属于生物碱类物质，是拟交感神经药，作用于 β-肾上腺素能受体。而洋金花平喘止咳解痉功效的基础，部分来源于所含的胆碱能受体阻断剂东莨菪碱等。当然，此种所谓"已和现代医学形成共识的部分"在以"中医"为代表的中国传统医学的外科、骨伤科领域更是比比皆是。

第二部分就是不自觉领先于现代医学的部分。中国传统医学是建立在经验基础上的实践医学，理论体系主要借助古代朴素唯物主义哲学而构建，大都采用"辨证论治"的诊治方法，运用天然手段治疗疾病，强调疗效，不强调与同时代科技发展相一致。不同于现代医学以"自然不能被认证就不能被征服"观点为基础，强调还原论，要求与同时代科技同步前进，这就使中国传统医学除了古老、朴素的特征外，也可能具有不自觉地超越时代的认识。以理论思维为例，中国传统医学在此方面对现代医学始终有所引领，如"中医"有"人与天地相应也"之说，这是机体与环境的统一观。还有若干较为领先的中医理论与重要概念。中医是一门心身医学，非常注重情志对身体的影响；中医的藏象五神也是指神、魂、魄、意、志，指的就是人的情绪、思想、意念、心理等精神的东西；直到 1977 年美国罗彻斯特大学医学院精神病学和内科学教授恩格尔在《科学》杂志上发表了题为《需要新的医学模式：对生物医学的挑战》的文章，"生物-心理-社会"医学模式才开始逐渐引起现代医学的重视。近年来，抑郁症等精神疾病成为影响人类健康的重要杀手，不仅对人的精神意识构成威胁，而且与多种躯体疾病互为影响。而中医将精神疾病归于癫、狂、痫、郁证等范畴，并认为情志不畅可导致多种疾病。《景岳全书》对"痴呆证"的症状描述与西方的"早发性痴呆"，《石室秘录·癫症·花癫》对"花癫"的症状描述与精神分裂症青春型，均有相似之处，这些都体现了中医在心身相关疾病上的认识不自觉地走在了现代医学之前。雷公藤是一种常用的中药，主要作用祛风除湿、活血通络、消肿止痛，最近的研究表明，雷公藤提取物雷公藤红素能提高细胞内质网功能和对瘦素的敏感性，有望成为治疗肥胖的有效药物。除青蒿素外，常山碱也是一种来源于中国传统医学的有效抗疟疾药物，最近的研究表明，常山碱及其衍生物常山酮可以通过抑制恶性疟原虫的胞质脯氨酰 t-RNA 合成酶达到抗疟作用。我们的团队对中医补肾益气方药干预若干慢性炎症性疾病的疗效及相关机制与物质基础的研究表明，仙灵脾、黄芪、生地等组成的方药，能有效干预慢性炎症，通过多靶点群的作用，重塑或改善机体致炎/抑炎平衡调控机制，此形态可能是现代医学未来发展的方向之一。板蓝根功能主治为清热解毒、凉血、利咽、消肿。现代研究证实板蓝根提取物对多种病原菌有抗菌活性。现代药理研究表明板蓝根多糖可通过促进吞噬细胞的功能，促进淋巴细胞的增殖和分化；临床研究发现板蓝根二酮 B 能够抑制端粒酶的活性，而端粒酶激活是肿瘤细胞快速增殖的重要因素；板蓝根中的靛玉红也是抗肿瘤的活性物质，板蓝根中含有尿苷、次黄嘌呤、尿嘧啶等有效成分，可显著抑制二磷酸腺苷诱导的血小板凝集。另以针灸为例，针刺根据机体不同状况，选用不同穴位和针刺手法，通过影响多个靶点干预疾病过程的多个环节，激发机体自身内在调节能力而达到治疗目的，这些早已被现代医学所认可。

第三部分是需要重新认识或加以摒弃的部分。任何科学理论只有不断认识与修正自己的短处才能进步，而其进步的标志则是新概念、新方法和新理论的产生。对中国传统医学理论也应采取一分为二的办法，发扬其精华，摒弃其糟粕。"汉医"认为"心主神明"，现代科学研究已说明"心主神明"之"心"在很大程度上应是大脑。孙思邈《千金翼方》对硝石的记载：硝石，味苦辛，寒，大寒，无毒。现代研究发现，硝石中含有硝基化合物，可诱发肝癌。又比如对杜若的记载：杜若，味苦辛，微温，无毒。其实杜若又名杜衡，含马兜铃酸，会造成肾衰竭，还可能导致淋巴瘤、肾癌、肝癌等一系列病症。诸如此类也比比皆是。《本草纲目》讲，在上元节的时候，偷来富家灯盏放在床下，就能令人怀孕。又说，夫妻各饮一杯立春雨水后同房，治疗不孕症有"神效"，理由是"取其资始发育万物之义也"。还说，鱼骨鲠喉，把渔网煮成汁或烧成灰喝了，就能让鱼骨掉下。甚至还记载，有人上吊死了，把上吊的绳子拿来烧成灰，水服能够治狂癫。这样荒诞不经的东西，作者都认为可能有道理。关木通、广防己、青木香、马兜铃、天仙藤都含有马兜铃酸，龙胆泻肝丸导致尿毒症的原因就是由于关木通含马兜铃酸。对关木通的动物实验结果显示：大剂量给药，大鼠出现急性肾损害症状；长期小剂量间断给药，可导致慢性肾损害。

中国是世界上传统医学最发达的国家，许多民族都拥有自己的传统医学，除了汉族外，维吾尔族、藏族、蒙古族、回族、壮族、傣族、苗族等民族，也都拥有自己的传统医学，这些传统医学，共同铸就了中国传统医学的灿烂文明，并为保障中国乃至世界人民的繁衍昌盛做出了贡献。认识中国传统医学，包括它的概念内涵、哲学基础、历史地位、组成结构、理论、经验、技术、方法和方药等，明确它的长处和短处，借助现代科学技术与方法，如流行病学、循证医学等方法，进一步确认其理论、经验、技术、方法、方药的科学性和有效性，当然也包括不科学与不合理性，不断开展横向比较，推崇优胜劣汰、择优发展的观念，将中国传统医学的精粹与现代医学的精粹有机整合，形成整合医学，才能推动医学向正确道路发展，从而造福中国人民，造福全人类。

整合神经病学

对整合神经病学发展的思考

◎张　茁

我个人的理解，整合医学充分强调医患关系的重要性，重视人的整体性，最大限度利用适宜的治疗手段、医疗专业人员和医疗原则，从而达到预期治疗目的和最佳医疗状态。我们天天讲循证，怎么又出来讲整合？所谓整合，它的核心还是人，以人为本，不是过去的光治疗症状。过去很多年我们一直在强调，我们的医疗理念要从对一个疾病的治疗过渡到对整体的人进行关注，这就叫整合。整合什么呢？是循证医学，还是补充替代医疗？这些名词是新的，实际上东西都是老的，就是在循证治疗的同时，要关注、补充一些新的理念，甚至是替代。循证大家都很熟悉，临床指南几乎都是按照循证来的。补充替代包括什么呢？严格说应该是尚未在通常的医学院校内讲授的医学知识，尚未在一般医院内普遍实践的医学或医疗方法。这个"尚未"，我个人理解应该是带引号，中医的针灸在西医里面是没有的，但是在中医学校里面是必修的。从整个医疗来讲，也许它就是循证医学辅助的一些治疗，包括在补充替代医疗里。当然这个观念不是大家都认同的，存在一些争议。为何补充替代医疗比较受欢迎？首先，大家比较容易理解；其次，补充和替代绝大部分是非创伤性的，没有什么不良作用或者不良作用较少；再者，补充和替代医疗能帮助提高生活质量，比如能够改进量表的评估，同时对个体的健康应该是有帮助的。西方现代医疗并不能完全满足病人的需求，加上补充和替代医疗，也许会好一些。另外，倾向更整体化的医疗趋势，需要补充和替代医疗这种全方位的干预。当然，我们现在的医疗费用不断在上涨，这可能也是老百姓欢迎补充替代医疗的一个原因。

国外的整合医学叫 Integrative Medicine，这不是中国人发明的，它和樊代明院士提出的整体整合医学（Holistic Integrative Medicine）很不相同。从美国来看，大概在 1970 年就有了整合医疗学会，后面有相关的研究在著名杂志上发表。1998 年美国的整合医学办公室改名为美国国家替代医学研究中心，说明他们在不断重视。2014 年美国专业医师委员会可提供整合医学资格证明。其实美国提的这个整合医疗是补充医疗，后者很早就有，比如说美国人，不论是男性还是女性，补充钙和维生素 E 的，几乎占了美国人口的一半，女性补钙比例是 53.5%，男性为 40.1%。对维生素的补充就已经体现了对循证治疗的一个补充。美国 2014 年就已经开始发放补充替代疗法的证书、执照，还有包括脊椎按摩、普通按摩、推拿、理疗、顺势疗法、针灸等，在美国也不断有一些州允许并发放执照。美国有关补充替代的投入也是逐年升高，到现在达到了 1 亿美元。美国的很多大学都有整合医疗的内容，还有学术研究，以及整合医疗的住院医师，他们毕业以后就是整合医生。还有整合医学会，也有中心和联盟。这个联盟吸收了很多在美国比较有名的大学、研究所。所以，美国的 Integrative Medicine，又称 Complementary Medicine（互补医学）或 Alternative Medicine（替代医学），但不是所有人都同意这个理念，比如耶鲁大学神经内科学家 Steve 就说美国国家替代医学研究中心只是为那些不合法的治疗方式披上了一层合法的外衣。樊院士讲的整体整合医学跟上述这些理念和实践是不同的，是有根本区别的。我个人的观点是，在学术上，正反都应该有，都是正的反而不正常，有这样看的，也有那样看的。为不合法的治疗方式披上了一层合法的外衣，对这种说法当然也有争论。

整合医学应该包括全科医学、转化医学、互补医学、循证医学还有其他医学模式各自的特点。我国"十三五"期间批准的重点研究项目中有临床的，有基础的，也有擦边的。我想我们中国的整合医学应该把这些都包含进去。按照要求，也许我们会成立一个整合神经病学专业委员会，这个专业委员会的任务重点是解决本专业难以解决又与其他专业相通的难题，是促进不同学科相互之间的沟通，加强整合神经病学的理论研究，同时举办整合神经病学的学术会议，讨论临床现状，从不同的角度对一个病提出不同看法，提出治疗意见。另外还应编写出版整合神经病学的丛书。通过种种举措来推动整合神经病学的发展。

从整合医学角度看卒中的精准防治

◎张　苗

　　早在 1543 年，就有人描述大脑是有血液循环的。1681 年，学者提出了大脑动脉环（威利斯环）的概念，这个环对大脑的血供非常必要和重要，它贯通了大脑的前后左右。1658 年，有人专门提出了卒中（中风）的概念，当时的英文叫 apoplexia。回溯脑血管病的历史，16～18 世纪主要是对大脑的血液循环有了初步的解剖学了解，以及生理学和病理学的描述。到 19 世纪，对卒中的认识逐渐形成了系统的临床实践。20 世纪 60 年代，脑血管病的检查和治疗技术开始出现，显著地推动了临床实践。20 世纪 70 年代已经有大量的随机对照、前瞻性的多中心研究，这些研究对后续的循证医学及指南制订以指导临床工作都非常有益。

　　我们现在面临着很严峻的形势——全世界每 6 个人中大概有 1 个人在其一生中会患卒中，也就是 1/6 的人往往死于卒中，国际上有很多名人、伟人都死于该病。经过多年的研究及诊治技术的发展，全球特别是发达国家，卒中的总体死亡率似乎在下降。但发展中国家的卒中及其他脑血管病的发病率明显高于发达国家，这主要是由于对卒中的认识不够、饮食生活习惯不良，以及防治措施不规范所致。我国的脑血管病已成为引起国人死亡的首要原因，而之前肿瘤是第一位死因。近年来，以精准防治为导向的脑血管疾病研究越来越多，临床的诊断、治疗技术也在不断改进，但我们和发达国家仍然有差距。比如，美国的卒中死亡率已经下降了 44%，可我们的死亡率仍然居高不下，且每年脑血管病的发生率仍然以 7%～9% 的比例在增加，甚至超过了我们的 GDP。我们的二级预防做得很不够，重点是防治措施不规范，效果不明显。

　　我们国家非常重视脑血管病的防治工作，为了针对性解决卒中的问题，专门成立了中国卒中学会，学会成立后做了很多卒中方面的研究。当然我们现在首先应该解决的就是标准化、数据化的治疗体系，因为过去很不规范。以二级预防为例，很多医院包括三甲医院，都会告诉病人，你得了卒中，需要预防，得定期来输液治疗，于是病人有的半个月来一次，而有的可能3个月来一次，这就是我们的二级预防，极不规范。我们必须把卒中的防治体系规范化，要制订我们自己的、符合循证医学的、按照指南进行的治疗和预防。同时要有自己的大数据库，这是为精准治疗奠定基础。缺血性脑血管病在整个脑血管病中占到了72%。当前我们有各种各样的分型，也有根据中国人的情况在国际上公布的 CISS 分型，这些分型的目的是为了进一步的防治。CISS 分型和国际上的分型有相似之处，但也有我们自己的观点，特别是小血管的问题。近年来随着磁共振等影像技术的不断发展完善，为脑血管病的研究特别是为发病机制的研究提供了非常好的工具，大医院大部分都是 3T 磁共振，用于研究的可以达到 7T，呈现的图像显然不一样，这非常有利于相关研究的开展。颅内血管成像也同样，3T 看不到的结构，7T 能显示，例如在 7T 磁共振上能显示 0.53mm 的血管壁。此外，随着计算机技术的发展，将来我们把数据输入计算机，可实现自动识别，并通过程序来编码，以协助诊断或分型。缺血性卒中分型是今后的发展趋势，只有把病因搞清楚，才能针对性地治疗，所以病因、发病机制的个体化研究非常重要。

应对卒中最有效的方法，不是哪一个药物，而是卒中单元、卒中中心。其次就是通过静脉溶栓，使血管再通。第三是应用阿司匹林抗血小板。近年来，关于急性期的卒中治疗依然还是遵循先前的基础，只有部分改进。比如，在急性期的治疗方案中，我们经常是在计算到底治疗多少个病例，其中能有一个人获益。而下一步我们可能要通过一些更有效的大规模临床研究，计算出每 1000 个病人中大概有多少病人通过这样的治疗可以从中获益。2015 年有一项很重要的突破，就是当静脉溶栓不通时可以用一种装置把血栓拉出来，这是目前全世界的研究热点。国内也有很多医院可以开展这一工作，能够把这种有效的方法用到大多数病人身上才叫有用。卒中中心、卒中单元需要和卒中相关的所有科室联合。过去科室之间只是靠会诊，而现在不行，如果病人要溶栓，则必须在第一时间做磁共振，所以要求是一个团队，以病人为中心的团队。因为缺血性脑血管病有一个治疗时间窗，在这个时间窗内，我们要考虑病人有没有缺血性半暗带，如果有可以做溶栓治疗；如果没有不能做溶栓治疗，溶栓反而会导致出血。这就需要影像科医生与溶栓医生密切配合。新的影像技术的发展对缺血性卒中的诊断和治疗非常有帮助，也正因为如此，1979 年和 2003 年的诺贝尔医学或生理学奖，分别授予了 CT 和磁共振技术的主要发明者。

脑血管病的治疗大致可分为 3 个时代：1995—2005 年是旧时代，那时没有特殊办法，属于自然预后。2005—2015 年开始静脉溶栓，采用的是尿激酶。到了 2015 年又出现了取栓技术。目前的静脉溶栓主要使用阿替普酶，该药有足够的循证证据来支持。在静脉溶栓的药物上也在不断改进。缺血性卒中的溶栓治疗是一个划时代的、里程碑式的进展。从 1995 年的 NINDS 研究一直到现在，静脉溶栓是急性卒中药物治疗中效果最好的。急性缺血性卒中的 2.0 时代包含了整个急救系统，一直发展到最后的取栓。当然，还有一项非常重要的工作，就是要做大量的科普，让老百姓都知道卒中是急症。现在很多病人吃饭的时候筷子拿不住掉了，准备去医院看病，结果还没去呢又好了，这样的症状反复出现，病人对此却完全没有意识，随后就出现了瘫痪，再到医院时已错过了溶栓的时机。我们要基于发病时间考虑给病人做哪些治疗，首先是标准的溶栓治疗，发病 4.5～9 小时可以用多模式影像辅助取栓，保护脑功能，最后还有康复治疗。

我国目前的溶栓率仅为 1.23%，而其中能在 3 小时内进行溶栓的病人只有 11.3%。但美国的溶栓率是 71.6%，大量的病人可以通过溶栓获益，而目前我们还做不到。所以，我国溶栓治疗的现状不容乐观。研究显示，从病人到达医院，再到医院给予病人治疗，中间的时间耽搁，我们中国是最长的。从二级预防看，我们相应的指标，特别是他汀类药物的使用率都比国际上的低，而他汀类用于二级预防是有大量循证证据支持的。有人说现在是他汀时代，但是我国他汀的二级预防跟西方国家差异巨大。

卒中在全世界都受到关注，卒中的防治是一个很大的挑战。关键是要有一个评价标准，特别是从住院到给病人用上药这个时间，包括各种检查在内的时间要越短越好，原则上不能超过 1 小时，这是对医务人员的要求。不仅病人要知道卒中是急症，医生更应有这一理念，"时间就是大脑"。对于 2.0 时代的病人，我们要谈一下轻型、非致残性的情况，这种情况往往被忽略。轻型的卒中、短暂性脑缺血发作（TIA）的病人，我们不要认为反复出现复发 - 缓解是好的，其实不然。很多西方国家对此进行了研究，病人住院时非常轻，没有溶栓，结果导致严重后果，这一点非常重要。我们特别强调对 TIA 的病人、轻型的病人一定要给予高度重视。住院的病人经常是得了病几天后才来住院，其实这时住院基本没有意义了。对于 3 小时以上，甚至 1 天以上的脑梗死，住院治疗不会有任何帮助，只能做二级预防，唯一的建议是去康复科，因为神经科已无计可施。对于轻型、非致残性的脑血管事件，脑内有很小的病灶，躯体没有明显障碍，这样的病人值得住院。临床上我们一般主张不要去具体区分到底是 TIA 还是轻型的卒中，这只是时间的问题，但治疗上都应该抓紧。对于高危的、非致残性缺血性卒中要给予高度重视。我们治疗了一个轻型的病人，就减少了一个卒中病人，把这样的病人放走了，也许某天他就会被抬着来医院。所以国际上对于高危的轻型卒中也有很多临床研究，现在国内对这一批人也非常重视。卒中二级预防仍然应该强调的是三大基石，即降压、他汀、抗栓（ASA 方案）。

发展中国家面临着更大的卒中负担，已经开展了脑血管病的精准研究。卒中是一个综合征，影像学的进步带来了分型的细化，并可能逐步电子化。就像前面所说的，我们把一些数据输进去，分型自动就出来了。卒中单元模式符合发展中国家的诊治特点。溶栓治疗的广泛开展，急救系统的服务提升，高危非致残性缺血性脑血管病的防治，卒中二级预防的质量控制，病人依从性的提高，缩小指南与实践的差距，等等，这都是我们今后需要用整合医学才能解决的重要问题。

脑炎、脑膜炎病因诊断中的整合医学思考

◎赵　钢

　　神经科一位著名的专家说神经科有两类疾病：一类是脑血管病，一类是非脑血管病。本文讲的就是非脑血管病。

　　世界上有两个和神经科有关的重要日子，但神经科医生却常常忽略了，一个是"世界脑膜炎日"，即每年的 4 月 24 日。2015 年"世界脑膜炎日"的口号是"24 小时——时不我待"。脑膜炎诊断必须要快，就像卒中一样，卒中如果不在 6 小时内诊断，病人一定是瘫痪。脑膜炎如果没有早期诊断，死亡率会很高。还有一个日子是"世界脑炎日"，每年的 2 月 22 日，可能知道的人不多。神经科医生应该在这两个日子做一些宣传活动，让公众知道脑炎、脑膜炎的重要性。

　　关于感染性脑炎、脑膜炎，2015 年有一篇论文，把全世界各种疾病的发病率和死亡率做了统计，其中提及了神经系统感染，所有感染都可能累及神经系统。脑炎、脑膜炎病人每年有 3000 万，超过 90% 的病人未得到明确诊断，没有正确治疗是致死的主要原因。因为搞不清楚是什么原因，所以没有办法针对性治疗。据统计，全世界每年结核性脑膜炎发病人数约 230 万，死亡率高达 40%；化脓性脑膜炎因为相对比较好诊断，抗生素治疗比较对症，因此死亡率会低一些；隐球菌脑膜炎每年发病不到 100 万人，但是因为治疗很困难，所以死亡率非常高，可达 65%；单纯疱疹病毒性脑炎及抗 NMDA 受体脑炎，死亡率也都很高。最新的研究显示，寨卡病毒与小头症有关，以前我们认为小头是发育异常，现在发现与病毒感染有关。2016 年的最新文献显示，寨卡病毒和吉兰－巴雷综合征有关，这和我们平时的认识不一样。原来认为海马萎缩会引起痴呆，是不是这样呢？2016 年的研究表明，对十几名阿尔茨海默病（痴呆）病人做了尸检，结果发现了真菌，而对照组则没有发现。其实若干年前就有科学家提出了一个观点，即阿尔茨海默病

和感染有关，但后来被推翻了，说该病与蛋白有关。而为什么很多针对蛋白的疫苗研究都失败了，可能和这个有关系。β淀粉样蛋白和阿尔茨海默病是什么关系呢？也许不是始动因素，而是中间的表现过程，我们把中间的表现当成了始动因素，所以有可能是错的。2016年这篇文章发表以后，我们联名给作者写了一封信，要求重新评估阿尔茨海默病的病因。平时临床上诊断脑炎、脑膜炎非常简单，病变在脑膜上就是脑膜炎，脑子也有，脑膜也有，就叫脑膜脑炎，这些都是症状诊断，根据发病部位、临床表现的诊断。根据影像学，脑炎可分为脓肿型、弥漫型；根据病因，可分为感染性、免疫性、癌性、代谢性、外伤性或朊蛋白病。炎症和感染是两个词，不能混在一起，我们说这个病人发炎了，真的是感染吗？不一定，但是感染了一定会发炎。

临床上重点是感染性、免疫性、癌性脑炎，这是最常见的。如果继续分，感染性里面包括病毒、细菌、真菌、寄生虫，世界上的病原微生物远远多于人类，仅在人体里面的微生物就已经超过我们的细胞了。传统方法查病因是通过做染色培养、聚合酶链反应（PCR）、小的芯片等，但诊断率低于10%，这是国际上的数据；我国真正的诊断率仅为1%～2%，很多都是靠推测。组学技术、测序技术等能不能在脑炎、脑膜炎的诊断中有所帮助呢？2015年《新英格兰医学杂志》报道：美国一个14岁的小男孩患了脑炎，做了全套检查什么都没查到，影像学也没有显示，脑活检提示为炎症性改变；最后动用了二代测序，发现颅内有钩端螺旋体，用青霉素治疗几天就好了。最后追问病史，这个小孩3年前曾回过他的家乡——哥斯达黎加——游泳，就这么一个过程。还有其他一些杂志报道了博尔纳病毒、星状病毒、古细菌等感染的个案。2000年前的古细菌依然会引起现在的脑膜炎。免疫性脑炎主要是用间接免疫荧光法检测，目前能查到的已知抗体不到20种。估计可能有上万种的自身抗体，但现在的手段还查不到。2014年有一篇研究，用免疫沉淀测序的方法能够把脑脊液中未知的抗体全部查出来。一名副肿瘤综合征病人，查出来了两个原来没有命名的抗体。癌性脑炎，以前靠脑脊液细胞学诊断，检出率小于40%，即便查出来，也不知道癌细胞从哪里来的，是转移的还是神经系统原有的说不清楚。随后出现了液体是活检技术，近两年液体活检非常热门，脑脊液特别适合做液体活检，检测的是脑脊液中的病原体或者肿瘤的游离DNA（CTDNA），如果浓度很高，则高度怀疑，根据基因片段有可能找到它是从哪里来的，是肺癌、肝癌还是胃癌。2015年全世界共报道了60例中枢神经系肿瘤做了液体活检，就是查CTDNA，最后结果是6例脑膜癌中有5例得到确诊，实体肿瘤的确诊率大约是74%，共计有3/4以上的病人用液体活检技术得到确诊。如果脑中有一个病灶，以前做病例讨论时我们会说这个病灶是肿瘤还是炎性包块，要送到神经外科做手术；现在做腰穿，通过液体活检技术可能就解决了。总之，脑炎、脑膜炎的分子分型诊断就是通过宏基因组测序、抗体组筛查、液体活检达到准确诊断和治疗的目的。颠覆性组学技术有望打开脑炎、脑膜炎的黑窗。

下面谈谈微生物组学，人体中有两个组学系统，第一个就是人体的基因组学，全世界花了几十亿美元把这个搞清楚了。第二个组学是微生物组学，体内微生物的量是人体细胞数的 2 倍，如果把大便中的水分排掉，干性成分中 70% 是微生物，不是食物沉渣。樊代明院士强调的整合医学要去了解微生物组学中很多的东西，其与人体很多疾病的发病有关。有 3 位学者倡导应像基因组学那样全世界联合起来做微生物组学的研究。2016 年 5 月 13 日，美国率先启动了国家微生物组学计划。中国也启动了基因组学计划。2016 年 3 月 8 号，科技部正式推出了精准医学计划。第四军医大学西京医院和河北医科大学第二附属医院，还有北京友谊医院三家共同申请了基因组学特征谱的脑（膜）炎病因分型研究，初步研究结果非常有意思。我们曾为 231 例病人的脑脊液做测序，测序前，有 11 例确诊为隐球菌脑膜炎，而其余的 220 例完全说不清楚，临床上说是脑炎，但到底是病毒、细菌，还是结核谁也不知道。测序后，有 54.5% 得到了明确诊断。常见的是肺炎链球菌，少见的是弓形虫，罕见的是红酵母菌。在隐球菌脑炎中，发现大概 96.6% 的病人的脑脊液中有隐球菌的基因片段，这个诊断是非常明确的。有一个宁夏的病人，38 岁，女性，临床诊断为脑膜炎，影像学提示有包块，初步看是一个脓肿。病人手术后进行培养，结果和我们做基因检测的报告一样，培养出来是诺卡菌，属革兰阳性菌，抗酸染色弱阳性。诺卡菌是在艾滋病等免疫力低下的人群中继发感染的。有效的药物并不是常见的头孢，而是磺胺类、利奈唑胺。

为了完成国家的课题，我们做了一个非常好的脑膜炎网络登记系统，并会把这个系统做成一个智能化的系统，比如，医生收治了一个脑膜炎病人，把病人的情况输入系统后，系统会告诉医生化脓性脑膜炎的可能性最大，建议做如下检查，如果开始治疗，系统会提示指南上的治疗是什么。这个系统已经上线，希望我们共同来验证它的能力。我们还做了一个脑脊液细胞学远程会诊平台，脑脊液细胞学比较专业，很多医院没有开展这个项目，借助互联网大家可以共享。

从整合医学看缺血性卒中的二级预防

◎高 远

缺血性卒中的二级预防所防的是卒中复发。2011 年有一篇文章报道，根据南京的登记数据，发现在 2011 年之前的 10 年中，卒中 30 天的复发率为 3.1%，1 年的复发率为 11.1%，提示卒中的二级预防有了长足进步，包括理念和治疗药物等。这种进步是不是给卒中的二级预防带来改变了呢？文献报道，过去 50 年在二级预防的作用下，世界范围内，不管是缺血性卒中复发率，还是心血管疾病复发率都在下降，二级预防的效果非常明显。中国台湾也有相关的卒中复发率下降的报道，2000—2011 年，复发率从 9.0% 降到 7.3%。文章指出，复发率下降的主要原因主要还是 ASA 治疗策略，即降压、他汀、抗栓药物的应用；中国台湾虽有下降，但下降程度不如国外明显，还有待提高。更明显的是 SAMPRIS 研究，比较积极药物治疗和支架治疗，结果显示，颅内动脉狭窄超过 70% 者，2005 年的卒中复发率是 22%，2005 年后复发率则有明显下降，这还是要归功于二级预防策略，ASA 这三大基石是不可撼动的。

在二级预防策略中重要的一点是，针对不同的病人、不同的疾病，二级预防治疗强度肯定是不一样的，这种分层概念也是我们一直在倡导的。对于卒中的二级预防，或者卒中复发风险相关的分层评估可以基于以下几个方面：最好操作的是基于危险因素的分层，不同的危险因素，具有危险因素的多少，决定了这个病人未来复发的风险病因，对于不同因素治疗的强度也有差别。简单梳理一下有关卒中二级预防分层的评估工具，比较早的是 SPI1 和 SPI2，在整个应用方面，早期单纯应用这一评分指导用药有一定局限性。第二个评分是 ESRS 评分，中间有一些项目通过不同积分的累加有不同的风险，大于 3 分则预示每年卒中的复发风险是 4%。对这两个评分进行验证后发现预测效果并不理想。随后进行了两个评分的荟萃分析，也表明预测效果并不理想。所以基于风险因素的评估和分层有一定的局限性。还有一个非常有名的工具就是 ABCD 模型，后期经过不断改进提出了 ABCD2、ABCD3 模型，其中我们应用最多的还是 ABCD 评分模型。另外一个常用的就是 CHADS2 评分，对于卒中二级预防的病人来讲，基础 2 分基本都能得到，重点看二级预防策略的分层，更多是对病因和发病机制的探讨。卒中的病因分型较多，国内用得更多的是自己的分析，大家也非常熟悉。不同的分型，其药物治疗的策略和强度有明显差别。卒中分型中，不同的卒中复发率差别非常大。基于这样的病因分型，有人做了模型，主要针对卒中的病因分型、影像学特点和病史做了预测，有很好的预测价值。对于不同的病因分型，有很多临床研究证明，它可以为治疗决策提供建议；对于不同的发病机制，比如说豆纹动脉栓塞等提供更多的证据。

近几年，更强调的是动脉粥样硬化性脑血管疾病，这个转变是二级预防管理中非常重要的转变，从原来单纯的控制危险因素到控制动脉粥样硬化。对于斑块的治疗，不管低密度脂蛋白胆固醇（LDL-C）是否达标，应直接增加至最大可耐受剂量。既往以控制危险因素为目的的治疗方式，尽管危险因素达标，但是斑块依然在进展；而经过上述以治疗斑块为目的的治疗后，我们发现斑块逆转。以治疗斑块为目的，可以有效提高治疗效果。在二级预防指南中重点提到，无论 LDL-C 有没有达标，都要强调 ASA 方案。基于这一理念，对于卒中病人我们应该更多寻找动脉粥样硬化存在的证据，包括影像学证据、生化证据等。在动脉粥样硬化的问题上，我们很容易忽略一个重要方面，即长期高血压导致的玻璃样变或纤维素样坏死，在影像学上可以发现动脉狭窄或血管异常，同时影像学技术可以发现潜在的病因，不同的病因导致的结果不一样。例如，穿支动脉疾病的临床特征是明显的不稳定，或者高复发率。越接近穿支近端的病灶，白质疏松，微出血概率越高，所以发现这种病人，我们要考虑他们可能存在动脉粥样硬化的机制。对于这些病人重点要筛查是否有动脉粥样硬化的证据。

还有一个非常重要的问题，关于小卒中或者轻型卒中。我们需要关注非致残性缺血性卒中事件，其中的一些病人可能具有高危性，这种病人有的是 ABCD 评分大于 4 分，有的是轻型卒中。常常是早期可恢复，但存在高复发性。研究表明在 7 天以内要早期进行介入治疗。这些卒中的复发和 90 天时的预后有关系。对于轻型卒中我们要早期进行介入，治疗包括抗凝、抗血小板治疗。对于抗血小板治疗有一些相关研究，有研究发现，双抗治疗 21 天之后改用单抗，可以明显降低复发，同时不增加出血风险。EXPRESS 研究表明，早期介入可以降低轻型卒中的复发风险，可以使病人明显获益，基于以上证据，对于缺血性卒中、高危短暂性脑缺血发作（TIA）和轻型卒中，急性期要尽早给予抗凝、抗血小板药物治疗，后期可将单抗作为长期预防的一线用药。在药物治疗方面，还开展了药物基因组的研究，临床上研究较多的是华法林、氯吡格雷和他汀类。2016 年公布了关于氯吡格雷的重要结果，发现轻型卒中、小卒中、TIA病人，如果携带活性基因，可以将原形转化为在体内有效的物质；如果携带失活基因，则卒中复发的风险可能相对增高；如果不携带失活基因，氯吡格雷的效果相对较好，同时对卒中预防的效果也要更好。不管是新的卒中复发还是总体血管事件，不携带失活基因的疗效最好。这样的研究结果告诉我们，在未来病人的临床用药中，基因组学会带来非常大的帮助。

在卒中的二级预防中应综合考虑临床危险因素、病因与发病机制、卒中严重程度，以及药物基因组特征等，未来卒中的二级预防必然会进入整合医学的治疗时代，这将有助于病人的选择和疗效的提升。

整合医学与急性缺血性卒中预后模型

◎聂志余

最近几年，国内外兴起一股热，就是急性缺血性卒中预后评估的模型或者预后评估的评分，主要是利用一些相关的因子来评估疾病的可能预后。现代医学走向了循证医学、转化医学、精准医学，直至整合医学时代，这要求我们在预后评估上要有合理性。合理地评估预后，至少有三方面的益处：①帮助临床医生有效地制订临床治疗决策。如果明知病人溶栓后效果不好就可以不溶了，估计效果好才溶，溶栓有适应证、禁忌证，很严格。②可有效缓解医患矛盾，给病人和家属一个非常合理的预期。③很多医学院校都是药物和器械的临床研究中心，对于筛选病例有好处。

关于急性缺血性卒中的预后评判标准。目前没有统一标准，也没有明确的使用规定。但常用以下两个：一个是改良的 Rankin 量表（MRS），一个是 Barthel 指数（BI）。通常是在 90 天时评定，也有个别在 6 个月时。90 天时 MRS 0～1 分为良好，如果是 MRS 3～6 分、BI 小于 90 分，则认为预后不良。模型分类有 3 种：第一类是整体评分，病人既没有接受溶栓治疗，也没有接受介入治疗，评分是 NIHSS 评分、BOAS 评分等；第二类是接受了血管内治疗，评分是 THRIVE 评分、HIAT 评分等；第三类是接受了静脉溶栓，评分是 DRAGON 评分等。

一、整体评分

NIHSS 评分在 1989 年设计出来，主要是测量神经功能的缺损程度，还能预测预后。预测预后时，第 7 天的评分更为准确，这也比较好理解，因为病人发病以后病情不稳定，特别是在前 3 天，病情在不断变化。第二个是 ASTRAL 评分，这个评分简单，只有 6 项，年龄、到院时间、NIHSS 评分值、视野缺损、意识状态、血糖

（过低或过高都要计 1 分）。这种模型非常简单，2012 年国外有学者对这个评分做了验证，它可以预测急性缺血性卒中 3 个月时的预后，效果良好。国内也有学者对它进行验证，预测中国的急性缺血性卒中病人 3 个月和 1 年时的预后，效果也不错。国内外学者都做了研究，说明这个评分预测急性缺血性卒中的预后价值更高。我们曾对 2014 年 8 月 1 日至 2015 年 7 月 31 日之间的 808 例急性缺血性卒中病人进行了随访，完成 3 个月随访者 513 例，失访 295 例。完成随访者中，男性 309 例，女性 204 例。按照梗死部位分为前循环 305 例，后循环 153 例，混合型 55 例；疾病严重程度轻型卒中 260 例，非轻型卒中 253 例，死亡 35 例，复发 22 例，缺血性发作 2 例。总体来说，验证值是 0.845。男性和女性相比的 P 值大于 0.05，没有区别。按照轻型卒中和非轻型卒中，ASTRAL 评分预测非轻型卒中价值更大一些。PLAN 评分是 2012 年基于加拿大卒中网络数据库发布的，评分有其自身特点。评分项包括年龄、入院前的状况、上肢肌力、视力及意识、房颤。非神经科专业医生也可以评估，通过临床基本体征就可以把评分做出来，它可以预测 30 天和 1 年的死亡风险。经过验证后，它能够对预后良好（也就是 MRS 0 ~ 2 分）进行预测，缺点是弱化了 NIHSS 评分的作用。指标越多，临床应用就越不方便，很难推广使用。国内学者验证 PLAN 评分可以预测病人预后，特别是对死亡和残疾的预测更有价值。iScore 评分，2011 年由加拿大研究者研发，模型纳入了年龄、性别、加拿大神经功能量表，现在已经转化为 NIHSS 评分、卒中亚型、院前生活自理情况、基线血糖，以及基础心脏疾病，包括房颤、充血性心力衰竭等。这个评分的特点是侧重全身因素，除了卒中的危险因素，还有发病机制、基础疾病、卒中前生活能否自理等，对于病情程度相似、年龄相仿，但是基础病不同的病人可能选用这个评分会预判得更加准确。加拿大学者验证后显示，其预测 30 天和 1 年的死亡风险性能良好。BOAS 评分，是意大利学者研发的，根据年龄、NIHSS 评分、是否持续性上肢无力、从卒中单元出院时仍有瘫痪、是否需要吸氧、是否需要导尿，总分 6 分。国内学者对 BOAS 和 ASTRAL 进行了对比，发现这个评分的预测价值高于 ASTRAL 评分。

二、血管内治疗后的评分

急性缺血性卒中如果做了血管内治疗，则采用如下评分：一个是 THRIVE 评分，年龄分为 3 档，NIHSS 分值也分为 3 档，房颤和高血压分别计 1 分。国外发现评分越高，3 个月时的预后越差，病死率越高。国内学者研究认为这一评分预测的整体效能比较高，也比较简单。还有一个更简单的评分就是 HIAT 评分，这项评分只有 3 项内容：年龄超过 75 岁计 1 分，NIHSS 评分超过 18 分计 1 分，血糖超过 10.05mmol/L 计 1 分，总分 3 分。以出院的时候 MRS 大于 3 分为预后不良标准。如果病人要做介入，介入前通过这样一个简单预测，2 分以上，甚至 1 分以上都不要做，因为做了以后病人也不满意，花了钱也没有价值。

三、静脉溶栓后的评分

评估静脉溶栓的预后，最有价值的是 DRAGON 评分。随着 DRAGON 评分的升高，病人静脉溶栓预后良好的概率逐渐下降，而预后不良概率明显升高。该评分信效度较好，其内部验证 C 值为 0.84。STROKE-TPI 评分，涉及的内容非常多，模型为预后良好和预后不良，因为包含的变量多，需要一个专用的计算器，因此很难推广。实际上，医生更关心的是溶栓以后会不会出血，关于溶栓后出血转化的评分很多，包括多中心卒中调查预测评分（MSS）、溶栓后出血评分（HAT）和GRASPS 评分等。核心的内容就是评估会不会发生出血转化，具体内容有 4 项：第一是年龄，第二是疾病严重程度，第三是发病时血压，第四是发病时血糖。上述这些评分各有特点，GRASPS 评分首次提出种族差异，认为亚洲人群更容易出血转化。HAT 评分与 3 个月时的不良结局呈正相关。

不管是什么评分，几乎都有年龄这个因子。研究表明在 18 岁以上病人中，年龄越小预后越好。性别也是影响卒中预后的一个因子，男性更容易患病，但这种情况一到更年期就呈现反转趋势，女性变得更容易得重病，这可能与细胞死亡路径及微小核糖核酸调节在男女两性中的差异有关。年龄和性别会共同影响预后。女性的预期寿命比男性更长，发病的年龄更高，绝经后的发病率会比较高，高龄女性比男性更容易患重症卒中。卒中严重程度是第三个影响因子，也是卒中预后最强的预测因子之一，不论是总体预后还是静脉溶栓预后均如此。病情越重，预后不良发生率越高。2016 年美国发表了溶栓的推荐说明，强调如果病人在发病后3～4.5小时、年龄超过 80 岁不建议溶栓，NIHSS 评分超过 25 分也不建议溶栓。发病到治疗的时间窗，也是一个非常重要的因子，它主要作为静脉溶栓预后不良的判断。高血糖也是影响预后的主要因素。目前在整体预测中，只有 ASTRAL 和iScore 评分包含了高血糖。高血糖更多是用于急性缺血性卒中溶栓治疗后是否发生症状性颅内出血和不良预后的预测。对于基线高血糖的溶栓要慎重。影响预后的因子实在太多，权重不一样，针对每个人也不一样。发病时的血压、卒中前的状态、意识状态、CT 上的大脑中动脉征、血小板计数、体重、发病前使用抗血小板药物、心肌梗死、房颤、种族等因素都会影响预后，所以需要整合医学去研究。

上述评分各有优势，也各有局限性。ASTRAL、PLAN 和 THRIVE 评分样本量大，计算简单，不需要透露影像学检查结果，预测效能较高，而且已在多个人群中得到验证。一个理想的卒中预后评分系统，应该是有限的相关变量，没有复杂的数学公式，不需要非传统的、耗时的额外检查，具有较高的灵敏度和特异性，在大型独立试验、多个人群中进行内部及外部验证，均可证实其可靠性及实用性。

从整合医学角度看脑血流动力学研究

◎秦海强

脑血流动力学用于脑梗死等脑血管病的临床评估的时间并不长。曾经有很多年我们诊断脑梗死都是一个方法，后来根据管腔狭窄来分类，又根据斑块性质的不同选择不同的治疗方法。随着影像学的进展，大家进一步探讨脑梗死的病因，但发现仅靠影像又不够了，因为我们意识到了血流的问题。脑血管病就是脑血流的疾病，其中很重要的一点就是储备功能，我们来看看以储备功能为主的脑血流的变化。

脑血流有两种力，一个是垂直于管壁的力，一个是血流摩擦力。把这两个力搞清楚会大有帮助。物理学家告诉我们，我们从生理学课本上也是这么学的，如果是均匀管腔，中心的速度最大。不论开汽车、骑自行车，还是行走，都和路面有摩擦力，血流和管壁也有摩擦力，亦即剪切力。脑血管虽然是搏动的，不同时刻管腔是不一样的，但目前我们认为还是刚性结构，如果把弹性考虑在内，太过复杂。刚性的剪切力和内皮功能有关系，它会引起哪些复杂的内皮功能的变化呢？不同的脑血流剪切力不一样，通常斑块产生于血管分叉的部位或者弯曲的部位，血流通过膨大的部位血流速度慢，相应的剪切力低一些。这种剪切力低和动脉粥样硬化有关，正常为 $10 \sim 70 dynes/cm^2$，如果降低到 $4 dynes/cm^2$ 或者显著升高，则发生动脉粥样硬化的可能比较大。个别情况下有明显升高，早期不会引起动脉粥样硬化，但会引起动脉斑块破裂，其中的机制非常复杂。这种复杂的机制和基础功能有关，并会引起一些极端反应，进而导致动脉粥样硬化。如果剪切力比较低，会引起血管收缩，血小板聚集率高，基质降解。我们通常讲高血压、高血糖、高血脂，哪个是全身性的因素，全身性的因素和局部因素各占多少比例，其实并不清楚。从理论上来讲，可能局部性因素的作用会更大一些，因为有些人即便有明显的高血压、高血脂，但并不产生动脉粥样硬化斑块。斑块局部性分布的特点也显示了斑块形成过程中发生的一些重要变化。斑块向外生长，血管腔不发生变化，剪切力还和正常一样；但斑块向内生长，就会形成重构，管腔狭窄，局部剪切力就会越来越高。

不管是动物模型还是人体，如果想计算出剪切力，需要个体化，无法采用通用的结构。首先要把管壁做出来，对血流速度进行网格化处理。如果是普通计算机处理可能需要 1 周左右。低剪切力在动脉粥样硬化斑块的形成中起关键作用。我们看一下斑块发生，正常情况下高剪切力部位是没有斑块的，发生斑块的部位都是在异常的区域，一个是低剪切力的区域，一个是剪切力振荡的区域。从基础医学角度来讲两者完全不同，虽然都有巨噬细胞的侵入，但低剪切力区非常多，剪切力振荡区相对少一些；剪切力振荡区的血管平滑肌会更多一些，胶原蛋白也是一样的情况，但金属蛋白酶 MMP 反而在低剪切力区更多一些。同样是剪切力异常的区域，不同剪切力的特点决定了最后形成斑块的特点也不一样。此外，斑块的破裂区域也不同，上游区域更容易形成高剪切力，虽然和斑块的形成关系不太大，但如果剪切力特别高，就会发生斑块破裂。斑块内出血表示斑块不稳定。斑块破裂和低剪切力关系更大一些，和剪切力振荡的关系会弱一些。斑块形成后向什么方向发展，情况也不一样。从目前资料看，如果剪切力越来越低，就会形成易损斑块；如果剪切力振荡有涡流，或者剪切力不低，则更趋向于是稳定斑块；如果是斑块破裂，局部有一个点的剪切力非常高，这个区域可能和斑块破裂有关。所以我们可以借助于物理学的力量，把斑块的形成、发展、破裂机制弄清楚。脑血管病的首要机制是动脉粥样硬化，我们如果能把动脉粥样硬化斑块的各种机制研究清楚，对于下一步的治疗将产生重要影响。

血流动力学有可能在未来几年中进入临床，或许和支架治疗有关系。有一项关于支架的研究叫 SAMMPRIS 研究。在颅内动脉粥样硬化狭窄大于 70% 以上的病人中，在优化治疗的基础上加支架治疗，而对照组仅给予优化治疗，从理论上来讲，加用支架应该是有效的，但没想到 SAMMPRIS 研究出来的结果是负性的。结果显示，不管是在 1 个月、1 年还是 2 年时，不管是短期随访还是长期随访，发生终点事件、和手术相关的死亡、并发症（长期和短期并发症），都是支架治疗组更差一些，这和当初的设计想法完全相反。缺血性脑血管病的发生也是更不利于支架治疗组。因此，神经科领域对于在颅内放支架越来越谨慎。2014 年的美国指南指出，尽管应用了强化药物治疗或介入治疗，但症状性颅内动脉狭窄病人的复发率仍然居高不下，对于症状性颅内动脉狭窄病人的介入治疗证据级别及推荐级别不高，缺乏高级别直接证据。

为什么 SAMMPRIS 出来的结果和预想的不一样？血流不仅是血管直径的事，从自身血管代偿来说也是血管狭窄到一定程度血流才会突然下降。有严重狭窄的并不一定血流不好，且个体差异很明显。从后期的结果分析看，在中度颅内动脉狭窄的病人中有近40%存在血流动力学障碍。对颅内动脉狭窄病人的脑血流储备功能评估至关重要。过度治疗必然产生不好的结果，因为放置支架是有创性治疗，不良作用比较大。如果有血流动力学障碍，复发率更高一些，大约2/3的病人会复发。如果仅仅这部分病人可能会有比较好的结果，就引出了血流储备分数（FFR）的概念。血流储备分数是指在血管狭窄的情况下，该血管所供区域能获得的最大血流和该区域理论上正常情况下所能获得的最大血流之比，通过公式计算。如果靠定义，这个是很难计算的。通过公式计算，最后很简单，就是狭窄远端的压力/近端压力，不管是有创方法还是无创方法，这个比值就是FFR。FFR对心脏科来说，正常情况下是1，如果大于0.75，血流代偿比较好，总体来说预后较好；如果小于0.75，说明血流储备功能不好，发生心肌缺血的概率比较大。关于FFR的研究，从FAME1到FAME2试验，在《新英格兰医学杂志》上发表了3篇文章。心脏科的治疗方法发生了很大变化，入组病人一组通过血管造影看血管有无狭窄，另外一组看FFR。如果FFR小于0.8，做支架治疗；如果大于0.8，不做支架治疗。血管狭窄和血流储备功能是完全不一样的，如果有50%～70%狭窄，65%的病人是没有问题的，传统上认为狭窄大于70%的病人血流储备功能肯定比较差，但即使在很严重的情况下，这部分病人还是不需要做支架治疗。即使有90%以上的狭窄（理论上认为或多或少都有一些缺血表现），这部分人中还有4%的病人血流储备功能非常好，也不需要做支架治疗。用传统的方法和FFR来计算，两者预后是不一样的，长期随访也不一样，在FFR指导下的治疗，并发症会少一些。在FAME2研究中，病人是FFR小于0.8者，因为有了FAME1的结果，所以只给FFR小于0.8者做支架治疗，即一部分病人做药物治疗，一部分病人在药物治疗基础上加支架治疗，支架治疗组虽然在早期有支架的并发症，但在长期随访中，加用支架治疗比单纯的药物治疗预后要好，需要进行二期支架治疗的病人明显减少。所以说对于稳定性冠心病的病人，在FFR指导下的经皮冠状动脉介入治疗（PCI）优于药物治疗，没有缺血者药物治疗预后良好。通过FFR和计算机的后处理，希望FFR来指导临床实践。2014年11月，美国食品药品监督管理局已经批准了无创测量FFR，这是一个创新，对神经科贡献很大，因为神经科想测量FFR更难一些。以前我们都需要有创方法计算压力比值，对于心脏科来说应用CT比较多。神经科和心脏科不一样，心脏科用磁共振比较少，而脑血管磁共振序列非常多，有一些可以直接拿过来用。

脑血流动力学的研究需要神经内科、影像科，以及物理学等基础学科共同合作，开展整合医学研究，只有这样，才能把脑血流动力学的理论应用到临床中。

整合儿科学

从整合医学角度看中国
儿科学的发展

◎赵正言

　　我国的儿科事业在党和政府的领导下，在广大儿科医生与儿童保健医生的共同努力下，自觉倡行整合医学理念，整合并推行住院分娩、计划分娩、常见疾病防治、营养改善与促进、出生缺陷防治等计划和实践，取得了举世瞩目的成就。但同时也面临很多问题和挑战。这些问题和挑战，既涉及医学、社会学，还涉及管理学，错综复杂、盘根错节，剪不断、理还乱，只有用整合医学的理念和方法才有望逐步解决。

一、我国儿科面临的问题与挑战

　　首先，我国人口基数大，每年出生的新生儿为 1600 万左右，在实行两孩政策后预计将达到 2000 万左右，0~18 岁的儿童达 2 亿多，占总人口的 22.45%。其次，政府对儿科医疗投入严重不足，缺乏儿科发展的总体规划和远期目标，城乡地区差异很大。再者，中国儿科医生少。每千个儿童只有 0.56 名儿科医生，而美国是 1.45 名，近 15 年儿科医生虽然增加了 5000 余人，但缺口仍有 20 万人。中国儿科医院仅 92 家，占医院总数的 0.52%，全国儿科床位数 20.5 万张，占全国床位数的 5.5%；而在美国，2012 年仅参加全美儿童医院排名的儿童专科医院就有 178 家，占全美医院总数的 3%。2014 年美国医学生毕业后有 11.1% 成为儿科住院医师，2.6% 成为与儿科相关的住院医师，这样医学生成为儿科医生的比例大概为

13.7%。我国自 1999 年高等教育改革，院系专业调整后，取消了儿科系，严重影响了儿科医生的来源。此外，全国没有形成从儿科学学士、硕士、博士，从普通高校到专科的培养体系。由于各级综合性医院儿科创收比较少，领导普遍不太重视，儿科地位不高，儿科医生收入少，加之工作强度较大，因此绝大多数医学院校毕业生不愿做儿科医生，每年的儿科医生招收人数达不到计划招收数，儿科医生队伍的外流现象也比较明显。

儿童医疗保险覆盖率不高，人均筹资水平较低，报销比例不高，服务的可及性较差，流动儿童、留守儿童、遗弃儿童、残疾儿童等往往难以得到相应的卫生保健服务。卫生资源配置、卫生服务利用、儿童健康水平在城乡间存在着显著差异。服务提供与服务需求错位，医疗服务向大中城市高度集中，大中城市的儿童医院人满为患，普遍存在看病难、检查难、手术难、住院难等问题；而广大农村地区儿科服务能力严重不足，存在两极分化。

中国的儿童死亡率处于世界中间水平，下降速度进入平台期，常见的死亡原因与大多数发展中国家相似。全球 5 岁以下儿童主要的死因有：早产、分娩相关并发症、肺炎、先天异常和伤害。发达国家基本上前两位的死因都是早产和先天异常，肺炎在发达国家死亡率已经很低，但在发展中国家排名仍靠前，肺炎在我国的死因中排名第三。有数据显示 2015 年 5 岁以下死亡儿童，死亡在就诊途中和死亡在家中的共占 41.9%，这样的高比例说明医疗保健服务没有达到预期水平。另外，我国 5 岁以下儿童死亡前的治疗情况及疾病诊断：在乡一级医疗机构诊断的占 5.6%，村一级为 10%，未去医院就过诊的为 7.7%，加起来超过了 20%，以上均说明中国 5 岁以下儿童医疗保健服务还存在着很大问题。

出生缺陷也是威胁我国儿童健康的大问题。每年有 90 万出生缺陷儿，发生率达到 5.6%。例如先天性心脏病，从 2000 年至 2013 年一路攀升；出生缺陷造成的婴儿死亡所占比例也越来越高。伴随工业化、城市化、现代化的发展，由环境、社会因素引起的儿童心理疾病越来越多，意外伤害也居高不下。目前我国还出现了存在于发达国家的一些情况，如营养过剩造成的肥胖等。

二、我国儿科发展展望

我国儿科将来要有很好的发展，首先政府应该进一步落实"儿童优先"的原则，切实履行 1990 年世界儿童问题首脑会议和 2000 年联合国千年首脑会议上的庄严承诺。儿童与妇女的健康水平，综合反映了一个国家总体的健康素质、生活质量与文明程度，检验了社会公平和现代化水平。

国家财政应加大对儿科建设的投入，建立稳定、制度化的费用保障机制，特别是贫困与西部地区、老少边穷地区，缩小城乡间儿科服务能力、服务质量的差异，改革发展的成果应更多惠及 3 亿儿童。

要进一步降低儿童死亡率，特别是婴儿与新生儿死亡率。因为 5 岁以下儿童的死亡约30%都发生在新生儿阶段，新生儿阶段死亡率如果降低，我国5岁以下儿童死亡率就有望进一步降低。

要推广儿童疾病综合管理等适宜技术，重点提高农村医疗卫生机构的儿童常见病诊治、现场急救、危重症患儿处理与诊治能力。应优先建立覆盖全体儿童的基本医疗保险制度，提高报销比例，尤其是大病、重病的报销比例，建立儿科分级诊疗与转诊制度，做到小病、常见病不出社区，在社区医疗服务的基础上以方便就医、择优就医的方式，选择上一级医院。

要加快儿科医生的培养，建立多层次培养格局，建立儿科住院医师与专科医师的培训制度、认证与激励评价体系，提高儿科医生的收入，使之与承担的工作量、职业风险相匹配。

儿科医学应从单纯的医学模式向整合医学模式转变，充分体现对人的尊重与关怀。加强儿科的人文建设与职业道德、学术道德建设。加强内涵建设，真正以病人为中心。

要加快优质儿科医疗资源集群发展，大学附属医院儿科与附属儿童医院、省级儿童医院应成为国家的区域性高水平临床诊治、高质量医疗服务的重要基地，以及高水平医学研究与培养儿科专科人才的重要基地，进一步增强儿童医院的优质资源向基层辐射。应坚持政府主导、全社会参与，加快儿科多元化办医格局。中国的儿童健康问题将来一定要通过发挥民营医疗机构的作用来解决。要加强出生缺陷的三级预防体系建设。

加强儿科的基础与临床研究。紧跟国际重要研究机构的研究方向和战略研究计划，紧跟国际主要学术会议议题的变化，特别是能反映热点问题和趋势问题的全球性、国际性学术会议议题，要紧跟国际科研资助机构对本领域的资助情况、资助政策、战略报告，要关注相关期刊高影响力文章的研究方向，紧跟国家经济社会发展对学科的需求，例如我国目前制定的"十三五"规划中，出生缺陷、鉴定医学都成为国家的重大战略规划。要紧跟国家中长期科技发展规划，紧跟国家自然科学基金委员会对本领域的资助情况。

儿科学的发展需要整合思维，学术要整合，力量要整合，资源要整合，管理要整合。涉及如此多的因素，单因素的关注或改革不仅对系统改革无助，甚至可能造成伤害。这就是整合儿科学的使命和出路。

对儿科呼吸专业发展的整合医学思考

◎申昆玲

由首都医科大学北京儿童医院牵头的国家呼吸系统疾病临床研究中心，是目前全国的三个呼吸系统中心之一，中心应用整合医学的理念，整合了全国呼吸相关（尤其是呼吸学组）的学术力量，开展了一系列整合医学的基础研究和临床实践，取得了明显的进展。

呼吸系统有很多需要解决的问题，包括呼吸道感染。呼吸道感染性疾病病原确诊率低，广泛存在抗生素滥用的现象。我国过敏性鼻炎和支气管哮喘居儿童呼吸道疾病之首。另外儿童睡眠呼吸疾病的特点不同于成人，越来越多的呼吸系统疑难病、少见病都缺乏诊断标准和治疗原则。因此，必须用整合医学的思想来全面认识这些问题。建立儿童呼吸系统疾病临床研究中心应在以下六个方面做好工作，也可以概括为"六需要"：需要开展临床多中心研究，需要开展基础临床密切结合的转化医学研究，需要开展新产品、新技术评价研究，需要培养多层次领军人才、学科带头人和技术骨干，需要开展基层卫生人员的技术培训及适宜技术的推广，需要探索临床研究的方法、机制及管理模式。总结起来，就是要用整合医学思维开展整合医学研究。

北京儿童医院牵头申报国家呼吸系统疾病临床研究中心具有独特的优势：一是从医院角度讲，北京儿童医院规模大、实力强、特色鲜明、资源丰富，影响力也比较大；二是从学术影响上，医院有3名院士，还是国际儿科协会常委及中华医学会儿内科、儿外科分会主委的所在单位；三是从呼吸专业来看，医院率先在国内成立了独立的儿科呼吸专业，2009年以总成绩第一获批国家卫生计生委国家重点专科，还整合了多个研究方向和支撑平台。总之，北京儿童医院在国际学术机构有任职，在国际杂志有文章发表，在国际会议上有发言，在国外同行中得到认可。

中心整合了七大研究方向，包括呼吸道感染性疾病病原体监测及防治，儿童气道过敏性疾病管理及个体化综合治疗评价研究，儿童呼吸系统危重病及综合治疗方案规范研究等。还有多个分中心形成的研究网络，有核心成员、参与单位，核心成员是国家卫生计生委在全国遴选的 8 个儿童呼吸系统疾病重点专科，以及遍布各省的呼吸学组成员。

在基础工作方面，我们的临床研究中心开展了多中心临床诊疗规范研究，包括儿童抗菌药物使用和细菌耐药监测，儿童睡眠疾病及儿童呼吸系统疑难病等。另外整合呼吸学组在 2012 年前制订了 5 个有关儿科呼吸系统疾病临床诊疗的共识规范和指南。还进行了基础与临床密切结合的转化研究。此外，还开展了基层卫生人员的技术培训及技术推广，比如呼吸道内镜在基层的推广和培训。

在探索临床研究的机制和管理模式中，作为全国儿童药物临床试验资格批准最早、专业数最多的单位，北京儿童医院建立了儿童医药临床试验平台，目前也承担着国家多中心的临床研究，包括国际的多中心临床研究及注册等。我们获得了重大新药创制"十二五"实施计划中的儿童新药临床评价研究技术平台的建设权，在这个平台里建设了儿童伦理规范平台、临床试验管理平台、数据管理平台。儿童呼吸系统疾病临床研究的组织机制上，包括学术委员会、管理委员会、临床研究委员会等。还设有临床研究中心主任，各网络中心主管等。在管理制度上，有明确的制度规范，包括财务体系、临床中心管理、人员培训等。此外，还有包括专业质控体系、中心管理、项目质控体系在内的比较完善的质控体系。工作流程包括确定主要的参与研究单位、研究者、研究方案，多中心讨论以及签订协议，伦理审批，整个过程的质量控制等。总之，儿童呼吸系统疾病临床研究具有完善的组织机制、规范的管理制度、多层次的质量管理体系，以及优化的流程。此外，还建立了六大支撑平台，病原学诊断和耐药监测研究平台（包括呼吸道常见病原综合诊断技术平台，抗生素耐药网络技术平台，突发公共卫生事件病原诊断平台，新发及未知病原诊断平台），影像技术支撑平台（国内规模最大，专业全面，设备先进，是目前国内上线时间最长、在线时间最长、内存最大的儿科呼吸系统影像网络系统），病理学支撑平台，肺功能支撑平台，远程网络支撑平台，以及标准库资源平台。上述这些平台的建成为全面开展整合医学的研究奠定了基础。

我们临床研究中心的下一步规划，是一个中心、六个建设和六个任务。一个中心是以整合医学为中心。六个建设指项目建设、机制建设、团队建设、网络建设、合作建设及相关平台建设。六个任务即前文所述的"六需要"中的任务。

我们在儿科呼吸系统疾病研究中的平台建设，不仅有呼吸临床，还有基础研究，既有侧重，又有整合，使每一个协作组都能够沿着自己的学科前沿继续往前走，然后整合起来就是半径很大的一个球或者一个面，使儿童呼吸系统疾病的临床研究、转化研究，以及基层培训系统进入整合医学的研究模式，取得整合医学的成果。

从整合医学看儿科医生的培养

◎王天有

有关儿科医生培养的问题受到了社会各界的关注，习近平总书记对此也高度重视，自新中国成立以来，国家最高领导人对儿科工作专门做出指示这还是第一次。应该说现在已经形成了重视儿科的社会氛围，但如何能真正落地，让儿科医生有尊严地行医，确实还有很大的难度。目前儿科医生的培养困难很多，主要包括三个方面：首先，在第二次教育改革中把儿科学系取消了；其次，随着医疗市场化，不少综合医院和大的三甲医院把儿科基地去掉了；再者，现实的经济状况使儿科医生流失严重。下面，我想从三个方面谈谈儿科医生的培养：第一，儿科人力资源现状；第二，儿科医生的培养模式；第三，问题与对策。

一、儿科人力资源现状

我国儿科执业医师人数占全体执业医师的 3.8%，这个 3.8% 中还包括了儿科助理执业医师，后者约占 1.1%。相反，儿科床位数却占了全国床位总数的 5.5%。小儿眼科、耳鼻喉科、皮肤科等医生更加缺乏。儿科门急诊人数占全国医院门急诊总人数的 9.11%，14 岁以下儿童占总人口的 16.5%，而 18 岁以下儿童大概占到 22.3%。我国每千个儿童有 0.56 名儿科医生，而美国是 1.45 名，应该说我国的儿科医生非常短缺，工作量非常大。据调查，2008 年中国儿科医生短缺 20 万人，这个数字现在是不是有所改观呢？答案是完全没有。唯一改变的就是医生的结构发生了一定的调整。

二、儿科医生的培养模式

儿科医生的培养需要本科 5 年、硕士 3 年，也就是说到三甲医院工作共需 8 年。住院医师规范化培训要求本科毕业后培训 3 年，形成现在的研究生并轨模式，亦即 8 年才能培养一个合格的住院医师。大家知道儿科有一半以上的医生还要到专科医院去培训，而到这些医院后，享受同等待遇的不足 50%，也就是说这些儿科医生处于高强度工作、低收入的状态，如果完成两个阶段的培训加上大学期间的教育，对于家庭来说是个很大的负担。所以说专业培训是由国家承担还是由个人承担，是我们面临的现实问题，如果不解决好这个问题，对儿科医生的未来培训是非常困难的。

国外的院校教育通常在 8 年毕业时就进行认定，而我们现在 5 年毕业后，不管是 5 年制、7 年制，还是 8 年制，都要在毕业后 1 年再去考医师执照，考完执照注册还需要 1 年，这个过程实际上是不断剥夺住院医师权利的过程。院校培养，应该注重岗位适应能力的培养。现在的本科生教育中，重点院校还好，普通院校或者区域性医学院校的学生为了更好地就业，毕业前要做研究生考试的准备，有些人忽略了临床实习，最后尽管拿到了毕业证书，但临床实践能力缺乏。英国的医学生是在高中毕业后进行 5 年医学院校学习，取得医学学士学位，注册执业医师前参加普通临床培训，并在学校里进行执业医师考试，也就是说在学校里就完成了考试，进入临床后需要参加 1 年的普通临床培训，这个临床培训是通科培训，包括儿内科、儿外科、妇产科等，这个通科培训我觉得对医学生来讲是非常重要的。我国的研究生毕业以后，很快就定了专业，所以他可能成为某个专科某个疾病领域里很好的专家，但一定不是一个全面的医生，这些人不进行整合医学的培养，其结果必然是只会看病（看少数的病），但看不了完整的病人。

中国香港的培训模式是先进行 5 年的医学院校教育，通过执业医师考试成为注册医师，在香港医务委员会登记，然后进入某一专科学会进行专业培训：基础培训加高级培训至少 6 年，基础培训 3~4 年，结束后参加中期考试，高级培训 2~3 年，结束后参加会员考试。完成专业培训后，通过考核，获得专科学会会员资格，然后参加医学继续教育。中国台湾的医学教育包括 3 个阶段：第一阶段是学校教育，第二阶段是临床训练，第三阶段是继续教育。学校医学教育 6 年，6 年中有 1 年在学校内进行医师注册考试。上述这些教育模式，无论是国外，还是中国的台湾或香港，其出发点都是以培养专科的"专家"为基础，我们事实上也是这样。导致专科细划、专业细化、医学知识碎片化越来越严重。怎么扭转这种状况，只能是以整合医学的思维开展整合医学教育。

三、问题和对策

关于儿科医生的培养，首先，我们需要完善基本建设、组织架构、制度体系、基地标准、培训方案；其次，需要系统运作、评估、反馈、整改；还需要体制保障，包括财政支持，医学院校、医院、科室多渠道生活补贴等，这些也只能靠整合医学的思维才能全面系统地解决问题，提出对策。

关于儿科人力资源的流失问题，我觉得社会文化对此有重要的影响。全社会要形成关注儿科的氛围，过去儿科医生收入很低，大家也坚持下来了，如果我们不被社会认可，社会地位很低，从事这个职业就没有什么兴趣了。所以，儿科医生应该得到尊重、理解、关爱，有尊严，在社会上有地位。其次是分配制度，应该建立符合儿科现状和发展规律的薪酬制度，先投入后收益，建立能尽快稳定军心的培训津贴和薪酬制度。要为儿科医生提供更多培养、深造的机会，创造更大的成长空间，建立激励和关爱机制，营造留人的环境。我们总说文化留人、职业生涯留人，实质上大家都可以学雷锋，但永远过着艰难困苦的日子，这是绝对不可能的。最后应注重培养儿科医生的职业精神，重视儿科医生的价值观，职业发展从"心"开始，所以让我们从"心"热爱儿科。

关于儿科医生的培养提出如下建议：第一，本科阶段及早开始科研能力的培养，建立双导师制，即科研导师和临床导师。我们现在走了极端，我们太强调 SCI 文章，虽然我们有些科室很厉害，发表的文章很多，培养的人也很多，博士也很多，但来个疑难病看不了。临床能力的培养，是一个医生的根本，临床能力不行，科研能力再强，都是白费。第二，构建开放的实验室公共平台，为科研训练提供硬件条件。第三，提高研究生毕业论文答辩要求，将科研纳入培养基地考核体系。第四，建立研究生科研奖励机制。第五，提高教师认知度，落实临床教师对住院医师规范化培训政策和意义的解读。提高教师满意度，要让学生给老师打分，这个非常重要，实质上有些老师确实对学生不够负责，把学生变成苦劳力。第六，激励机制，在教学基地营造积极的教学氛围。第七，利用互联网，实现资源共享，远距离和不同步不再是障碍。第八，加强国际交流，建立和推行儿内科、儿外科的亚专科培训。目前一些医院实行扁平化管理，比如单独成立一个哮喘科，医生培养后直接进入呼吸科或哮喘科，但这存在一个问题，如果只是哮喘，他会治疗得非常好，但如果病人是其他疾病，送到这个科室就会出现问题，所以整合医学培养显得非常重要。首先得是一个儿科医生，然后才是某一个专业的医生，最后是某一个专病的医生，否则先成了某一个专病的医生后就难以成为一个全面的医生了。

用整合医学思维开展干细胞治疗

◎何志旭

干细胞技术大家都不陌生，在儿科领域虽然研究得不是特别多，应用不是特别广泛，但也已开展多年，比如造血干细胞移植就是开展得最早、最好的临床实例，还有肺动脉高压、各种遗传性疾病，以及脑瘫的干细胞治疗等。

本文聚焦在心血管领域的干细胞治疗及其未来的动向。据 2015 年的全国统计，心血管病的死亡率排在第一位，其中也涉及很多儿科相关的心血管疾病，占比非常高。但是目前有关心血管疾病的治疗，好的办法不是太多，心力衰竭、扩张型心肌病主要靠药物治疗；先天性心脏病可以采用介入治疗。但还有很多问题无法解决，比如心力衰竭，儿科比较常见的是左向右分流后引起肺动脉高压导致的心力衰竭，在治疗中确实需要一些新的技术和方法。

干细胞技术的出现引人关注，我们可以用干细胞进行所有的组织器官的重建，进行各种药物治疗，开展各种基因筛选，由此带来全新的、革命性的突破。心血管疾病中的很多疾病，都可以通过干细胞技术达到治疗目的。目前，干细胞技术已用于治疗心血管、内分泌、神经、免疫等系统疾病。具体到心血管疾病领域，已在心肌梗死、慢性心力衰竭及肺动脉高压等疾病中开展了临床应用研究，前景看好。

干细胞是一种处于原始状态的细胞，它和肿瘤细胞一样可以不断分裂复制，但和肿瘤细胞又不一样，干细胞的核心是正常的，肿瘤细胞是异常的，这是一个重要区别。另外，干细胞还有一个特性，即不对称分裂，它可以产生很多新兴的组织和细胞，但本身又能保持干细胞的特性，就像一粒种子，可以生根发芽长出果实，果实落在地上又变成种子，生根发芽，循环往复，这是干细胞的概念。

最初建立的干细胞是从受精卵而来，叫胚胎干细胞；从成体组织分离的干细胞，包括造血干细胞、神经干细胞等，又叫成体干细胞。后来，日本人发明了诱导多能干细胞（IPS）技术，可产生出诱导多能干细胞，这种细胞是在分化到终末期的细胞，比如皮肤细胞中导入一些原始的因子，让它回到原始状态，即诱导细胞发生转化，获得干细胞的特性，该技术荣获了 2012 年诺贝尔医学或生理学奖。根据分化的潜能还有一种干细胞分类方法：即全能干细胞、多能干细胞、单能干细胞。胚胎干细胞是一种全能干细胞，它可以分化成所有的组织细胞；而造血干细胞、神经干细胞，以及现在研究使用最频繁的骨髓干细胞，可以分化成几种组织和类型，因此是多能干细胞。1981 年建立了小鼠胚胎干细胞，1998 年建立了人胚胎干细胞，后期我国科学家也参与了相关工作。

2002 年中山大学的黄绍良教授带领团队建立了胚胎干细胞系，他们和 1998 年美国人建立干细胞系的技术和方法几乎是一致的。但中国人的报道其实比美国还要早，在 1997 年的《中山医科大学学报》上，我国学者就发表了一篇移植干细胞培养的文章。随后，在上海医科大学盛慧珍教授的带领下，我们成功建立了胚胎干细胞系，也可以叫人兽细胞杂交。这项工作非常有代表性，具体包括：首先获得受精卵，如果我们成人要使用自己的干细胞进行工作，必须使用受精卵；但妇女到了绝经期后不能提供卵细胞，那么就得不到干细胞。如果我们做克隆，就可以获得动物的受精卵，把人的细胞核移植进去，就可以永远有干细胞的来源。第二项工作是成体干细胞，这种干细胞目前研究和应用得比较广泛，因为它涉及的伦理学问题少一些。第三项工作 2007 年已在杂志上发表，通过重编程技术，获得胚胎干细胞，这个技术比人兽细胞杂交技术更具有实用性。人兽杂交有物种不同的障碍，但是这项工作克服了我们从其他物种获得动物细胞的缺陷，所以备受关注。

能够开展心脏治疗的干细胞有哪些类型呢？主要包括我们最常用的骨髓的单个核细胞及内皮祖细胞。骨髓间充质干细胞（MSC）可以从异体来也可以从自体来，后者免疫排斥性比较弱，有很好的控制免疫的作用。另外 MSC 没有成瘤性，但我们在做动物研究时发现胚胎干细胞有成瘤性，所以有一定的危险。国际上使用 MSC 治疗心脏疾病最大的研究，是在欧洲进行的多中心研究。研究者把自体 MSC 用于充血性心力衰竭的治疗，效果非常好。治疗组共纳入 120 例病人，同时设 150 例对照，所有病例都到达了时间终点。治疗后发现，MSC 对于修复和减轻心力衰竭、降低死亡率效果都非常好，关于显著的心功能改善和长期随访的数据还没有出来，但初步的研究结果已经提示，MSC 对于治疗充血性心力衰竭有明显效果，而且相对比较安全。MSC 是可以在儿科领域应用的，它可以从静脉输入，可以来源于病人自身的骨髓，也可以由父母或其他人捐赠，或者来源于脐带的 MSC。

采用 MSC 治疗缺血性心力衰竭的同时，也研发了相关的新技术，主要有两个：第一个技术可以进行细胞的提取和纯化；第二是做了一个专门的导管，从动脉插管进到左心室，对心肌病的病人效果非常好，而且对心室的损伤比较小。围绕这项工作目前也在开展国际多中心多样本的治疗研究，我国已有数家单位参与了这项工作，前景看好。

另一个可以治疗心脏疾病的干细胞是骨髓的单个核细胞，骨髓的单个核细胞是抽取骨髓后经细胞分离液分离，中间一层白色的细胞。这种细胞在显微镜下看是有细胞核的，如果进行培养有 70% ~ 80% 可以贴壁。在临床应用时，这一技术更简单、更方便，抽取病人骨髓后经过细胞分离，就可以直接用细胞进行治疗。研究发现，无论用于临床病例还是实验动物，均可明显改善自身免疫性心肌病、心肌梗死等疾病，且都没有出现明显的不良作用，是非常好的可用于临床的干细胞来源。

第三个有关心血管治疗的干细胞是我们心脏自身的干细胞。从传统观念看，神经系统和心脏系统的细胞属于终末分化的细胞，但是研究发现心脏中可能会有干细胞潜能的细胞，这些细胞包括 SP 细胞、Sca - 1 细胞、C - kit 细胞等。实验室研究证实，用心脏自身来源的细胞治疗永久性冠状动脉闭合或者心肌缺血的动物模型，治疗 8 周后，可以看到血流动力学的改善等，有很好的结果。同样，人体中心脏自身来源的干细胞也具有干细胞分化的能力，同期还有几项相关临床试验证实效果较好，没有不良作用。

以上提到了 3 种可用于治疗心血管疾病的干细胞的来源。就心脏自身的干细胞而言，虽然还有一些争议，包括机制也不甚明了，但如果在其他治疗的基础上结合心脏自身的干细胞再生，或者进行其他整合，有可能是今后动员病人进行干细胞治疗的一个很好的方法。

除了上述传统的干细胞外，还有一个概念即 IPS。IPS 与传统的胚胎和成体干细胞完全不同，它是把几个细胞因子导入成体细胞，是现在最新的技术，以前传统的做法是导入 4 ~ 5 个相关原始基因，现在这个技术越来越成熟。IPS 细胞可以分化为心肌细胞，无论从细胞形态上还是细胞的心电节律上都有很好的表现，应用前景非常好。目前这个细胞应用比较多的是建立心肌疾病的相关模型。对于长 QT 综合征的病人，使用 IPS 技术，从病人身上取其自身的成体细胞，让细胞变成 IPS 后，发现这种获得的 IPS 细胞可以继承该病人的遗传基因缺陷。除了可以复制模型外，IPS 还可用于治疗，IPS 可以分化成相关的心肌细胞，分化成心肌细胞以后进行治疗，能明显改善心脏的功能及舒张期末压，心室的厚度变薄，治疗效果非常理想。除了直接用 IPS 进行治疗，把 IPS 分化成心脏干细胞以外的细胞及直接采用 IPS 治疗的效果跟前述的结果相比，也有相同的临床治疗效果。从 2014 年的研究工作可以看到，把 IPS 植入老鼠心肌梗死的区域，从瘢痕的形成及相关区域血供恢复的情况看都有明显效果。现在更新的研究发现，采用 IPS 技术还可用于心脏药物的敏感性试验，IPS 细胞转化为心肌细胞后，可以对各种心脏治疗药物进行体外试验，很多心脏药物可以导致心律失常，因此这一点对筛选药物非常有用。

我国在干细胞的临床应用上，关于在成人心血管疾病中的应用已有指南发布，包括在哪些地方可以用（在三甲医院），对人员的特殊要求（要有资质）。另外国家卫生计生委和科技部给全国的几家医疗机构发了临床干细胞试验批准文件，所以说国家对临床干细胞试验资质的要求比较高，包括要有相应的实验室，如果是企业则要求按药品去申报。可进行干细胞治疗的疾病，包括儿科多见的心瓣膜病、扩张型心肌病、心力衰竭、慢性缺血性心脏病等。另外对干细胞的来源，国内指南要求用自身骨髓的 MSC，移植的途径包括外周静脉、心内膜和心外膜。比如对于心肌梗死的病人，心肌梗死 1 周后开始使用，心力衰竭和扩张型心肌病要早用。目前认为自身的 MSC 是相对安全的，没有免疫排斥。由于没有成瘤性，所以没有太多的不良作用，一般也不做预处理。移植后的有效性评价，包括主观指标的改善和客观指标的改善。此外，还包括从术后 1 小时到 12 个月的随访，随访的内容也非常清楚，所以现在我们要做临床干细胞试验，首先要具备资质。当然也要注意一些问题，包括移植干细胞预处理的问题，又比如到底输入多少细胞，是一次还是分多次，需要我们进一步研究。

无论怎样，干细胞技术在临床的应用还有许多问题需要解决，许多研究需要开展。必须从全局、多因素及整体去考虑问题，任何因素没有考虑到、没有考虑好，都可能导致失败甚至事故，所以必须用整合医学的思维和方法来开展干细胞移植的研究，让干细胞技术造福更多病人。

从整合医学角度看微生态与
儿科疾病

◎郑跃杰

　　人体的菌群是与生俱来的，主要包括附着在人体体表的皮肤黏膜、消化道、呼吸道及泌尿生殖道等部位的细菌。人体的细菌大约有 10^{14} 个，体积相当于一个肝脏的大小。传统的细菌培养方法有 400 多种，通过这些方法研究菌群跟人类的关系，就叫微生态群。传统的微生物学着力点在于诸如伤寒、痢疾等疾病的治疗，与之不同的微生态群的主要研究对象是共生的菌群。微生物组也叫宏基因组，指的是所有人体菌群的基因组的组合，一些学者认为微生物组的概念应该扩大，既包括菌群，也包括它的基因。为什么会出现微生物组呢？当研究一个细菌时，经典的研究方法是通过单个细菌的分离培养进而做形态、生化鉴定。近年来，出现了宏基因组学和生物信息分析技术，以前的人类基因组计划耗费了大量的人力、物力和财力。如今，只需要几天的时间花费几千元就能得到结果。这些新技术也推动着微生物组的研究突飞猛进。人的基因大概有 2.5 万 ~ 3 万个，而一个人携带的微生物基因是几百万个，是人体的 50 ~ 100 倍。微生物组的研究发现，人体细菌的分类，有门、纲、目、科、属、种，共 1000 余种，分属 7 个菌门。其中第一大类就是厚壁菌门，多数为革兰阳性，如肠球菌属、乳球菌属等。人体的各个部位存在很多的细菌，各个部位菌数的比例也不尽相同。菌群和微生物的研究，已成为全世界的一个热点。早在 2009 年美国就启动了人体微生物组计划，欧盟也启动了人类宏基因组计划。2016 年 5 月 13 日时任美国总统奥巴马宣布启动美国国家微生物组计划，这同样也是我国的重点资助领域。

　　人体是一个超级生物体，除了人体自身的细胞、自身的基因外，还有携带的微生物基因，微生物组的研究对于认识健康和疾病，包括改变疾病的诊断，均具有深远的意义。正常微生物群生理作用的提出最早可追溯到 19 世纪末，没有细菌就没有动物和人的存在。2006 年国外学者提出，肠道共生菌群是被忽略或遗忘的"器官"。因为菌群大概80%都在肠道里，肠道菌群研究得最深入，主要有三大功能：第一，结构和组织的功能，亦即改造我们的组织结构和功能。举例来说，将无菌动物剖宫产后继续置于无菌环境中，构建无菌动物模型，这个无菌动物模型免疫系统发育跟常规的动物完全不一样，它的肠黏膜很薄，免疫系统发育很不完善，正是因为没有细菌，所以很短命就死掉了。第二，保护功能。第三，代谢功能。10%的人体细胞加上90%的细菌细胞，1%的人体基因加上99%的微生物基因，就构成了人体这个超级生物体，这些菌群在环境的影响下决定了人体是健康还是疾病。以前认为，细菌是人类的敌人，需要战胜它。而现在微生物组和菌群概念的出现，改变了人类对微生物的认识，人体与微生物是共生的关系，绝大部分细菌对人体是有帮助的。微生物带来的疾病也不单单只有感染，还包括免疫和代谢方面的疾病，现在疾病发生的模式是多种菌群带来的多种疾病。

与菌群失调相关的疾病包括：肠道菌群紊乱、过敏性疾病、自身免疫性疾病、酒精性肝病、非酒精性脂肪肝、肥胖、糖尿病等。过敏性疾病的发生越来越普遍，其发病原因从一开始的卫生学说逐渐发展为菌群学说。现在的生活方式和生活环境都已经发生改变，人们现在都吃无菌的食物，吃自然发酵的食物减少，加上卫生设施的改善、剖宫产的增加、抗菌药物使用增加等，在减少人类感染性疾病的同时，也会造成微生物暴露的减少，进而改变肠道菌群，从而改变人体免疫应答的方式，造成过敏性疾病或其他免疫疾病的增加。为什么会出现代谢性疾病增加呢？一些高热量、高脂肪的不良饮食会改变肠道菌群，最终会造成炎症，使胰岛功能出现障碍。类似的原因也会最终导致结肠肿瘤的发生。当前，与肠道菌群有关研究最热的行为性疾病就是孤独症。调查发现，很多孤独症的患儿都伴有胃肠道功能紊乱。其他类似的疾病如焦虑、抑郁症等都是当前的研究热点。肠道和神经系统有千丝万缕的关联，其实肠道的菌群起到了非常重要的中间作用。老百姓有一句话"胃口好，心情才会好"，实际上是很有道理的。此外，目前认为下呼吸道和肺中存在细菌，呼吸道和肠道菌群不管是在健康状态下还是疾病状态下都是有关联的。中医理论认为，肺与大肠相表里，说的也许是类似的道理。从西医的角度而言，黏膜免疫存在于肠道、气道、口腔及泌尿生殖道等。黏膜免疫系统最大的特点是归巢效应，即一个部位黏膜免疫系统激活后，免疫细胞可以通过淋巴循环，到其他的黏膜部位去发挥作用。因此，肠道菌群的紊乱有可能造成呼吸道的改变。

就婴幼儿菌群来说，儿童最大的特点就是生长发育过程中肠道菌群是不断建立和完善的，因此一般认为肠道大概是在3岁以前不断发育，到3岁以后基本和成人差不多，3岁以前儿童肠道菌群的种类比成人少，比较脆弱，稳定性差，容易受到生理、病理、药物等因素的影响。剖宫产与自然产、母乳喂养与奶粉喂养、在医院出生的和在家里出生、出生过程中有没有打抗生素等，都会对肠道菌群的建立和成熟造成影响。比如早产儿因为菌群的改变容易发生感染，剖宫产儿容易发生过敏性疾病。总之，微生物跟儿童的一些疾病如新生儿感染、哮喘、过敏性疾病、感染性疾病等都有关联，当前关注较多的与菌群失调相关的主要包括肥胖、糖尿病和冠心病，以及孤独症和抑郁症等。

研究人体菌群及其与疾病的关系，是一个十分复杂的系统工程，需要整合医学思维来指引。不能单一地把人体细菌视为朋友或敌人，它因时、因地、因人而变。20世纪80年代初魏曦教授说："微生态学与遗传学，会共同成为21世纪两支生命科学的劲旅。"康白教授说："当值人类对微生物的认识态度由第一次世界大战的'恐菌时代'，第二次世界大战的'抗菌时代'，到如今保护有益菌、抑制有害菌的'保菌时代'的到来，让我们迎接这个伟大的新时代，为人类的健康和长寿做出贡献。"

从整合医学思维看维生素在儿科中的应用

◎杨玉凤

很早以前大家就知道一种疾病通常会伴随多个系统的器官发生异常，临床上称之为并发症、合并症，现在被称为共患病。一种药物针对一种疾病的治疗，也不是一对一的，它会对多个系统的器官改变和异常发挥作用，可能是正性作用也可能是负性作用。因此，整合医学应该是全方位、全周期保障人类健康的新模式，是全方位改善医疗服务质量的一种新的认识论和方法学。

儿科属于医学的二级学科，而儿科又包含十几个学组，每个学组又包含一些相关的专业，儿科专业分得越来越细。但是，一种疾病会有多个系统器官的改变和异常。以儿童肥胖症为例，以前认为儿童肥胖症不过就是体重增加，全球有4200万的肥胖症儿童，有5亿的肥胖症成人，现在通过研究发现，儿童肥胖症不仅是体重增加，它还和很多疾病有关系，它不单单是一个疾病、一个系统或者一个器官发生改变。一种疾病的治疗，需要多种药物的协调。以儿童贫血为例，近几年，儿童保健界非常重视这一疾病的治疗。过去认为该病就是血液系统的，血红蛋白和红细胞减少会影响儿童的体格发育，现在认识到不单单是这些系统受累，还会影响患儿的消化系统、神经系统及精神行为状态。治疗时，不只建议服用铁剂，更建议加服一些维生素C、维生素B12、叶酸等。除此之外，维生素B6、B2及维生素A对儿童贫血症的治疗也会起到协同作用。另一个例子，众所周知，维生素D缺乏和佝偻病密切相关，但研究发现，维生素D还和肌肉功能疾病、糖尿病、神经系统疾病、免疫系统疾病、心血管系统疾病及癌症等都相关。随着对维生素的认识逐渐加深，大家认识到一种药物会对多个系统和器官的改变和异常起到作用。所以整合医学提出：要还器官为病人，还症状为病人，让医疗服务实现身心并举。很多儿科医生都会有这样的体验，很多病人的各项检查都很正常，让医生无从下手，而往往一些年资较高的医生用一些简单的药物和行为干预疏导就能达到治疗的目的。曾经有这样一个病例，一个白血病病人，早期就用了三联疗法，一个周期下来疗效非常好，但是当时医生没有考虑到这个病人有多痛苦，她的头发掉光了，天天恶心呕吐不能吃饭，医生隐瞒她，说她是再生障碍性贫血，不是白血病。但有一天晚上病人偷偷看了自己的病历，在夜里割腕自杀了，大家感到非常惋惜。单纯从方案的治疗效果可以打 100 分，但最终的治疗结果应该是 0 分，因为最终病人死了，治疗效果再好有什么用！

维生素就是维持生命的要素，它是维持机体生命活动过程所必需的一类微量的有机化合物。每一种维生素都有广为人知的对应治疗：维生素 A 治疗眼病，维生素 B2 治疗口角炎，维生素 D 治疗佝偻病。但是，维生素的功能绝对不是一对一的单一的功能。随着基因组学、蛋白质组学及营养代谢组学的发展，人们重新认识到了维生素新的功能——它是参与免疫反应的某些受体酶类活性物质的重要组分。例如叶酸，先前认为叶酸和出生缺陷、神经管畸形有关，严重时会影响生长发育。但是基因组学发现，叶酸有 TT 型，TT 型酶的活性是最低的，可导致同型半胱氨酸向蛋氨酸转化发生障碍，出现同型半胱氨酸血症，造成心肌梗死。另外科学家发现两例遗传性高同型半胱氨酸血症儿童体内存在广泛的动脉粥样硬化和血栓形成，揭示了同型半胱氨酸会损伤血管内皮细胞，影响血脂代谢而导致动脉粥样硬化相关疾病。脑卒中病人血液中同型半胱氨酸水平比正常人群高 3 倍多。如果同型半胱氨酸和维生素 B6、B12 密切相关，那么在日常生活中建议人群把三个很简单的维生素经常补充一些，就可以预防卒中和心肌梗死。

维生素 A 也不仅仅针对眼病，通过营养代谢组学发现，维生素 A 还能维持骨骼正常发育，防治龋齿，并可以抑制肿瘤生长，维护正常的生殖功能，促进胚胎的发育，维护味觉嗅觉的功能等。维生素 A 缺乏也可以引起肠道和呼吸道的感染，与生长发育和味觉食欲减退、贫血及出生缺陷也都有关系。维生素 A 可以调解红细胞生成素的生成能力，如果维生素 A 缺乏，儿童患病率会明显增高。所以补充维生素 A 可以促进抗感染的体液免疫和细胞免疫，增强 T 细胞的功能，促进抗病原体抗体的产生。维生素 A 还有其他功能：维生素 A 和维生素 D 联合使用，对于哮喘的发作具有协同调节作用；维生素 A 及其活性代谢产物，在胎儿肺的分化增殖、发育成熟，以及肺损伤的修复中起到了很重要的作用；维生素 A 还会影响胚胎的生长发育，不过缺乏和过量使用，都会导致畸形发生；维生素 A 缺乏的发生率和急性呼吸道疾病及腹泻的发生率成正比。

世界卫生组织指出，维生素 A 缺乏是全球四大营养缺乏病之一，我国维生素 A 缺乏的形势也很严峻，属于中等缺乏国家，部分地区严重缺乏。我国儿童吃母乳，但是我们母乳中的维生素 A 含量远远低于世界的平均水平，所以年龄小于 6 个月的婴幼儿维生素 A 的缺乏率达到了 80%，这对儿童的免疫功能及其他各方面都是不利的。维生素 A 营养状况的评价，主要是通过检测血清视黄醇来判定：

维生素 A 的浓度为 0.3 ~ 0.7 mg/L，属于正常范围；0.2 ~ 0.3 mg/L，属于亚临床高风险；小于 0.2 mg/L，是亚临床缺乏；小于 0.1 mg/L，为临床缺乏。

我国和国际上对于补充维生素 A 的建议不太一样，国际上对婴幼儿采用定期大剂量的补充，每 4 ~ 6 个月补充一次，一次给 10^5U（即临床所说的 10 万单位）或者 2×10^5U，这种用法适用于我国的贫困山区。对于哺乳的母亲，一次给 3×10^5U 维生素 A 的胶囊服用，可以提升母乳维生素 A 的水平，也可以间接提高婴儿维生素 A 的水平，可使婴儿死亡率下降 30%。2000 年后世界卫生组织调查，每年全世界死于维生素 A 缺乏的儿童达到 30%。我国在 2013 年出台的维生素 A 缺乏的诊断治疗建议中，提到两级预防的策略：一级预防即每天给予推荐摄入量（RNI）的维生素 A 即可，二级预防就是针对可疑病例，每天补充 1500 ~ 2000 U。如果用胡萝卜素补充就是 3.6 ~ 6.3mg，说明可以通过食疗补充，也可以通过维生素 A 的口服或者是注射补充。但是补充得够不够，少了没有，超量了没有，最好做一下维生素 A 水平的监测、评估，来调解它的补充量。食物里除了鱼肝油和动物肝脏含维生素 A 比较多，其他比较少。

维生素 D 的作用也是如此，通过基因组学、蛋白质组学、营养代谢组学的研究发现，维生素 D 的受体几乎遍布人体的各个组织器官，因此维生素 D 除有对骨骼的作用外还具有更为广泛的生物学效应。也可以说维生素 D 不仅是一种维生素，更是一种内分泌激素。过去认为维生素 D 的作用只是与骨骼和肌肉的功能有关，现在认为它对糖尿病、免疫等都会产生一定作用。据调查，全球有 10 亿人缺乏维生素 D，相当于每 7 个人中就有 1 个人缺乏；中国在 2010 年做了一项调查，中国人有 1/3 缺乏，维生素 D 的充足率还没有达到 30%，缺乏率和不足率达到了 70%，而且这其中近 60% 都在北方地区。缺乏的人群包括新生儿、儿童、孕妇、更年期女性、中老年、亚健康人群、肝肾疾病的病人。维生素 D 缺乏也会增加儿童呼吸道感染的风险，随着儿童体内的 25 -（OH）D 水平的下降，呼吸道感染的风险逐渐增加。近几年通过高效液相色谱检测维生素 D 水平，我们发现在佝偻病的防治上存在很多误区。佝偻病在儿科临床和儿科保健中都是最常见的疾病，现在研究发现它既是营养性缺乏导致的代谢性疾病，也是一种生物社会性的疾病。

过去我们没有 25 -（OH）D 的彻查，现在发现一部分人维生素 D 缺乏，自然会有 25 -（OH）D 的下降，但他们没有临床表现，我们把这类人叫维生素 D 缺乏；另一部分人不仅有 25 -（OH）D 下降，同时还有症状和骨骼的改变，我们称为维生素 D 缺乏佝偻病。过去我们所有的建议都是把临床治疗放在第一位，最后是预防。现在是把维生素 D 缺乏的预防放在最前面，从围生期开始，以婴幼儿为重点对象，持续到青春期，做到因人因地而异，广泛宣传。实际上，一个儿童，正常饮食每天所获得的维生素 D 有 100U，出生后需要补充维生素 D 400 ~ 800U，为什么把原来的 400U 扩大到 800U 呢？科学试验证明，将北方地区冬季出生的新生儿分为 4 组，补充不同剂量的维生素 D：200U、200 ~ 400U、400 ~ 600U、600 ~

800U，观察发现，补充 200U 组维生素 D 缺乏占 60%，补充 200～400U 的有近 25% 的孩子缺乏，而补充 400～600U 的只有 7.1% 缺乏，而补充 600～800U 组没有发现维生素 D 缺乏或者不足，因此建议把预防的剂量范围扩大。另一方面是补充的时间，从出生的时候就应该开始补充。过去建议满月后补充，后来建议出生 2 个月时补充。有调查显示，新生儿无一例达到正常水平的最低临界值，中重度的维生素 D 缺乏新生儿占到 70%，所以从出生就需要补充维生素 D。孕母在怀孕后期应该补充 800～1000U 维生素 D，同时服用钙片和奶制品，并且监测 25 -（OH）D 的水平。新版的佝偻病诊断依据包括高危因素、临床症状，确诊的时候重点参考血清 25 -（OH）D 的水平。经过反复讨论最后把 25 -（OH）D 的正常值范围定到 50～250μg/L。此外，每个人的耐受性不一样，补充时需要因人而异。诊断时加入 25 -（OH）D 指标，是因为 25 -（OH）D 的浓度比较高、比较稳定。

佝偻病的分期变化不大，活动期的药物治疗建议如下：维生素 D 每天补充 2000～4000U，连续服 1 个月后，改为每天 400～800U；不耐受时可改为维生素 D 肌内注射，（1.5～3.0）×10^{5}U，1 个月后再改为每天 400～800U 进行维持，同时利用 25 -（OH）D 监测治疗效果。此外还应补充钙剂，往往佝偻病的孩子都会有锌和铁的缺乏，也应做相应补充，佝偻病带来的严重后遗症需要外科手术矫正。

对维生素 E 的生理功能也有了新的认识，这几年认为维生素 E 是一个抗氧化剂，可以改变皮肤的弹性，因此用在美容产品中。事实上，它更重要的作用是保护心血管系统、维持神经功能、维持正常的免疫功能，关于其抑制肿瘤细胞生成的功能尚处于研究阶段。维生素 E 缺乏的高危人群主要是人工喂养、有遗传代谢病的新生儿。维生素 E 缺乏和感染高风险也相关，维生素 E 水平下降是感染发生的危险因素，有关维生素 E 缺乏和神经系统损伤的研究过去不够重视，事实上，不管是人还是动物，缺乏维生素 E 都会出现神经系统的表现，且中枢系统的损害要比周围神经系统更严重。在胚胎期或者生长期，维生素 E 的缺乏会导致比较严重的畸形损害，长期缺乏甚至会导致神经系统后遗症。早期的维生素 E 缺乏可表现有神经反射异常，远端的肌肉无力症，认知能力可正常；到了晚期除上述症状外，会出现认知能力下降、吞咽困难，甚至眼肌麻痹等现象。临床上，许多疾病都可能伴有维生素 E 的缺乏，其临床表现有共性也有特性，可引起维生素 E 绝对缺乏的疾病包括胆汁淤积、肝炎、眼底视网膜病及囊性纤维化等。另外它还和活性氧簇的增多有关。目前我国还没有出台每天的摄入量要求，但是每天的补充不应超过 400mg，过多的补充会造成损害。临床上，检测维生素 E 水平同样重要，尤其是对小儿神经系统的疾病。维生素 E 的主要来源是谷类和坚果类食品，我国出台了《中国食物与营养发展纲要》，重点监测儿童孕妇和婴幼儿的维生素水平。临床上目前没有科学的参考标准，医生通常凭经验补充，结果补了半天不是缺乏就是过量。色谱仪出现后，可以精准检测维生素 A、D、E 的水平，不管是对临床还是科研都有很大帮助。

　　维生素的应用涉及多方面，目前我国还没有建立一个大的数据库，因此，为了儿童的健康成长，我们在临床过程中有必要监测儿童的各种维生素水平，建立国人自己的数据库，尤其是对于一些肥胖、发育迟缓的高危人群。要把这些事情搞清楚绝非易事，我们要依靠整合医学的思维和实践，"单打独斗"成不了大器，未来的医学赢在整合，维生素在人体中的作用及其应用的研究也一样。

整合医学在医院管理和学科建设中的实践

整合医学在心身医学科管理中的作用和意义

◎耿庆山

近年来，整合医学的理念引起了医务界的广泛关注。但整合医学是什么，整合医学怎么做，并不是所有人都十分清楚。《三国演义》开篇的一句话值得我们思考："话说天下大势，分久必合，合久必分。"整合医学从医院来说是三个层面：医院整合、学科整合、医务人员整合。本文重点谈一下医生团队的整合。1977年恩格尔提出，医学模式应尽快从纯生物医学模式走向"生物－心理－社会"医学模式。但是40年过去了，我们似乎并没有重大突破。1996年我参加了世界卫生组织举办的"非精神科医生精神心理培训班"，培训时我发现自己只会看躯体疾病，不会识别和干预临床常见的精神心理疾病，所以，从内心深处认为自己是一名不合格的临床医生，于是，就开始了这一领域的实践。

躯体疾病合并精神心理疾病，二者本身涉及一个整体，常常同时出现，但由于种种原因被人为地割裂开了。怎么整合？这牵扯到医生、护士、医院等各方面，在此和大家分享一下我们团队20年来的心身整合实践经验。中国传统医学和西方医学，在对待心身疾病的整体诊疗理念上是高度一致的。在科学技术并不发达的上古时代，这种整合从理念上是超前的，但在当时从技术层面还难以实施。当代科学技术的发展日新月异，使心身整合成为可能。什么是心身疾病？这包括由于躯体疾病导致的精神心理障碍和由于精神心理障碍长期作用于躯体而导致的躯体疾病。其实心身疾病有广义和狭义之分，广义的心身疾病占国际疾病分类目录中85%以上的病种，包括各种肿瘤、心脑血管病、糖尿病等。心身医学是一门研究生物学因素、社会学因素和心理学因素对疾病发展过程的影响及其相互关系的科学。如果临床医生解决不好心身疾病往往会带来一系列复杂的社会问题，像医患关系问题等。记得有位医院院长请我做学术报告，谈心身疾病诊疗，院长说，能不能讲讲如何识别哪些病人会暗藏"杀机"。我说这个就难了，但是有一点可以做到，关注躯体的同时关注心理，可能更有利于疾病的诊疗及和谐医患关系的构建。

发达国家在这方面走得非常快，比如日本，有专门对心身疾病的定义，明确哪些疾病叫心身疾病。而且把心身疾病诊疗作为疾病管理的切入点。华西医院的"阳光医院"建设非常值得借鉴，因为这样做的最终结果可以推动医患和谐，并恢复医学的本来面目。心身医学不是精神医学的分支，是整个临床医学的基础，而现在医务人员做得还不够。习近平总书记最近提出了新时期卫生工作的总方针，特别强调所有公共政策的制定都要围绕健康。所以，推行全民健康更需要心身整合。谈到整合医学，我很早就提出了人类获得健康的四个共同通道，即心理学、营养学、康复医学、运动医学。这些学科必须要整合到每个临床学科中，这种整合才有益于广大病人。我们谈整合医学不可回避的问题就是多学科团队的整合问题，其实多学科团队是整合，但不是全部，那是部分与整体的关系。整合医学是非常博大精深的系统工程，它的目的是要不断创造新的医学体系。

目前，即便很多大医院对躯体疾病合并精神心理疾病的管理也是不尽如人意的。相当多的心身疾病出现了三低现象——识别率低、干预率低、达标率更低，需要引起高度重视。一些心身疾病的干预措施不理想，甚至没有干预。举个例子，手术前如果病人有感冒，外科医生知道要把感冒治好再开刀，但如果合并有精神心理问题，外科医生就有可能会让病人上手术台，因为医生不会识别精神心理疾病，也不知道它可能会带来的大问题，这种情况不仅给病人带来不良后果，还容易引起医患纠纷。上海的杨菊贤教授对此做了一些相关研究，他对神经科疾病做了一个分类，发现脑血管病占1/3，神经系统疾病占1/3，心身疾病占1/3。心内科病人中30%左右合并精神心理障碍，内分泌科、消化科的统计数据显示心身疾病占1/3左右。如果不及时处理，这些病人很容易"折腾"出事来，所以我们要从社会学和心理学维度考量心身疾病诊疗问题。遗憾的是，业内对此仍没有引起高度重视，上海的公开数据显示心身疾病识别率仅为15.9%，发达国家心身疾病的中位识别率为11.2%，还有相当多的病人不能被识别。这是非常值得医务工作者关注的大问题。

我们广东省人民医院早年做了一个有16家综合医院参加的围绕心身疾病诊疗的多中心研究，该研究首先从精神心理疾病诊疗技能培训开始，因为非精神科医生没有经过精神心理疾病诊疗技能的职业培训，但早期参训医生并不感兴趣，以介入科的医生为例，他们觉得自己会介入技术，会做导管就可以了。我曾经批评这些医生，我说你们不是合格的医生，你们是地地道道的工匠。如果不去推动心身整合医学，不把知识灌输给他们，他们一定是不合格的医生。于是我们从培训开始，结果显示，发表过相关论文、接受过精神医学课程培训的医生比例只有33.5%。其实在基层医院、在中西部地区比例更低，真正受到系统化教育的几乎是零。我们团队从2012年开始办第一个培训班，内容包括量表的使用，焦虑、抑郁障碍等常见精神心理障碍的药物治疗和行为干预等。这等于给每个医生多了一个诊病"工具"，并使他们终身受益。

精神专科的工作和心身疾病诊疗不一样，因为综合医院的病人是以躯体疾病为主。最理想的服务模式是将躯体疾病和精神疾病统一起来管理。现在做不到怎么办？把精神科医生整合起来形成一个整体，推动心身整合。美国麻省总医院做得好，他们心身医学科只有50张病床，却有500多个心身疾病的专家为全院服务。如果我们也能做到这样，病人的满意度一定会大幅度提升。为此，我们需要在收费标准、服务标准、安全标准，包括学科建设、职称系列的设置等方面去尝试和变革。只有这样，病人的满意度才能从本质上发生改变，而不是只做做表面文章来改善医疗服务，因为这是复杂的医学问题。

值得一提的是在我们广东省人民医院，有些医生是做党务工作的，参加学习后，感觉弄清楚了哪些职工的问题是思想问题，哪些职工的问题是精神心理问题，连做思想政治工作都有了抓手。广州市红十字会医院消化科主任接受了培训以后深有感触地说，胃肠道是最大的情绪器官，所以治疗胃肠道疾病，要先从情绪管理入手。去年，我院做了一个"双百工程"，即培养100名健康管理医生和100名疾病管理师，培训考试合格后可获得由中国医院协会和人力资源与社会保障部联合颁发的证书。健康管理医生要学会做四件事：一是会识别和治疗心身疾病；二是懂营养学，临床营养可以不懂，但是应该懂公共营养并会应用；三是懂运动医学；四是懂康复医学。就像前面我所说的，这是人类获得健康的共同通道。在综合医院，我认为当务之急是设立心身医学科。

总之，心身整合不是一句空话，在诊疗层面有很多的技能和方法要学习，但只要努力学习，通过毕业后教育、继续医学教育和各种系统培训，大家最终一定能掌握整合心身医学。我们要尽快把这方面的工作做起来，使病人真正地获益。

整合眼科学的思维与实践

◎王宁利

本文主要分享一下我们应用整合医学后对中国眼科学发展的促进，以及对自身科研工作的启迪。

整合医学是个大概念，樊代明院士曾经多次讲述了整合医学的概念，我们在眼科中运用的时候为其做了一个眼科化的诠释，即把长期被细分的眼科疾病的发病机制、治疗和具体问题放到系统里、整体中去进行考察、分析，并根据社会环境、心理、现实进行调整，使之成为更加符合、更加适合眼病治疗的新体系。在樊院士的带领下，我们在 3 年前出版了《整合眼科学》第 1 版，该书在结构和内容上与以往的眼科学完全不同。

整合医学为眼科学发展思想引入了一套理论体系，带来了方法学。樊院士说，不仅要以呈线性表现的自然科学一元思维考虑问题，而且要以呈非线性表现的哲学多元思维考虑问题，这是整合医学主要的思维方式的改变。整合医学可以用 HIM 来表示，即 H——Holistic（整体的）、I——Integrative（整合的）、M——Medicine（医学）。我建议还应该加一个 Dynamic（动态的），这样能更好地把握住整体的概念。许多人以为眼科学属于三级学科，其实眼科学属于二级学科。口腔也被别人误当成二级学科甚至三级学科，但口腔是一级学科，学科划分上有它的道理。眼科下面又划分了多少个专业呢？目前在国内是 11 个亚专业，在国外划分了更多的亚专业，总之，眼科的亚专科分得太细了、过细了。

现在眼科医生手术做得很精细，但诊疗思维体系却出现了问题。我曾经听说，有医生到乡下给老百姓做白内障手术时，老百姓问，治疗视网膜色素变性有好方法吗？医生说"对不起，我是白内障医生，我不知道"。这就是学科过于细分后的结果。

下面谈一谈横向跨越思维对科研活动的指导。以青光眼为例，当眼内腔的压力（眼内压或眼压）超过正常值时就会在视神经上压出一个凹陷，这就是青光眼，是神经损害性疾病，随着进行性视神经损害最终会导致失明。目前是全国排在首位的不可逆性致盲眼病。我们在 2006 年做的邯郸眼病流行病学研究显示，青光眼病人中有 83% 的人眼压不高，眼压不高为什么视神经会出现凹陷，这个问题国际眼科学界一直没有答案。相反的情况是，10% 的人眼压高于 21mmHg 却没有出现青光眼性视神经损害，而有些青光眼病人眼压控制正常了却仍然出现视神经损害，这是全世界眼科学界关注的焦点，却一直没有得出结论。我认为就是犯了一个细分的错误。从眼科专科角度思考青光眼的发病机制，它是一个眼内压力增高、神经节细胞死亡、神经损害、不可逆的疾病，这是一种囿于专科的线性思维。在研究的时候，中医给予了我们启迪。通过中西医结合跨越式的思考，我们试图从中医找出答案。

随着近代中医学的发展，王琦创立了中医体质学说，把人分为 9 种体质。程京院士用基因类型对体质进行检测，用基因说明为什么是气虚质、阳虚质、特禀质等，用体质学说来寻找答案。我们设计了一个问卷，在医生中调查，例如，问："你看到过的正常眼压性青光眼病人体型胖吗？"回答：很少。"血压偏高吗？"回答：很少。"你见到过年轻的青光眼病人吗？"回答：有，很少。我们把这些资料再分析，发现其中的共性即体重指数（BMI）低、低舒张压、微循环差。西医的这些临床特征在中医中进行分型，我们发现气虚体质占 60%，前述的低 BMI、舒张压低、微循环差占 58%，如果把气虚和阳虚加起来差不多 70%。这是一个巧合吗？它们之间有没有必然的联系？通过中医分析才知道，中医把气分成三个部分，头部气叫宗气，气不足则下陷，所以中医说胃下垂。从西医角度看这些人的特征是这样的：胶原组织松弛、低舒张压、BMI 低。由此我们联想到，是否视神经后的压力不足与正常眼压性青光眼有关，与中医的"气虚"理论相似。我们和中医合作，除西医治疗外，还给予这些病人补中气治疗。目前研究正在进行中。那么气虚下陷的中气是什么？我们顺着这个思路找中气，没想到真找到了。眼睛里面有压力，眼睛的后面也有压力，这个压力来自于大脑颅内压，视神经非常神奇，是体内唯一被水包绕的神经，直至眼球。我们想眼压不高的病人是不是由于颅内压偏低造成了视神经上的凹陷性损害。

与此同时，美国科学家做了一个几万例病人的回顾性分析，回顾青光眼病人的颅内压值，看颅内压低的人是不是属于正常眼压性青光眼。他们的文章比我们早发表了 1 年。我们做了前瞻性观察性研究，把诊断为正常眼压性青光眼的病人中怀疑有中枢神经病变的，送到神经科测量颅内压，或者已经做了腰椎穿刺并已诊断为正常眼压性青光眼的病人送到眼科，因为眼科病人没有做腰椎穿刺的指征。3 年共收治 30 多例病人。当然，进行这项研究十分艰难，但最终研究发表在了眼科影响因子最高的杂志上。

文章发表后，学界这样评价：美国开展了第一个发现正常眼压性青光眼颅内压偏低的回顾性研究，而中国开展了第一个发现正常眼压性青光眼颅内压偏低的前瞻性观察研究。这项研究还不能说明其因果关系，接着我们做了一个磁共振试验，发现这些青光眼病人视神经周围的液体确实减少了，通过液体量的减少可以估算颅内压值。由于颅内压数值是相关的估计值，尽管精确度很高，但不是直接测量值，因此这篇文章发表并不能完美地证明因果关系。最后我们在猴子中进行实验，首先做了低颅压猴模型，有60%的猴子出现青光眼性损害，这是真正证实因果关联的研究。由此我们想到，是否可以在全国招募一些低颅压的病人，观察其中青光眼的比例。但这个试验失败了，原因是低颅压病人有症状了，绝对不会等到青光眼症状显现出来了再治疗。因此我们明确这里的低颅压是相对于人群中正常值的下限，即颅内压值偏低，基本上没有达到病理治疗值。

从以上的研究结果，我们引入了压力梯度这个新概念。高眼压中10%的人为什么无损害，因为他们中气很足、颅内压偏高，所以压力梯度不高，即使眼压高也不产生视神经损害，这些人无须治疗。正常眼压性青光眼颅内压偏低，后续研究发现，这些正常眼压青光眼的人不仅颅内压偏低，而且BMI低。因为BMI和颅内压呈线性关系，BMI越高颅内压越高。我们在临床中见到很多肥胖的人由于出现良性高颅压而导致失眠，这是由于BMI和颅内压与中心静脉压有关，肥胖病人腔静脉压增高，血液回流减慢，导致颅内压增高。

这些研究结果完全是通过系统研究得出的结论。如果我不是在同仁医院这个综合医院，而是在专科医院，这个研究就不会诞生。因为综合医院有神经内科、神经外科、影像科，各个学科形成交叉开展整合医学研究才完成了这项研究。这就告诉我们将整合医学的概念运用到临床上，能够实质性地推动研究工作的进展。上述的开放性青光眼分类研究已经进行了六七年，仍在推进中，2016年已被收编入《世界青光眼共识》中，颅内压偏低是青光眼的危险因素已被明确写入指南。正常眼压性青光眼压力梯度分类方法虽然已经提出，仍需要进一步开展多中心评价，才能被写入指南，这就需要循证医学方法，需要与前述研究相辅相成的更多证据，合起来又是整合医学的研究。

最近，我们研究发现低颅压和高眼压造成的视神经损害，它们的发生机制是不一样的。一位视力严重下降的女性病人，曾被其他医院诊断为"视网膜色素变性"。在同仁医院多学科会诊时，专家们讨论认为，眼科检查就是典型的视网膜色素变性，最终结果就是失明。但我们发现有一个症状不支持，近两年视力下降进展迅速，其间病情为什么会突然加速？病人否认有酒精中毒史、药物史或其他疾病史。就在这时有一位胸科医生问，你查过胸科吗？病人说不用查，因为很早前她就查出过"胸腺肿瘤"。我们恍然大悟，并为之惋惜，这是一例副瘤综合征，把肿瘤摘掉视力下降就会停止。正是因为一直把胸腺肿瘤和眼科分开看，最后导致这样一个晚期的情况，如果能早期发现，病人的视力会比现在好得多。我们在考虑问题的时候总是片面、孤立的，仅从自己的学科考虑问题，而未能从总体上把握。

　　注重学科交叉还有一个实例，就是老百姓常说的"眼皮跳"，严重者甚至嘴角都跳。眼科医生打肉毒素，打完立竿见影，但会表情呆滞，不到 3 个月又打，打到最后没用了。其实很可能就是血管压迫面神经引起，神经外科早已开展了治疗，做一个隔垫手术就能解决，但是眼科医生不知道。这就是整合医学要我们做的事情。在整合医学的推动下，医疗、教学和科研等各方面都会有全面的发展。

整合微创外科的思维与实践

◎伍冀湘

　　我来自北京同仁医院。同仁医院1886年由教会创办，现在建院已有130年了，很多人都知道同仁医院的眼科非常好，这和当年医院的创始有关。1886年从美国来了两名医生，在北京办了一个眼科诊所，当时起名叫"美以美会医院"。中文名字叫"北京同仁医院"。"同仁"两个字来自《圣经》中的自由博爱、一视同仁，这就是同仁医院的来历。

　　1958年北京市耳鼻喉科医院并入同仁医院，所以同仁医院的基因里面，一个是美国人办的教会医院眼科诊所，另外一个是耳鼻喉医院。1958年成立了耳鼻喉科研究所，1959年成立了眼科研究所，这就奠定了同仁医院的基础和学科优势。同仁医院有两个国家重点专科，一个是眼科，一个是耳鼻喉科。

　　随着不断的发展，同仁医院变成了一院三区的现代化综合医院。2012年2月，我调至同仁医院，成为同仁医院的第24任院长。当时心里面有点诚惶诚恐，因为我仿佛是要"进京赶考"，我以前在安贞医院，位于郊区，我等于从乡下进了城。对于这家百年医院过去不是很熟悉。到任后如何进行创新，如何让重点学科发展得更好，如何让基础学科闯出一条新路，这是对我提出的挑战。

　　我是一名普外科医生。1992年受卫生部委派到澳门镜湖医院做客座医生，最早接触到了腹腔镜。1978年法国完成了世界上第一例腹腔镜胆囊切除术，1991年中国大陆开展了腹腔镜手术。1995年从澳门回到北京后，我摸索着在安贞医院开展了腹腔镜。2001年我到美国匹兹堡进修学习，当时主要怀揣着两个梦：第一个是肝移植，第二个是腹腔镜。从1992年接触腹腔镜，20多年来，我手上磨出了茧子，成了一个技术不错的腹腔镜外科医生。但是腹腔镜外科、微创外科应该向何处去？我作为同仁医院的院长在学科建设中应该如何发挥作用呢？

　　这个时候医院的王宁利书记把樊代明院士请到了我们那里，给我们做了一场精彩的整合医学的演讲，我茅塞顿开，在我不知道学科向何处去的时候，这场演讲让我为之一振。整合医学就是指看似相距甚远的学科相互交叉、相互渗透、相互整合，从而打破原有学科，变成综合性的医学学科。分与合是医学发展的需要，分是为了更纵深的发展，更深入地进行研究和实践，合是为了整合相邻学科，建立更强、质量更高的学科。

我听了樊院士的报告后也提出一个概念叫"整合微创外科"。所谓整合微创外科包括概念的整合、技术的整合、学科的整合、培训的整合以及学术交流的整合。在概念上，微创外科至少要包括以下几个方面：内镜微创外科、腔镜微创外科、介入微创外科、物理微创外科、化学微创外科等。树干是微创外科，在腔镜分支上又分为腹腔镜、胸腔镜等。

第二是技术上的整合，把腹腔镜和胆道镜整合起来，这个叫整合；腹腔镜与胃镜、十二指肠镜整合起来，这个也叫整合。腹腔镜要打气，还有一个叫无气腹，把无气腹和气腹也整合起来。把传统开腹的手术、无气腹的手术、气腹的手术整合起来。

第三是学科之间的整合。2004年一不留神掉进了妇产科的圈里。我是搞胃肠的，我们给妇产科提供一段肠管，开始是小肠，后来是结肠，进行阴道成形。同仁医院在良性食管疾病治疗上也形成了特色，我们把胸外科及普外科整合起来，普外科给胸外科提供一部分胃以补充食管术后的不足。颈胸段的食管癌切掉以后，普外科用腹腔镜把胃游离。把普外科、内分泌、耳鼻喉科这三个科整合起来叫代谢病整合中心，可以对肥胖及相关代谢性疾病及其导致的鼾症等进行整合诊疗。把眼科和神经科、胸外科进行整合，可开展重症肌无力的整合诊疗研究。

第四是教育培训平台的整合。同仁医院成立了微创外科培训中心，把普外、泌尿外科、胸外科及妇产科整合起来。最后是学术交流平台的整合，美国有一个学会叫美国腔镜内镜外科医师协会，这个协会是把普外、妇产、泌尿各个学科搞腔镜的整合在一起，中国过去没有这样的组织。我们可以把腔镜内镜涉及的学科进行整合，搭建一个学术交流的平台，这就是学术交流的一种整合。我们成立了北京医师协会腔镜内镜专家委员会。2015年成立了中国医促会腔镜内镜医师分会，这是个全国性学术组织。此外，我们在同仁医院召开了中澳亚太地区微创论坛，在这个基础上又创办了华夏微创论坛。这个论坛主要是普外科、妇产科、泌尿科等的多学科整合医学交流平台。

以上是2013年我听了樊院士报告后的一些想法和做法。我首先提出了整合微创外科的概念，现在还是星星之火，因为在微创外科团队里面，整合微创外科还是小众。但是我们这些小众经过三年多的探索，也颇有收获。首先，从日本学习了无气腹手术，我把气腹手术和无气腹手术整合起来，我觉得现在外科医生应该掌握传统的腹腔镜手术，也应该掌握无气腹和气腹手术。所以我现在成了学科带头人，完成的无气腹腔镜手术的数量最多，也成了腔镜分会的副主委。其次是和妇产科合作，我手上有全世界最大的一组腹腔镜阴道成形手术的病例，并发表了2篇 SCI 文章。此外，我们在良性食管病治疗方面也整合出了特色，目前全国在胃食管反流疾病诊疗方面形成了 3 个中心：北京中心、上海中心、新疆中心。在颈胸段恶性肿瘤方面我们也整合出了一点名堂，喉癌、下咽癌、上端食管癌的三切口手术，用腹腔镜把整个胃游离，做一个管状胃，把整个食管拔脱，把胃拉到颈部，解决了病人的消化道通道的问题。

在科研方面得益于整合，我们拿到了"扬帆计划"（临床医学发展专项）。我有一个小小的梦想——三年打基础，三年上台阶，三年出成绩，十年以后重振同仁医院的普外科和外科系统。

我们的学科永远向前发展，该分的时候分，该合的时候合。我觉得在樊院士的带领下，整合医学的时代已经到来，让我们一起去拥抱这个时代吧！

整合医学在西京医院的实践

◎李晓康

西京医院是第四军医大学第一附属医院，前身是延安中央医院。1954年原第四、第五军医大学合并，其附属医院也相应合并为第四军医大学第一附属医院，1984年对外称"西京医院"。现有医疗设备总价值15.7亿元，展开床位3000多张，2015年门急诊量380多万人次，日均1万多人次。

现在的医学分科越来越细，尤其是亚专业分得越来越细，使临床医生的视野比较局限，把病人当成了脏器，从而导致了临床诊疗、服务、安全等诸多问题的出现。人们常说分久必合、合久必分，我们医学上现在需要的"合"与"分"应该是更高层次的，也是螺旋式的。在精准、精细的医学分科基础上的再"合"已显迫切，而且显示出重大的意义。

我们试着探索院中院的模式，这种模式主要是内外科的整合。我们成立了6个院中院，有骨科医院、皮肤科医院等，均是以疾病系统进行内外科整合。心血管医院把心血管内外科进行整合，脑科医院是3个学科的整合，消化病医院是一个比较完整的院中院，是其中做得最出色、最有成效，而且是在国内外影响最大的院中院。樊代明院士是这个院中院的院长，整合医学的理念也是从这里提出的。消化病医院中有一个国家肿瘤实验室，有ICU，有11个病区，有门诊、急诊、检验等。从临床来讲益处很多，比如说是一站式服务，老百姓非常方便；诊疗水平上有显著提高，过去部分早期食管癌和胃癌病人，我们不敢做内镜黏膜下剥离术（ESD），对胆管结石病人不敢做内镜括约肌切开术（EST），因为没有外科的保驾，现在整合后有外科保驾，可以顺利开展，减轻了病人的创伤；胃癌侵犯到黏膜下层过去只有手术，现在有多种选择，用ESD再加外科淋巴结清扫，可极大提高病人的治愈率和生活质量，也已成为医院的一个核心技术。消化病医院成立后，对外影响力包括业务量显著增加，现在有50%以上的病人来自外省。

　　在复旦大学医院管理研究所的学科排名中西京消化病医院在全国同行中连续七年一直排名第一。当然，这种内外科的整合也还是有局限性，我们要思考更高层次的创新，必须有更多学科的参与，更多学科的协作。在医院层面，要构建医院文化，要激发医护人员的工作热情，要提升各学科的专业本领，这样才能实现更高层次的整合。我们试着成立了很多多学科诊疗小组，应该说这也是整合医学大概念下的小概念。比如说我们成立了肿瘤早诊早治小组、肺血管病防治小组等。

　　上述这些小组在临床安全、技术突破以及提升诊疗服务效能上要有所作为。比如说临床安全，肺血管病防治小组由呼吸科牵头，其他相关学科参与，重点做静脉血栓栓塞（VTE）的防治。VTE是常见病，美国10%的院内死亡都是由肺栓塞导致，很多医院要出院的病人突然肺栓塞死了，导致纠纷。我院的肺血管病防治小组指导全院肺栓塞的防治工作，对全院进行防治培训，研发西京医院VTE电子预警系统。通过一系列的工作，我院的正规化诊治病人越来越多，VTE死亡病例明显下降，近几年无一例因肺栓塞突然死亡引发的医疗纠纷，因此，相关工作取得了显著成效。

　　在技术突破上举例说明：西京医院开展了国际首例不开胸超声引导下的肥厚型心肌病射频消融术，这需要多学科的保障。该疾病传统只能开胸手术，难度大、风险高，对术者有很高的要求。随着技术的进展，我们希望能实施更加微创、更加精准的治疗。不开胸超声引导下射频消融术的想法是国外学者首先想到的，但他们并未实施，原因之一就是因为没有团队之间的紧密协作。而我们有这种团队，有这种资源。比如，在穿刺过程中可能会有恶性心律失常等重要并发症的发生，不及时手术处理会造成植物人，一般医院完成不了；穿刺后烧到什么程度，前期需做大量的准备，并要进行分工，如果难以维持血压，症状恶化要立即手术，所以要求要把血管暴露好，外科医生站在旁边，准备好体外循环，一旦恶性心律失常无法纠正应立即手术。通过各个学科的共同努力，我们成功实施了国际首例这样的手术。

　　西京医院还成功开展了中国首例、世界第12例人子宫移植，这也是由多学科合作实现的。子宫移植在术中有几大困难，包括血流重建、血管缝合、缺血再灌注等；术后有三大困难，如免疫排斥、抗感染治疗、胚胎移植等。要渡过这一个个难关，各个学科必须进行严格分工。2015年我们的手术取得了成功。

　　此外，成功开展了肾移植联合脾窝异位辅助性肝移植术，通过嫁接技术实现了突破。肾移植有2/3是高致敏的，主要是群体反应性抗体（PRA）高，从而导致肾功能丧失。高致敏状态是肾移植的禁忌证，但不是肝肾联合移植的禁忌证。因为给病人移植一小块肝脏后，这个小肝脏可以发挥免疫吸附作用，诱导免疫耐受，排异力下降，肾脏得到了保护。我们医院的方案，手术时间短，排异风险小。共有20个学科、60位专家参与。劈肝是一组、修肝是一组、植肝是一组等，这个技术是通过多学科整合完成的。近几年还开展了一系列的小肠移植技术、肝脏系列移植技术，以及严重创伤的急救技术等。

第三个方面是提升服务效能。一些复杂的疾病涉及科室多，一个科室再努力效能也是低下的。比如主动脉夹层动脉瘤是猝死率最高的疾病，48 小时的死亡率达到 50%，1 周死亡率达到 70% ~ 95%。其救治涉及很多科室，环节也非常多。西京医院成立了多学科的夹层动脉瘤小组，如介入治疗小组、外科手术小组等。我们还对急诊科进行了一体化建设，配备了 CT、MRI 等，制订了诊疗的规范和流程，对相关接诊医生也有具体的要求，对手术进行了标准化，哪个破口做什么手术都进行了规定，这就是整合医学的做法，同时，医院出台相关政策给予保障和激励。2012 年西京医院主动脉夹层动脉瘤只做了 300 多例，而现在每年要做 700 多例，收容量和手术量都位居国内前三位；急诊手术的比例由原来的 40% 增加到 90%，术前死亡率由 8.7% 下降到 2.1%，住院死亡率由原来的 12.4% 下降到 4.45%，手术死亡率由 4.55% 下降到 2.7%，几乎都下降了一半以上。这是整合医学做出的非常重要的贡献。

我们还成立了术后加速康复（ERAS）多学科小组，培训攻关，具体措施包括：缩短术前禁食时间，由原来的 12 小时缩短至现在的 3 小时；过去做肠道手术要服用泻剂，现在不用；备皮剃毛改成剪毛；术中保温毯保持体温大于 36℃ 等。手术时间非常短，但是功能效果非常好，目前在 3 个科室已经推行。以胃切除术为例，现在术后 24 小时病人下床就可以活动，72 小时就能出院，这在过去是不可想象的。其他获益包括抗生素的使用由 2.63 天降至 1.39 天，住院费用由 4.13 万元降至 3.55 万元

我们认为推行多学科整合医学的研究和实践，实现了技术突破，保障了临床安全，更主要是推动了医院发展，使医院品牌影响力不断增加。

2008 年以后西京医院先后获得国家科技进步奖一等奖 3 项、二等奖 4 项。樊代明院士带领的团队获得了 2016 年度国内医学界唯一的国家科技进步奖创新团队奖。这是整合医学理念在我们医院广泛实践的标志性成果，雄辩地说明整合医学的作用、价值和前景。目前樊院士的团队有"长江学者"特聘教授 9 位、"青年长江学者" 2 位、国家"杰出青年科学基金"获得者 9 位、国家"优秀青年科学基金"获得者 6 位。在国际学术组织担任重要职务的有 6 人。消化病医院是世界消化病学会在中国唯一的消化医生培训中心。我们有理由相信，这个团队不仅会继续促进和提升他们的自身建设，还会带领全国同道开展整合医学并向纵深发展，为中国乃至世界的整合医学事业做出巨大贡献。

联网互动与整合医学促进医院发展

◎温　浩

　　新疆医科大学第一附属医院始建于 1956 年，经过 60 余年的发展，现已达到 2970 张床位的规模，并有两个医联体。新疆最稀缺的是人才，尤其是顶层人才。我当院长后启动了医院的第二次创业发展战略，其中重要的抓手就是人才发展计划。目前，医院拥有柔性人才、领军人物、海内外知名教授、学会主委等；同时，构建由学科带头人、学科骨干和优秀青年医生组成的"人才金字塔"，以有效支撑打造品质医院、辐射"一带一路"的发展定位。基于新疆与 8 个中亚国家相邻，医疗资源若要辐射中亚，就必须办成相互了解的、标准的、国际化的医院，因此，我们按照国际医院标准建设并持续改进，国内外商业医保可支付。我院在学术型医院、信息化、临床检验及动物实验中心建设方面都做了国际标准资质认证。上述这一系列的做法及成果都与我们实施整合医学有关。

　　我们把我院实施整体整合医学的做法叫联网互动整合医学系统（Connected-Interactive-Integrative Medicine System，CIIMS）建设，是我们作为研究型医院学会整合医学分会会长单位在做的一件工作。从搭建网络医院到逐步完善制度、优化流程，到规范体系建设，再到我们借助樊代明院士倡导的整合医学，不断发展 CIIMS。所谓 CIIMS，我们把它定义为：区域内基于联网在线互动的信息服务平台，依托云计算、移动互联网、物联网技术，支撑"医疗咨询、创伤救助、教育培训、科研合作、医院协作、科学监管"等功能效用，实现区域医疗协同、国内外医院合作和优质资源共享的新型整合医学应用体系。其核心就是联网、互动和整合。所谓联网，是指区域内医疗机构联网、国内外知名医学院校联网；所谓互动，是指优质的医疗、教学、科研、管理资源与联网医疗机构的有效互动；所谓整合，是指现代医学行为包括医疗咨询、创伤救助、教育培训、科研合作、医院协作、评价监管等，与现代信息技术要素，如互联网、物联网、无线传感等的有机整合，用整合医学思维实现现代医学和信息技术的高效整合、医疗机构间诊治资源的有效整合、效率与质量的有机整合。通过这样一个内涵建设，把联网这件事情做得立体化，尤其强调在线互动。

另外，CIIMS 要体现整合医学的行为和功能，整合医学的思维和整合医学的方向是专科性向跨学科的整合、单一性向多元化的整合、个体化向组团式的整合，这是完全符合现代医学发展要求的。它的特点可简单归纳为以下四点：合作更加多元化、交流更加融合化、资源共享更加立体化、监管评价更加常态化。例如多中心、跨省区、跨国界的研究，如果在这个系统中进行评价、监管、互动，就会显示出低成本、高效率的优势。

CIIMS 的战略目标是整合大数据、云平台的计算和评价监管，实现区域医疗协同发展，共享国内外优势资源，支撑分级诊疗并持续改进。关于 CIIMS 的体系建设，首先要有省、地市、县乡村的分级网络布局，在此基础上实现远程协作和资料共享，开展远程会诊、远程培训、远程病理影像诊断、心电监护等业务，并对会诊数据管理分析，实现有效监管评价等功能。在这一体系框架下，各家医院在搭建 CIIMS 的时候更加立体。我们最早在北京、上海、山东、四川，这些省市都由国家卫生计生委协调，作为它的分中心或者帮扶单位，我们获得了很多益处。另外，我们主动辐射中亚邻国，发挥区域医疗桥头堡的作用，使我们作为三级甲等医院的功能更加立体化。

在对医疗互动、教学互动、科研互动、管理互动的有效监管方面有很多工作需要去做，需要去总结，需要去评价，需要共同监管。软件、硬件建设主要由远程医疗专业管理团队在做。工作流程、会诊流程和其他广义的 CIIMS 应用，如在线急诊、转诊住院的绿色通道等，现在都通过这个体系完成。最近我们在梳理 24 小时在线急诊会诊流程，以更好地解决应急突发事件和急危重症转诊，探讨如何归到一个号码、按一个转诊键就能在创伤急救中心一个区域解决 24 小时在线急诊会诊，实现急性创伤第一时间救治。我们试图在急救创伤体系建设上，在 24 小时在线平台及绿色通道上，通过 CIIMS 体系建设来实现目标。经过近 3 年的实践，我们 48 小时的转诊入住率大约是 95%，72 小时能达 98% 左右。最近我们提出，创伤急救入院后必须做手术的，要在 3 小时内进手术室，下一步的目标是 2 小时，在创伤急救中心滞留时间不能超过 5 小时，规定时间进手术室或入住相应科室就是合格，否则就不合格。所以如果没有远程会诊，很难实现高效的双向转诊。

实践证明，整合医学思维可助力医院内涵的建设，包括多学科诊疗（MDT）、加速康复外科等。我要求医院以胸外科为主整合急救、麻醉等相关科室推进加速康复外科，同时开展多学科门诊、建立糖尿病整合防控体系、打造急救创伤团队、整合麻醉学的临床教学，在 CIIMS 体系支撑下加强基层人才培养和基层的专科建设。MDT 大家都在讨论，受益最大的是肿瘤学科。我本人是肝胆专业，我们与肿瘤学科做了很多年 MDT，深有体会，我们一直在尝试住院 MDT、门诊 MDT 以及与医联体的在线 MDT 等。另外，我院郑宏副院长一直很关注整合麻醉学的临床教学，编写过一本《整合麻醉学》，是全国比较早的教科书，对整合麻醉学的授课、实践等进行了深入的阐述。

CIIMS 也是上下联动支撑国际交流合作的大平台，比如，我们与约翰·霍普金斯大学医学院每两周一次的学术交流，跟迈阿密市的急救创伤远程合作。自 2014 年底与美国约翰·霍普金斯大学医学院每两周开展一次远程 Journal Club 活动，参与人员达 3000 余人次，学术团队以此为载体，以炎症和肿瘤生长因子 β（TGFβ）为主线选取影响因子在 10 分以上的 SCI 论文进行学习，讨论最新研究进展。这项活动对于我们学习有品质的文章及论文发表都有很多益处。

医联体特别适于西北地区。依托 CIIMS 探索医联体合作模式，我们在一家医院运行了 1 年，整体品质提升了约 1 倍。此外，还开展了科室共建，科主任结对子，医院搭平台。我们支援了 3 个县，比如对墨玉县医院的帮扶，我们组团帮扶了 10 个专科，远程会诊 3000 多例，远程已连接到乡卫生院和村卫生室。通过这个体系实现了"小病不出乡、大病不出县、疑难危重少出疆"的分级诊疗模式。再比如，我们与克拉玛依中心医院联动，托管科室、对接管理，基于两院远程网络平台，尝试引入现代联网互动整合医学新理念，即借助网络科室、移动终端、互联网技术开展了集"医疗咨询和疑难病例互动研讨、在线教学查房和手术示范、多中心诊疗效果评价"等于一体的紧密型学科合作，全面托管克拉玛依中心医院普外科和骨科，借助现代信息技术真正实现了异地 24 小时"专家资源、病种资源、教学资源"联网互动共享，将医院精细化管理协作实践与医联体多赢共建相整合，探索医联体实效合作新途径。通过一年来的初步实践，逐步完善合作机制，启动并示范性开展联网疑难病例研讨、在线互动教学查房、在线互动教学讲座、在线集中阅片等，使克拉玛依中心医院骨科和普外科对危重病人的收治能力、三四级手术的开展能力明显提升，以较低的成本产生了较高的管理效益。

CIIMS 在提升基层服务能力方面也显现出了优势。现在我院每天大约远程会诊 100 例左右，这个数字还在不断增加，其中疑难危重症占到 46%，上转率 8%。我们分析过属地的医院，发现哪家地州县医院的远程会诊多，哪家地州县医院一定发展得好。让病人和家属有一个安心的属地就诊体验，远程医疗在其中发挥了非常重要的作用。

CIIMS 在支撑国家重点专病防诊治效能方面作用更大。我所研究的包虫病就是国家重点专科建设项目，其专科建设目标及跨学科团队的工作，就是保障相关服务能力有序提高。比如，包虫病的自体肝移植，作为该病自体肝移植最多的新疆，我们已累计开展了 39 例。通过创新技术和整合多功能的团队，我们最近打造了一个包虫病的整合防诊治云平台，辐射包括新疆在内的西北地区及中亚各国，仅包虫病远程会诊达 4600 多例，为包虫病病人结余医保和新农合专项总费用 2000 余万元，有效提升了跨省区各层级包虫病定点医院的防诊治能力，从一定程度上减轻了病人的经济负担，创新了包虫病防治技术推广应用模式，为探索区域包虫病防诊治的长效机制提供了新思维和新路径。

我们对于 CIIMS 发展的思考就是，引入整合医学理念，通过资源整合，不断拓宽相关领域，完善监管评价体系。做到有整合、有研发、有救助。整合医学助力医改发展，助力分级诊疗，助力人类医学事业前进。

整合健康学

女性健康管理与整合医学

◎褚　熙

　　女性是我们社会和家庭的半边天，所以我们必须要关注女性健康。无论是男性还是女性，对健康的理解一定要全面。根据世界卫生组织的定义，健康是一个三维的概念，包括身体的健康（这是我们现在密切关注的部分）、心理的健康，以及良好的社会适应能力。这三个方面是有机的整体，互相影响，互相作用。我是一名心内科的医生，在门诊经常会接诊一些病人，尤其是处在更年期的女性病人，她们来医院就诊，但症状非常不典型，如心慌、胸闷、乏力，活动时难受，不活动时也难受。针对这种情况，我们首先要排除器质性病变，做一些客观的检查，如心电图、心脏彩超等。经常有病人在做了诸多检查之后，并没有发现明显的问题。但如果去追问她的生活背景、生活环境、生活方式等，通常会找到一些除了身体疾病以外的其他因素，如心理问题。现在越来越多的医生开始关注身心健康，研究心理因素对于疾病的影响。根据2002年世界卫生组织的调查结果，对于慢性病而言，由躯体疾病引起的占1/3，与心理相关的也占1/3，还有1/3的病人是躯体疾病与心理问题同时存在，所以我们在关注身体健康的同时，也要关注心理健康。

　　大多数身体疾病的男女发病率相似，但女性在心血管疾病方面与男性有差别。另外女性有特殊的器官，在乳腺疾病、卵巢、子宫等盆腔疾病上有独特的特点，同时女性还有特殊的时期，如孕产期、更年期等，这都会引起女性身体的变化和心理状态的变化。

　　心血管疾病是导致女性死亡的主要原因，它所引起的死亡比呼吸系统疾病、恶性肿瘤、消化道疾病及糖尿病等慢性疾病所致死亡的总和还要多，所以心血管疾病是女性疾病中非常重要的一大类疾病。研究结果显示，无论城市还是农村，女性心血管病的死亡率都远远高于男性。同时从流行病学特点来看，女性冠心病的发病年龄比男性高，45 岁以前女性冠心病的发病率显著低于男性，而 45 岁以后随着绝经期的到来（中国女性绝经年龄平均在 48 岁左右），女性冠心病的发病率逐年增高，至 60 岁时男女冠心病发病率已经没有什么差别了。

为什么心脏病会有性别上的差异呢？我们来看一下冠心病的危险因素。对于女性而言，除了传统的冠心病危险因素之外，女性具有特殊的影响因素，那就是雌激素，而雌激素对心脏具有保护作用。雌激素心脏保护的主要机制在于雌激素可以延缓血管动脉粥样硬化的发展，它主要通过改善血管内皮细胞功能和调节血脂来实现。血管壁的结构分为内膜、中膜、外膜三层，内膜表面是很薄的血管内皮细胞。近年来血管内皮细胞越来越多地引起人们的关注，如果把全身血管内皮细胞收集起来，它的重量相当于肝脏的重量，大约 1.5kg；血管内皮细胞的主要作用在于保护血管，如果内皮细胞功能受损、结构破坏，就会启动并加速动脉粥样硬化的发生和进展。雌激素能够明显改善血管内皮细胞的功能，实现保护女性血管的目的。另外血脂与斑块的发展密切相关，雌激素可以改善体内血脂的代谢，降低致动脉粥样硬化的低密度脂蛋白胆固醇（LDL-C），增加具有血管保护作用的高密度脂蛋白胆固醇（HDL-C），从而保护血管。正是雌激素的这种保护作用，使女性在绝经期之前，心血管疾病的发生率明显低于男性，而绝经后雌激素水平下降，它的保护机制逐渐减弱，到 60 岁左右时，男女冠心病的发病率就基本相似了。

传统的冠心病危险因素包括血压、血脂、血糖、吸烟、肥胖等因素。同样的血脂水平，对女性血管和男性血管的影响是不一样的，女性需要更高的血脂水平，才能够对血管有所影响。另外，就血糖来讲，糖尿病是冠心病的等危症，但是男性糖尿病病人的冠心病发病率比女性明显低，所以女性糖尿病病人发生冠心病的风险更大。高血压和吸烟，对于男性和女性的影响也略有差别。如果同时合并以上三个危险因素，则女性冠心病的风险更高一些。

除了身体因素外，女性在工作、家庭和社会中，担负了更多更重要的责任，使她们面临的压力更大。而孕产期和更年期的不适、自主神经紊乱对女性的心理也会造成非常大的影响，女性比男性的心理问题更加突出。研究表明，女性心理疾病的患病率比男性要高，慢性疲劳综合征、抑郁症、焦虑症、强迫症、疑病症、躯体障碍等的患病率，女性均高于男性。与抑郁高度相关的妇产科相关疾病如乳腺癌、妇科肿瘤等也是影响女性健康的重要因素，妊娠期及产褥期焦虑、抑郁等心理问题广泛存在，因此我们更需要关心女性的身心健康。

女性的健康管理包括两大部分，即身体的健康管理和心理的健康管理。身体的状况可以通过健康体检来发现问题，心理的健康则可以通过心理的测评来实现。建议 40 岁以上的女性每年进行健康体检，了解全身的基本状况，包括血液指标、心电图、胸片、腹部 B 超、甲状腺 B 超等，同时针对女性特点，进行妇科检查、乳腺 B 超，新柏氏液基细胞学检测（TCT）、人乳头瘤病毒（HPV）检查等。

心理健康状况采用心理量表进行测评，针对焦虑、抑郁、压力、职业倦怠等均有不同的量表。宣武医院于 2015 年参加了一个北京市心理健康大数据项目，对医院护理部及 15 个工作压力和心理压力比较大的临床科室护理人员共 386 名，使用信息化的心理筛查和干预平台进行了心理状况筛查。护理人员的工作和学习压力都非常大，同时护士机械、单一、紧张、重复性的工作，使护士在工作中承受了巨大的压力，而医患之间沟通的风险、职称晋升的压力和社会对护理人员认知方面的不理解，导致护理人员始终处在高压力的状态下。女性护理人员心理筛查的结果显示，SCL－90 筛查中，医院女性护理人员中只有 1/3 的人心理处在相对比较健康的状态，2/3 的人属于亚健康，有轻度或者有较严重的心理问题。幸福度量表筛查的结果显示，幸福感指数很高的人群基本上约占 2/3，1/3 的护士幸福感指数有所欠缺。在人际交往方面，护理人员有相对比较好的表现，显示大多数人员心理比较强大，但也有一些女性心理上比较脆弱。根据每个人不同的心理状态，利用信息化的心理筛查和干预平台，我们开展了心理调试，包括音乐治疗、动漫治疗、游戏治疗、冥想、减压、放松、视频辅导等。同时我们还和医院的党委、团委、工会等部门进行合作，在医院开展了心理方面的讲座，组织登山比赛等活动进行放松。

因此在女性健康管理方面，我们要针对女性的身体和心理两方面进行健康管理，才能实现女性社会适应能力的调整。在健康管理的策略上，可以根据世界卫生组织提出的健康四大基石来进行，即合理饮食、适当运动、戒烟限酒和心理调试。如果出现健康问题，应进行适当的医疗干预。同时在女性特殊时期如孕产期、更年期，应对女性进行特殊关怀。

总之，女性要关心自己的健康，爱护自己的健康，这是一项复杂的系统工程，女性健康既有属于人体健康的共性问题，更有其特点，涉及因素很多，需要用整合医学的思维开展研究。研究的成果应该是整合健康学的重要组成部分。

用整合医学思维开展京津冀
心理健康促进项目

◎杜 兵

京津冀心理健康促进项目，即基于健康人群的心理体检大数据项目。该项目是健康体检中心、健康管理中心向整合医学发展的最实际的落地项目。

一、项目介绍

为了促进京津冀健康体检机构向健康管理机构转型、从生理体检向心理体检的服务延伸，进一步了解京津冀地区健康人群的心理健康状况，为促进民众心理健康工作提供依据，开展了此次京津冀地区心理健康促进项目。2014年8月，北京健康管理协会、天津市健康管理协会、河北省健康产业协会、北京回龙观医院和中盛凯新企业集团五方共同签订了心理健康促进项目。项目的组织单位是北京健康管理协会、天津市健康管理协会、河北省健康产业协会，参加单位是京津冀地区78家医疗机构健康体检中心，专业指导是北京回龙观医院精神卫生专家团队，中盛凯新企业集团负责技术支持，研究对象是京津冀三地健康体检人群。从项目的设计，到专业的培训，到现场的指导，到最后大数据的研究分析，主要是我们和精神卫生专家团队一起做的。

整体大数据支撑平台是PEM心理健康管理系统，该系统是帮助我们这些医疗机构，从健康体检向健康管理，从生理体检向心理体检转变的技术支持系统。

开展的方式，是在进行健康体检的同时，对健康体检人群进行心理健康的检测评估与自助式的心理健康干预促进，采取信息化自我评卷。这是一个跨学科、跨专业的整合医学研究项目，实施时间是2015年5月至12月。

为了做好这个项目我们协会专门规定了项目单位入选条件，协作的内容和方式，对参加协作项目单位，从人员、设备、时间和方式上，都提出了一些具体的要求。

项目总体参与单位 78 家，发卡总数 7 万张，成功回收卡数 53 352 张，完成率为 76.2%。参加项目的单位，三级医院占到 64%，二级医院占到 17%，其他为 19%，三级医院心身科的医护人员大部分是精神卫生专业人员，对于项目的医学性和可靠性都提供了较好的专业支撑。

2015 年 12 月 21 日召开了北京地区项目总结会。在会上，按照完成的例数、完成的质量和完成以后对特殊人群的有效干预几个方面打分，根据权重，评出了优秀示范单位，分别是首都医科大学宣武医院、首都医科大学附属北京中医院、北京航天总医院、北京铁路疾病预防控制所、北京市平谷医院、空军总医院及解放军总医院。

二、研究框架

心理体检评估的内容共 4 项：①症状自评量表 SCL – 90，这个量表是使用最广泛的评估量表，适用于正常人群的心理评估和心理障碍人群筛查。它是我们面对健康人群使用最多的，也是公认的一个量表。从感觉、情感、思维、意识、行为、生活习惯、人际关系、饮食睡眠等多角度评定，对有心理症状者有良好的辨识度。②防御方式问卷，了解人群在潜意识中应对应激的方式，适用于正常人及各种精神障碍人群。③生活满意度指数调查，有 20 个条目，涉及被试者对生活的感受，得分越高，生活满意度越高，其中包括生活方式的问卷。④中医体质辨识表，分为 9 类，不同类型的形体特征、生理特征也反映出不同的心理特征、病理反应等，应该说都是有连带性的。

三、样本的基本情况

取样 53 352 名，剔除无效应答 25 名，纳入统计 53 327 名。男女比例上没有太大区别（大致为 51% 和 49%），年龄分布主要是 18 ~ 60 岁的人群，占 93.1%，就是说绝大多数应该是职业人群；已婚和有婚姻史者占到 76%；在文化程度上，整体受教育程度比较高，超过 70% 是大专以上文化。

在 SCL – 90 得分情况上，各个因子和总分分布情况均值均低于 2。和 1986—2015 年这 30 年间几次大数据样本量的比较研究相比，在很多方面基本趋于一致，说明这个项目从答卷的设计上比较合理。SCL – 90 的评估结果，一是总体心理健康状况尚可，30 年的数据回顾显示，与常模比较，在躯体化、强迫、焦虑、敌对、精神病性因子方面有显著增高，人际敏感和抑郁有显著下降。从总体的大数据分析，随着年龄的增长，人群整体心理问题日渐突出，在 30 ~ 39 岁、40 ~ 49 岁，人群的各项因子分值最高，达到峰值，提示 30 ~ 49 岁人群，心理健康负担最大，最易发生心理问题。以职业健康人群为重点，这一年龄段的人群，上有老下有小，在工作岗位上也承担着重担，心理问题比较突出。还有 50 岁以后，主要表现在躯体化和寝食状态两个方面，这两个因子随年龄的增长，均保持着增长的态势。在老年群体，特别是女性中表现更为明显，老年人更容易在躯体化和寝食状态因子上出现问题，与现实生活基本符合。因此提示我们，不论是心理健康管理，还是生理健康管理，应根据不同年龄段出现的不同问题，找出管理的重点和难点。

受教育程度可能是心理健康水平的保护因素，根据我们调查的结果，教育水平越高的群体，在日常生活中更关注心理健康，会主动寻求相关知识和自我调节，从总体上讲，这个趋势不错。

下面对 SCL-90 筛查异常情况做一总结。筛查异常的阳性率为 1.8%，这符合既往文献报道的比例。在 SCL-90 所有因子分上，异常组比平均值要高出 3~4 个标准差，差异均达到显著水平，女性的异常比例较高（近 60%）。所有因子分超过 3 分，提示存在心理健康状态异常，得分高不一定说明个体存在严重的心理问题，某些量表得分高可能由于个体当时遇到了一些难题或者重大的应激事件。对 1.8% 的阳性人群进行了跟踪随访后提示，高分者都得到了应有的重视，而且对必要时将其转到相应的专业机构建立了绿色通道，并设立了热线电话，对得分高的人给予一些提示和帮助。

在防御方式问卷评估上，收到问卷 7737 份，女性比较多，说明女性比较关注健康，且配合也比较好。主要人群集中在 20~60 岁，在职居多。调查显示，使用不成熟防御机制的比例较低，年纪小的儿童使用不成熟的防御机制是正常的，如果成年人过多使用不成熟的防御机制就表示有心理障碍。大多数受访者使用的是成熟的和中间型防御机制，40 岁以后使用不成熟防御机制的较少，受教育水平高的群体会更多采用中间型和成熟型的防御机制。使用不成熟的防御机制会严重歪曲对现实的认识，对心理健康是弊大于利，成熟的防御机制对心理健康是利大于弊。

在生活满意度调查上，男性女性没有差别。但是在婚姻状况上，已婚人群的生活满意度高于未婚；经济状况好的人群的生活满意度高于经济状况中等和较差者；不同文化程度的人群在得分方面有高低，但没有统计学差异；年龄在 60 岁以上的老年人生活满意度最高，18~29 岁的青年人生活满意度相对最低。总体来讲，在职业上，IT 行业、工程技术人员的生活方式，比其他行业的略差。春雨医生的创始人张锐 44 岁就因心肌梗死去世，应该说 IT 行业压力比较大，而且生活不规律；医务人员的睡眠问题和金融、公务员等行业相比较差。还有生活方式，年龄在 18 岁以下的青少年整体生活方式最好，30~39 岁的人群相对较差，主要表现在膳食、锻炼、饮酒、睡眠和吸烟几个方面。

在中医体质辨识上，有效受试者以女性为主，占到近 70%。按照 9 种中医体质分布，女性在气虚、阳虚、阴虚、血瘀、气郁等方面明显比男性问题要多。无论男女，平和质约占到 3%~4%，偏颇体质占多数，提示我们健康状况很差。男性较多是湿热、痰湿、气虚体质，可能与男性的饮酒、进食、油腻有关。所以在健康管理中，男性和女性需要不同的健康管理方式方法。

四、对策与建议

健康管理行业面临着千载难逢的黄金机遇，同时也面临着非常严峻的挑战。如何使健康体检从"检病"转向风险因素的筛查，再转向心理健康检测的延伸，从一个个体的疾病、器官的检测到整体人的检测，这是健康体检下一步发展的方向，也是整合医学在健康学上必须考虑的问题。此外，健康管理除了风险管理、慢性病管理外，康复健康管理与心理健康管理也应该并重发展，这对我们是一个更大的挑战。

临床医学向整合医学方向发展，不仅可以提升我们的专业能力，还可能解决我们亟待解决的问题。北京健康体检行业这几年进行了一些心理咨询师、健康管理师、营养师、运动治疗师的培训，其目的就是使医务人员在做健康体检和健康管理时，有更丰富的整合健康学知识和能力，更有效地做好健康管理。

还有"互联网＋健康"，因为做健康管理工作量非常大，互联网给我们插上了翅膀，借助互联网平台，我们能够高效地把健康管理做起来，这也是下一步我们要做的主要工作。

对于人口健康信息的基本数据，我们要树立安全性、保密性、守规守法的概念和意识。前不久一个实验室把艾滋病病人的数据泄露出去了，公安部对此进行了调查。我们体检中心有很多健康人的体检数据，针对健康信息数据，国家卫生计生委出台了一个《人口健康信息管理办法》，办法规定责任人就是第一采集单位，也就是医疗机构。我们的数据如何做到保密、安全、完整，又让它做到有效、可靠，有科研价值，这也是摆在我们面前一个非常重要的课题。我们不要做事的同时，再犯了法、违了规，成了信息数据的泄露者，我觉得这是今后要学习的一个非常重要的方面。

我们需要协同合作，需要整合，我们要开展全人群的心理健康促进，使公众获得多层次的心理健康服务。这不仅是体检中心，还要和精神卫生专业人士合作，面向健康人群开展心理健康检测和心理健康促进。此外，在健康教育和检测研究中，也需要我们和专业人士共同搭建一个平台，创建心身一体的中西医整合预防医学模式，在健康管理中积极探索，创新健康管理的服务模式，制订行业标准、规范，提升对公众的健康管理水平。

健康管理中的整合医学思维

◎李永奇

21世纪医学进入从生物医学模式向现代医学模式、从科学医学向整合医学转变的历史时期。

首先，我们从一个真实病例审视一下生物医学模式的视界问题。一个12岁女学生，因咳嗽、气喘、发热（39.0℃）在当地医院按感冒治疗，发热消失，但仍有咳嗽、心慌、乏力；遂到陕西省人民医院，行结核菌素试验（PPD）、胸片检查正常，头颅CT正常，按照咳嗽、气喘等上呼吸道感染症状，给予抗菌消炎等对症治疗。治疗1个月症状不仅没有减轻，反而加重，并出现烦躁等不适。于是转到西京医院神经内科，入院时咳嗽症状明显、烦躁，人多时加重，言语少，拒食，查体不配合；血尿便常规检查，支原体、衣原体检查正常；心电图、胸片正常；腰椎穿刺检查未见异常；头颅MRI示双侧额部脑沟稍增宽，脑电图提示轻度异常，诊断为"病毒性脑炎"。给予抗病毒、营养神经等治疗2周，咳嗽症状较前加重，并出现呕吐及精神抑郁状态。呼吸科、消化科会诊后建议对症治疗。最后请心身科会诊，发现精神抑郁、不和家人及医生交流、卧床、拒食、咳嗽明显，遂转入心身科。了解到患儿要强、完美、严格苛刻、压力大。发现在入院后，患儿在亲属小孩探望时，能和小孩一起玩耍，像正常小孩。最后经心理学检查确诊为儿童轻度转换障碍（DSM-IVN）即心理问题躯体化症（MUS），给予心理干预与抗焦虑治疗7天后，痊愈出院，恢复上学。

在这个病人的诊疗过程中，每个科室诊疗都是符合生物医学模式规范的，都是"对的"，但对这个小女孩的"病"来说，又是"错的"。分科过细导致我们的视野成为"管状"视界，在疾病诊疗中生物医学模式只注重可检测的指标，没有关注精神心理，导致临床科室就像铁路警察各管一段，失去了心身整体诊疗能力。因此，面对MUS、面对心身疾病乃至慢性病，生物医学即科学医学像盲人摸象，只见局部不见整体，是不完整的医学。尽管生物医学技术层出不穷，医生也如此辛苦，耗费如此之多，但仍然治愈不了 MUS、心身疾病、慢性病，尤其是肿瘤。所以希波克拉底说："对于一个医生来说，了解一个病人，比了解一个病人患什么病重要。"

这个病例是个别现象吗？不是！21 世纪人类进入心理问题、心身疾病与慢性病时代。据 2003 年的一项调查，在综合医院就诊的病人中，1/3 是心理问题躯体化病症即 MUS，1/3 是心身疾病即慢性病，只有不到 1/3 才是纯躯体疾病。

两百年来生物医学研究从宏观到微观不断深入，我们却离心身整体的人越来越远，离精神心理越来越远。我们发现了大量的疾病相关分子与基因，把它们封闭了、敲除了，但疾病仍然呈现井喷式增长，并没有解决疾病的发生问题。医学研究方向似乎出现了问题，在分子与基因之上仍然有致病因素，而这个因素是一种整体性因素。它应该是精神心理因素。我们生命就是从粒子到原子，原子到分子，分子到大分子，大分子到细胞，细胞到器官，再从器官到系统的一个复杂的整合体，"1 + 1 + 1"远远大于 3，并且具备了生物、心理、社会三个属性，形成了心身一体性、心身一元性。心理与生理是个体生命功能状态的两个侧面，就像钱币两面是彼此不分的一体，任何生理的背后都有心理因素在起作用，任何心理现象都对应着生理现象；不同的心理对应着不同的生理状态，也对应着不同的健康状态；心理健康促进可以改善生理状态，生理健康促进可以改善心理状态。

世界卫生组织将健康定义为"生理、心理、社会方面的良好状态，而不单单是没有疾病或疾苦"。现代医学模式要求医学"要从生物、心理、社会去认识、诊疗疾病，而不能仅仅用生物学方法去认识、诊疗疾病"，所以医学需要走整合医学发展之路。生命本身是一个复杂的宇宙黑箱系统，任何科学、任何医学都像盲人摸象，无法独自诠释生命真谛，只有整合起来才能最大限度接近生命的本质，整合医学发展的首要目标是实现生命的心身整合；否则，人仍然是一个残缺的人，医学仍然是不完整的医学。

整合医学包括基础整合医学、临床整合医学以及整合医学的相关技术方法。临床整合医学需要整合那些已经在临床验证有效的、经过时间考验的，并且具备自己独立的理论体系、诊断方法及治疗措施的医学体系。目前具备这些条件的只有西医、中医与心理三大医学体系，这三大医学体系所关注的点不同，所用概念与语境不同，都是从不同角度与视界诠释生命。毛泽东在 1913 年对中西医有一个精辟的论述："医道中西，各有所长。中言气脉，西言实验。然言气脉者，理太微妙，常人难识，故常失之虚。言实验者，求专质而气则离矣，故常失其本，则二者又各有所偏矣。"如果把生命系统简化成一个庞大复杂的分子网络激素池，任何分子网络变化可以表现为心理变化，可以表现为中医体质变化，也可以表现为生理变化乃至形态学变化。所以三大医学体系就像三种语言，虽然发音不一样，但说的都是同一个事——生命医学，解决的都是同一个疾病问题，比如改变认知、改变情绪可以改变激素水平，心理治疗学就属于调节分子网络系统的整体医学。又如中医，大道至简，中医体质（气虚、阳虚、阴虚等）就是将人体分为9种不同的分子网络激素池状态，中药治疗的本质就是用一组生命分子网络系统来对我们的生命分子网络系统进行纠偏。所以，三大医学体系具有共同的基础，各有偏重，各有特长，也各有短板，谁也覆盖不了谁，谁也灭不了谁，互不矛盾，相辅相成，可以充分进行整合，三个医学体系可以相互包容、取长补短、相互融合，共同构筑一个新的生命医学体系，在这个体系中的心理学不完全是原来的心理学，中医学也不完全是原来的中医学。

　　3D临床整合医学简称3D医学，是根据现代医学模式和WHO健康新概念将临床生物医学、心理学、中医学中符合生命心身整体观的先进理论、技术、方法加以有效整合，形成一种既能指导规范健康管理、疾病预防，又能指导规范疾病心身整体诊疗的临床整合医学体系及现代PCD（即心理、中医、诊断）诊疗模式。要实现3D医学心身整体诊疗发展，就需要心身整体诊疗技术的支撑。在临床科室建立发展CTM-PEM（中医-心理联合体检）检查室，积极开展中医体质与心理学检查，比如对一种临床疾病可以形成一个三位一体的"抑郁湿热型某某疾病"诊断，在治疗上就可以联合应用"疾病的西医治疗，抗抑郁药物与抗抑郁心理治疗，中医抗抑郁与祛湿清热治疗"方法，从而达到标本兼治、防治结合、人病同治的效果。如，消化科的肠易激综合征（IBS）与功能性消化不良（FD），多会诊断为"焦虑湿热型或抑郁阳虚型IBS/FD"，胃癌病人多为"抑郁阳虚型胃癌"。心脏科心肌梗死病人多诊断为"抑郁阳虚型冠心病"，现在心肌梗死猝死事件越来越多，并呈现年轻化趋势，其实很多并不是冠状动脉器质性狭窄引起的，而是压力情绪引起冠状动脉持续痉挛的结果。因为压力与不良情绪就是一组不良激素包，就是不良化学分子组合，这些分子组合可以引起血管持续痉挛引发心肌梗死。有一种疾病叫"心碎综合征"，也叫章鱼心，就是一个人在心碎的情绪状态下，导致心脏不正常收缩，呈现气球样变化，像个章鱼，当事人会痛苦不堪，而导致这种状态真正的元凶是一组不良激素的分泌。心理与中医疗法主要作用于分子网络激素系统，可以产生临床生物医学方法无法达到的治疗效果，对疾病防治具有重要意义。一名中学副校长，发热39℃，在当地所有的好医院都看了，查不出什么疾病，所有抗生素都用了，就是退不了热，最后跑到北京协和医院发热病房住院，也没退下来，无奈出院了。出院后一个朋友建议吃点中药，结果吃了一个星期中药好了。问题在哪儿？是该好了吗？不是，这个发热可能就是心身问题。按中医体质来说可能是湿热体质，中药恰恰把这个人的湿热型心身问题解决了。一名23岁的女性糖尿病病人，因血糖控制不良住院治疗，胰岛素每天用到20U仍无效，餐后2小时血糖高达20mmol/L。心身科会诊，发现其母患有精神分裂症，父亲因车祸身亡，与肇事方打官司多年。CTM-PEM检查发现病人重度焦虑伴发中度抑郁、中医气郁体质，按照心身疾病给予抗焦虑、抗抑郁药物治疗1周，血糖降至正常出院。前几年的全国医暴事件中，耳鼻喉科是重灾区，为什么？因为耳鼻喉科很多疾病其实就是心身疾病，比如上颌窦息肉，它可以是心理问题的躯体化病变。把息肉切除了，但病人的症状没有任何缓解。从生物医学角度，医生已经把病治好了，息肉切除了；但从病人的角度，并没有治好，因为症状没有缓解。因此争执就不在一个层面上，由于病人又有重度心理问题，在争执不下的情况下，自然拔刀相向。如果对这个疾病按照 3D 医学的诊疗规范与路径，这种情况就可以避免和预防。

肿瘤是一种生物、心理、社会性疾病，单用临床生物医学模式不能治愈肿瘤，更无法预防肿瘤，过度治疗增加医疗开支且对病人健康无益甚至有害。纳武单抗与依匹木单抗联合治疗非小细胞性肺癌，年花费 29 万美元，只能延长寿命 3.3 个月，实际上并不比保守疗法好多少，常规支持疗法也能延长 2.7 个月寿命。现在，临床生物医学肿瘤治疗方法层出不穷，医生也非常努力与辛苦，但病人负担越来越重，效果也并不令人满意。既然生物医学治愈不了肿瘤，为什么不用 3D 医学方法充分挖掘临床生物医学模式之外的肿瘤防治力量呢？我一直建议肿瘤病人需要常规使用抗抑郁、抗焦虑药物，在肿瘤病房需要开设冥想训练治疗室，同时开展中医肿瘤心身整体辅助治疗，我们至少要让肿瘤病人在有限的时间里心情指数明显提升，让他们的生活质量得到明显提高，而治愈肿瘤的希望可能就在其中了。中国有一个护士，得了甲状腺癌，一度发展到食管瘘，但最后完全自愈了，并结婚生子生活得很好，她的自愈绝对不是化疗的结果，而是精神心理蜕变的力量，这种力量是肿瘤病人一般不具备且修炼不出来的，而 3D 医学至少给了我们希望。医院是一个解决病人心理诉求的地方，是治病、更是"救人"的地方。1/3 的病人来医院看病可能只是为了得到呵护与安慰，你给不了他，他就给你"纠纷"，医生必须有"仁心""佛心"，要扮演牧师的角色。3D 医学强调人的心身整合性与系统性，重视心理在疾病发生发展及转归中的作用，从而能激发生命的自愈力。3D 医学让医护人员具备了心身整合诊疗与护理能力，实现了医学与人文的整合，医学人文的本质是精神心理服务，因为任何人文的关怀都必须通过精神心理起作用，都必须激发病人精神心理的力量，达到疾病康复的目的。3D 医学还实现了人病同治、标本兼治与防治结合。

另外，单靠临床生物医学模式即科学医学构建不起来健康学体系，因为临床医学是疾病医学体系，是消极等病模式。也就是说，只有得了病了，符合疾病诊断标准了，才能进行药物或手术治疗，没有过疾病这个门槛，是不归临床医生管的，临床医学没有"治未病"的体系。"你现在还没有到疾病状态，继续观察，等得了病，再来找我"是临床医生常说的一句话。健康体检中心目前面临的困境就是：体检发现疾病，交给临床医生；体检没发现疾病，等着发现疾病再交给临床医生；体检发现亚健康、亚临床状态，只能定期复查，等待疾病发生。整合健康学（Holistic Integrative Healthology）是促进健康、预防疾病的医学体系，是生命医学的重要组成部分。整合健康学必须构建针对亚健康、亚临床状态的诊疗体系，必须构建健康风险评估模型与疾病风险干预路径，而临床生物医学模式在这里就显得无能为力了。3D 医学为整合健康学提供了内涵，为亚健康、亚临床状态提供了评估与干预方法，为疾病风险评估与干预提供了技术支撑。比如甲状腺结节检出率非常高，甲状腺癌发生率呈井喷式增长，临床医学对甲状腺结节没有有效治疗办法，只能定期观察，但应用 3D 医学 CTM-PEM 检查，就可诊断为"焦虑阴虚型甲状腺结节"，就可以进行心理学的抗焦虑治疗及中医的滋阴清热治疗。心理学与中医学是"治未病"的医学，是积极医学，是整合健康学的基础与核心，开展 CTM-PEM 诊疗服务，是健康医学中心开展疾病风险评估与疾病预防的核心技术与方法，是健康体检中心向健康管理中心，乃至健康医学中心转型发展的必由之路。

　　3D 整合健康学可以构建一个全新的疾病发生理论，并通过建立人体 3D 医学健康模型、亚健康模型和疾病模型，形成疾病风险模型和防治模型。人从生到死，就是从健康走向疾病的过程，而疾病是多因素作用下一个从无形到有形发展的时空现象。假如说"n 个因子乘以 m 时间等于 10"就得病了，这样就可以构建一个"10－3"的疾病预防与干预体系，因为我们有西医、中医、心理三种方法，可以预防疾病，可以"治未病"，可以治一切疾病之外的健康问题，可以解决所有临床解决不了的问题。一个 22 岁女大学毕业生来体检，B 超发现甲状腺结节 1.8cm × 2.0cm，心理 SCL－90 检查 10 个因子分值全部在中重度水平，中医体质检查结果是阳虚体质。根据 3D 医学肿瘤风险评估模型分析，该女大学生是甲状腺癌的极高危人群，最后手术证实是甲状腺癌，这个病例的意义不是肿瘤风险评估模型的有效及早期发现了甲状腺癌，而是如果这个女学生早来半年，就可以按照甲状腺癌高风险给予肿瘤预防治疗，就有望预防甲状腺癌的发生。

　　3D 医学是整合医学的一种临床实践与落地版，能够有效推动综合医院从生物医学诊疗模式向现代医学诊疗模式转变，对整合医学的发展具有重要意义。

肿瘤风险评估需要整合医学方法

◎ 刘丹红

本文主要从统计学的角度回顾肿瘤风险评估的方法。恶性肿瘤现在是威胁人类生命的主要疾病，治愈率很低，5 年生存率只有 30% 左右。所以，预防的意义重大。如何预防，重要的途径之一就是准确的风险评估和预警。所谓风险评估就是研究危险因素与肿瘤发病之间的数量依存关系和规律，预测评估对象未来发生肿瘤的可能性，提供自我健康管理的建议，并且通过必要的干预防止肿瘤的发生和发展。风险评估的主要工具是建立风险评估模型，从统计学角度来讲，风险评估模型非常多。有文献回顾 1999—2009 年的 10 年间，公开报道的评估模型超过了100 种，其中有二三十种针对恶性肿瘤。不管是什么样的肿瘤风险评估模型，最终我们都是要获得两个指标，反映危险因素和疾病发生之间的定量关系，其中一个指标叫相对危险度（RR），一个叫比值比或者叫优势比（OR）。RR 指暴露于某一个危险因素的人群的发病概率和非暴露组发病概率的比值，说明暴露于该危险因素者发病概率是未暴露于该危险因素者的多少倍，这个指标可以直接说明危险因素对于疾病的发生有多大的贡献。OR 是病例组的暴露比值与对照组的暴露比值之比，这个指标不能直接说明危险因素和疾病发生之间的数量关系，但是它可以间接地说明，某一个危险因素对疾病的发生有多大贡献。

一、肿瘤风险评估的研究设计

统计学方法的应用和研究设计密切相关。风险评估研究是面向人群的观察性研究，包括 3 种类型：①横断面调查。在某一个时间点上，针对某一个特定人群，收集某一种肿瘤的流行情况，以及和该肿瘤发生有关或可能有关的危险因素的数据，然后进行统计分析。虽然是很简单的调查，但也需要周密正确的设计，包括确定调查目的、调查对象、调查项目，制订调查表和调查方式等一系列的工作。

横断面调查不能直接提供肿瘤和危险因素之间的因果关系，以及这种因果关系的关联强度，但可以为进一步的研究提供线索。②病例对照研究，属于回顾性研究。分别选择一组某种疾病的病人和非病人，作为病例组和对照组，调查这两组人群的危险因素暴露情况，获取数据后进行统计学分析。它是由果推因的一种研究，可以初步判断和验证肿瘤和危险因素之间的关联性，前提是必须有可供选择的病例，按照是否患该病形成病例组和对照组，分别观察危险因素的暴露情况，最后得到 OR 值，说明危险因素和疾病发生之间的关联。③队列研究，属于前瞻性研究，推断肿瘤与危险因素之间的关联强度。针对固定人群（队列），记录观察对象某些危险因素的暴露情况，随访一段时间，观察疾病是否发生。队列研究是由因找果的研究，在病因推断方面最为可靠。研究能得到 RR 值，可以直接反映危险因素与肿瘤的发生是否有关及贡献有多大。

二、肿瘤风险评估中的统计学建模

肿瘤是多因素共同作用的结果，其实几乎没有一种疾病是单一因素造成的，包括目前所有已知的慢性病。多因素分析方法包括按照疾病危险因素分层，比如疾病发生与年龄有关，就按照年龄对观察人群进行分层，对不同年龄段分别观察；如果与职业有关，就按照职业分层，按不同职业分别观察。这就是分层分析。更进一步的统计学方法是构建多因素模型，同时探讨疾病发生和多个相关因素之间的关系。多因素模型有很多，比如 logistic 回归分析和 Cox 回归分析等。logistic 回归模型较为简单，它是概率型的非线性回归，研究两分类观察结果与一组影响因素之间的关系。横断面调查研究和纵向研究都可以用。因变量是疾病发生和不发生概率之比的自然对数，是函数表达式。通过观察得到的人群的危险因素暴露情况（X），和疾病发生的概率（P），可以建立一个回归方程，得到一组 β，用这个 β 得到 RR、OR 值，来衡量危险因素的作用大小。较为复杂的是 Cox 模型，从观察开始到某一个事件（比如发病），要经历一段时间，把它定义为生存时间。Cox 模型的函数表达式是这样的，因变量为风险率函数，自变量是表示危险因素暴露的一组变量。回归方程建立后得到一组参数 β，有了 β 即可得到 RR 值，说明如果一个人暴露于某一危险因素，他发生某一种疾病的危险将要上升多少倍或下降为几分之几，可以定量说明危险因素的作用。

关于统计方法的选择问题。如果是横断面的调查研究，常用 logistic 回归模型，如果是病例对照研究，也可以用这个回归模型，如果是队列研究，最好是 Cox 回归模型。另外还要看研究设计，有时候用到合成分析，复杂大样本分析还要用到人工智能网络，取决于研究条件和研究设计，即研究设计是什么类型，数据是什么类型，等等。可能要反复尝试，才能找到相对最佳的方法。此外，在选择方法的时候，还要看模型的预测能力。可以对比预测发病人数和实际发病人数，做一个统计学检验，看看它是否吻合，或者在多大程度上吻合；还可以做受试者工作特征（ROC）曲线，曲线下面积越大说明模型的预测能力越强。最后，还要考虑评估模型从专业上是否容易被理解，是否符合风险评估的目的。有时候我们做评估就是为了干预，可以相对忽略那些无法人为干预的因素。另外，还要考虑建立风险评估模型的条件是否具备，采集数据的时间、费用和难度，信息是否可靠等。从以上几方面综合考虑，决定选择什么样的模型，或者设计什么样的研究。不管是什么样的评估模型，成功的风险评估模型都是根据研究目的和条件，经过周密科学的设计，选择恰当的评估方法，包括统计学建模和专家意见，最后经过模型的验证、拓展和完善，才能形成一个比较成熟的、大家公认的肿瘤风险评估模型。

三、肿瘤风险评估实例——哈佛癌症危险指数

该评估专门针对肿瘤，是美国哈佛大学公共卫生学院癌症预防中心于上世纪90年代研发的一个评估模型，包括的肿瘤影响因素有遗传、环境、营养及生活方式等。根据已有的研究结果和专家意见，得到 RR 和来源于 RR 的危险分数，以及危险因素在人群中的暴露率。这些数据通过文献和相关横断面研究的结果综合得到。在这些数据的基础上得到评估结果即癌症危险得分。一般将每个个体发生肿瘤的危险程度分为 7 个等级，从极显著低于一般人群到极显著高于一般人群，每个人都可以有个得分值，表示相对于一般人群的患癌危险。

哈佛医学院把全美 80% 的癌症做了评估，包括男性的 10 种肿瘤和女性的 12 种肿瘤。首先基于横断面研究数据和专家共识，选择疾病的主要危险因素，就是大家公认的或者比较确定的危险因素，然后通过文献和横断面研究找到 RR 值，再根据 RR 值的区间得到危险分数。接下来确定各危险因素的人群暴露率，要通过调查，比如吸烟是肿瘤的危险因素之一，所以要调查观察人群中吸烟者所占的比例。然后再计算人群平均风险分数，即各个危险因素的暴露率与这个危险因素的危险分数的乘积，把它们加起来就是人群的平均风险分数。计算个体的风险得分值时，根据个体暴露于哪个危险因素或者不暴露于哪个危险因素，最后得到一个个体风险得分的总分值，再来计算个体风险分数与人群平均风险分数的比值，根据这个比值的范围，把人群划分为 7 个等级，危险程度从很低一直到很高。

四、肿瘤风险评估研究的新思路

我们现在对肿瘤的认识较以前有了很大的提高，虽然在方法上做了充分的积累，但我们依然需要从一个全新的角度来认识这种疾病。比如说医学模式的转变，传统上是生物医学模式，现在强调整合医学模式，也就是人的疾病和健康，不只和生理因素有关，还和社会、心理等各方面因素有关。我们要从新的医学模式出发来评估疾病的风险。另外，从中医的理论看，中医的体质辨识可能也会预示肿瘤发生的危险性。更重要的是，现在是信息化时代，我们有更多的方法获取数据，这是以前无法实现的。综上，我们要设计一种新的适用于整合医学研究的评估

思路。

首先我们考虑将心理因素纳入疾病或肿瘤风险评估模型中。在前期研究中我们已经对体检人群做了心理方面的测试，测试的结果显示大部分人存在心理亚健康和心理问题，这个人群已经占到近90%。心理因素很可能是肿瘤发生的危险因素，我们要把它纳入风险评估模型中去。按照中医的体质分类，我们前期对体检人群也做了一些评判，根据中医对健康的分型，即健康和4种亚健康的分型，我们发现某一些中医体质类型和肿瘤的易感性是相关的。

最后，整体的设想是，设计和实施一个纵向的大规模前瞻性队列研究，采集的数据不仅包括传统的与肿瘤发生有关的生物学因素，同时还要采集社会经济学数据、心理检测结果等，从客观和主观两个方面，通过经典的统计学建模和专家咨询方法，采用可信度比较高的 Cox 回归建立肿瘤风险评估模型，得到某一个危险因素和疾病发生之间的 RR 值，最后为每个个体计算风险得分。这是我们初步的设想，可能在不久的将来我们会共同完成这样一个在整合医学概念指导下的、比较全面系统的、更具有临床指导意义的风险评估模型。因此，我们要有新的思维，这就是整合医学的思维；我们要有新的方法，这就是整合医学的方法。

加快整合医学发展
促进健康中国落地

◎杨斯迪

本文主要介绍我院 3D 整合医学失眠治疗中心的建设与发展情况，具体包括以下三个方面。

21 世纪是一个大健康的时代，我们追求心理与生理的全面健康。世界卫生组织的健康新概念及现代医学模式，对医学提出了整合发展的新要求。整合医学是解决当前临床医学发展所面临问题的重要方法，主要目的就是解决临床专业细化和专科细划造成的弊端，提升广大医学工作者对疾病认识和诊疗的服务能力。在党的十八届五中全会上，确定了"健康中国"战略的地位和指导意义，并把"健康中国 2020"战略写入了党的十八大报告和《政府工作报告》中。李克强总理在《2015 年政府工作报告》中指出：健康是群众的基本需求，我们要不断地提高医疗卫生水平，才能打造"健康中国"。习近平总书记强调，"没有全民健康就没有全面小康"。我国倡导健康文明的生活方式，树立大卫生、大健康的观念，坚持防治结合、联防联控、群防群控，努力为人民群众提供全生命周期的卫生与健康服务。大健康理念的提出主要是倡导健康的生活方式，它与整合医学的作用是一致的，大健康主要是围绕人们期望的核心，让人民群众生得优、活得长、不得病、少得病、病得晚，最终提高生命质量。整合医学的发展将引领医学走向新时代，是实现从生物医学模式向现代医学模式转变，推进医疗供给侧改革，进一步改善医疗服务，破解当前医改难题的重要抓手，也是我们全面实施"健康中国"战略的重要路径。

2016 年年初，我院领导就组织相关学科提高认识、统一思想、制定规划、整合发展，研究整合延伸优化，打造我们的优势学科，进一步加强大健康理念。我院通过多次论证，决定在"十三五"期间，跟进我国大卫生大健康战略思路，把疾病防治工作与医院临床医学、科研教学、健康体检、康复医学等相关领域，有机地结合起来，整合资源，形成合力，综合利用，提高效率，打造优势，推进整合医学的发展。

我院的《"十三五"发展规划》提出，在学科建设中，要树立大健康理念，由单纯的疾病诊疗向健康管理拓展。决定建立慢性病防治中心，以心脑血管病研究所、健康管理部、康复科为轴心，发挥我院人群防治工作优势，形成心血管研究所、健康体检管理部、亚健康管理中心及相关临床学科的共同协作模式。实现由疾病为中心的服务模式向以病人为中心、以健康为中心的服务模式转化，探索互联网医疗，最终形成防、治、康一体化整合的汉中模式。

健康中国必须健康管理先行，健康管理必须院长先行，健康管理其实就是"一把手"工程。树立大健康大卫生思想，我院领导班子带头转变观念，医院要成为防治整合的机构，院长就必须培养自身的健康管理理念，言传身教。院长不仅要具有整合医学素养，同时要有足够的健康领导力和社会影响力，能够多方位推动健康管理。推进医疗供给侧改革，就要改变医务人员的传统观念，创新模式。院长要求所有的临床医生不再是坐堂医生，而是积极主动面向社会，想办法动脑筋，把健康促进、健康教育和慢性病的预防做好，带动我院健康产业的发展，这将对我院的社会效益和经济效益产生很大的提升作用。院长提出为了适应新的整合医学模式，医院需要实现三个转变：一是转变医生的职责，从疾病治疗转变为预防为主，防治结合；二是转变医院职责，从院内治疗转变为院内治疗加人群防治；三是成果转化为生产力，将我们的科研成果转化为医疗实践和人群健康的模式。

我院狠抓落实医疗资源的整合，组建了汉中市人民医院慢性病防治中心，领导小组的组长就是院长，副组长是两位主管副院长，主要成员由心血管研究所、健康体检管理部、以及心内科、神经内科、内分泌科、康复科、社区，还有医教部、护理部、科研教学部和宣传部共同组成。

我们还组建了汉中市人民医院健康教育讲师团，对健康管理任务做了分工，要求重点突出、探索经验、逐步推进、扩大范围。首批在汉中市供电局、陕西理工大学等建立了慢性病防治及健康管理基地，探索经验。采用了防治康一体化整合医学模式，积极将科研成果转化为生产力，转化为带动医院经济发展及全社会健康促进的动力。

我们借助省专业学会之力，成立了汉中首家失眠治疗中心。本中心主要是针对入睡困难、易醒、睡眠质量差等临床上目前无法解决的睡眠障碍病人。曾请西京医院医学健康中心李永奇教授专门为我院医生讲授 3D 整合医学理论知识，并亲自指导建立了失眠治疗中心和亚健康治疗中心。我们把失眠治疗中心融入 3D 整合医学的理念，使其有效落地。

人类 1/3 的时间是在睡眠中度过的，睡眠质量决定了生活质量，所以对于睡眠的管理，是心身健康的重要前提与基础，也是健康管理的重要内涵。国际公认的健康三大指标是充足的睡眠、均衡的饮食和适当的运动。遗憾的是，大部分人对睡眠的重要性普遍缺乏认识，为了引起人们对于睡眠重要性和睡眠质量的关注，国际上将每年的 3 月 21 日定为"世界睡眠日"，2016 年"世界睡眠日"的主题是"美好睡眠，放飞梦想"。

睡眠问题在我国较为严重且带有普遍性，55.4% 的人认为工作压力对自己的睡眠造成了较大影响，同时 56.9% 的公众表示生活压力令睡眠受到影响，有 49.9% 的中国人起床后有疲惫感，14% 的中国人午夜 12 点尚未睡觉，还有 15% 的人入睡困难。

长期的失眠和睡眠障碍会直接危害身体健康，使高血压、糖尿病、肥胖、心脏病和卒中的发病风险增加。长期失眠可以引发抑郁，高达 1/3 的抑郁症病人在发作之前都有过失眠，持续失眠而未得到治疗的病人易产生自杀倾向。

在融入 3D 整合医学理念后，3D 整合医学失眠治疗中心可以为我院相关临床科室进行服务。通过心理健康管理系统，对病人的心理状态进行评估，根据评估结果，采取多维多级的心理干预与促进方案，包括个性化音乐、冥想、积极的心理训练，以及中医经络治疗、中医药浴、睡眠治疗仪和西医辅助治疗等。放松对失眠是非常有效的，失眠的大敌一是紧张，二是过分关注睡眠，潜意识想睡着觉，一些长期失眠者甚至产生了睡眠恐惧，其实只有在不知不觉的松弛状态下才容易进入睡眠的状态。

相信我们的失眠治疗中心在整合医学理念的指导下会不断完善，并惠泽更多的病人。

肿瘤防治需要整合医学思维

◎张红梅

作为一名肿瘤内科医生，每天面对的大多是晚期肿瘤病人；也有一些偏早期的病人手术后到肿瘤内科，为了降低复发和转移风险而进行术后辅助治疗。肿瘤早期筛查和防治是肿瘤内科医生与病人的共同愿望。早诊早治，甚至防患于未然，让健康人不得肿瘤，是医生努力的方向。2016 年第四军医大学西京医院的临床四大工程之一就是用整合医学的理念实现"肿瘤早诊早治"，下面对此做一介绍。

据 2016 年的最新数据表明，我国估算肿瘤新发病率和死亡率，每天约有1.2 万人被诊断恶性肿瘤，约 750 人因为肿瘤失去宝贵的生命，这说明肿瘤严重威胁到人民健康。我国肿瘤无论是发病率还是死亡率，在全世界的占比都很高——发病占全球的 30%，死亡占 34.3%。我国男性和女性肿瘤发病不太一样，目前致死人数最多的是肺癌，肺癌和很多因素相关。女性发病率最高的是乳腺癌。

我国肿瘤具有自身特点，包括：恶性肿瘤 5 年生存率（指平均生存率）达到36.9%，女性病人 5 年生存率高于男性 18%；城市比农村的 5 年生存率高 12%，这可能与多种原因相关，包括农村体检制度不完善、城乡诊疗水平差距等；5 年生存率最低的是西南地区，最高的是华中地区，死亡率西南地区超过北部地区、西北地区、华中地区，这可能与区域肿瘤诊疗水平和疾病流行谱相关。

我国 2000—2011 年，男性肿瘤发病率比较稳定，女性肿瘤发病率略有上升。2000 年肿瘤死亡人数超 51 万人，2011 年为 88 万人，死亡率其实有所下降。以上是陈万青教授 2016 年发表的我国肿瘤统计学数据。我国肿瘤死亡率居高不下的重要原因之一就是早诊早治不到位，如果不能采取有效的预防筛查和早诊早治措施，未来 20 年我国恶性肿瘤发病率和死亡率将会持续攀升。

2016 年的一篇报道显示美国肿瘤诊治出现新的拐点，即 1991 年美国肿瘤死亡率达到巅峰（215/10 万）后开始逐年下降，至 2012 年（166.4/10 万）下降了

23%。2016 年美国肿瘤新发病例 1 685 210 例，死亡病例 595 690 例，其中肺癌、结肠直肠癌、前列腺癌和乳腺癌是美国恶性肿瘤病人最常见的死因，约一半以上癌症死亡是由这四类癌症引起的，这与我国的流行病学表现不一致。与 1991 年肿瘤死亡率增长趋势进行对比评估，近 20 年来美国约 1 711 300 人免于恶性肿瘤死亡，男性 1 199 200 例，女性 512 100 例。上述获益缘于有效的早诊筛查和早期治疗，甚至中晚期疾病也因有更多更好的新治疗手段，使病人的生存期延长。

我国恶性肿瘤病人 5 年生存率仅 36.9%，而美国达 66%；其中 5 年生存率最高的是前列腺癌为 99%，其次是乳腺癌为 89%，结肠直肠癌为 65%，肺癌为 17%。在美国，3 名肿瘤病人中有 2 人可以生存 5 年以上；而我国 3 人中仅有 1 人生存可超过 5 年。

美国肿瘤死亡率降低的原因在于预防、筛查及早期治疗。具体措施包括：①制定《国家癌症法案》；②肿瘤筛查档案落实到人；③国家医疗保险负担多项肿瘤筛查、肿瘤检测及治疗的费用；④法律支持排除后顾之忧；⑤一些创新疗法广泛应用于临床，比如靶向治疗可明显延长部分肺癌病人的生存期；⑥普及健康教育，包括针对在校学生的健康教育。

近年来，我国针对肿瘤防治筛查也开展了大量工作，包括肿瘤高发区现场流行病学调查、数据收集，1984 年成立中国抗癌协会，1997 年创办中国肿瘤内科大会（CSMO），2005 年卫生部启动"城市癌症早诊早治"项目，国家以红头文件下发，在大城市开展包括乳腺癌、宫颈癌、胃癌等相关瘤种的早诊早治。中国恶性肿瘤筛查及早诊的现状是 2005 年国家颁布《中国肿瘤筛查及早诊早治指南》，开展农村妇女两癌筛查项目（宫颈癌和乳腺癌），食管癌、贲门癌早诊早治项目，城市肿瘤早诊早治项目（9 种肿瘤，涉及 15 个城市）。2015 年开始了"中国癌症防治三年行动计划"，2015—2017 年，在全国几十家城市进行肿瘤防治行动，包括健康宣教、癌症筛选、高危人群重点筛查和早诊早治等。目标是：①建立国家和省级癌症防治工作领导协调机制，落实部门职责，控制主要可防可控致癌因素增长水平。②完善国家癌症中心机构能力建设并充分发挥其技术指导作用，基本建立以医院、疾控机构为主体和基层医疗机构上下联动的癌症综合防治网络。依托现有资源加快提升区域癌症综合防治服务管理水平。③进一步规范肿瘤登记制度，肿瘤登记覆盖全国 30% 以上人口，掌握全国和各省（区、市）癌症发病和死亡情况，绘制全国癌症地图。④癌症防治核心知识知晓率达到 60%，成人吸烟率下降 3%。⑤以肺癌、肝癌、胃癌、食管癌、大肠癌、乳腺癌、宫颈癌、鼻咽癌为重点，扩大癌症筛查和早诊早治覆盖面，重点地区、重点癌症早诊率达到 50%。⑥完善重点癌症的诊疗规范，推广癌症机会性筛查和规范化诊疗，逐步提高重点癌症 5 年生存率，降低病死率。

我国于 2005 年至今开展了多项与肿瘤早诊早治筛查相关的项目，覆盖面广，受益人口多，但多是在某些特殊的地区，包括北京、黑龙江等，我们大概检索到

70多个点，其中多数是针对某些单个肿瘤或者当地高发肿瘤进行早诊早治。但我国的早诊早治仍存在很多问题，例如：我国的肿瘤监测体系有待完善，财政支持和队伍培训需加强；在烟草控制、职业防护、健康宣教、疫苗使用等方面做得不够，造成相关危险因素在人群中并未得到有效控制；临床发现的肿瘤病人，有相当大的比例已是中晚期，虽然近年来已提高了恶性肿瘤筛查的投入，但由于筛查技术和手段不成熟、覆盖面较小、未纳入基本公共卫生服务体系，使得我国早诊早治工作与美国等发达国家相比还有很大差距；肿瘤的规范化诊疗尚有欠缺，影响了肿瘤的治疗效果。

西京医院于去年成立了肿瘤早诊早治中心，肿瘤科、甲状腺乳腺血管外科、骨肿瘤科、消化内外科、妇产科及耳鼻喉头颈外科等多个学科整合，面向不同人群进行不同肿瘤的早筛。首先是对更多受众进行教育，让其了解到可能存在的风险，这样才有可能筛查到这些病人。

"上工不治已病治未病"，也就是说早点防，有可能事半功倍。肿瘤的三级预防是指：一级预防——病因预防，二级预防——发病学预防，三级预防——患病后预防。其中病因预防包括控烟、限制饮酒、合理饮食、避免日晒、适量运动、心理调节、职业防护、环境防护、疫苗接种等。

二级预防简单来说即三早：早诊、早治、早发现。著名影星安吉丽娜·朱莉的母亲患有卵巢癌，于2002年去世；她的姨妈患有乳腺癌，于2004年去世。所以她进行了基因检查，发现自己携带了一个"错误"的基因——*BRCA*1，这使她具有87%患乳腺癌的风险，50%患卵巢癌的风险，为降低患病风险，朱莉进行了预防性双侧乳腺、卵巢及输卵管切除。但专家认为这是非常过激的一种预防，对与错有待将来去证实，临床上不能随便提倡。在中国，医生不会推荐给病人，对于中国女性来说也很难接受。

现在已经有了很多基因突变检测方式，而这些检测，医生会建议某些特殊人群去做。比如确诊年龄小于45岁，家族中有1位以上的亲属患有乳腺癌，或者家族中有多于2位近亲是乳腺癌的病人等，医生认为和遗传相关，就会建议做检测。肿瘤预防有一定的依据和原则，对于遗传性肿瘤预防，可以做到精准检测和预防，但对于这样的病人，让他的心态变得更好是非常困难的。

对于有乳腺癌家族史、月经初潮早（<12岁）、绝经迟（>55岁）、未婚未育晚育、未哺乳、乳腺良性疾病未及时诊治、乳腺非典型增生、胸部照射过高剂量放射线、长期服用外源性雌激素、携带乳腺癌突变基因（*BRCA*1、*BRCA*2）的35岁以上女性每年应行1次乳房钼靶X线、B超检查；吸烟史：每天吸烟的包数×连续吸烟的年数≥30或者正在吸烟但戒烟不超过15年的55～74岁高危人群每年应行1次低剂量螺旋CT检查；处于胃癌高发地区、有幽门螺杆菌感染、胃溃疡、胃癌家族史等的40岁以上高危人群应行内镜检查；有乙型肝炎、丙型肝炎、嗜酒等情况的35岁以上男性、45岁以上女性高危人群每6个月应行1次甲胎蛋白和B

超检查；有多发性肠道息肉、结肠直肠癌家族史的 40 岁以上高危人群每年应行 1 次直肠指检、隐血检查、肠镜检查；高危型人乳头瘤病毒（HPV）持续感染、多个性伴侣、初次性生活 <16 岁、初产年龄小、多孕多产的 30～59 岁已婚妇女每 3 年应行 1 次宫颈液基薄层细胞检测；50 岁以上男性每 2 年应行 1 次直肠指检、血清前列腺特异性抗原测定及直肠 B 超检查。

"有时去治愈，常常去帮助，总是去安慰"，这是美国医生特鲁多的墓志铭。而对于整合医学来讲，可能更多要说的是"总是去预防，常常去筛查，有时去诊治"。总之，希望更多的健康人不得肿瘤；更多可能会得肿瘤的病人被早期筛查到，早诊断，从而把它治愈；对于已经得了肿瘤的病人，希望通过有效且最精准的方式，延长他们的生存期，获得更好的生活质量。

整合护理学

中医护理需要整合医学理念

◎徐桂华

　　对整合医学内涵的界定，有几个关键点，其中一个是从人的整体出发，要具备一定的知识理论和临床各专科的实践经验，进行整合的同时要关注社会、环境、心理与疾病的关系，进行修正、调整，然后形成一个适合人的健康与疾病治疗的新的医学体系。由此我们可以看到核心词，如人的整体性、临床经验、知识理论，以及社会、环境、心理等。我理解整合医学是一个多学科的交叉和多维度的整合，我在这个基础上又加了几个关键词，例如科学的证据，这一定也是整合医学重要的组成部分；还有人文，也应该是整合医学的主要内容，这是我对整合医学粗浅理解。

　　我们理解完整合医学后，看看什么是中医护理的内涵。中医护理是中医药学的重要组成部分，是在中医理论体系指导下利用整体的理念、辩证的方法、传统的护理技术来指导临床护理、预防保健和康复的一门学科。这个概念是我经过30多年对中医护理研究后下的定义，这个定义得到了共识，写入《现代护理学辞典》以及教科书和专著中。从中医护理的定义中可以看出，它包括了四个层面，有其独特的理论体系、方法和独到的技术及功能。中医护理的功能除了在临床护理上显现出来外，在预防保健、养生康复中也有独到之处。中医护理的整体观念包括三个方面：第一，人是一个有机的整体；第二，人与自然环境的统一；第三，人与社会关系的统一。首先看人是个有机的整体，人以五脏为中心，通过经络来联络五脏六腑、五官九窍、四肢百骸。人到了一定年龄健康就会出现问题，头发变白，耳朵开始重听，骨质开始疏松容易骨折，腰酸背痛等。从中医角度讲这就是肾虚，为什么和肾有关系？因为肾藏精主骨生长，其华在发，开窍于耳，牙齿的松动也和肾有关；同时，肾乃先天之本，与冬相应。为什么冬初要进补，为什么要吃老母鸡，为什么要开始吃膏方，这是中医理论的重要体现。肾为先天之本，阴阳之根本，一定要在冬天补我们的先天之本，这样一年四季才会健康。再看人与自然环境的统一，包括人与季节的关系、人与周围的关系、人与地域的关系。《黄帝内经》提到"天人相应"的理论，中医讲五个季节，即春、夏、长夏、秋、冬，其中长夏是非常重要的季节，不能忽略。五季对应的是五脏，即肝心脾肺肾。春夏养阳，秋冬养阴，秋燥的季节我们一定要养阴，特别要养肺阴，这个季节是属于肺的，养好了肺阴就不容易得呼吸系统疾病。中医的很多理论给我们的生活起居或者饮食护理提供了非常好的指导。24 小时阴阳在不断变化，特别是在前半夜零点的时候死亡率特别高，这是中医理论中的"阴中之阴"。这个时候代谢最低下，所以夜班护士在交接班时一定要认真，这个时候病人病情的变化非常快、非常多。关于人与地域的关系，一方水土一方人。比如成都，为什么成都人有吃麻辣火锅的习惯？因为成都非常潮湿，潮湿的环境会引起风湿性疾病，为了不让自己得风湿病，就用麻辣来抵御潮湿，所以形成了这样的饮食习惯。成都人吃没关系，可是我们到了成都吃三天火锅就会出问题。大便干结，脸上长痘等。中医非常强调心身的健康，特别是《黄帝内经》讲到七情治病的问题，喜怒忧思悲恐惊分别伤五脏，中医的情志学说比西医的医学心理早了几百年。我们在研究不孕症时发现很多病人没有器质性问题，就是与心理有关，通过心理疏导和干预可使受孕率提高，这都是心身的问题。

中医对病因的总结指出，外因是六淫，即风寒暑湿燥火，内因指情志、饮食、劳役、起居等，还有继发性病因叫痰饮和瘀血。1979 年我接触中医的时候，无法理解这是病因，当时我也学解剖学、微生物学、寄生虫学，因为显微镜下的东西是那么的客观和真实，而这个怎么能致病呢？回到现在，生活方式是致病的一大杀手，心理问题是致病的一大原因，而中医早就认识到了这层关系，这充分体现了中医的博大精深。整合医学的内涵和中医护理的内涵不谋而合，整体的问题，社会、环境、心理的问题都提到了。

整体护理是从美国引进的概念，包括生理、心理、社会、精神、文化五个方面的整体护理，心身也在其中。我们的专业委员会开始准备叫心身整体护理专业委员会，后来我建议就叫整体整合护理学专业委员会，简称整合护理学专业委员会，因为整合护理不仅是心身的整合，还有很多方面的整合，整合护理的外延更广。但是整体护理确实包括了心身护理，跟中医的整体观点对照如下：从生理上中医更加体现整体，从心理上情志护理比整体护理还早，从精神社会文化方面，中医护理中人与社会的关系诠释了内涵，而整体护理没有关注人与自然的关系，这恰恰是中医的特色。中医的整体观念比整体护理全、早、多。我曾经在 20 世纪 90 年代写过一篇文章，指出整体护理起源于中国而不是美国。中医护理跟西医护理关注的焦点不一样，整体宏观的辨证在中医护理中有更好的体现，中医护理更多关注的是人，而西医护理只负责病床上的治疗和病变。如何把中西医护理整合在一起，是整合护理学很重要的一个方面。辨证施治是中医护理的精髓，它是根据症候提供护理的方法。例如，胃炎是疾病，胃炎的主要症状是胃痛，胃痛有五种症候，寒邪客胃、肝气犯胃、饮食停滞等，每种情况的护理方法不一样，我们不能头痛医头、脚痛医脚，我们要找到问题的本质。

整合护理学不是简单意义上的叠加，一定不是"1 + 1 + 1 + 1 + 1 = 5"，而一定是大于5。整合不仅是相加，还应该是重叠，是相互交叉和渗透的过程，取长补短，提取精华的东西，来为护理服务。整合护理学是一个多学科的交叉和多维度整合的过程，从护理的知识到技能，从一般护理到专科护理，从临床的经验到社会环境对人的影响。护理一定要有温度，医学一定要有温度，温度就在于人文和心理。

科学的证据可以指导整合护理学，所以我们也有循证护理，它虽然不能等于整合护理，但一定是其中不可或缺的部分。我们可以尝试着为整合护理做一个初步的定义，整合护理是从人的整体出发，将护理中最先进的知识和技能、科学的证据以及临床护理最有效的实践经验，进行有机整合；同时，综合社会、环境、心理等因素，使之成为更加符合人体健康和疾病康复的新的护理体系，这是我对整合护理概念的一个初步定义。我相信随着整合护理的发展，可能它的概念会更加完善。

维护人体健康是我们共同的目标。临床医疗更加关注疾病的治疗，护理更加关注的是康复及康复的过程。樊代明院士曾在我们学校做了三个半小时的专讲，讲整合医学时他讲了很多护士的事情。他有一句话非常经典，他说他原来在急诊科工作的时候，发现一个能力非常强的急诊科护士，她的能力和综合素质远远强于刚刚入职的急诊科医生。樊院士深有体会，他认为他是护士培养的院士。他说了这句话后，我在下面首先鼓掌，因为我是学护理出身，后来又读了中医，我是护理加中医的背景。会后我立即找到樊院士，告诉他我激动的心情。他说你们可以搞整合护理啊，这一直是我想做的事情。总结归纳是整体，综合提炼是整合。我觉得专家是总结归纳，但是大家一定是综合提炼。

整体护理也好，中医护理也好，一直强调心身。我认为心身医学和护理学可以你中有我，我中有你，为了共同的目标，相互交叉。在心身医学专业委员会下可以设立心身护理分会，在整合护理专业委员会下面可以有心身医学分会。从具有几千年历史的中医护理，到今天的整合护理，护理一直在路上。具有中医护理特色的整体护理，就是中国特色的护理，而现在我们可以这样说，整合护理就是中国特色的护理，它结合了中医护理、西医护理、社会、环境、心身等。希望大家共同努力，把我们中国特色的护理和中国特色的心身医学发扬光大！

整合医学在护理中的实践

◎李　红

　　整合医学概念的提出，就是将医学各领域最先进的知识理论和临床各专科最有效的实践经验分别加以有机整合，并根据社会、环境、心理的现实，以人体全身状况为根本，进行修正、调整，使之成为更加符合、更加适合人体健康和疾病治疗的新的医学体系。中医护理的概念，经过徐桂华老师 30 年从事中医护理的研究、教学及亲身的体验，提出了一个初步的概念。这个概念的提出是基于各学科相关的护理知识及最佳的护理实践经验。面对心身整体的病人或者健康服务对象，我们需要把方方面面的知识与经验加以整合，形成新的医学和护理体系。

　　整合医学的概念代表着一个乘积，而不是一个加法。同样，整合护理也不是单纯中医护理加一点西医，也不是西医护理来一点中医元素。它是通过一种整合，使这些元素的作用无限放大，所以它是一种乘积。早在上世纪 80 年代我们就从美国引入了整体护理，那时正好是国家刚刚开始改革开放，中国实行包产到户，分田到户，医院也是分病人给护士全管，所以我们称为责任制护士，护理的模式就是责任制护理。整体护理是一种护理分工方式及护理程序的引进，在每个病房的表现形式就是要有一份护理计划，这就是上世纪 80 年代责任制护理最初的方式。护理团队对于什么是责任制护理，什么是整体护理仍没有完整认识。直到 1994 年美国华裔学者袁剑云博士首先在国内推进整体护理，当时提出了系统化的整体护理。整体护理时代的开启，是护理学科发生深刻改变的一个开端，也使护理学发展成为一级学科。护理模式的转变，首先是功能制护理到责任制护理，按照功能制护理，打针护士管打针，发药护士管发药，铺床护士管铺床，通过这个流水线，病人的护理工作就完成了。而责任制护理类似包产到户，所有病人的护理工作包给一个护士，称为责任制护理。因此护理管理者认为，只有开展责任制护理，才可以更好地实施身心整体护理。护理从被动性护理到有预见性的护理，从重身护理到心身护理，从经验的护理到科学的护理，应该说护理模式在不断转变。

记得有一位外科教授和我探讨护理模式，他说最开始是责任制护理，后来是整体护理，现在又是优质护理，到底有什么区别？我说责任制护理只是一种分工方式，整体护理是一种理念，优质护理是一种服务效果。我在想，现在会不会有人再问我整合护理与整体护理是什么关系。我认为并不是开展了一项工作就替代了另外一项工作，我觉得是一脉相承，是延续的过程。应该说整合护理内涵不变的是人的整体性，整合护理首先强调的是人的整体性，人体各组成部分之间相互影响、相互作用。护理的整体性体现在生理、心理、社会、文化和精神的整体性，整合护理最终形成的是护理专业的整体性，包含了临床护理实践的整体性、医护之间的整体性、护理管理等各个方面的专业整体性。上世纪 80 年代至今，我们一直在说"以病人为中心"的整体护理，那么今天我们有责任反思，什么才是"以病人为中心"的整体护理模式。模式是指导思想还是工作形式？我们往往说，整体护理是功能制护理向整体护理模式的转变，对吗？功能制护理只是一种排班的方式，难道我们在给病人铺床的时候，不能顾及病人是一个整体的人吗？我们在打针的时候，不会想到他内心的焦虑和恐惧吗？如果我们给病人打针、铺床的时候，尊重病人的隐私，尊重病人内心的焦虑和恐惧，那么我想这也是整体护理。功能制护理为什么在相当长的时间在中国得以存在，因为我们缺护士，所以它只是一种工作方式；而整体护理是一种观念，不能说从一种工作方式转向了另一种观念，这种整理护理观念是永恒的。疾病护理的模式向整体护理模式转变，确实给护理带来了深刻的变化，包括现在所有的护理指南、护理路径，至少最后一条都加上了心理护理。责任护士询问病人病情，也是心理护理。特别是在护理研究领域，包括广泛开展了心理赋能研究。另外，在护理学导论中，人、健康、护理、环境以这四个要素为特征的现代护理观，也同样是整合护理的体现，不要因为有一个新的概念整合护理，就摒弃了所有护理学科的框架，它同样是护理的要素。

护理发展有三个阶段，即以疾病为中心的阶段、以病人为中心的阶段、以健康为中心的阶段。有人问中国到底处在第几个阶段，我觉得这样的探讨并没有意义。难道到了以健康为中心的阶段，我们就不需要以病人为中心吗？以病人为中心，永远是护理的宗旨。医疗机构面对病人，就要以病人为中心；学校面对学生，就要以学生为中心，这是永恒的。所以，以病人为中心，以及整体护理，都是护理观的问题，是永恒的主题。要开展整合护理，需要思考整合护理会存在什么问题，比如工作方式、排班方法、人力资源等，并有利于全程整合优质护理的实现。护理专业团队的多学科整合是不够的，疾病护理和人文护理的整合也是不够的，中医护理和西医护理整合不够，护理信息网络整合也不够，还有医护合作的问题等。如何推进整合护理学的实践，从纵向的维度来说，是对病人的全程照顾；从横向的维度来说，就是不同专业领域的有效协作，这才构成整合护理学一个完整的程序。

整合护理学的实践探索，包括中西医结合的护理、临床心身疾病的护理、延伸护理服务、信息化护理的干预等。老年痴呆（阿尔茨海默病）是一个心身疾病，我的研究很大一部分是关于该病的护理。日本的清水先生特别提出来老年痴呆一个很重要的诱因是心理的应激。他做过一个很有趣的调查，在日本老年痴呆发病率高的是女性人群，女性人群中老年痴呆发生率比较高的是婆婆。老年痴呆护理也是非常重要的心身整体护理，包括如何将认知障碍的护理和基础护理相联系等。

关于延伸护理，不仅从院内到院外，还有从一个科到另外一个科的延伸。我做了一些 ICU 重症病人的赋能研究，给重症病人及家属赋予能量，研制相关评价的量表，相关研究发表在了 SCI 期刊中。有一天我去 ICU 病房看望一个病人（患有非常严重的肺部感染、脑梗死、轻度认知障碍和 ICU 综合征），护士长拿了一本护士亲手画的小手册。当病人要转入康复科的时候，护士画了很多漫画送给他留作纪念，这位护士是一个普通的 ICU 责任护士，她用非常俏皮的角色转换，让病人慢慢康复。一个普通的护士把整合护理学实践得如此完美，应该说在每一个普通护士身上都可以体现整合护理学的精神。还有通过信息系统来实现病人的心身整体评估，包括评估系统、分析系统、干预系统的训练、心身健康教育以及干预等，这些都为我们开展心身整合护理提供了一个工具。同时，我现在也做一些护理难度的评估，护理难度评估最难的就是心理问题的评估，因此，需要规范化的心理护理评估的培训，这也是整合护理学专业委员会需要做的事情。怎样让护士能够识别病人的心理问题，能够实施心理护理干预，这是我们要认真思考的问题。

樊代明院士强调"三分治，七分护"，他认为七分护是少不了，不管是七分还是几分，我希望以整合护理学的理念来促进整个护理学科体系的逐步完善，重新梳理和反思这些年整体护理的实践，进行系统的理论反思和实践推动，我觉得这特别重要。从定位来说，希望能够开展理论和实践的研究，促进学术交流，通过身心整合护理模式，指导护理同行的临床实践，培养整合护理人才，从而最大化发挥护理的专业价值。探讨专科适度分化、技术适度整合的发展模式，开展整合护理的效果评价等。总的来说，不仅是护理的同仁们，还有医生同仁们，让我们心手相牵，团结共进，促进整合医学和整合护理学的发展。

整合医学在华西医院护理中的
实践和体会

◎胡秀英

本文主要介绍华西医院整合护理中医护一体化的做法和经验。

当今，全球都面临着一个难题——有限的医疗卫生资源与无限的医护需求之间的矛盾，而我国还存在医疗资源不足与浪费并存的现象。如何优化资源配置、提高成本－效益，是我国医改的核心问题。护理是一个非常大的团队，但护理的定位和作用常常被忽略。如何挖掘护理资源及其巨大的潜力，是优化医疗资源的重要内容。有证据显示，在取得相似的服务产出效果的前提下，护士参与疾病的管理可以降低一半的医生人力成本投入。因此，我们要整合资源、提升效率。

医护一体化是整合医学实践的具体体现，它包括两个概念，一是医护合作，二是整合。医护一体化表明了医生与护士之间的可靠合作，医护双方能够认可并接受共同的行为标准与责任，平等保护双方的利益，并实现共同的目标；医护之间密切联系、信息交换、相互尊重、并肩作战。研究显示，良好的医护一体化可以提高对病人的照护质量，改善病人的预后，减少医疗与护理的差异性，降低病人的死亡率，增加病人和医护人员的满意度，减少医生、护士的无效活动；而且可以控制医疗费用，降低医疗器械的消耗。具体包括3项工作：建立医护整合的工作团队，建立医护整合工作的制度与规范，建立医护整合的路径。

华西医院医护整合的模式主要是由医生主导、护士管理，整合医、护、药、技资源，为病人提供优质高效的服务，减少医疗费用，让病人得到实惠，改善病人的体验。具体主要从以下几方面开展工作：一是创新医疗质量的管理；二是优化临床服务模式；三是强化学科的内涵建设。我们有决策团队和实施小组，如果在病房，决策团队是由我们的医生（组长）和护士长组建。我们是一个跨学科的整合，整合了多学科的资源，形成一个工作团队。华西医院的医护整合工作模式主要是围绕医改和国家卫生计生委的要求，加强医护合作，创新管理模式，提高医疗、护理的质量，提高管理效率。

在创新医疗管理方面，以院内感染为例，护理部和医院感染防控科及医护技一起合作，形成华西医院整合的院感监控模式。每个科室每个病房都有管理院感的护士，还有心理咨询站的护士（阳光天使），此外，还有疼痛管理护士。我们医院很支持这样的做法，在绩效方面也有单独奖励。改革护士的管理，让感控措施在临床各个科室落地。以神经外科医护合作降低感染率为例：关于神经外科剃头方式和感染的关系，我们的医护团队合作，一起查阅文献、寻找证据，看看现有的神经外科剃光头的这种方式是不是有依据，是不是合理。结果发现有证据显示剃头有可能增加感染的风险。关于术前进行备皮和不进行备皮，有研究显示两者的术后感染发生率并无差异，除非是切口周围的毛发干扰手术操作，否则术前尽量不要剃除毛发。同时我们还找到证据，不剃除体毛的感染率低于剃毛者。关于备皮的时间，我们也找到证据指出，备皮与手术的时间间隔越长，感染的发生概率越大，所以备皮时间应该尽量接近手术开始的时间。基于此，医护一起做方案，改变备皮的方式和时间，备皮的方式由剃头改为剃除手术切口周围的毛发，范围是切口周围1cm的毛发。备皮的时间是在手术前一刻，因为医护一体化的合作，由医生亲自备皮。经过这一改革，和传统方式对比，感染率明显降低，手术风险也从9.92%降至4.6%。住院天数由平均30天左右降至10天左右。另外，平均住院费用从9万多元降至4万多元。同时，对于女性病人而言，不再剃成光头维护了病人的形象，减少了对病人的刺激，病人感觉非常好。此外，对于不容易剃的长发，我们的护理团队想出了很好的办法——编辫子，编织长发后由医生在手术室剃除，最后达到了"四满意"。首先是病人非常满意，既降低了费用也保持了自己的形象；医生也特别满意，因为病人的手术感染率明显下降；护士也很满意，因为得到了医生、病人的认可；当然医院更满意，因为感染率降低了。

还有很多案例都是按照这种流程来做的，医生和护士一起合作整合资源。如果3次发现医生没有按照正规程序完成手术，这个医生就要被停止手术，这也是医护整合工作模式的效果。采取这种方式后，手术感染率明显下降。总体来说，经过这种合作，病人得到了实惠，提高了满意度。在降低手术相关并发症及抗生素的使用方面也是通过这种方式，延续医护技合作的模式，效果非常好。我们的门诊模式同样是采取医护整合模式。门诊就诊往往存在"三长一短"的现象，病人排队几个小时，医生几句话就看完了，病人非常有意见。怎么来改善？我们让病人尽早进入就医过程，由护士对病人进行诊前评估，护士把病人的资料收集好，相关评估做好后交到医生手里，医生做诊疗，然后把方案简单地告诉病人，再让病人回到护士这里详尽告知该怎么做，是做检查还是住院，这个过程比较细致，不是几分钟就完了，所以病人的满意度也比较高。还有，我们把很多入院宣教的内容引入入院服务中心。住院期间的整合正如前述，每一个疾病都有决策小组和实施小组，这是一个整合的团队。我们制订了各种疾病的流程、医护整合的工作制度和规范、医护整合快速康复的路径。从 2010 年我们就开始了这样的尝试。

我们的医生、护士，以及其他工作人员还一起组建了延伸服务的团队，效果很好，使病人减少了 80% 的住院天数，节省了 20% 的医疗费用，让病人提前回归社会，回归家庭。医院提高了医疗资源的利用率，改善了医疗服务的结构，改变了高投入的发展模式。对国家来说，在一定程度上缓解了看病难的问题，因为平均住院时间缩短了，可以接收更多的病人。我们还在社区做了一个"阳光康复家园"项目，团队由 3 名医生、15 名护士和 10 名康复心理治疗师及社工组成。他们对社区的精神病病人和家庭进行治疗、评估、干预和随访，让项目里的病人的疾病复发率从 21% 降至 13.8%。前述的医护整合模式都是由医生主导，护士做管理；我们还有护士做主导，医生协助的模式，成效也很好。我们的医护整合快速康复模式得到了 400 万元研究经费的支持，医院拿出这样的费用支持我们的整合护理学及医护整合工作模式，进一步推动更有意义的探索。

医护整合工作模式是通过整合资源，优化服务模式，创新医疗质量管理，促进医疗护理多个学科的内涵建设。病人满意，平均住院率降低，平均费用降低；医生满意，提高了治疗质量，节约了医生的人力成本；护士满意，发挥了护士的优势或主观能动性，提升了护士的价值。所以通过医护整合达到了合作共赢，我们赢在整合。

整合心身医学

对整合心身医学发展的思考

◎耿庆山

　　心身医学是临床医学的有机整体。中医学很早就有了整体医学的理念和整合医学的实践，我们从几千年前的《黄帝内经》中就能找到心身合一的证据；其实不仅是《黄帝内经》，还有众多中医学专著均强调了七情六欲等心理因素对躯体健康的影响。西方医学从哲学到宗教神学，最后形成心身整合医学。在这个问题上，中医学和西医学找到了结合点。心身医学是研究生物学、心理学和社会学因素在人类疾病发生和发展过程中相互作用和相互关系的一门学问。

　　所谓医学模式的转变，即从纯生物医学模式走向"生物－心理－社会"医学模式，针对这三大要素我们更多地研究了生物学因素对疾病发生发展的影响，但忽略了社会学因素和心理学因素，这正是现代医学的短板。心身整合的最终目的就是把生物学、心理和社会学因素这三大致病因素整合起来看待每一个疾病的成因。应该说心身整合是所有学科都要研究的问题，心身医学是临床医学的基础，而不是精神医学的分支，如果把心身医学归到精神医学门下会带来很多麻烦。我国已经颁布了《精神卫生法》，如果把心身疾病归到精神疾病领域，那么非精神科医生处理心身疾病就会有非法执业之嫌。在广东，我们正在推动出台《非精神科医生心身疾病诊疗管理办法》，目的就是让医生合法执业。

　　什么是心身疾病？即社会学因素和心理学因素在疾病发生发展过程中起决定性作用的一组症候群。如果只是社会学因素和心理因素参与，而没有躯体的变化还不能被称为心身疾病，更不是心身医学研究的范畴。心身疾病有广义和狭义之分。狭义的心身疾病，最典型的代表性疾病是高血压病。高血压病的英文叫

hypertension，hyper 代表过度的，tension 表示紧张，过度的紧张就会产生高血压，换句话说，因为过度紧张焦虑，慢慢就得高血压病了。在心身医学的发展过程中，我们应该记住一位叫石川中的日本学者，他在 20 世纪 70 年代就出版了《心身医学入门》一书，在心身整合领域做了很多事情，提出了不少创新的观点。心身医学真正的发祥地是欧洲，日本在亚洲处于领先地位。我国作为一个拥有 13 亿人口的大国，应该加强心身医学的整合研究，向国际先进水平看齐。

关于心身医学的学科建设，必须要有相应的学科系列和职称系列，否则很难建立心身医学的专家队伍，医生也不会有归属感。这是目前的大问题。我们的使命之一就是要推动国家卫生计生委尽快设置专门的职称系列，建立一支专门的专业队伍，同时要有我们的事业领域，只有这样，这支队伍才会稳定。开展心身医学工作对人类有很重要的贡献。首先，它提供了一种新的医学模式，使人类从纯生物医学模式向"生物-心理-社会"医学模式转变。第二，它强调导致疾病发生的多因素的观点。人体是个整体，本书提倡的整合医学，全名应为整体整合医学，可见整合医学正是因为人体是一个整体才使整合成为可能。

2006 年，我曾带领团队做过关于我国躯体疾病合并精神心理问题发生率的流行病学调查。以心内科为例，门诊病人中有超过 30% 合并各种精神心理障碍。妇产科、肿瘤科、消化内科、内分泌科等合并精神心理障碍的发生率也都在 30% 以上，最高的可达 40%~50%。发达国家的数据也几乎一样。中国著名心身医学专家杨菊贤教授说，以神经科门诊为例，脑血管病占 1/3，神经系统疾病占 1/3，心身疾病占 1/3。国内外报道消化科心身疾病的发生率也在 33.3% 左右，例如消化科的肠易激综合征、功能性肠病、溃疡病等均为典型的心身疾病。我们认为，以综合医院的非精神科医生为培训对象，对他们进行精神心理诊疗技能的培训，这样可以全面提高我国广大非精神科医生对心身疾病的诊疗技能。

展望未来，心身医学如何发展？早期我们需要统，将来需要分。如果我们的医学模式完全转变了，每个医生都能看心身疾病了，或许心身医学学科就不存在了。整合心身医学现在的使命是"宣传队"，是"播种机"，要尽快培训一大批合格的具备心身疾病诊疗技能的临床医生，让他们在各个临床学科发挥积极作用，最终使广大病人获得健康的心身，这应当成为整合心身医学工作者的共同追求。

心身疾病与整合医学

◎邓　伟

　　我是一位精神科医生，在新的形势下精神科医生需要转变思维，与心身医学更好地整合发展。对此，综合医院中的精神卫生工作者需要好好思考。其实精神卫生工作者所服务的对象是非常弱势的群体，而要提高精神科医生的地位，就需要拓展我们的服务群体，即对非精神科的病人提供服务，这可能会给我们的职业生涯带来一些新的机遇。此外，我们还需要对综合医院非精神科住院病人的服务模式进行探索。

　　精神障碍和心理障碍患病率高，在综合医院这种情况非常突出，但相应的是识别率和治疗率很低，因此常常会引发一些未预知的严重事件，如自杀等。随着社会的消费升级，公众对医疗服务质量的要求不断提高，我们需要提升病人的就医体验，缓解紧张的医患关系，总之有待完善的地方很多。而在我们的医学培训和教育体系中，的确也欠缺一些东西。目前全国的注册精神科医生只有 2 万人，而有精神问题的人有 1.7 亿，重症病人有 1600 万。医生与病人的比例远远低于国外。治疗那些重症精神病病人已经耗费了精神科医生大量的精力，因此他们几乎抽不出时间和精力来处理心身疾病的病人。但是精神科专业人士应当认识到自己在心身疾病防治中的重要作用。《精神卫生法》从法律方面提出了几点要求：首先，要实行以预防为主的政策，预防、治疗和康复相结合，尤其是精神康复。其次要求非精神科的临床工作者不允许做出精神心理疾病的诊断，这一点要引起大家的重视。

　　综合医院面对的精神心理问题，主要集中在情绪问题上。所谓的心身疾病一定要满足以下两点：第一，有情绪问题；第二，有自主神经功能的紊乱。以情绪问题为例，如抑郁障碍、惊恐障碍，非精神科临床中对惊恐障碍的误诊率几乎是百分之百。急诊科医生见得多，或许还能有所认识。抑郁、焦虑和躯体形式障碍都会耗费大量的临床医疗资源，心身疾病的病人如果精神心理问题得不到很好的解决会直接影响躯体疾病的康复，导致病人住院时间延长，降低医院的运作效率。

对于心身疾病的识别率通常只有百分之十几，最好的情况也不足30%，治疗率就更低了。美国麻省总医院精神科有500多名医生、心理学家和心理工作者，床位只有50张，在国内无法想象这样的科室怎样维持运转。当然，其中有小部分人员归属于哈佛大学去做科研，但大部分人在做什么呢？他们在为全院提供精神卫生服务，包括会诊、联合门诊，还有一些查房等。这些服务不仅可以养活这些精神科医生、维持科室的运转，他们的工作还使病人的平均住院日、人均医疗费用等均有减少。

提高综合医院的情绪管理、减少误诊漏诊率，对节约医疗资源、提高成本－效益、改善医患关系都非常必要。就这一问题，华西医院启动了"阳光医院"项目，项目的宗旨是让关爱精神心理健康的阳光普照更多病人，改善整个服务理念、模式和流程。项目执行主体是华西医院的心理卫生中心，大概有300张床位，每月门诊量大概是2万人次，有10个亚专业，其中有一部分为综合医院的非精神科病人服务。依托于临床心理评估与治疗中心，对全院提供非药物治疗和心理评估服务。服务的对象包括病人、病人家属及医务人员，其实医务人员有很多是需要关爱的，通过这种服务，就像阳光普照大地一样，让我们的医疗行为充满阳光。在做这个项目时，首先我们需要知道目前存在什么样的问题，了解病人、家属、医护人员在精神心理方面的需求。为此我们调查了24个护理单元，包括外科和内科的科室，有的是慢性病病人，有的是住院时间很短的病人，共计1459例。结果发现抑郁情绪的患病率大概是30.8%，慢性病合并情绪问题的比例比较高，病情越严重心理问题越多，但肿瘤科的情况不完全是这样。举例说明，乳腺癌的5年生存率其实并不差，但因为会毁形，所以心理问题比较多，焦虑障碍占到6.2%，有自杀念头（包括偶尔有自杀念头）的大概占到24.4%，这说明要高度关注乳腺癌病人的心理问题。当问起病人是否认为自己存在心理问题时，有35%的病人认为自己存在心理问题；但问到他们是否需要提供专业的临床服务时，只有一半病人说需要，难道他们真的不需要吗？我们换了一个问题问，你是否需要你的主管医生和护士来关爱你，基本上所有的病人都说需要，病人非常希望医生护士能多和他们说一些话。而专业的医护人员对这方面的专业需求更多。对此，我们首先应进行相关培训，让非精神科的医生能够掌握这些需求；还可以找到一些好的工具，进行快速筛查，在病人入院时就了解他们存在什么样的问题。这样的工具一定不能太复杂，也不能耗时太多，否则很难坚持下去。

现有的一些常规评估工具对我们来说已经不能满足临床需要。另外，现在药品零加成后，医疗服务中的检查项目可能会调整，对于康复或者检查，国家现在是支持收费的。为此，我们进行了快速筛查工具的研制，现在流行病学调查用的快速筛查工具并不适用于临床，我们开发了临床上用的华西"心晴"指数问卷，有 9 项内容，做得快只需 3~4 分钟就能完成，反映的是最近 1 个月病人的情绪和心理状态变化。经入院评估后，我们还设计了周评华西"心晴"指数问卷，调查手术前没有心理问题，手术后有没有心理问题；之前问题很严重，后来有没有缓解等。在推广这种快速筛查工具中，我们认为，领导首先要重视，尤其是分管医务和护理的领导，他们应更新观念。其次，收费项目的设置不能全部收到精神科，大家利益共享；再者评估工具一定要好用，尤其要跟我们的系统结合起来，最好有用于平板电脑的版本。在执行中要有服务意识，能够给各个病房及时出报告，及时反馈。我院已经覆盖了 70% 的科室参加评估，每个月有 8000 例病人在入院时常规进行，现在已累计做到 9 万多人次。以前住院病人有跳楼自杀的，现在经评估干预后，院内自杀杜绝了。但是精神科医生的会诊量明显增加。经过推广，我们认为这是一把钥匙，它开启了为非精神科服务的大门。后期怎么办呢？我们最初的想法是按照问卷总评分高低和条目九的得分（有没有想死的念头），根据正常、轻度、中度、重度来评分，给出意见。但是我们发现给出的意见都是精神科的医生和护士写的，他们认为非精神科的临床医生写得不好，因为可操作性不强。由此我想起一句话，改善精神卫生服务的关键并不是扩大病种和规模，而是加强临床医务工作者提供这种临床社会性关怀的能力，这就需要我们播撒火种。因此，我们设立了阳光天使的岗位，把全院所有非精神科的护士（少部分为医生）召集起来，用周五和周六的时间连续培训了约 2 个月，让他们再回到临床工作中，让他们作为关键的执行者。此外，参与的人还有主治医生、精神科护士等。随后进一步细化，除了轻度、中度、重度之外，对于有个别分值偏高的病人也一定要核实。我们的模式和麻省总医院的不一样，麻省总医院的模式是精神科医生直接参与，而我们是阳光天使发挥了非常关键的作用。病房的人都知道如果遇到问题就找阳光天使，精神科医生和护士起到最终的会诊和确诊作用。当然，我们还要有科研意识，作为研究型医院，经过培训之后，很多护士认为"心晴"指数问卷非常有用，他们希望用相关的一些数据写一些论文。精神科医生和护士不仅可以治疗精神疾病病人，还可以开展团体治疗和心理治疗；去其他科室督导，可以带着非精神科医生一起进步；还可以做一些不定期的宣传、开办青年讲师团等。我院还借助"阳光医院"项目的资源，促进术后快速康复的实现。另外，"阳光医院"的服务对象还有相互促进和互动，这在心身康复中也非常重要。

对精神心理问题的管理要有前瞻性，医院领导要具有这个意识，还要对大家不断进行理念的灌输。此外，护士在心身疾病的康复服务中是执行力最强的，他们的作用非常重要。

后续的心理服务内容关系到心身疾病能不能治疗好，应因地制宜，不要照搬国外的方法。综合医院心理卫生服务不要仅仅局限于精神科，要把眼光放长远。精神科医生需要做好自我角色的转换。

心理学发展中的整合医学思维

◎刘梅彦

　　说起心理学的医疗价值和医学定位，我觉得其中有几个关键词，即整合、心身、护理。我在美国曾认识一位卫生部的行政官员，当时他做自我介绍时说，他不仅是官员，而且是护理学系的教授。我特别惊讶，就问他是学护理学的吗，他说其实他原来是学语言的，但非常喜欢护理。他在十几年前曾患黑色素瘤，那时他的第二个孩子刚出生不久，做完手术后，医生告诉他不能够保证他活过半年，他觉得一切糟透了，心情跌到了谷底。而我认识他时他的气色非常好，我很好奇他究竟是得益于什么。他说他得到了很多的帮助：一是中医，他说中医是最具有包容性的，而且是整体性的学科，我当时几乎怀疑我听错了；二是受益于心理医生的帮助；三是得益于护理。从那之后他便开始研究护理学。他的故事给了我很大的触动。时常让临床医生觉得非常困惑的是心理学到底有多少价值，如果在现代医学中定位的话，心理学应该定位在什么样的层面，这非常关键。

　　我本人一直在做双心研究，把这个领域作为我主要的专业领域。作为心血管科的专业医生，如果对精神心理问题，对病人的不良情绪缺乏敏感性和识别能力，可能会让你最宝贵的专业技能毁于一旦。我经常和介入医生也谈到这个问题，我们医院的介入手术量是全亚洲第一，而在其中我们发现有很多疾病单靠介入并不能完全解决问题，一定要整合很多东西，比如说心理的干预，还有一些人文层面的关怀，单靠某一学科医生的单兵作战无法实现医学最宝贵的价值。人在应激的状态下确实可以患上心脏病，老百姓说"气死人不偿命"，但实际上人确实可以被气死，人在强大的情绪应激下，心脏会严重损伤。从心肌缺血到急性心肌梗死、恶性心律失常，都是完全有可能的。对现代心脏科的认识，一定要回归功能学的认识。我们先从环境的压力开始了解它对心脏的应激打击。在此基础上，我们了解心脏的血管是怎样被破坏掉的，这是关于冠心病再认识的问题。缺血性心脏病我们都非常清楚，在100年前，那时发现一个人貌似健康忽然倒地身亡，认为可能是由于心脏的原因，心肌的大血管被血栓堵住了就发生了急性事件。为什么同样的心肌梗死，有的可以活很多年，但有的瞬间致命，决定预后很关键的因素在于微小血管功能障碍，它和精神因素、不良情绪、神经内分泌被破坏有很大关系。曾经有一名 VIP 病人，在当地是一位领导，平时工作很努力，20 多年没有在家过过春节，一直在一线，很辛苦；但最近两年他似乎坚持不下去了，因为时不时出现胸痛，反复发作，只要在办公室待上 4 小时就开始胸痛发作。当地医生给他做了 4 次冠状动脉造影，结果没有发现异常，诊断是"心脏神经官能症"。他来到我们医院，说如果我不是心脏病，为什么这么难受；如果是心脏病，为什么造影又没事。我们给他做了心脏磁共振，看看动态的影像，在不同的切面下结构确实没有什么问题。那么在应激状态下呢？换言之就是想办法让他变得焦虑一点，看他在精神紧张的状态下是不是还是这样，我们让他进行了 5 分钟简单的运算，高度调动他的注意力；5 分钟后，我们看到在整个心内膜下出现了充盈全阴影，在不同的切面下都有，可以诊断为心内膜缺血，这是和焦虑相关的。说白了他首先是焦虑状态的心脏，破坏掉了广泛的心内膜下小血管，引发了缺血。如果他时刻都处于焦虑中，有可能会发生急性心肌梗死或恶性心律失常，因此这可以解释生活中碰见的很多心脏病的例子。比如，为什么股市一大跌，心肌梗死就特别多；为什么一到世界杯开赛，心肌梗死也特别多，某些队输了球可以刺伤很多人的内心，从而引发心脏病。所以，心脏病首先是一个社会性疾病，其次它是一个在心理因素强大作用下的血管问题；因此不完全是动脉粥样硬化，哪堵了就通哪儿，不是那么简单。

作为专业医生要对病人的心理有最敏感的判断，这非常重要。抑郁、焦虑等各种应激因素的刺激，都会引起情绪的不良改变。比如，路怒症的人，是在环境的瞬间变化中出现了应激的不对称导致言语失衡，这样的人能说是一个健康人、一个正常人吗？不能。所以人在特定的精神压力下，是可以致病的，可以引发心肌缺血、恶性心律失常，也可以出现急性心肌梗死或者心力衰竭。人在应激的状态下，冠状动脉的调节机制遭到破坏，尤其是心脏内丰富的毛细血管网受神经激素调节，在各种情感不对称的情况下激素的作用会被破坏，从而引发小血管缺血，这就是气出来的胸痛和心肌梗死。此时出现的症状可以是急性的也可以是慢性的，急性的经典例子就是应激性心肌病或者应激性心脏病，指人在巨大的情感打击后引发的内在的神经功能的快速失衡，导致体内的交感电风暴。比如，在公共汽车上气死了的老大爷，因为没有人给他让座，他在暴怒之下发生了心脏损伤而不治身亡。我们医院每年要收治 30～50 例这样的应激性心脏病病人，看上去像心肌梗死，实际上和情绪有明确的关系。山东一名刚刚考上大学的学生钱款被骗后猝死的事件，是应激打击致死的极端案例。在生活中，如果每天都不高兴，每天都处于不良情绪的状态下，这种长期慢性的不良刺激，就会导致体内的肾上腺素失衡、乙酰胆碱的合理作用被破坏，引发心脏的慢性缺血，与精神心理因素相关的慢性心功能不全，在心血管科非常多见。我们经常很认真地给病人查心电图、超声，很认真地做造影、放支架，但我们很少关心病人有没有情绪的问题，我们往往会忽略内在的精神心理因素及精神内分泌的破坏，甚至在某种程度上医生还不如病房的护士敏感。

对心脏的认识一定要有一个从结构到功能再认识的过程。病人在出现了我们能够分辨的异常之前，往往已经有了功能学的改变。早期我们认为单纯的结构性病变可以解释所有的疾病，而今天我们发现不行。病人处于应激状态下，处于高精神压力的作用下，或者是抑郁、焦虑，不能够言表的恐惧或者苦闷下，体内的小血管功能早已经发生了改变。劳累性心绞痛我们都很熟悉，由于大血管被破坏后引起局部心肌的缺血，在病人耗氧量增加时，如果不能随之产生相应的功能学改变，病人就会出现氧失衡、疼痛，这是劳累性心绞痛发生的机制；但在临床中，实际上更多是由于小血管被破坏导致的，比如最近因为要升职等各种事情带来了情绪的压力，对小血管产生了破坏，这样的病人往往是伴发情感问题而出现的胸痛，但常常被忽略，或者直接诊断为难以解释的胸痛，其实并不难解释。

因此，我们对心脏病的认识一定要有几个回归；首先，要从单纯的结构性关注回归到系统性认识。其次，对那些爱生气，拥有一颗易激惹心脏的人，要尽量多给他们一些关心，因为他们真的有可能被气出应激性心脏病。还有，猝死的病例往往背后有着复杂的心身机制，它和情感、精神状态、心理因素都有关系。人的精神压力会带来心脏的损伤，有人研究过，纳斯达克指数下降得越厉害，心肌梗死的发生风险越高；当股市缓慢上涨时，心肌梗死的发生风险是下降的，但股市如果拉升过快，心肌梗死的发生风险依然增加。所以人不管是一夜赤贫还是一夜暴富，只要超过了所能承受的情感压力限度，可能就会变成实实在在的心肌梗死，这在临床上非常多见，但却被我们长期忽视。是不是早一点识别会好一些？如果能识别，心理学的因素到底应该怎么评价，或者怎么在临床上定位？研究显示，在精神压力作用下的缺血和在运动压力下的缺血，两者有所不同；即便是同一个病人，在受气的时候和在受累的时候，内在感受胸痛的形式是不一样的，因为发病机制是不一样的。我们通常说有的人特别能忍，能受气，不能干活；有的人能干活，但是不能受气，其背后的生物机制确实不一样。

在治疗上，无外乎是手术治疗、药物治疗和生活方式治疗。我们需要尽可能地给病人以温暖，实际上病人对专业性的要求往往会更高，作为医务人员专业性是核心技能。行为心理学的干预特别重要，美国的医生对精神压力引发的心肌缺血给予抗抑郁治疗，发现治疗后不单是减少了抑郁的发生，同时也减少了心肌缺血的发生。如果一个心脏病人高兴一点，他的预后是明显改善的。作为医生，我们也会职业枯竭，每天在做高压力高风险的事，我们也有心理上的需求，关键是理性和共性，我们要有感受别人的能力。在工作中，我们要给病人更多的理解和帮助，还要注意引导。这是我个人理解的心理学的医疗价值和医学的定位。现在大家都觉得压力很大，我认为一个社会对待医务人员的态度决定了它对待生命的态度。人是一个复杂的生命个体，这是医患都需要面对的。

心内科心理障碍诊治中的
整合医学思维

◎毛家亮

如果问现在的心脏科中哪种疾病是最多的，很多人认为是冠心病，其实不然，应该是心理疾病。所以说到整合，心脏科医生一定要学习心理学，这就是一种整合。我们已经从传染病的时代到了精神疾病的时代，我们面临的一个最大问题，是在心理上承受了前所未有的压力，所以心理疾病成为了这个时代疾病的主旋律。

30年前，心脏科看到的都是高血压和冠心病，30年后心脏科的冠心病确实还很多，但有1/3病人的病症不能通过病理学来解释。100个病人中有70%可以通过检测发现，还有30%的病人则不能，由此更充分地说明在心内科，心理障碍是排第一位的；然而，很多心脏科医生看到这点仍无动于衷。虽然心理疾病的发病率在心内科是最高的或者说在综合医院是最高的（综合医院现在心理疾病最多，而并非糖尿病、高血压等），但我们对它的识别率却非常低，不仅是在中国，在全球都存在这个问题，估计识别率仅为10%～20%，而治疗率就更低了。在高发病率与低识别率、低治疗率之间存在一个巨大的鸿沟，这个鸿沟需要整合来填平。

有一个案例，一名57岁的心肌梗死病人，放置支架后过了一段时间又出现心绞痛，甚至昏厥，再次放置支架，后来又出现了问题，经过了几次反复。虽然从技术治疗的角度应该是完美的，但病人的症状没有缓解。医患之间好像同时陷入了困境。虽然表面上一点也看不出来这个病人有心理疾病，但我们最终是通过心理治疗解决了病人的问题。这就是整合的力量。通过相关量表我们看到他的冠心病症状是最严重的，但还存在其他的问题。我们要承担起这个责任，病人的症状有多少可能是心理障碍造成的，又有多少可能是其他因素造成的，我们一定要分析，这也只能通过整合，我们心脏科要整合心理学承担起这个责任。通过这个病人的诊治经历，我们认为，对于心内科的心理疾病诊断，应更好地规范定义，科学制订诊治流程，让病人更容易接受。

很多精神上的压力是慢慢演进的，就像先是感冒，然后再转变成肺炎一样。很多人一开始只是感到不舒服、胸闷，然后变成焦虑，如果焦虑解决不了，就变成了抑郁。而在不同的阶段里，既缺少精准，也缺少整合。北美的综合医院中有一个最新的要求，不要和病人谈焦虑、谈心理障碍，因为病人是不能接受的，这些病人最显著的特点就是否认自己的心理疾病。同样一个病人，到精神科是焦虑，到心内科就是躯体性障碍，它是不同的阶段。对于心理障碍，要在综合医院来一次革命。第一次是精神科进行了革命，他们把焦虑从精神分裂症里分离出来，这是精神科的一次革命。我们要打破综合医院的传统模式，要整合，就是要把综合医院的心理障碍从专科分到心内科来，如果不进行这次革命，综合医院心理障碍的诊治就是一句空话。专科医生只是看躯体障碍，而不看焦虑，一旦出现焦虑就交给精神科看，这像是一座不可逾越的高山。但在综合医院中出现心理障碍时，只有10%的病人愿意去精神科，90%的病人不愿意去，这就需要整合，只有整合才能解决问题。不是说心内科要抢精神科的饭碗，这是必须做的事。

2014年我们在《中华心血管病杂志》第1期上发表了一个共识，共识中我们认为心理障碍的问题一定要在心内科得到解决，这是早期的第一道防线。这个防线很简单，只要问三个问题：第一个问题是睡眠情况么样。第二个问题是有没有感到碰到问题容易紧张，是不是容易着急（千万不能问有没有焦虑）。第三个问题是除了心脏不舒服，还有其他什么不舒服。这种病人往往是多重症状，如果三个问题中有两个回答是，接下来就不要多问了。随后给病人量表。量表的作用就像是血压计、体温计一样，非常重要。量表在心内科心理障碍的诊治中得到了很好的应用。

心内科整合心理障碍的诊治流程非常简单，简单得超乎你的想象。过去我们针对病史、病因，给予心脏方面的药物，如果无效，我们很难再走下去。现在用量表做一下，就可以知道病人是否是由心理障碍造成的，再给他用相应的药物，问题就解决了，这个流程将来应该是我们心脏科整合心理学的一个必经之路。通过上述的流程可以基本分清楚病人的症状，究竟有多少是心理性的，有多少是心脏性的。心理障碍成为心内科最重要的疾病，传统的心内科推荐给精神心理科会诊的方式已不再适合心内科的诊治。心内科医生要有整合治疗心理障碍的能力，整合是未来的发展方向。

心理健康中的整合医学

◎苗丹民

自上世纪 70 年代提出"生物－心理－社会"医学模式以来，可以说整合医学就在发展。心理学在整合医学中占有非常重要的地位，但在十几年前，心理学并未受到应有的重视。钟南山院士说过，健康一半是心理健康，疾病一半是心理疾病。实际上门诊病人中，80% 左右是有心理问题的。

2016 年我到美国宾夕法尼亚大学医学院做访问，去那里的心理医学中心交流，中心里面有一个接待室，里面有很多病人。病人可以从另一个小门进去，进去后就像迷宫一样，有很多小房子，里面有精神科医生和心理医生。实际上这其中就有身、心和社会医学的整合。美国的这种模式非常好，一个病人如果是以精神疾病为主，在治疗过程中，他可以得到心理上甚至得到社会医学整合的治疗，这是一个特别好的整合医学方式。

大家谈得最多的就是心理健康，一个人的心理健康可能比生理健康更加重要。但核心问题是，究竟什么才是心理健康。可能很多搞心理学的人都不太明白，因此我们不知道该怎么判断这个人是健康还是不健康，甚至有时拿量表做分析会发现很多问题，但很快又恢复了。我们该怎么看待这个问题，维护这些人心理健康的核心是什么？找到核心，才能更好地理解心理健康，在治疗过程或者帮助的过程中，才能有的放矢。世界卫生组织在 2015 年发布了一个报告指出，中国有 300 万人过早死，过早死就是比中国人的平均寿命要死得早，主要是由于各种躯体性疾病；发生这些躯体性疾病的年龄更早，所以世界卫生组织认为中国的平均寿命实际上只有 67 岁，和日本要差 20 岁。这其中不仅是身体上的问题，更主要的是心理问题。世界卫生组织调查显示，不良行为、工作压力和睡眠问题都导致了我们的平均寿命在下降，这是非常严重的问题。2009 年诺贝尔医学或生理学奖的获得者们发现，通过测量人体染色体中的端粒和端粒酶，就能知道人的寿命大概有多长，也就是说人的寿命和端粒长度是有关联的。哪些因素会影响端粒的长度呢？结果发现心理因素特别重要，比如焦虑、紧张、恐惧、贪婪等，这些都会影响血压，影响免疫系统，最后影响端粒酶的活性，导致端粒长度的缩短比其他人更快，最后发生各种疾病。这是由纯粹研究基因的生物学学者发现的心理因素在人类寿命当中起到的重要作用，因此他们提出了一个"百岁之道"的说法，即一个人的长寿，25%靠合理膳食，25%靠锻炼身体，50%靠心理的健康。学心理学的人再说心理健康怎么重要大家都不认为重要，而学生物学的人说心理健康重要，显然更有说服力。美国科学家用20年的时间研究人的寿命问题，发现决定人寿命长短的第一因素是人际关系。他们对268名男性进行了长达20年的追踪，发现社会支持是影响男性心理健康非常重要的因素。特别是他们调查了一个农夫，这个农夫已经132岁了，他说自己长寿的秘诀就是家庭和睦。有一位老师和成年学生讨论一个问题，他让学生写出20个最亲近的人，然后逐一把认为不太重要的画掉，一个女同学最后只保留了三个，一个是丈夫，一个是儿女，一个是父母。老师让她再画掉一个相对不太重要的人，这就非常困难了，她考虑了半天，父母很重要，父母给了我生命，如果画掉太对不起父母了。儿女也重要，我生下来的肉。丈夫也离不开，想了半天很不忍心地画掉了父母。而在剩下的两个中还需要再画掉一个，这个女同学坚决不画了。后来为了完成这个实验，咬咬牙把儿女画掉了。这说明一个家庭和睦的核心是与配偶的感情。

心理健康有两个标准：一个是看有没有病，有病不健康，没有病就是健康；第二个就是要特别好的、完美的、达到一定标准的才叫健康，除此之外都不叫健康。这两个标准一个是理想的，一个是非理想的。实际上我们在生活中会遇到很多问题，在最佳睡眠的时候可能会健康，但遇到很多事情时就不会健康。我们做过一些部队的调研，发现训练强度越大的部队，精神疾病的发病率越高。对美军的调查显示，美军从战场上回来，会出现各种问题，包括精神疾病、内科疾病、皮肤病，有的是精神疾病出现躯体上的表现，这也是心理疾病，总体可达40%甚至50%。美军每年自杀的人数约为350人，候补军人每个月有22人，加起来每年有600多人自杀。所以真正维护心理健康是非常困难的。我看过一本书叫《心理资本》，资本是人的社会地位的一种体现，但是有一种资本叫心理资本，心理资本可以盈利，也可以亏损，甚至是破产，自杀就是破产了。心理资本是由什么构成的，什么东西决定一个人的心理是否健康？这本书中讲得特别好，自信、希望、快乐和韧性，有了这四种品质，再大的压力、再大的困难，遇到再大的精神创伤和打击，都会渡过难关。这是一种能力，这是最核心、最关键的。这种能力代表了你从困境中迅速恢复平和心态的速度。

什么东西决定了这个能力？有很多因素。前面说的自信、希望，还是认知能力、看问题的能力。有一本书中讲到，伤害你的实际上是你对事物的一些看法。1992年的奥运会，尼日利亚的4名运动员跑完接力时的表现让很多人以为他们拿到了冠军，结果他们只拿到了第三名，他们怎么如此欢呼雀跃？据统计，奥运会拿到冠军是最高兴的，其次是拿到铜牌，而拿到亚军是最不高兴的。究其原因就是心理学上的一个理论叫反事实推理，他们总会有一个自动加工的过程，即告诉自己，我稍微跑快一点，我稍微再努力一点，我就拿到冠军了，冠军和亚军完全不一样。他们会进入这种思维循环，每一次循环都是一种心理上的创伤，创伤越多，最后就会出现各种心理问题。我曾给老年学会讲课，我给他们讲，20年后，你把房子给孩子，没有什么用了，孩子说旧了；你把车给孩子，孩子说这是破车；你把钱给孩子，孩子说这钱都不值钱了；你躺在病床上，孩子说请保姆吧，我没工夫看你。这就是一种价值理念。所以你不如从今天开始，给孩子一个良好的教育，让孩子成为一个高品质、有知识、有教养的、孝敬父母的孩子。此外，要保持自己的身体健康，20年后你的健康就是给儿女的一个礼物，也是你对儿女的一种责任。

我再给大家推荐一本书叫《活出生命的意义》，它不仅仅是一本小说，它还讲了一种心理治疗的方法。作者是维也纳的一名医生，这本书被美国评为最有影响力的十大著作，被翻译成24种语言在全世界广为流传。它为什么能产生这么大的影响呢？作者确有过人之处，他实际上是犹太人，在"二战"中被关押在战俘营3年，90%在这里的犹太人都死去了，但他活下来了。其实他在"二战"之前已经是一个年轻有为的专家了。战争开始前，他申请去美国，已经拿到签证，但是他在教堂里认真反思，他认为自己不应该走，最后毅然决定和太太孩子留了下来，陪着父母和其他的难友，然后对他们进行心理治疗。他的生活异常艰辛，每天把自己水肿的脚塞在有冰的靴子里，走很远的路去干活。那时想死非常容易，但活下来非常困难。他说为什么能活下来，是因为一个意念，这个意念就是他一定要活着见到他的太太，他说最对不起的人就是他的太太，因为他们可以到美国去，完全不用过这样的生活，但是他把她太太和孩子留在了这里，他觉得非常对不起她，所以一定要活着见到她，而实际上她已经死了。但就是这个信念让他最后活了下来，完成了这本书。因此，他写完这本书后说人只要活着就有意义。中央电视台曾随机采访了一些普通百姓问他们"你幸福吗？"，有人说幸福的人就是忙忙碌碌满足自己的欲望，幸福的人可能获得很多的快乐，但这不应该是人们最终追逐的目标。如果去追求更有意义的生活，我们可能是用全身心去完成某个使命，会通过给予别人而感到快乐，我们可能感到压力非常大，可能焦虑和抑郁；但是，对意义或者信念的坚守会给我们一个非常牢固的心理健康的状态，遇到任何困难，我们都会用韧性和毅力去战胜。怎么去改变自己的健康水平？只有一句话——去读书。当然我们不能让病人读书，但应该告诉病人去学会读书，因为读书才能改变你的视角，改变了视角你就会看到这个世界是完全不同的。

精神疾病与整合医学

◎ 马现仓

我是一名精神科医生，从事精神科工作已经 20 年了。我认为整合医学永远离不开心身医学，更离不开精神医学。我经常和心脏科的毛家亮教授争论怎样让病人得到最佳的治疗。我的观点是应该让病人到精神科来治疗，而他认为不能到精神科去，在他们那里就可以解决。其实，毛教授的观点我非常赞同，因为毛教授是整合医学真正的实践者，我特别敬佩他。为什么毛教授说病人不愿意到精神科，因为现在存在一个严峻的现实，即综合医院中设置精神科的非常少。以上海为例，除一家专科医院——上海市精神卫生中心外，我所知道的只是在华山医院有一个精神科门诊，在上海市第十人民医院有一个精神科门诊。西安的情况也是这样，只有第四军医大学西京医院和西安交通大学第一附属医院设置有精神科，而其他医院都没有。因此，从心身医学的角度来看，综合医院中精神医学的发展非常紧迫。

精神医学科可以解决什么问题呢？在心内科有大量的、有许多症状的病人，做各种检查后解决不了问题。那么，病人到底有没有病？如果有病为什么查不出来？没有病为什么感觉不舒服？包括心内科在内的很多科室，遇到这样的病人该如何处理？我把这些病人称为查无实据的躯体不适病人。大概在几年前，我自己提出一个"灯泡理论"，大家把这个称为"马氏灯泡理论"，因为我姓马。以心脏病为例，病人有胸痛等心脏症状，而当检查结果正常时，我们就像一个电工遇见灯泡不亮，我们把灯泡查来查去，灯泡是好的，这时候该怎么办？我相信大部分心脏科医生会告诉病人说他没有病。我经常开玩笑，就像我家里请了一个电工，灯泡不亮，电工检修说灯泡没问题，我们肯定不答应。我们告诉病人他没有病，病人肯定也不答应。我经常也问病人这样的问题，你家里灯泡好着，灯泡不亮怎么办。病人告诉我那肯定是线路或者电压的问题，对！我需要的就是这句话。作为病人来说，心脏难受，心脏检查结果正常，我告诉病人心脏也有它的线路，心脏也有电压。一个人死亡了，心脏也不会跳了。电压在哪？在大脑里面；线路在哪？就是我们经常所说的自主神经系统等。我在综合医院里面提出来，医生对一个症状，要像电工去检修一个不亮的灯泡，是同样的道理。

我的观点和整合医学的观点是不谋而合，我们需要一个整体的观念来处理这些问题。许多的精神疾病病人是以躯体症状为主诉到医院来看病的。病人感到心慌、胸闷、气短，他肯定首先会到心内科；吃不下去饭，他首先会到消化科去治疗。他来了以后绝对不会说我高兴不起来，我想死，我不想活等症状，为什么？中国人认为我如果不高兴，我说心情不好，我说我抑郁是一个丢人的事情，或者会遭到耻笑。2016 年 6 月 6 日央视的《焦点访谈》播出过一期关于全科医学、社区医生的内容，里面讲到了一个病人，有心脏方面的症状，但到处看病看不好，最后到社区医生袁志敏教授那里治好了，只花了 200 块钱。节目播出当天我还在美国，我看完后连夜写了一个《告诉你 6 月 6 日央视焦点访谈的惊人内幕》的文章，在微信上发布后，转发量接近 4 万。袁志敏教授说我的这篇文章受到了国家卫生计生委和中央电视台的高度称赞，他们认为我说出了他们没有说出来的话，因为播出时间有限，而我把这些内容说出来了。为什么大家不愿意到精神科看病，包括其他科的医生对精神科疾病和精神科医生也有很多误解，比如认为精神科医生看的都是精神病，病人也不愿意到精神科去，认为他们都是和疯子打交道，或者认为精神科的医生都是"话疗"，主要是以谈话治疗为主等。如下这几个误区是我自己的体会。

第一个误区，大家总认为心理疾病比精神疾病要轻，愿意接受心理疾病的诊断，不愿意接受精神疾病的诊断。其实这两个是一样的。心理治疗又称为精神治疗，这就说明它们两个是相似的。那为什么大家不愿意接受这个诊断呢？这是建立在第二个误区基础上的。

第二个误区，大家总认为精神疾病就是精神病，精神病就是精神疾病，认为这两个病是一个病，差一个字却差之毫厘、失之千里，两者区别非常大。精神疾病的范围非常广泛，包括精神发育迟滞、智力问题，包括器质性精神障碍等。我们经常说的肺性脑病、肝性脑病、肾性脑病，许多癌症病人因为抑郁跳楼自杀等，这些都是器质性精神障碍。此外，还包括药物依赖、毒品依赖、酒精依赖等。而精神病，特指具有幻觉、妄想、思维混乱、行为混乱，并且否认自己有病，这一类我们称之为精神病。这就是我们经常所说的疯子、精神病。精神疾病还包括了抑郁症、双向障碍（有时候以抑郁为主，有时候以躁狂为主）。躁狂的时候病人可能会话多、吹牛皮说大话。梵高就是一个标准的双相障碍病人，他在躁狂时画的画和在抑郁时画的画截然不同。另外，还包括神经官能症，但它不是一个病，它是一组疾病的总称。我们目前把神经官能症分为 5 种疾病，即焦虑症、强迫症、恐惧症、躯体形式障碍、神经衰弱。躯体形式障碍就是以躯体症状为主的、查无实据的、检查结果都是正常的、没办法解释的疾病，我们可以称为躯体形式障碍。它包括疑病症，总是怀疑自己有病，反复要检查；还包括躯体化状态，指至少包括 2 个系统以上的多症状的情况。还有一种精神疾病就是反应性精神障碍，大家都知道的祥林嫂所患的就是反应性精神障碍。再一个就是与心理因素相关的生理障碍，包括神经性厌食症、神经性贪食症、神经性呕吐；而像失眠症、梦魇等也属于精神疾病的一个类型。儿童精神障碍也属于精神疾病。因此精神疾病的范围非常广泛，而精神病只是精神疾病的很小一部分。所以，精神科的医生平时主要是和非精神病病人打交道。

第三个误区，大家都会以为精神疾病就是受刺激引起的，是外界压力把人逼疯的，或者压力太大抑郁了。客观地说，到目前为止，精神疾病的病因仍然不清楚，业内普遍认为是多因素的疾病。首先仍然是生物学因素，包括遗传因素等。其次就是大脑内神经生化物质的改变，比如，一个神经突触的末梢，如果突触间隙的神经递质减少，就可能出现抑郁，这是抑郁的生物学基础。我们想办法把神经递质再补起来，病人可能就好了。再者还包括心理社会因素、压力等。现在认为生物学因素构成了内在的素质，心理社会因素构成了诱因。

第四个误区，大家以为精神疾病都是靠心理咨询、心理治疗。心理咨询和心理治疗是可以，通过谈话治疗可以起到作用。但精神疾病的治疗目前仍然是以药物治疗为基础的一个整合治疗，即药物治疗加上心理咨询和心理治疗，以及物理治疗，比如说经颅磁刺激治疗等。

第五个误区，大家以为中医可以除根。目前有许多打着中医幌子的所谓的"中医大夫"在害人，应特别注意。

我认为如果把以上几个误区解决了，我们的心理健康水平可以有很大的提高。精神问题现在越来越受到社会的关注。前述提及的这些精神疾病的患病率达到了16%，这是一个非常可怕的数字。其中焦虑障碍占到5%左右，抑郁症大概是4.5%，精神分裂症占到1%。这些病人在综合医院里面的就诊率非常高，但识别率非常低。主要是因为病人是以躯体主诉到医院看病，到相关的科室看病，医生对它的识别率非常低，现在绝大多数的医生对精神疾病的了解非常少。世界卫生组织认为，到2020年精神疾病对社会造成的负担将会排在第一位。现在有两个1000亿的"浪花"，即浪费花销，第一个1000亿是病人做了不该做的检查，为什么要做这些检查，因为查不出来原因。第二个1000亿是病人吃了不该吃的药，因为不知道该吃什么药，所以吃了没有用的药。这也是造成社会负担的主要原因。

我们会经常遇到查无实据的具体症状，常见的有以下几种：①心血管系统症状，如心里不舒服、胸闷、气短、血压高等，诊断主要是冠心病、心绞痛、心肌炎、心脏神经官能症，甚至诊断为高血压病，给予抗炎、抗病毒治疗，甚至放置了支架。此外，给病人吃谷维素、维生素 B1 或维生素 B6，对此我是坚决反对的，因为它们和安慰剂的效果是一样的，安慰剂也有 30% 的效果，两者差不多。②消化系统症状，症状也非常多样。③泌尿系统症状，如尿急、尿频、前列腺炎等。④神经科症状，如失眠、头痛、头晕等，我们可能做出相关的诊断。疼痛在各个科都很常见，非常多的疼痛病人目前是查无实据的情况，这些病人都应该到精神科来看病。⑤耳鼻喉科症状。

我们需要注意三个问题，即病人是否有失眠，是否有焦虑、抑郁等情绪问题，是否有无法解释的躯体症状，如果符合两条就可能是心身疾病的问题。应该给予这个病人精神方面的治疗，到底该不该来精神科，有待讨论，至少我们要意识到病人是心身方面的问题。

目前存在几个问题：①对精神疾病或心身疾病的知晓率非常低。②过分重视1%的精神分裂症，而忽略了以躯体症状为主的焦虑、抑郁的病人，或者没有焦虑抑郁，但是以躯体症状为主的病人。③综合医院精神科设置少。④精神专科医院封闭式管理，大家不愿意去。⑤通科医生缺乏精神医学的知识。综合医院里面一定要设置精神科，设置了精神科这些病人的问题能够解决，而其他科的医生也会受到精神专科医生的影响，给非精神科医生普及相关知识，来解决这些病人的问题。我国的《精神卫生法》已经颁布，要求县级以上综合医院里应设置精神科。希望在大家的共同努力下，我们能够为整合医学做出应有的贡献。

从整合医学看神经调控技术与功能性疾病

◎王化宁

医学发展到现在，对于精神疾病来说还是处于生物医学模式占有重要话语权的状态。在生物医学模式中，对精神疾病逐渐形成了一种共识，即精神疾病不是某一个脑区或者某一种神经意志出现问题，而是整个脑网络出现问题，是整个神经环路出现了问题。对于精神疾病的治疗，除了心理、药物，还有大家不太重视的物理治疗。

物理治疗在国外发展非常迅猛，例如重复经颅磁刺激，它被评为21世纪最有前景的十大物理学技术之一，只不过因为这个技术背后没有太多的商业利益，所以推动的人不是特别多，并未引起足够的重视。其实治疗设备非常简单，就是一个能量发射器加上一个线圈，通过线圈对接处产生高能磁场，随着磁场频率的变化，会在脑内产生弱电流，从而改变神经环路的作用，这是它的基本原理。

我们重点说一下重复经颅磁刺激在精神科的应用，大量的循证医学研究证实重复经颅磁刺激对很多疾病的治疗非常有效，包括抑郁症、焦虑症、分裂症、癫痫、神经性耳鸣等，都有较好的效果。特别是在抑郁症方面，做了大量的医学研究，已经充分证实它可以增加对抗抑郁症药物有抵抗的病人的疗效，还可以非常有效地预防复发。抑郁症特别是男性的抑郁比较棘手，每年有几十万抑郁症病人自杀。我们并不是没有识别出来这些病人，大家对抑郁症已经非常重视，而且用药也非常普遍，全球卖得最好的20个药里面，有7个是抗抑郁的药物。但使用抗抑郁药物后还是有一部分治不好，而加用重复经颅磁刺激后，即便对药物无效的抑郁症病人，其疗效也是非常确切的，也就是说这个技术对临床治疗是一个非常重要的补充。

到目前为止，对重复经颅磁刺激的确切机制并不太清楚。可能是它在脑部的局部区域发挥了一些药物学的效应，更多的是它对整个神经网络的调控，包括对神经元之间功能链接的调节，另外可能还有对脑区代谢的影响等。

我们研究发现，重复经颅磁刺激虽然是一个局部的刺激，但它可以引发整个脑区，包括其他未刺激区域的功能改变。2013 年我们研究发现，那些药物治疗效果不好的抑郁症病人，脑内有两个网络，一个是前部的网络，一个是后部的网络。药物治疗虽然看上去表面好了，但只是改善了后部的网络，而前部网络仍存在持续的病理改变。我们的治疗恰恰改善了这个区域。未来这一治疗和其他技术都有可能结合起来。

2016 年 10 月 8 日隆重召开了中国整合医学大会，会上很多前辈见到我都说你们任重道远，我们自己也有深有感受，在神经调控领域，未来有很多要做的工作。而 2016 年 10 月 8 日这一天是具有历史意义的一天，将来一定会留在中国的医学史，特别是中国的精神医学发展史上。有一句古诗叫"长安陌上无穷树，唯有垂柳管别离"。说的是西安的灞桥上，有一个驿道是送别客人的，古代人会折一根杨柳枝送给友人。我希望大家能记住我们即将成立的这个组织，即整合心身医学专业委员会，这个组织不仅有我们自己本专业的人员参加，关键还有其他相关专业，包括护理学的人员参加，让我们一起为整合心身医学事业的发展共同努力。

整合医学无处不在

◎樊代明

医学走到现在，我们遇到了很大问题，大家天天茶余饭后都在谈论怎么解决问题，所以整合医学顺应时代发展的需求。在首届中国整合医学大会中，有三个论坛是一般的会议中看不到的，即心理论坛、护理论坛、营养论坛，这是我确定的。为什么？过去我们对护士、护理不重视，护士、护理的社会地位不高，护士的工作繁重，钱拿的比医生少很多。我们把从事心理学的人员看成局外人，说心理医生不重要，就是靠一张嘴巴吃饭，甚至有人说是神汉和巫婆。其实手术做完了把病人交给两个不同的护士护理，结果是完全不一样的。心理学也是一样，我们消化科30%的病人没有器质性疾病，就是要靠医生的嘴巴来和病人沟通，做病人的心理工作，所以心理学的重要性不言而喻。还有一个就是营养，有人觉得搞营养的就是配饭的，其实营养可一点也不简单。所以我要在整合医学大会中把这三个领域的人员请来，一定要提高他们在医学中的地位。没有他们是万万不行的。比如，小孩哭的时候，我们不知道是为什么，诊断不出来。妈妈有三个好办法，第一个是拍一拍"妈妈在不要怕"，拍一拍是护理；再给他唱儿歌，嘴巴说一说，这是心理；再一个就是喂奶，一喂原来是饿了，这是营养。所以把这三个加在一起，就是最简单最有效的方法。病人得了病是最脆弱的，都跟小孩一样，要妈妈的呵护，要拍一拍、哄一哄、喂一喂。所以这个不能忽视。于是我把名字改了，营养学的英文是 nutritionology，是有学问的。护士我们叫 nurse，加个 ology 叫 nursology，就是护理学，这样叫出去，说明护理学的重要性。我现在叫了好多个这样的命名，包括内镜学也是这样的，外国人很快就认同了。过去没有这个词，一叫不就有这个词了吗！以后等到整合医学会成立，这三个专业的分会自然就是二级学会。我们一定要自己看得起自己，所以 2017 年的整合医学大会一定要有这三个专业参加。将来的医生一定是要医学加护理、医学加心理、医学加营养，这些加起来才能叫医生，否则只能叫医病或者叫"医死"，不懂心理、护理和营养，医生只知医病，早晚会把病人医死啊，所以希望大家要踊跃投入整合医学的大潮中。

整合营养学

对整合营养学发展的思考

◎赵长海

在中国整合医学大会的整合营养学分论坛上，很多人关心会有多少人来参加。对此我并不很在意，我更看重的是整合营养学的星星之火能在未来点亮什么。或许这次我们的规模显得较小，但下一次就会很大了。因为我们是整合营养，营养是和各学科都相关的。

我认为，整合营养学要发展，最现实的举措是筹备成立中国整合营养医联体。我本人对做好整合营养学满怀信心。为什么营养是最有信心做好的呢？樊代明院士谈的所有整合医学计划和项目，现时只有整合营养学能最好、最快地落地，因为营养可以贯穿临床各个专业、各个学科，因为营养可以从医院到社区到家庭，因为营养是老百姓的生活常态。有人说，任何一个小困难都可能催生一个大产业，比如说当你下雨天打不着车时，你恨不得掏钱让别人送你回家，所以滴滴就成了大产业。这么小的小困难都成大产业了，营养界有这么大的困难，难道不会成为一个超级大的产业加事业吗？目前，90%以上的医院根本没有营养科，这就好比我们在白纸上绘画，怎么画都可以成一幅图，当然要成一幅画、无与伦比的画是要下功夫的。

我们整合营养专业委员会筹备委员会，主委由我来牵头，副主委人选是上海脑科医院院长项耀钧教授、昆明医科大学第一附属医院副院长王昆华教授、陕西省肿瘤医院院长宋张骏教授、中南大学湘雅三院副院长黄飞舟教授、山西医科大学第一附属医院副院长杨辉教授、兰州大学第一医院副院长李汛教授，还有北京协和医院的陈伟教授。

　　华东科技大学同济医院肾内科主任兼营养科主任姚颖教授、北京怡德医院医疗总监孙明晓教授、山西省肿瘤医院副院长马晋峰教授、郑州市中医院副院长薛玉珠教授、中南大学湘雅三院营养科主任刘敏教授、新疆医科大学第一附属医院营养科主任李利教授、南京军区总医院临床营养中心主任王新颖教授、宁夏医科大学公共卫生学院院长杨建军教授、重庆医科大学第二医院院长助理胡怀中教授等，他们对我们的工作给予了很大的理解与支持。

　　我们的副主委或者常委，包括高级顾问石汉民教授，其实并不是以做营养为主，但我们既然是整合，就要跟临床各个学科学习，要放低姿态，我们只是服务生，只是一个小科室，希望给临床大家们、专家们提供一个平台。但是将来最大的赢家我想应该还是我们。樊代明院士讲了六年整合医学。我个人认为，这个时间段叫传播、启蒙阶段。从中国整合医学大会开始叫根植阶段，再有六年就根植到各个学科了。第三个六年一定是发芽阶段。我相信整合营养是唯一一个用不了第三个六年就能发芽开花的学科！

从整合医学看临床营养学

◎石汉平

我非常认同一个观点，营养学是真正的整合典范。因为在营养中发挥作用的不是某一种物质，而是包括糖类、蛋白质、脂肪、维生素、矿物质等在内的多种物质。肿瘤营养疗法同样是一个整合的疗法，肿瘤营养是一个非常有机的整体，是一个完美的组合。包括 3 个阶段——诊断、干预和疗效评价。我虽然是一名外科医生，但外科医生也不能仅仅靠一把手术刀，外科医生离不开输血、麻醉、抗感染、护理等，任何一个临床疗法都是整合的方法。

一般的疾病诊断是二级诊断，就营养筛查和营养评估，我特别强调三级诊断。一级诊断得出的结论是风险，二级诊断得出的结论是营养不良程度。但营养不良是综合征，不是某一个具体的病。严格来讲，肥胖、消瘦等都是营养不良，因此凭二级诊断得不出来具体的结论。所以要通过三级诊断，将引起营养不良的具体疾病找出来，这是最重要的一个方面。所以一级诊断、二级诊断、三级诊断每个方法的结论是很不一样的。

为什么特别强调三级诊断，因为肿瘤的营养不良和其他的营养不良很不一样。我们了解一个肿瘤病人营养不良状况时，不能仅仅停留在营养不良，因为我们评估得出的营养不良充其量是单纯的能量不良，其他微量营养素和微量元素的异常是得不出来的，所以需要三级诊断。

三级诊断能做什么？第一是针对能量性营养不良，需要了解病人的能量消耗和能量需求。肿瘤治疗指南中说卧床病人是 25kcal/（kg·d）（1kcal = 4.184 kJ），活动病人是 30kcal/（kg·d），而每种恶性肿瘤的情况是不一样的。食管癌、胃癌、胰腺癌这三种肿瘤的能量需求明显高于其他恶性肿瘤。而甲状腺癌、乳腺癌的能量需求则并非如此。指南中指出，对食管癌、胰腺癌、胃癌这三种病人在卧床情况下，起始能量也要求 30kcal/（kg·d），活动时能量要达到 35kcal/（kg·d），而这么高的能量对乳腺癌和甲状腺癌病人则毫无必要。

第二是应激反应。肿瘤本身就是一种应激，肿瘤和其他疾病最大的区别是应激和代谢。肿瘤病人的心理应激非常严重，有 1/3 的病人是被吓死的。惊吓本身就是应激。不同的肿瘤应激是不一样的，甲状腺癌和乳腺癌的病人无须特别担心，因为积极治疗后可以长期生存，而胰腺癌再怎么治疗通常生存都难以超过 2 年。

第三是炎症。炎症也是肿瘤病人区别于其他病人的重要方面。创伤感染、烧伤都有炎症，但是这种炎症的持续时间很短，尽管峰值可能会很高。有研究发现，炎症更危险的是时间的长短，而不是峰值的高低。很多人体重下降，如果是脂肪下降导致的无所谓，但如果是肌肉机能下降，会威胁生命安全。肌肉机能降低 10%，死亡率是 10%，如果降低 40%，死亡率是 100%。肌肉在什么情况下才会减少？没有炎症就没有蛋白质的分解，就不会有肌肉的减少。因此，如果肌肉减少了一定是有炎症存在，炎症是关键因素。

第四是代谢紊乱。这是肿瘤病人非常重要的特征。肿瘤变成营养不良最后也落实到代谢紊乱，有代谢紊乱的需要代谢治疗，没有代谢紊乱的单纯营养补充就够了，这是既精准又整合。

在干预方面也要把能采用的方式都动用起来。主要包括营养教育和人工营养，两者相互促进。工业化产品提供的是人工营养，目的非常明确。肿瘤营养疗法要解决代谢问题，基本要求是四个达标，但四个达标是不一样的：液体量是 90% 达标，热量是 70% 达标，蛋白和营养素、微量元素 100% 达标，这是特别强调的，能量没有要求百分之百达标。当然最高目标是调节代谢，治疗疾病。

有一点要特别注意，并不是所有的肿瘤病人都要做营养干预，通过一个简单的办法可把病人大概分为四大类：第一类是没有营养不良，并非所有的肿瘤病人都有营养不良，这样的病人不应该进行营养干预。第二类是可疑营养不良，需要营养干预。第三类是中度营养不良的病人，在抗肿瘤治疗的同时进行人工营养。第四类是关注的重点，即重度营养不良的病人，这类病人需先做好营养治疗，再考虑手术和化疗。营养疗法需遵循阶梯性原则。我国临床营养的特点是肠外营养的使用比例比肠内营养高，这并不是说我国的肠外营养用多了，实际上还差得很远。2010 年的数据显示，我国肠外营养的使用量只占全世界的 6%，美国占全世界的 34%，美国才 3 亿人口，我们是 13 亿人口，说明我们的肠外营养并不够。但是有一个比例问题，就是没有遵从阶梯性原则。

一开始就应对病人进行营养教育，这是有效且可长期发挥作用的，让病人养成一个良好的习惯，所谓"授人以鱼不如授人以渔"，这比什么都重要。然后是口服营养补充，这是居家肿瘤病人最常用的营养补充方式，口服营养补充一般都是选择全营养素。口服营养不够再选肠内营养，如果还不够就应该在肠内营养的基础上加上部分肠外营养，如果前四种办法都没有作用，就选全肠外营养，全肠外营养永远是最后的选择。现在是口服营养补充加部分肠外营养，临床病人目前使用比较多。

三大物质在人体的代谢过程是不一样的。口腔中只有淀粉酶，所以口服糖类后能够很快升高血糖。低血糖时不是静脉推注葡萄糖，而是口服糖，这样升血糖比静脉输入葡萄糖更快。然后到胃中，蛋白质被分解为多肽。到达胰腺，所有的物质都需要依赖胰腺，特别是脂肪。胰腺功能不足的病人会发生脂肪泻，因为脂肪必须依靠胰腺吸收。糖类最后只能以单糖的形式被吸收。三酰甘油是由一个甘油分子和三个脂肪酸分子组成的，是多通道吸收的。肠内脂肪酸不能被直接吸收，要通过淋巴吸收，所以手术中丢失的一定是肠内脂肪酸。蛋白质是双通道吸收的，2/3 的蛋白质以短肽形式被吸收。

不同的器官在人体代谢中扮演着不同的角色。比如，肝脏平均占到人体体重的 2%，但这个 2% 消耗了人体 21% 的能量。就是说肝脏的每一点变化可能会带来能量需求的很大变化，这就是为什么肿瘤转移到肝脏预后差的原因。心肝脑肺肾这五大器官加起来的总重量占到人体体重不到 7%，但却要消耗人体 70% 的能量。肿瘤一旦转移到这些器官，预后就很差。当一个晚期肿瘤病人肝脏重量增加时，消耗会明显增加。

肿瘤病人并不需要百分之百的能量补充，这是非常明确的。肿瘤病人同样需要节食。节食和营养完全不矛盾。营养不良的肿瘤病人需要有营养干预和营养治疗，对于一个营养良好的病人，需要适度节制饮食，这不仅对正常人有效，对于肿瘤病人也是有效的。但是节食的前提条件是热量控制而不是饮食控制，这是完全不一样的。限制能量摄入，并不是限制食物的摄入，两者差别很大。限制能量摄入是单纯地控制糖类和脂肪的摄入，能量减少。限制食物的摄入还有蛋白质和其他微量元素，我们需要的是将能量供给减少，但是蛋白质微量营养素都不能变，且体重也不能下降。需要使肿瘤病人体重下降的治疗只适于肥胖的乳腺癌病人，此时身体脂肪的减少对术后的治愈是有利的。但是对于其他肿瘤病人，体重下降和肿瘤的预后无关。

肿瘤病人的液体要求是 90% 达标即可，因为肿瘤病人水代谢中很重要的特征是第三间隙的水多，而第一间隙和第二间隙的水少，水平衡是让水分回到第一间隙和第二间隙里去。

葡萄糖和血脂高是什么关系？葡萄糖和肿瘤又是什么关系？当大量摄入糖类的时候，会反过来抑制三羧酸循环。所以说血脂高、脂肪肝，建议让病人不吃肉、不吃油是非常错误的，我们的建议是控制总的摄入量，特别是控制糖类的摄入量，这非常重要。高糖饮食对于肿瘤是不利的，蔬菜、水果糖类含量低，米饭和面条含量很高。由于无法调节肿瘤的糖酵解，因此干预糖的有氧氧化非常重要，就是要积极抑制磷酸肌醇依赖性蛋白激酶（PDK），效果是非常明显的。现在很时髦的维生素 C 和葡萄糖有什么关系呢？两者的吸收途径完全不一样，口服是通过肠道来吸收的，静脉注射是通过葡萄糖的代谢吸收。肿瘤病人非常重要的是葡萄糖，肿瘤细胞特别容易摄取大量的维生素C，摄取越多，细胞死得越快。脂肪代谢同样是通过有氧氧化进行的，所以肿瘤病人补充肉碱是有道理的。大量摄入脂肪时，产生的是三酰甘油；如果只吃肉不喝酒、不吃饭，产生的不是脂肪酸，只是酮体，这也是遏制肿瘤生长的方法。亚洲人的脂肪和欧美人的分布不一样，后者是体表脂肪多，而中国人是内脏脂肪多，对于肿瘤病人而言，把内脏脂肪切掉，可改善病人预后，降低复发；对于未发生肿瘤的病人，切除内脏脂肪，可以减少原发性肿瘤。

由于蛋白质对肿瘤病人至关重要，因此要100%的满足，这和对其他营养物质的要求不一样。一般情况下正常人每天最低需要20g。肿瘤病人不仅仅是维持能量需求的问题，更需要大剂量的蛋白质，正常人需要（0.8~1.0）g/（kg·d），而肿瘤病人要到（2.0~2.5）g/（kg·d）。蛋白质有很多种，应该补充什么呢？乳清蛋白最好。按生物利用度对优质蛋白排名，乳清蛋白是第一，蛋、奶、鱼、肉、豆、燕麦等都可以选择。除了蛋白质之外，氨基酸组成也非常重要。肿瘤病人营养中的必需氨基酸组成比例要达到35%以上，因为这可以促进肌肉的合成，改善厌食。肿瘤的营养治疗是代谢调节治疗，不仅是给予营养补充，而要通过营养补充发挥代谢调节作用。

肿瘤疗法是一种整体治疗，肿瘤病人的营养治疗作用是多元的，所以也需要整体评价。整体评价包括很多内容，且评价的指标应根据具体时机进行选择，这非常重要，但现在临床上做得远远不够。

肿瘤营养疗法是与手术、放疗、化疗、靶向治疗并重的治疗方法，我们现在叫第四疗法或者基础疗法，这个疗法的核心就是整体观，营养就是整体。把营养作为治疗疾病的一个突破点，这就是整合营养学。

护理工作者眼中的整合营养学

◎杨 辉

我从事护理工作将近40年，对护理中的整合营养问题有很深的感触。

樊代明院士在他的书中说到"病人成了器官"对我触动最大。记得2009年在香港召开护理大会，当时有人说中国没有护理，中国不需要高等教育，因为中国的医生都是手术匠。这就是说，我们的手术做得很漂亮，手术很成功，但病人死了；除了手术本身外，我们在护理康复等方面缺失的东西太多。随后中华护理学会召开了几次高层会议，推出了优质护理。在汶川地震中，被压了88小时的陈美送到了我们医院，当时在现场截了肢，后期全部都交给了护理。他每天的体温都在42℃以上，高热控制不住，后期正是护理、营养的介入挽救了他的生命。

现在有一个习以为常的现象，重医疗、轻护理，重治病、轻预防，每个医院都在说自己收了多少病人、做了多少手术，但都不说效果怎么样，不跟别人比，也不跟自己的过去比。现在很多人处于亚健康状态，我们没有努力去把他们向健康方向拉，反而可能是推动了疾病的泥潭，这是现在最大的问题。病人越来越多，身心共病的病人也越来越多，这很值得我们医务工作者思考。我从2001年开始就做护理部主任，之前做了6年的副主任，所以在护理管理岗位上已经工作了20多年。可以说，和医疗相比，护理工作始终是处于弱势地位的。医疗是什么？护理是什么？医疗和护理就像是左右手的关系。发达国家对护理相当重视。我在美国学习时看到，即便是医学院本硕博连读的学生，都要求护理专家给他们讲护理，告诉这些未来的医生什么是护理。很多医生觉得护理就是打针输液，其实他们并不了解护理的难度。

面对一个病人，我们不可能只把他当作一个躯体。躯体疾病会产生功能问题、心理问题、营养问题，当这些问题出现时，护理将在其中发挥举足轻重的作用。所以老百姓说"人可以一生无医，但不能一时无护"，这是非常重要的一句话。例如，一个病人做了腭裂手术，回访，虽然做了伤口缝合，但是不会说话。如果就是为了器官而做手术，无视功能的问题，那这个手术的意义会大打折扣。针对这样的问题，护理就显得非常重要。另外，从学术角度讲，大家觉得好像护理的论文质量不高。医生的研究可以在小白鼠身上做动物实验，而护理的课题只能在人身上做，哪个动物能有人一样的思维，知道热疼冷暖呢，所以我们的课题都是在人身上完成的。我们国家大多数科研的奖项都给了细胞实验、生物实验的研究，但在美国，也包括中国台湾，很多奖项是软科学性质的奖项，更注重人的体验，我觉得这非常重要。

现在还有一个问题就是重西医、轻中医，这也是错误的。国家已进行大规模投入来振兴中医。西医和中医总是在抵触，其实中医和西医并不矛盾冲突。一些疾病、重症需要西医、手术来干预，但在康复和恢复中一定需要中医的介入。比如说卒中的病人治疗出院后，就需要中西医整合的康复治疗。很多发达国家的卒中病人生存期很长，可达数十年，就是因为他们的康复比我们做得好。2016 年 1月 29 日我们和大阪护理学院联合主办了卒中病人延续护理的会议，深入了解了大阪社区的护理。2002—2012 年，我们和日本老年院一直合作，我曾见到一位 115岁的病人靠着良好的护理和营养干预，不仅身板硬朗，思维清晰，皮肤也依然红光。

南丁格尔是护理学的奠基人，她当时处在战争年代，但为什么她能把病人的死亡率降到 40%？不是外科医生好也不是麻药好，关键是南丁格尔给伤员送去了温暖。她把伤员的伤口清洗干净，给他们唱歌，给他们带来家庭和爱的温暖，然后给他们营养支持、喂饭喂水，她是靠这些降低死亡率的。现在医生和护士都有一种观念，一说营养护理那就是营养师的事，其实医生和护士是最清楚病人情况的。就像一个母亲，如果她想哺育好一个孩子，肯定是自己琢磨，她怀着一种爱要把孩子培养得很健康很美好，而不是每天给营养师打电话问我的孩子要吃什么。医护也是一样，因为我们是第一救治人。所以，我们不仅要重躯体，还要重心理。"王家岭透水"事件中的矿工，七天七夜被困在井下，被救上来以后躯体方面肯定受到了影响，但更重要的是心理问题。还有"非典"期间，上了呼吸机很重的病人，但有了亲情和爱的关怀就活过来了。

如果我们不重视护理营养，会影响病人回归社会、回归家庭，因为护理和营养都是生命的重要支持。2005 年我在美国学习，在心脏移植中心，我看到很多人来捐献心脏，当时非常感动；但更重要的是人家做了心脏移植这个病人就成活了，一直延续跟踪管理，最后不是医生的任务，而是护理、营养、运动。而我们有些病人一来就给抗生素，药到病除，但是过几天病人又来了。所以我们应该考虑怎么从营养支持上增强他的抵抗力，不再犯病。这些确实是需要探讨的问题。

整合医学我最终的理解，是医学和科学、哲学的联姻，就是爱加智慧。世界上没有任何一个专业比医务工作难，因为医护人员不但要具有精益求精的技术，还要付出真情和爱，否则就要遭到谴责。所以整合医学一定要与科学、哲学很好地联姻后，才能够发扬光大，如果只走科学之路就是死胡同。

整合营养学应该是对最先进的营养知识、理论，最佳有效的实践、经验加以整合。根据社会、环境、心理的现实，以人体全身状况为根本，医疗团队为主导，营养医师为核心，营养护理为纽带，将营养学渗透到医疗活动中，使病人的营养状况达到最佳，使营养学在专科层面得到发展。以上是我的理解，整合营养学一定需要团队作业。在家庭、社会交联方面，需要医生、护士、药师整合，很多发达国家都有营养支持小组（NST），在这方面日本做得最好。他们由营养师来判断病人是否需要必要的营养治疗，决定营养治疗的方案处方，整个医生在小组里面处于主导地位。营养师进行病人的身体测量、营养评估等。我们现在的护理人员有40多名拿到了营养师和心理师的资质，医生和护士同时干预。护士要对接受营养治疗的病人进行日常护理和心理护理。此外，对病人的教育也非常重要。我觉得 NST 的做法就是整合医学的一个代表。

日本非常重视营养问题，日本男性的平均身高超过了中国，日本人的平均寿命也是全世界最长的，这都要归功于他们的营养战略，日本整个的营养评估系统非常完善，包括给老年人的饮食也做得非常好。日本病人的压疮极少，其实压疮的产生和营养支持系统有直接的关系。我们为什么给病人及时翻身还会有压疮，可能就是营养支持的问题。所以营养护理非常重要。中国香港对营养也非常重视。他们采取措施，确保各类经济状况的住院病人享受同等的营养支持。

将来整合营养学可能是一个制高点，由营养来统领下面的团队。重视营养工作，做好营养工作，并不是盖一座营养大楼、买一些设备这么简单，需要规范化、法制化，要调动所有医疗团队的主观能动性，这样才能共同为我们的病人康复添砖加瓦。

整合营养学这条路还很长，当然地位的争取要靠作为，要让大家感觉到营养医生很重要，体现出在救治团队中的价值。我们提出整合营养学，我觉得必须把整合营养学放到高等教育里作为必修课，医生护士必须懂得营养知识；此外，也应把健康教育放到高等教育中作为必修课。通过我们不断的努力，未来我们的 NST团队在整合理念的引领下一定会做得更好。

从整合医学角度看营养在肾脏病治疗中的作用

◎姚　颖

本文结合笔者的工作实践，从临床营养师和临床医生的双重角度谈一下有关肾脏病的整合营养问题。

关于整合医学的概念，我从工作常态这个层面来理解，整合医学就是用最先进的理念把最优秀的人才，或者最适合的人才组合在一起，做一件最有意义的事情。我觉得整合医学不在乎人有多少，关键是你愿意做这个事情，这个团队就可以把整合医学的理念真正发挥好。樊代明院士说，世界医学已经走向整合医学时代，因此我们应该有这种使命感。

我最先接触医学整合的概念，是我从事八年制教学的时候，当时我从国外回来，觉得这个概念很有意思。以前讲泌尿系统的时候，是肾内科的医生一点点结合疾病讲起，而看到八年制的课表我觉得不一样了，进行了改革，是医学整合课程。学生从泌尿系统的一个专题系统来学习，不只有肾内科，还有外科学、影像学、B超室的教授来讲课。在不同学科医生的参与下，肾脏不再是一个单独的肾脏，而是和心、肺、脑都联系了起来，把人作为一个整体的概念传授给学生。所以说医学整合推广越来越得到大家的认同。整合是新形势、新挑战下医学发展的重要方向，有助于我们打破学科的界限，加强学科的协作。不再强调泌尿系统就是肾内科医生的事，很多疾病，比如说眼科的疾病可能85%是由系统性疾病引起的，这是一样的道理。

肾脏不仅是一个重要的排泄器官，也是一个重要的内分泌器官。肾脏有几方面的功能，生成尿液，排泄代谢，调整水电解质和酸碱平衡，维持内环境稳定，还有一个很重要的大家容易忽略的，就是内分泌功能。肾脏病的贫血、高血压、代谢紊乱都和肾脏的各种调节有关系。特别是肾性高血压的治疗，牵扯的药物或理念更多更复杂，现在一再强调对于血压的管理不只是简单地使用降压药物，而是需要综合的管理。

营养状态是判断预后的一个重要预测因子。在慢性肾脏病的发生发展过程中，可以出现各种各样的并发症，包括慢性炎症、贫血、营养、脂代谢问题等，这些都和营养密切相关。在慢性肾脏病中，营养治疗是贯穿始终的，现在的肾内科医生也越来越重视营养治疗。早在 1869 年国外的学者就意识到，饮食和营养处方是肾脏病治疗非常重要的组成部分；而在我国，是在 20 世纪七八十年代才引入了营养疗法的理念。原卫生部的领导曾说过，未来的医生手上是两张处方，一个是药品处方，另外一个是营养处方，这样才是一名合格的医生。所以这对临床医生也提出了越来越高的要求，在整合医学理念的带动下，相信我们对整合营养学的认识会更深入。

美国肾脏病学会前任主席威廉·米奇出版过一本《肾病营养治疗手册》，现已更新到第 6 版。他提出了一个很重要的观点，慢性肾脏病的营养治疗是非常重要的环节，营养治疗可以改善残余肾功能，能够推迟开始透析的时间。慢性肾脏病的营养治疗可以纠正病人因肾功能异常导致的营养问题，提高生活质量，减轻代谢性中毒，改善代谢紊乱，减少各种心血管的并发症。此外，透析病人也不能忽略营养治疗，当开始腹膜透析或血液透析治疗后，我们需要关注的不再是限制蛋白质的问题，而是营养不良的问题。一定要注重病人的预后，提高病人的生存率和生存质量，营养治疗是慢性肾脏病治疗中非常重要的环节，但也是容易被临床医生忽略的环节。

我简单梳理了肾脏病整合营养治疗学发展的历史，我觉得对于肾脏病的营养整合可以分为几个时期。首先是这种意识的蒙眬期，比如观察发现，低蛋白饮食可以减少尿蛋白量，可以让肾功能得到改善，有了这种想法，大家提出饮食治疗干预慢性肾脏病，延缓疾病进展。随后是理论初步形成期，包括现在推崇的低蛋白饮食等延缓肾脏病的进展，这种理论初步形成了。后来是理论成熟期，通过很多临床观察发现，慢性肾脏病的蛋白质摄入不是固定不变的，所谓的低蛋白不能千篇一律，一定要根据不同的分期，根据透析前和透析后，根据原发病史，是糖尿病肾病还是非糖尿病肾病，是腹膜透析还是血液透析等，给予不同的蛋白质的量，这是理论的成熟期。后续是理论成熟的扩展期，现在说肾脏病的营养不再局限于蛋白质，还有微量元素等问题都和它相关。此外，还包括中医的食疗，以及现在推崇的慢性肾脏病的管理，特别是把营养这种理念融入慢性肾脏病管理中，建立以营养为特色的管理，这一理念越来越被临床所认同和接受，这是逐步发展的认同过程。

最早的蒙眬期是有一个医生发现，给这类病人实施低蛋白饮食后蛋白排泄减少了，于是提出了低蛋白饮食和蛋白排泄量是相关的。1850 年在意大利医学院的会议上对此进行了讨论报道，接下来的 40 多年，这名医生一直致力于低蛋白饮食的研究，以及加或者不加氨基酸等，这是最早的萌芽期。1918年观察到，慢性肾脏病病人的能量是足够的，低蛋白饮食可以改善症状，于是提出低蛋白饮食可能跟肾功能也是相关的。1932年首次做了科学研究，发现饮食的好坏和肾功能密切相关。因此，在这样一个意识蒙眬期提出来，低蛋白饮食和肾功能是相关的。既然如此，我们应该从饮食入手，找出低蛋白饮食延缓肾脏病进展的依据。其实早在1934年，美国杜克大学医院的一名医生就发明了所谓的大米饮食，这种饮食不含盐，除了对慢性肾脏病，对高血压病人也是非常有益的。大米饮食除了限制钠以外，还限制了热量和蛋白质。1945年他把大米、水果等饮食模式控制在每天提供的能量约2000kcal（1kcal = 4.184kJ），蛋白质只有20g、脂肪是5g，还有150mg的钠，治疗高血压、急性和慢性肾小球肾炎后发现，这种饮食结构可使氮的平衡维持长达几个月，大米饮食为后续的低蛋白饮食提供了一个参考概念。

低蛋白饮食好，完全不要蛋白是不是更好呢？1948年，人们发明了在尿毒症和水肿病人中使用的饮食，主要由水和玉米淀粉、糖、黄油组成，蛋白质含量几乎为零，但热量是正常的，盐比较低。发现这样的饮食结构可以改善慢性肾脏病病人的症状。但是天天吃这样的东西，病人的依从性和接受程度很低，且缺乏食物的多样性，因此，这种饮食的可行性大打折扣。当时还研究了无蛋白和低蛋白饮食对慢性肾小球肾炎的影响，结果发现虽然无蛋白饮食很好，可以延缓肾脏病的进展，但病人的幸福指数降低。基于此，人们认为还是有一点蛋白好。到底给多少是最好的呢？1955年哈佛大学医学院提出建议，即（0.5 ~ 0.6）g/（kg·d）的高生物效价蛋白质，关于给肾脏病病人蛋白量的问题，一直到今天还有争议，给得太少很容易带来营养不良的问题。相信在整合医学的推动下，也许很快就能找到答案。

到了理论成熟期，逐步开始了在肾脏病人中给予优质低蛋白饮食的研究，相关研究最早是由意大利学者开展的，起初并不是在肾脏病病人中进行的，而是在健康人群中。研究者用不同的氨基酸饮食模式，观察对氮平衡的影响。结果发现给健康人只补充必需氨基酸就可以维持很好的氮平衡。1963年这位意大利研究者研究了8位肾脏病病人，其中有7位是高血压，给予2个月的充足能量饮食，女性每天3000 kcal，男性3100kcal，并给予含2 g氮的必需氨基酸饮食。然后给他们23g高生物效价的蛋白，发现尿素氮是减少的，3周后开始出现氮平衡。1964年他和其他两位学者一起提出了饮食模式，即每天给予慢性肾脏病病人20 ~ 25g蛋白质，要求40%来源于植物，60%来源于动物；此外，对钠钾的摄入也有相应的规定。很多医生在临床上往往把能量和蛋白质分开讨论，这不正确，因为能量离不开蛋白质，蛋白质离不开能量，如果有足够的能量，蛋白质就可以避免被分解，而是被用来合成、修复和维持肌肉组织，这是我们需要的。

20世纪60年代又有学者提出了极低蛋白饮食，即（0.3 ~ 0.4）g/（kg·d），做到这点很难，这种模式难以被学界接受。在不愿意透析的老年慢性肾脏病病人和生存期比较短的病人中，可以尝试这种治疗。前不久罗马尼亚学者发表文章指出，他们用这种极低蛋白饮食（素食）在肾脏病治疗中得到了很好的效果。很多研究都是针对低蛋白饮食的联合治疗，发现可明显改善蛋白质的代谢紊乱。

经过前面的探索期、理论初步形成期，目前对于肾脏病整合营养学治疗的理论可以说比较成熟了，因为得到了众多学者的认同，还有国内外的共识，特别是关于肾脏病蛋白质控制单独的共识。理论成熟期的相关研究始于1968年。研究发现，对肾脏病的转归而言，每天给予20g动物性蛋白质的病人相较40g的要好，但是两组其他指标没有明显差异。20g组很容易出现体重丢失，依从性比较差；因此大家认同了40g蛋白质，更利于病人的接受。就是说肾脏病整合营养学理论日趋成熟。在透析病人中基本上也沿用这种做法。1982年很多学者围绕这个模式进行了观察，因为中国人的饮食习惯和国外不一样，我们的食物多种多样，所以每一例做下来都非常不容易。很多学者做了很多的研究，最后得出一个结论，给予病人适当的蛋白质和磷可以延缓肾脏病的进展，这非常重要。1984年通过对228例病人的研究发现，早期限制蛋白质的效果更好，推崇尽早给予营养干预。20世纪70年代有学者提出，慢性肾脏病分为5期，应根据病因和透析方式，制订不同的能量和蛋白质量。腹膜透析的营养和蛋白质丢失更多，蛋白质的补充相对血液透析来说要多一些。研究显示，低蛋白质饮食不是单纯地减少尿蛋白，而是对病人的肾功能更好，更主要的是降低死亡率，延长进入终末期透析的时间，使肾小球滤过率的下降更慢一些，可以延缓糖尿病肾脏病和非糖尿病肾脏病的进展，这是很重要的研究结果。

对于老年病人，特别是在慢性肾脏病5期时，如果病人不愿意采取透析治疗，用这种极低蛋白饮食，3年评价下来成本－效益是优于透析的。新近的研究也发现，低蛋白或者极低蛋白饮食的风险，比高蛋白饮食的风险要低得多，特别是对于透析和移植后的病人。对于透析病人而言，前述已强调要根据是腹膜透析还是血液透析来分别考虑，到了5期的时候，病人的食欲非常差，如果蛋白摄入量不足 $1\ g/(kg \cdot d)$，很多都存在营养不良的问题，这在过去容易被大家忽视，而现在是越来越关注。在透析前如果给病人1年以上的营养治疗，可以降低第1年透析的死亡率。现在肾移植的医生也越来越重视肾脏病的营养治疗，因为这关系到移植肾的成功率，这也是为什么现在出现了慢性肾脏病整合治疗的理念。浙江大学附属医院做得比较好，他们的病人从发现慢性肾脏病到最后移植，全部是统一管理，这在别的医院很难做到，这样有利于病人实现整合治疗，全程都在医生的监管下进行，这非常重要。

通过肾病的整合营养，能够促进学科的发展。我们在做慢性肾脏病管理时，整合了营养科的资源，所以我们的团队除了医生外，还有专科护士和营养师。我们有专人来做透析和透析前病人的营养管理，这种管理是由营养师、医生及专科护士默契配合完成的，将来我们还会把心理咨询师、药剂师也吸收进来，组建一支更完备、更具有整合医学特点的慢性肾脏病管理团队。组建中心要有自己的特色，很多病人来就医时，更多的是问我们应该吃什么，不应该吃什么。我们抓住了病人的心理，从营养、饮食的角度入手，这样病人就愿意服从我们的管理，把病人越管越好。营养师做饮食的教育和评估，医生和护士各司其职，这种三位一体的整合营养学管理模式带来了很好的效果。

我们这个具有营养特色的慢性肾脏病管理中心，是整合肾病和营养的综合体现。我有两点感触最深，一是多学科合作；二是"三心"团队。我要求我们的团队一定要有爱心、耐心和细心，三心缺一不可。通过这样的整合也让我们获益很多，我们开展了一系列围绕营养和肾脏病关系的研究，并成功获得了国家自然科学基金项目。我相信，整合营养学的奠基及发展会使营养学研究的成果越来越多地应用到肾脏病治疗和管理的实践中，造福更多病人。

整合医学的实践并不限于医学

◎项耀钧

现在大家觉得营养走入了困境，特别是临床与营养的整合很困难。临床医生需要重视营养，但通常他们重视的方法比较简单，好像是缺什么补什么，没有从整体医学的观念来解决问题。我曾问临床医生为什么不去找营养科医生帮忙解决，他们说营养科医生还不如我们，解决不了。这就给营养科医生提出了很大挑战。而营养科医生说，每种疾病是不一样的，让我们把内科、外科、骨科、脑科等都掌握了很难。每种营养都有自己的特点，怎样找到一种既先进又适用的普适的理论和技术，使之用到临床各科，提高病人的救治质量，这就是整合营养学。

只要有生命的物体，来到世间就要解决两大问题：第一是生存，靠什么生呢？就是吃，就是营养，哪怕树木花草也一样，更不要说动物了。草和树是食物链的最底层，食肉动物在食物链的上面。所以一个生物来到世间，首先要解决吃的问题。野生动物去捕食，老百姓穷的时候揭竿而起，因为没有吃的它（他）活不下去，所以这是个很大的问题。第二是繁衍，不用多说。万物天生就有这两大功能，谁也阻挡不了，这是基因决定的。

我们今天谈的营养问题，不仅谈以生存为目的的营养，更要谈与疾病相关的营养，营养首先是经济上的问题，这一点很好理解。经济可以决定很多东西，包括吃和营养。贫困肯定会导致营养匮乏，很多非洲地区的老百姓因为穷，所以营养不良，进而导致很多营养不良性疾病，这个问题引起了广泛关注。但富裕也会导致营养问题，甚至比贫困导致的营养问题还严重。有些情况一定要控制营养，例如肾脏病就只能吃一些低蛋白的饮食。所以营养不是越多越好，多了反而会出问题，导致一些疾病。

营养的问题除了是经济问题外，还是一个社会问题。比如，战争会导致贫穷、难民和营养问题。还有强权政治，也会带来很多营养问题，曾有一部电影就是反映这一内容的。非洲大地盛产食物，但为什么非洲的老百姓吃不到呢？因为被欧洲和美国人霸占了，非洲大量的好土地都是美国和欧洲的公司在那儿经营，生产出来的粮食和植物全部运到了美洲和欧洲，所以非洲人民吃不到，这就是强权政治导致的。还有一些政策问题也会带来影响，例如，以前老百姓吃饭缺碘，于是国家规定盐中要加碘，而碘多了，现在甲状腺癌也多了。

营养问题和社会发展、老龄化趋势及慢性病的增长有关。现在社会最大的问题应该是慢性病的管理和健康的管理，已经提到了非常高的高度。我们80%以上的人群都处于亚健康状态，很多人都有慢性病，慢性病不仅仅是一个医疗问题，而且是一个社会问题。慢性病消耗了大量的社会资源。环境因素对营养问题的影响也是非常严重的，环境不仅是指自然环境，还有人为环境。大家喜欢吃肯德基，现在的养鸡厂包括养牛厂，都是在速成，因为需求量太大了，只能不断加快生产。任何一个政府都必须满足人民的吃饭问题，得不断通过人为的改变来解决。大家都在说的转基因食品是否安全谁也说不清，所以在食品上一定要打上转基因的字样。这些都涉及或导致了营养问题和社会问题。

营养问题又是哲学问题，我们说的整合营养学一定涉及哲学问题。我归纳为时间和空间的整合。空间上我们要考虑怎样把不同的学科、不同的组织整合起来，关于营养更突出的是时间问题。就像前面所说的，上世纪50年代我们缺碘就在盐里面加碘，后面导致了一系列问题，现在已经开始减了。所以营养问题是随着时间的变化和社会的发展而不断变化的。一个个体在胎儿期、新生儿期到少年，再到青春期、中年、老年，每个时间段的营养要求是不一样的，所以营养问题有时间性。每个疾病发展的不同阶段需要的营养是不一样的。因此，可以说营养的问题是三维的，甚至是四维的。

在需要和需求之间如何保持营养平衡呢？需要指的是维持一个健康的身体，而需求呢？是主观的概念。比如有的孩子特别喜欢吃肯德基，那是需求，他并没有这个需要。早上吃一个鸡蛋就够了，但有的人要吃好多才感到满足，这是需求。现在需求在一些地方远远大于需要，由此我们不断加大力量生产，去满足这些膨胀的需求，这些膨胀的需求导致了很多疾病的产生，然后我们再生产很多药物去治疗这些疾病。这个问题如果只是在医学层面上考虑是很难解决的，所以要上升到哲学和社会的高度来解决。全世界的食品如果按照需要来分配绰绰有余，但因为需求太多，失掉了平衡，导致了很多吃出来的问题。难怪我们常说"病从口入"，所以一定要注意平衡。

我还想简单说几句营养与产地的关系。中医讲究地理，将不同地理状况分成阴阳，讲究阴阳平衡。有些地方属阳，阳气比较重，生产阳气较重的药材比较好；有些地方的阴气比较重，属阴的药材在这里生长比较好。所以，药材的产地不一样，价格也不一样。食物也是如此，像美国人的牛也是加激素和抗生素把牛吹出来的，如果把牛放在澳大利亚和新西兰去生长，在自然环境里产量非常高，因为季节气候比较好，草地丰富、阳光充足，这个牛生长出来包括牛奶都是非常好的。如果把牛奶运到美洲和欧洲去，即便加上运费，比美国和欧洲生产的还便宜得多，质量也要高很多。现在讲经济全球化，什么地方适合生产什么东西那就生产什么，最高效、质量最好，大家再通过贸易进行交换。这样全球才能有序竞争，各干各强的事。所以食物是一样的道理，比如在非洲生产角豆和动物类就很容易，生产出来的质量非常好。在澳大利亚生产角豆就有问题，所以每个地方适合生产什么有它的道理，这是平衡的问题，是全球平衡的问题。药材讲道地，营养物质也有道地一说。

我们更重要的是讨论营养健康问题，大量的疾病跟营养有关，包括肿瘤、肾脏病、高血压、高血脂、高血糖等，包括术后也和营养有关。例如，肠道手术后发生肠瘘一般是在术后 7～10 天，因为 7～10 天时吻合钉脱落了，像以前缝线一样，因为缝针的地方组织是要坏死的，结痂脱落，这时候就要靠生物吻合了，如果没有长好就会发生渗漏，这就说明营养不足。当然营养是两个方面，一是全身的营养不足，二是局部的营养不够，比如血供给破坏了，最后也是局部缺营养。这些问题要好好研究，胃肠道手术最怕的就是瘘，把这个问题研究好、解决好就是一大贡献。胃肠道手术、胸科手术，如果营养跟不上，病人一定会出问题。所以营养问题和疾病是密切相关的。目前很多医生的做法是全覆盖，有葡萄糖、氨基酸，也有微量元素，这样做很粗犷，是大杂烩，没有道理，而且有害。

一些特定人群如孕妇、婴儿和肥胖人群等的营养控制非常重要，营养可以直接干预一些问题。60% 的肿瘤病人都存在营养不良问题，但肿瘤营养到底怎么做？石汉平教授做了很多研究，也很深入，讲了很多专业问题，包括什么样的物质在什么阶段怎么用等，这是很好的。我们今后的营养品，特别是特殊医用营养品进行准入规范以后，会大有作为。

整合营养学牵扯这么多问题，那么营养产业是什么现状呢？营养产业领域非常广，牵扯的人群也非常多。中国每年有 1000 多万孕产妇，婴儿与肥胖营养不良者每年有 2000 多万，三高人群有 2 亿人，肿瘤病人每年有 300 多万，慢性肾脏病人约 1.19 亿。营养是健康管理中渗透最深的领域，比如慢性病的管理、疾病的改善、运动的管理、体重的管理等，都有营养的参与，健康的、亚健康的和不健康的都需要营养的干预。营养产业参与的力量是最多的，营养服务的领域包括医疗机构、公共服务机构、营养服务企业、营养师等，营养的产品领域包括生产特殊的医用营养配方产品、保健品等，还包括营养的监管和指导领域、政策制定监管机构等，都是这个产业链中不可或缺的部分。所以营养产业要想发展，这些部分都必须参与进来，他们不参与，营养产业很难发展。

关于营养产业的发展，以营养服务为例，它的特点是起步很晚。我国的营养产业起步很晚，北京协和医院是第一个建立营养科的医院，1921 年按照美国人的标准建立。但是我国 2012 年才真正下发了临床营养的建设要求和指南。二级以上的医院必须设立营养科，现在有 63% 的医院设立营养科，但有没有起作用不好说。我曾去评估了 20 多家军队医院，真正开展营养科工作的很少。营养科跟床位比应不小于 1:100，即有 100 张床位的医院就应该设营养科；营养师和床位比也应是 1:100，现在一些大型医院的营养科设置和标准与此还差得很远。

但我们的营养产业发展还是很快的，有的地方设立了独立的营养门诊，说明国人越来越重视营养产业的发展。营养产品的市场非常大，中国的营养和保健品市场规模是 2300 亿元，每年都有 30% 的增长。全球市场 2015 年是近 600 亿美元的规模，我国只占了 1%，所以我国的营养品市场潜力巨大。但不容忽视的是，我国的营养产业鱼龙混杂，也发生了很多的问题。我们国家 2015—2016 年颁布了很多法律法规来规范营养产业。

在整合医学的推动下，营养产业应思考怎样充分发挥各参与主体的作用。我总结了四个主体：一是用户，就是我们的服务对象。包括正常人、亚健康人和病人，我们要提升他们的营养意识，激发他们的正确需求。二是医院方和服务方，应全局规划，突出重点，给老百姓提供更好的服务。要引领方向，把工作做得更到位。三是政府，在加强立法、主体多元、边界划分上，政府要更多介入，否则今后的发展依然是困难重重。四是企业，企业要参与协同创新，这是很重要的。在创新发展、产业协同和体系联动上，一些发达国家做得很好。营养的链条很长，大家在这个链条上都能生存，这个产业才能活下去。

最后，在互联网时代，我们应该让各个主体进行连接，让医生、营养师、护士、病人及其他服务对象有一个平台，实现数据共享和联动。每一个服务对象可以进行自我管理，我们给他们提供专业指导。同时，不管是上游还是下游的产业，都要串联起来。把临床营养和运动通过服务协作联系起来，营养师要跟医生、护士、运动教练、健身房整合在一起，这些都是一个链条上的不同点。我们还要把服务空间串起来，院内院外、线上线下联动起来，这是互联网能够发挥的作用，这个空间很大。通过互联网可以让营养服务触手可及，"互联网 + 营养"具有广阔的发展前景。

整合营养学的深度与广度

◎赵长海

为什么要提出整合营养学，这是我一直困惑的问题。记得 2015 年 2 月 12 日在西京医院总结"十二五"、展望"十三五"的学科建设研讨会上，我说，学科建设充其量只能建一个精品店，对营养来讲还要建渠道、平台，所以我当时的题目是"放大格局经营学科"。其实，讲完之后我还处于懵懂状态，但当我第三遍听樊代明院士讲整合医学时我好像豁然开朗了。

我国每 100 张床位应该有一个营养医生，但为什么全国都做不到呢？因为医院不重视。医院为什么不重视？给我们建一栋营养楼，给我们 50 个医生，我们真的能做好临床营养吗？我们要思考，营养科有多少人真正想扎根临床的？哪一个营养科主任敢说自己的专业知识和医院专科的主治医生是相当的？这是不可能的。我们很多的营养科医生甚至是临床营养专家，对病人的临床情况并不是很清楚，就去建议临床医生给病人补蛋白、补叶酸、补铁，等等，这就是我们的现状。我们最大的问题是思维改变不了，所以为什么我要更多地传承樊院士的思维谈到整合，就是因为临床营养科自己做不好，所以临床各科都去自己做营养。

营养科自己做不好，临床各学科就自己做；医院不做营养，门口的药店就在做，这是一种不该出现的现象。我在营养科特别不让人喜欢，我经常说很多人是自欺欺人、自我陶醉、自娱自乐。靠院长控制不让医生开营养科的处方，这做得到吗？关于整合营养学，我想从效应、效果、效率、效能、效益几个角度谈一些想法。

第一，效应。我们营养医师很难产生个人效应。但那个伪养生食疗专家张悟本做到了，他说的最符合大众心理的一句话，就是把吃出来的病吃回去。抛开他所讲内容的正确性不谈，单从他背后的策划来说实在是厉害。在营养的宣讲中我们能做出这样的效应吗？我们只是说营养的重要性，其他什么都讲不出来。就像吸烟有害健康大家都知道，但我们的健康科普基本上是无效的，因为从知道一个知识到养成习惯需要八个环节，要针对健康教育和健康促进两个问题。老百姓非常需要营养，但是他根本不知道怎么去营养。比如说食疗保健品深入人心，这个市场既然这么大，2000亿的保健品市场本应该由营养师去指导，但目前跟我们什么关系都没有。

干任何事首先考虑的是举什么旗。整合营养学深入人心了，各个医院的院长都知道了，这时候旗帜就有了，旗帜确定了就是做氛围。我特别强调发展中国的整合营养学，需要在医院长期创立营养是第一处方的氛围。现在提倡通过预防保持健康，预防需要健康的生活方式，健康的生活方式应该从营养开始。加大宣传，到时老百姓都觉得营养是第一处方了，医生就好办了，做到这种程度水到渠成，这就是效应。

第二是效果。说的是效果不到家。比如，我们西京医院外科的手术做得非常好，但出院之后没有人管了，缺乏效果的延续。老百姓是有需求的，需求就意味着市场。

第三是效率。谈效果要在效率的前提下谈，否则没有意义。营养科到底有没有效率？我手下有4个博士，他们一天最多处理60个病人，如果我们对临床医生开放营养处方权，如果西京医院2000个医生都懂营养的话，他们能轻轻松松管理3000个病人，同时连预后都管了。

第四是效能。只有效果乘以效率才等于效能。换句话说，4名医生一天只能管60个病人，每个病人即便打10分，效能也是不够的。

第五是效益。如果有效能了也就有效益了。上述这五个效，并不一定对，其实都是相关的一条链，缺一不可，只要一个因素脱节，整条链就瘫痪了。

营养问题的解决不一定完全是专业问题，有一些营养问题是根本不用到医院来的，比如老年性便秘，实际上最好的改善是用水溶性膳食纤维，这比益生菌更好，90%以上都有效，但是很多人不知道，都用开塞露灌肠。我在朋友圈一发很多人找我要，效果非常好，病人还不到医院来。如果我们建立一个体系，整合营养医联体的体系，树立好营养师的形象，把特殊治疗用途食品放在特别好的医院，跟营养门诊结合起来，这就是一个特别好的"营养坊"的概念，可以把营养门诊和相关检测的很多内容都联系起来。如果一个人看病，比如是肾脏病，我会告诉病人是几期，低氮大米比较合适。再比如心脏病病人，告诉他用低盐饮食，他会反感。盐太低没有味道，总没有味道人就会觉得没有生活质量，就不愿坚持了。如果你告诉他有一种盐70块钱一袋，但钠只有普通盐的一半，咸味不减，而且是多功能复合盐，一算账70块钱能用一个月，这个病人一定会考虑的。有产品、有项目，产业自然就带动起来了。想没想过这个市场有多庞大，这么大的市场却没有人做，所以我时常感慨我们的营养人，守着金饭碗却成天要饭的状态。搞营养专业和企业的人不要自己看不起自己，但要知道只有搞整合营养学才有出息，才有出路。

创新团队

榜样的力量是无穷的

◎ 樊代明

整合医学理念的提出已有好几年了，积累了一定的实践，但目前各项工作还不十分令人满意。都说榜样的力量是无穷的，在征得相关学者同意后，我们将五个国家创新团队开展整合医学的经验收录在此。这五个团队都是 2012—2016 年获得过国家科技进步奖创新团队奖的团队，他们对整合医学的思考不仅先人一步，而且取得了一系列让世人瞩目的成绩。

当然，他们在建队及漫长的研究过程中也许没有思考过"整体整合医学"这个理念，也许连这个名词都未提过，而是"集成研究"或"协同研究"等，但他们的实际作为却与整合医学理念不谋而合。

其实叫什么并不重要，关键是做出了什么，为什么能做出来，这是需要去思考的，去效仿的。英文有一句话叫"The best way to learn is to learn from the best"，我想就是这个意思。

肝癌临床与基础集成化的整合医学研究

◎吴孟超　王红阳

——该团队于 2012 年获国家科技进步奖创新团队奖

第二军医大学肝癌临床与基础创新研究团队，历时 50 余年，围绕肝癌预防诊治的重大医学问题，通过临床与基础紧密整合，以第二军医大学为基地，充分整合国内外优质研究技术和平台资源，集成攻关，取得了一系列重大研究成果。解决了肝癌诊治的系列关键理论和技术问题，形成了一批肝癌诊疗的新策略和新方法，显著提升了肝癌诊疗效果，降低了发病率和死亡率，奠定了我国在肝癌研究领域的国际领先地位，为国家乃至人类健康事业做出了杰出贡献。

一、团队建设

第二军医大学吴孟超和王红阳两位院士领导的肝癌临床与基础创新研究团队创建于 1958 年。该团队由三人小组起步，1978 年成立肝胆外科，1979 年入选首批国家重点学科，1996 年成立东方肝胆外科医院/研究所，2009 年牵头组建国家肝癌科学中心。历经 50 多年建设，现为国际上规模最大、院所合一的肝胆肿瘤诊疗和研究中心。该团队突破了肝脏外科的多个"禁区"，解决了肝脏外科的一系列重大基础理论和技术问题，深入研究了肝癌发生发展的关键机制，提出了肝癌诊疗新策略，推动了肝癌诊治技术发展，奠定了我国肝胆外科的国际领先地位。

团队有中国科学院院士 1 名，中国工程院院士 1 名，教育部"长江学者"奖励计划特聘教授 2 人，"何梁何利奖"获得者 3 人，国家"杰出青年基金"获得者 6 人，国家"优秀青年基金"获得者 4 人，国家"青年千人计划"获得者 1 人，总后勤部"三星人才"称号获得者 7 人，上海市"十大科技精英"称号获得者 4 人，上海市优秀学科带头人 9 人。团队已发展成为国家自然科学基金委员会创新群体和教育部科技创新团队。

二、研究方向

团队立足前沿，面向临床，以解决肝癌诊疗重大医学问题为目标，确定了三大研究方向：①肝癌外科治疗体系的建立和完善；②肝癌诊治的新策略和新技术研究；③肝癌发生发展关键机制的解析。

三、学术水平

1. **创立和完善了肝脏外科的关键理论和技术** 创立了肝脏"五叶四段"的解剖学理论，提出了肝硬化肝癌术后代谢改变及其纠正的理论，建立了"常温下间歇肝门阻断"的止血技术和术后生化代谢紊乱支持治疗的新策略，创新性地提出了肝病炎癌转化的新机制，创立了我国肝脏外科的学科体系，解决了我国肝脏外科重要的理论基础和关键技术问题。主要成果获国家最高科学技术奖。

2. **创建了肝癌治疗的多种新模式** 首创了巨大肝癌的二期切除、肝硬化肝癌的局部根治性切除等肝癌外科治疗新模式，成功施行了国际上第一例肝癌术后复发再切除术，实现了肝癌外科史上的飞跃。上述模式已被广泛接受和应用，成为肝癌外科治疗的经典策略。同时开展了最大系列的肝癌循证医学研究，推动了肝癌的个体化和规范化治疗。相关成果先后获得国家科技进步奖一等奖、二等奖。

3. **系统解析了肝癌发生发展的关键机制** 发现了以 p28GANK、GPC3 为节点分子的多条信号通路间的"Cross-talk"参与调控肝癌的发生发展，确认了它们在肝癌早诊、预后评估和生物治疗中的应用前景；明确了乙肝病毒基因型和变异分布与肝癌发生的关系；证实了 WNT 信号通路在肝癌干细胞调控中的重要作用；发现了肝细胞核因子可诱导肝癌细胞向肝细胞分化并抑制肿瘤生长的机制，提出了过表达肝细胞核因子促肝癌分化治疗的新策略。论文发表于《癌细胞》（*Cancer Cell*）、《自然细胞生物学》（*Nature Cell Biology*）、《自然通讯》（*Nature Communications*）、《胃肠病学》（*Gastroenterology*）等期刊，获授权专利 12 项，部分成果获国家自然科学奖二等奖。

4. **提出通过调变肿瘤细胞抗原提呈功能启动宿主抗肿瘤特异免疫反应的新理论** 探讨了肿瘤细胞免疫逃逸机制，发现应用抗原提呈细胞与肿瘤细胞融合，能够启动处于免疫耐受状态的免疫系统产生特异性抗肿瘤反应。成果发表于《科学》（*Science*）期刊。进一步研究发现抗肿瘤抗原和抗共刺激分子的双功能抗体修饰的肿瘤细胞，能够有效启动宿主免疫系统发挥抗肿瘤效应，成果发表在《自然医学》（*Nature Medicine*）期刊。在上述理论指导下建立的肿瘤免疫治疗技术获国家发明专利授权，并经国家食品药品监督管理总局批准进入临床试验。相关成果获国家自然科学奖二等奖。

5. 建立了系统全面的肝癌分类体系和病理诊断平台 建成全球最大的、拥有 4 万余例标本的病理组织库。建立了系统全面的肝胆肿瘤"三大型六亚型"的新型组织学分类体系，包括 100 余种病变，多于世界卫生组织 30 种病变的分类；提出了对 <3cm 小肝癌 DNA 倍体和基因组变异演变特点的新认识；提出了复发性肝癌存在单克隆和多克隆起源，并发现 6 种克隆亚型。上述成果为我国制订肝癌临床分期和诊断标准提供了主要依据，编入国内首部《肝胆肿瘤诊断外科病理学》专著。组织制订了全国《肝癌规范化病理诊断共识》和《肝脏移植病理诊断指南》。

团队近 10 年牵头承担了"973"、"863"及国家重大科技专项课题，国家自然科学基金委员会重大国际合作项目、重点项目、重大研究计划等 493 项，总经费 6.06 亿。团队组建以来，在《科学》、《自然医学》、《实验医学杂志》（*The Journal of Experimental Medicine*）、《胃肠病学》等国际知名期刊发表 SCI 收录论文 407 篇，总影响因子近 2000，其中发表在影响因子大于 10 的期刊中的论文 31 篇；获国家最高科学技术奖 1 项，全国科学技术大会奖 1 项，国家科技进步奖一等奖 1 项，国家自然科学奖二等奖 2 项，国家科技进步奖二等奖 2 项，国家技术发明奖二等奖 2 项，军队科技进步奖一等奖 3 项；主编《黄家驷外科学》《肝脏外科学》等专著 37 部；获专利授权 99 项。

四、学术影响

1. 社会效益 第二军医大学肝癌临床与基础集成化研究创新团队在肝癌的发病机制研究、早期诊断、综合治疗等方面取得了一系列创新性成果，形成我国肝癌的外科综合治疗体系，突破了肝脏外科手术禁区，建立和完善了我国肝脏外科的理论和技术体系，解决了我国肝癌诊疗中一系列关键问题，全面提升了我国肝癌诊疗水平，奠定了本学科的国际领先地位。创建了世界上规模最大的、院所合一的研究型肝胆外科专科医院，经国家发改委立项批准牵头组建了"国家肝癌科学中心"。医院建院以来，成功实施各类手术 5.5 万余例，积累了国际上最大宗的肝癌病例库和标本库，手术成功率达到 98.5%，医院肝癌切除例数、切除率、生存率等指标均处于国际领先水平，病人来自亚洲、欧洲、美洲等多个国家和地区。同时为国内外培养了 2000 余名肝胆外科专业人才，其中 70% 以上的人员已成为各单位肝胆外科的学科和学术带头人，推动了我国肝脏外科整体水平的提高。相关技术理论得到普及应用，使过去一直被视为禁区的肝胆外科手术能够在全国广泛开展，使更多的肝癌病人得到了早期诊断和及时救治，极大改善了肝癌病人的生存状况及生存质量。

2. **学术影响**　团队所在学科为国家重点学科，国家级继续医学教育基地，全军肝胆外科专科中心，全军肝胆外科研究所，全军重点研究所，军队"重中之重"建设学科，上海市医学领先专业重点学科，上海市临床医学中心。以团队骨干牵头组建了"国家肝癌科学中心"和"抗体药物国家工程研究中心"。

五、研究体会

团队建队 50 余年来，一直以肝癌的基础和临床为研究对象，紧紧围绕肝癌的生物学行为，整合资源、整合方向、整合团队、整合思想，通过一系列艰苦的整合医学研究，取得了一个又一个丰硕成果，使中国的肝癌研究跻身世界学术前沿。为解决病人的痛苦贡献了力量。我们的体会是团结出力量，整合成效益。我们还将沿着肝癌基础与临床整合医学这条研究道路，不忘初心，继续前行，为人类最终攻克恶性肿瘤做出贡献。

肝脏蛋白质组学的整合医学研究

◎贺福初　张学敏

——该团队于 2013 年获国家科技进步奖创新团队奖

军事医学科学院蛋白质组学创新团队创立了具有国际一流水平的蛋白质组学理论和技术体系及学术组织，领衔了人类第一个器官（肝脏）蛋白质组学计划（HLPP），开中国引领国际大型科技整合计划之先河，是本领域国际公认的先锋团队。

一、团队建设

1998 年贺福初、张学敏两位院士与杨晓明研究员将分子生物学、分析化学、信息技术等领域三支学术队伍进行有机整合，创建了我国首个肝脏蛋白质组学整合医学研究团队。该团队 2002 年获批全军蛋白质组学与基因组学重点实验室；2003 年获国家自然科学基金委员会创新奖群体基金资助，结题评优并获滚动支持；2005 年组建北京蛋白质组研究中心并被国际人类蛋白质组组织（HUPO）批准为 HLPP 国际执行总部，次年被国家科技部批准为"蛋白质科学重大研究计划国家基地"；2006 年获首届军队科技奖创新群体奖；2007 年准建蛋白质组学国家重点实验室，2009 年提前通过验收，两年后在国家重点实验室评估中获优秀。

2013 年，团队已形成以 2 位院士领衔、20 位教授坐镇的 80 人学术梯队。10 年内产生 2 位中科院院士，7 位"973"首席科学家，7 位国家"杰出青年基金"获得者；2 人获"何梁何利奖"，5 人获"中国青年科技奖"，2 人获全国百篇优秀博士论文奖，18 人获全军优秀硕（博）士论文奖。共引进 7 位"千人计划"海外高端人才。1 人获国际 HUPO"杰出贡献奖"和"成就奖"。

二、学术成果

团队共承担 281 项科研项目。所建蛋白质组学技术平台进入国际领先行列。构建了人类第一个器官（肝脏）的蛋白质组综合数据库，且迄今为国际上质量最高、规模最大；2010 年以"Liver Proteomics"为主题的专刊形式结集发表于国际核心刊物《蛋白质组学研究杂志》（*The Journal of Proteome Research*），成为人类蛋白质百科全书主体内容之一。2012 年国际著名的出版集团 WILEY 出版了《肝脏蛋白质组学》（*The Liver Proteome*）"百科全书"式专著，向全球展示了 HLPP 的成就。发现一批与人类重要生理功能和重大疾病密切相关的蛋白质及其作用机制，系列原创性成果被《自然评论》（*Nature Review*）等杂志评价为突破性进展，7 篇论文被 *Nature China* 研究亮点评述。

共发表论文 1093 篇，他引 8295 次；其中 SCI 论文 523 篇，影响因子累计为 2749，篇均 5.25，他引 5214 次；以通信作者发表在《自然》（*Nature*）及其系列子刊中的论文 18 篇、《细胞》（*Cell*）子刊 3 篇；获国家科技进步奖（创新团队）1 项、国家自然科学奖二等奖 4 项、国家科技进步奖二等奖 3 项、省部级一等奖 11 项。授权国际 PCT（专利合作条约）发明专利 4 项、中国发明专利 64 项、实用新型专利 2 项、软件著作权 35 项、国家 II 类新药证书和临床批件各 1 个。转让成果 4 项，合同金额 7000 万元。

三、学术影响

1. **牵头国际人类肝脏蛋白质组计划**　在国际上率先倡导 HLPP，所形成的理论框架、整体策略和技术标准被国际同行广泛认可和应用，为人类蛋白质组计划的全面展开发挥了示范和指导作用。《自然》《科学》连续发表评述对团队在该计划中的引领作用给予高度评价。

2. **推动我国蛋白质组学的兴起与国际化**　主译、主编《蛋白质组学：理论与方法》等 14 本蛋白质组学国内开山之作，筹建"中国蛋白质组组织"并主办大型学术会议 20 余次，在国际核心刊物组织出版中国专刊，为蛋白质组学在我国的兴起、传播与国际化做出了奠基性、开创性贡献。

3. **牵头我国蛋白质组学重大创新平台建设**　团队领衔承建国家蛋白质科学基础设施北京基地，是迄今国家在生命科学领域投资最大的基础设施。《科学》特发评述予以肯定。

四、近期进展

团队凝聚力不断加强。以团队为主联合全国 40 多家科研单位的院士、专家共同承担的中国人类蛋白质组计划（CNHPP）全面启动实施。该项目是我国"973"计划、"863"计划、国际合作计划联合资助的重点专项，也是国家大科学设施与大科学计划的首次整合，旨在以我国重大疾病的防治需求为牵引，发展蛋白质组研究相关设备及关键技术，绘制人类蛋白质组生理和病理精细图谱、构建人类蛋白质组"百科全书"，全景式揭示生命奥秘，为提高重大疾病防诊治水平提供有效手段，为我国生物医药产业发展提供原动力。

团队成员在科研水平提升和创新能力突破上取得了突出进展。贺福初院士等追踪埃博拉病毒（EBOV）在几个受累社区个体之间移动的新 EBOV 亚谱系，揭示在 2014 年秋季疫情阶段 EBOV 的多样性增加，该研究 2015 年发表于《自然》。张令强等研究构成了基于 DNA 适配子－脂质纳米颗粒的 siRNA 递送系统，可靶向成骨细胞敲低 CKIP－1 表达，治疗骨质疏松，相关工作成果 2015 年发表于《自然医学》；还揭示了去泛素酶 OTUD3 参与了 PTEN 稳定性调控及肿瘤形成抑制，相关工作 2015 年发表于《自然细胞生物学》。张学敏等通过鉴定泛素相关分子 NEDD4 在 CD40 信号通路中的作用，揭示了 B 细胞抗体类型转换的新调控机制；杨晓明等发现一种新的 p53 调控分子 ABRO1，在抑制肿瘤细胞增殖及 DNA 损伤反应中发挥重要作用；张令强等发现 Smurf1 代表了一类全新的 HECT 型 Neddylation 连接酶，Neddylation 激活 Smurf1 的泛素连接酶活性、促进结肠直肠癌发生发展。上述 3 项成果 2014 年发表于《自然通讯》。

五、研究体会

我们团队开展的是多学科整合医学研究，是针对人类肝脏的重要生理功能和肝病的重要临床表现，将分子生物学技术、分析化学技术及信息技术等高新技术进行有机整合，建成高灵敏、高通量、高效率的整合医学研究平台。各个研究组既有分工，又有合作，不仅研究肝脏蛋白质的种类和结构，还研究其功能及其在生理与病理过程中的作用，得到了一石二鸟，甚至一石多鸟的结果。我们体会，团队研究需要整合医学的思想，不仅要整合资源、整合人才，而且要整合学术，由此才能得到可用于人类疾病诊疗的整合医学成果。

器官损伤与修复综合救治的
整合医学研究

◎陈香美　付小兵

——该团队于 2014 年获国家科技进步奖创新团队奖

　　器官损伤修复是决定危重病人存活或者死亡的关键。解放军总医院器官损伤与修复综合救治创新团队，以提高器官损伤修复机制研究水平及危重病人临床救治成功率为目标，通过协同创新和集成攻关，引领本领域的临床和转化研究。团队提出关键理论，创新诊疗技术并推广应用，解决了器官损伤修复救治的国际难题，是国内外公认的领先团队。

一、团队建设

　　解放军总医院陈香美和付小兵两位院士领导的器官损伤与修复综合救治创新团队经历了跨越式的发展历程。1995 年成为全军专科中心，1997 年成为全军重点实验室；2001 年获得国家自然科学基金"创新研究群体"，在国家层面上获得了认可，2004 年获得延续资助，成为稳定合作的、国内外公认的优秀团队；2007 年被批准为国家重点学科，2008 年是临床领域中第一个获得军队科技奖创新群体奖的团队，2011 年成为国家重点实验室和国家医疗质量管理与控制中心；2013 年被批准为首批国家临床医学研究中心，成为本领域的先锋团队。

　　团队由组建之初的 8 人小组（学科仅有 12 张病床和 30 平方米的实验室）发展成为拥有 2 位工程院院士领衔，20 余位教授作为学术骨干，40 余位优秀年轻学者组成的人才梯队。有 5 位"973"项目首席科学家，1 位科技支撑项目首席专家，一批"973"、"863"、科技攻关（支撑）计划、重大新药创制专项的课题组长，3 人为国家"杰出青年基金"获得者；中华系列杂志主编 2 人，核心期刊主编、副主编 10 人次，全国专业学会主委 3 人、副主委 4 人等，11 人次在国际期刊及学会任职。团队成员中 2 人获"何梁何利"奖，3 人入选"新世纪百千万人才工程"

国家级人选，4 人获"求是杰出青年"奖，3 人获"中国青年科技奖"，3 人获"解放军杰出专业技术人才奖"，12 人次进入军队"三星人才"行列和"创新人才工程"培养对象，5 人被评为北京市"科技新星"。

二、研究方向

重要器官损伤如果不能得到有效控制，将引起多器官衰竭和病人死亡。肾脏是调节机体内环境的重要器官，在各种致病因素作用下，特别容易发生损伤，引起尿毒症或者死亡。老年人在心、脑疾病基础上如果合并肾损伤，死亡率接近100%。战创伤和地震伤合并急性肾损伤也是导致伤员死亡的最主要原因。因此，预防肾损伤将显著减少尿毒症发生、降低死亡率。

团队主要从事重要器官损伤与修复综合救治研究。以肾脏等器官的损伤修复再生为研究对象，以解决严重器官损伤修复的临床诊疗这一重大科学问题为目标。坚持临床与基础相整合的医学研究模式，显著提高了临床救治成功率。

5 个研究方向如下：①肾脏损害发生机制研究；②器官功能减退向病态转化（老年疾病）的理论与实践；③多器官损伤的免疫炎症机制及修复再生；④灾害及战创伤导致器官损伤的综合救治；⑤损伤修复转化应用的系列创新治疗技术。

三、学术水平

创新团队成员先后 2 次获得国家自然科学基金"创新研究群体"（2001—2007年、2011—2014 年），是国内外公认从事肾脏等多器官损伤综合救治的优秀团队。在临床方面，解决了疑难、危重、复杂性器官损伤综合救治的国际难题。在器官损伤修复再生机制研究方面，形成了系统的创新理论。创建了严重创伤和灾害导致多器官损伤救治的系列创新技术，原创性研究成果位居国际前列，引领和指导器官损伤修复领域的前沿发展。

1. 尿毒症救治 以往我国有多少透析病人我们并不清楚，因此无法与国际对话。团队建立了全国透析登记网络，在国际上首次完成了中国透析病人的信息登记，明确了中国透析人数的基本数据，为政府制定相关政策提供了翔实的科学数据。制订《透析标准操作流程》及诊疗指南，显著减低了透析病人肝炎的发生率，显著提高了血液净化诊疗水平。通过开展国产透析产品的临床研究，提高了国产产品的市场占有率，使国外透析产品的价格显著下降，使我国广大尿毒症病人获益，中国尿毒症救治率显著提高。

2. 器官衰老防治 如何评价个体和器官衰老是国际性难题。国外以往建立的评估方法都有局限性，不能准确评估中国老年人的情况。我们团队首次利用大样本老年人群纵向队列，建立了针对中国老年人的优化的个体及重要器官衰老评价方法，应用于国内三甲医院。发现中国老年人衰老加速的"阈点"与西方国家不同，提出了中国人自己的数据。通过机制研究，转化应用于临床，提出了有效干预老年人多器官功能减退的新方法。器官衰老研究多篇论文被《自然遗传学》（*Nature Genetics*）期刊、WikiGenes 网站推荐。获国家科技进步奖二等奖 2 项（2006 年和 2010 年）。

3. **多器官损伤**　本病具有极高的死亡率。团队建立的新型治疗方法，显著降低了严重创伤后多器官功能衰竭的死亡率，《休克》（*Shock*）杂志主编发表述评予以高度评价。获得国际休克学会"希拉格奖"。获国家科技进步奖二等奖 2 项（2005 年和 2011 年）。

4. **地震灾害伤救治**　我国是灾害高发国家，5 年内发生了 3 次 7 级以上的地震，导致大量人员伤亡。团队通过多学科协作开展整合医学研究，大幅度提高了汶川地震伤员的救治成功率。在芦山地震中，通过首创的"快速评估筛选分诊"和"四集中"的方法，使救治成功率进一步提高，实现了伤员的"零死亡"，明显提高了地震伤救治水平。开发地震伤员信息管理系统，发表了《地震伤员病情评估及管理共识》和《挤压综合征急性肾损伤诊治专家共识》，进一步规范了我国灾害伤的救治，也为国际上提供了范例。研究成果被《柳叶刀》（*The Lancet*）引用。

5. **损伤修复新技术的转化应用**

（1）在干细胞治疗器官损伤修复与再生关键技术上取得重大突破，实现了从基础研究成果到临床应用的转化，解决了几十年来国际上严重创伤治疗过程中"创面愈合迟缓"及"创伤皮肤汗腺难以再生"的重大技术难题。《国际创伤修复》杂志主编称之为"里程碑式的发现"，获得"国际创伤愈合研究终身成就奖"。

（2）在国际上首先创立了后腹膜入路腹腔镜手术的肾脏病微创治疗新技术，经过推广，目前全国均在采用本团队建立的方法。该技术被欧美国家专业医学教材采用，赢得了国际学术界的认同和尊重。获国家科技进步奖二等奖 3 项（2005 年、2008 年和 2013 年）。

承担了国家"973"项目（首席 5 人）、"863"课题、国家支撑计划项目等国家级项目 142 项。发表论文及述评 996 篇，SCI 收录 340 余篇；代表性论文发表在《柳叶刀》等国际著名期刊，以及国际肾脏病、创伤、危重领域影响因子最高的期刊。主编专著 20 部。主持 4 部国家标准的制定。近 10 年来以第一完成单位获国家科技进步奖二等奖 10 项，省部级一等奖 14 项。获国家发明专利 15 项、实用新型专利 17 项。新药证书和临床批件 2 个、软件著作权 2 项。成果转让 6 项。

团队的研究成果被《柳叶刀》、《新英格兰医学杂志》（*The New England Journal of Medicine*）和《科学》等国际著名期刊在相关研究和述评中引用。国际权威专著和本领域官方教育网站对创新团队的工作进行了引用和介绍。2012 年《科学》推出了以"Regenerative Medicine in China"（"再生医学在中国"）为主题的专刊向全球介绍了本团队的亮点工作。主编的《血液净化标准操作规程》等作为国家卫生行业法规，公布于国家卫生计生委网站政策法规专栏。

四、学术影响

1. **领导汶川、玉树和芦山 7 级以上强震的危重伤员挤压综合征救治** 陈香美院士担任国家卫生计生委"芦山地震国家医疗专家组"组长,团队发挥先锋队作用,首创前线"四集中"救治新模式,实现"零死亡",制订了第一个地震伤员救治管理系统和专家共识。研究论文被《柳叶刀》杂志等引用。

2. **解决了多器官功能障碍综合征的早期诊断** 多器官功能障碍综合征(MODS)的早期诊断是危重医学领域亟待解决的重大难题。团队提出了 MODS 新指标,首次建立促进重要器官缺血性损伤主动修复的创新技术。发现表皮细胞通过去分化转变为表皮干细胞,成功实现皮肤创面功能性再生。帮助国内 4 家高新技术企业研发 4 种生长因子的基因工程生产,开展国家一类新药的大规模临床研究,显著降低了我国严重创伤后 MODS 发生率,提高了慢性难治性创面的愈合率。

3. **建立了被誉为尿毒症救治的"天使工程"** 作为国家医疗质控中心,首次完成中国透析病人信息登记,制定行业规范并进行全国培训,有效遏制了透析丙型肝炎传染的群发事件。开展国产腹透液临床评价研究,实施了国际上最大规模的肾脏病防治科普活动,提高早期诊治率,国际肾脏病学会在其官方网站连续介绍并给予高度评价。推进尿毒症进入国家医保体系,"产、学、研、用"四位一体整合提高救治率。从根本上解决了我国近百万尿毒症病人无钱医病的状况。

五、研究体会

器官损伤与修复是一个世界性难题,机制复杂,涉及大量因素,在临床上是一个剪不断、理还乱,复杂多变的病理生理现象,救治困难,严重影响病人的生命和生活。必须经过基础与临床多学科整合医学研究才能找出问题的关键,并对症下药。我们几十年的研究体会是学科的"单打独斗",学术上"抓住一点,不及其余"都难以阐明器官损伤和修复的本质,也难以找到有效的诊疗办法。我们团队之所以能取得上述成就,采用的是整合医学的思维,我们还将以整合医学的研究理念、方法和实践继续开展器官损伤和修复的医学研究,为从根本上解决这一难题而奋斗。

终末期肝病综合诊治的
整合医学研究

◎郑树森　李兰娟

——该团队于 2015 年获国家科技进步奖创新团队奖

一、团队建设

终末期肝病因复杂的发病机制和有限的治疗方法导致其临床预后极差。浙江
大学郑树森、李兰娟两位院士领导的终末期肝病综合诊治创新团队，自 20 世纪 80
年代起，围绕我国终末期肝病综合诊治的重大理论和医学难题开展整合研究。于
1992 年组建了浙江大学附属第一医院肝胆胰外科，2001 年建成卫生部多器官联合
移植重点实验室，2007 年被批准成为国家重点学科，2011 年成为国家重点实验室，
2014 年获批感染性疾病诊治协同创新中心。2007 年以郑树森院士、李兰娟院士领
衔的"终末期肝病的综合治疗"研究入选教育部"长江学者和创新团队发展计
划"，2011 年郑树森院士和李兰娟院士的团队荣膺国家自然科学基金委员会创新研
究群体。

经过 20 余年的发展和整合，团队现有 2 位工程院院士，2 位"千人计划"专
家，4 位长江学者，2 位国家"杰出青年基金"获得者，2 位"973"项目首席科
学家，6 位传染病重大专项负责人，3 位科技支撑项目负责人，一批"973"、
"863"、科技攻关（支撑）计划、重大新药创制专项的课题组长。担任 SCI 国际期
刊《国际肝胆胰疾病》（*Hepatobiliary and Pancreatic Diseases International*）主编 1
人，中华系列杂志主编 3 人，2 人获"何梁何利奖"。创新团队学术带头人郑树森
院士是我国器官移植的领军人物、国家重点学科学术带头人，李兰娟院士是传染
病诊治国家重点实验室主任、感染性疾病诊治协同创新中心主任。创新团队建有
完善的人才培养体制机制和持续创新的科研组织模式，团队始终高度重视人才培
养和梯队建设，秉承"送出去、引进来"的开放性人才流动模式，与国际知名大

学广泛交流合作，培养具有国际视野的创新型人才。团队组织管理先进，制度健全，支持单位提供强有力的支撑平台，团队所属临床普通外科、感染科及国家重点实验室面积达 1.3 万平方米，共有 15 个病区 600 张床位，拥有独立的肝移植 ICU，人工肝、内镜治疗中心和影像学中心等，设施及设备达国际一流标准，已成为我国规模最大、实力最雄厚的终末期肝病整合治疗中心，2016 年成立国内外首个"树兰整合医学研究院"。

二、学术成果

团队瞄准终末期肝病诊治的重大理论和医学难题，用整合医学的理念开展顶层设计，潜心攻关，在国家科技重大专项、"973"计划、"863"计划、国家自然科学基金创新研究群体、国家自然科学基金重点项目等课题的资助下，经过 20 余年的努力，在以下几个方面，取得了突破性进展。

1. **建立肝癌肝移植受体选择的国际标准——杭州标准**（Hangzhou Criteria）团队在国际上首创包含肝癌生物学特征和病理学特征的肝癌肝移植"杭州标准"，安全有效地拓展了"米兰标准"，经全国多中心 8000 余例肝癌肝移植大样本研究证实：符合"杭州标准"的肝癌肝移植受者术后 1、3、5 年总体生存率分别达90.41%、78.04%、72.45%，术后 1、3、5 年无瘤生存率分别达 85.39%、72.92%、67.83%，达到与"米兰标准"媲美的肝移植术后生存率，远高于国际上报道的小肝癌手术切除 50% 左右的 5 年生存率。同时，"杭州标准"能最大限度地安全拓展肝癌肝移植受益人群，与"米兰标准"相比增加了 51.5% 的移植受者。

"杭州标准"的应用价值获国际学术界广泛认可，论文在 2008 年发表于移植领域权威期刊《移植》（Transplantation），被引用 139 次。该成果被美国、加拿大的 10 余家国际移植中心引用和验证，国际多位著名移植专家高度评价"杭州标准"。全球最大肝移植中心主任、国际肝移植学会主席 Busuttil 教授认为"生物学特征的加入，使得'杭州标准'给移植领域受者选择标准带来了全新视野，并优于其他标准，在移植领域做出了巨大贡献"。加拿大多伦多大学多伦多医院移植中心的 Grant 教授认为"通过术前活检引入肿瘤生物学特征，进而排除低分化肝癌，可以减少术后肿瘤复发，无论肿瘤大小或数目如何，将低分化肝癌排除在外的移植标准取得了优异的移植疗效"。肝癌肝移植"杭州标准"的提出，突破了原有标准对肿瘤大小等形态学指标的严格限制，标志着肝癌肝移植选择标准的重要分水岭，代表着肝癌肝移植标准发展的最前沿方向。2014 年"杭州标准"被正式纳入2014 版《中国肝癌肝移植临床实践指南》。

2. **建立活体肝移植技术创新体系并推广至海内外** 团队创建了不含肝中静脉右半肝成人活体肝移植术式，同时开创性地应用冰冻血管、自体门静脉等间置移植技术，解决移植肝流出道重建问题，提出了 V、Ⅷ 段肝静脉重建的新标准。不含肝中静脉右半肝活体肝移植方法的创建和异体血管架桥技术，经临床实践和技术推广，现已成为国内成人活体肝移植的首选术式。团队通过活体肝移植的技术创新，提高了受体的长期存活率，控制了供体并发症的发生率，在最大限度保证供体安全的同时，扩大了供肝来源，提高了我国活体肝移植技术的水平与疗效，造福于广大活体肝移植受体。"活体肝移植创新技术研究及临床应用"获2007年浙江省科技进步奖一等奖，"肝移植技术创新体系的建立与推广应用"获2008年国家科技进步奖二等奖。在向国内知名医院进行技术辐射和指导的同时，于2010年、2011年走出国门，将中国最高端的活体肝移植技术推广至印度尼西亚，先后完成5例高难度活体肝移植手术，开辟了印度尼西亚成人间活体肝移植的先河。同时与美国加州大学洛杉矶分校和克里弗兰医学中心共建联合肝移植研究中心，在国际移植界产生了巨大影响，标志着中国的移植医学已成功走向国际。

3. **在国际上首创肝移植术后乙型肝炎及肝癌复发的防治体系** 本团队率先创新肝移植后乙型肝炎复发防治新策略。在国际上首先提出并使用小剂量乙型肝炎免疫球蛋白联合拉米夫定预防乙型肝炎复发的新策略，使肝移植后1年乙型肝炎复发率显著下降，同时使移植后的治疗费用减少达23万元，显著减轻了病人的经济负担，节约了医疗成本，为促进医疗资源的合理优化配置起到了积极作用。该乙型肝炎复发防治新策略被斯坦福大学医学院等14家国际著名大学和移植中心应用和推广，获得国际医疗界的高度评价。团队在转录水平，首次发现长链非编码RNA HOTAIR可有效预测肝癌肝移植肿瘤复发。华盛顿大学腹部器官移植中心主任Chapman在《肿瘤外科学年鉴》（*Annals of Surgical Oncology*）发表述评高度认可HOTAIR作为分子标记物在肝癌肝移植术后复发预测中的重要作用。上述研究成果发表SCI论文26篇，申请国家专利4项，"肝移植后原发病复发的预警评估体系研究"获2013年浙江省科技进步奖一等奖。这些成果丰富了肝移植的新理论和新技术，为有效降低肝移植后乙型肝炎和肝癌复发率发挥了关键作用。

4. **创建人工肝联合肝移植治疗重症肝病新方法** 团队针对重症肝病肝衰竭高病死率的国际性难题，发展和创建了将血浆置换持续透析滤过吸附等一系列血液净化技术有机结合的、对肝衰竭治疗有独特疗效的、技术完善的李氏非生物型人工肝（Li-NBAL），优化和标化治疗流程，减少对血浆的依赖性，显著提高疗效，拓宽人工肝适应证和技术推广的适宜性。Li-NBAL治疗使急性、亚急性重型肝炎病死率由88.1%显著降至21.1%，慢性重型肝炎病死率由84.6%显著降至56.6%。建立人工肝转化中心，推进人工肝技术的产业化，创建了具有自主知识产权的新型生物反应器和人工肝治疗仪，干细胞治疗重型肝炎取得新突破，并成功转让人工肝系统相关发明专利9项。主持制订我国首部《肝衰竭诊疗指南》《非生物型人工肝支持系统治疗肝衰竭指南》，指导和规范了肝衰竭诊疗和人工肝的临床应用，主编我国首部《人工肝脏》专著；推广Li－NBAL至全国31个省市，治疗肝衰竭10余万例次，显著降低了肝衰竭病人的病死率，取得了显著的社会效益和经济效益。国际大会做专题报告10余次，受邀在《治疗性血浆置换和透析》（*Therapeutic*

Apheresis and Dialysis）期刊发表"中国人工肝 30 年回顾"综述，提升了我国在肝衰竭、人工肝领域的国际学术地位。在 Li-NBAL 取得突破性进展的同时，创新和突破了生物型、混合型人工肝的关键核心技术，成果在《肝病学杂志》（*Journal of Hepatology*）等期刊上发表。

5. 率先全面揭示肝病肠道微生态宏基因组变化规律，首次运用分子生物学方法确立肠道微生态失衡的判断标准　针对重症肝病肠道微生态失衡和移植免疫抑制对病人肠道微生态影响的问题，本团队率先揭示了重症肝病后菌群移植对肠道菌群重建和疾病转归的作用与机制。全面揭示肝病肠道微生态宏基因组变化规律，首次发现毛螺菌科等细菌变化与重症肝病密切相关，对肝病重症化防治具有突破性价值。首次发现肝硬化病人粪便菌群结构与健康对照组存在明显差异，其中链球菌科细菌比例与 Child-Pugh 评分呈正相关，随病情加重而显著增加；毛螺菌科细菌明显减少，与 Child-Pugh 评分呈负相关。首次发现发酵乳杆菌、鼠李糖乳杆菌和链状双歧杆菌减少，齿双歧杆菌增加，率先揭示肠源性微生物毒力基因的多样性随肝病严重程度增加。首次用分子生物学方法确立了肠道微生态失衡的判断标准，具有极高的临床应用前景。上述突破性发现，丰富了肠道微生态失衡在肝病重症化发生发展中作用机制的理论，对微生态干预防治肝病重症化和研发新型微生态制剂具有重大意义。成果发表在《肝病学杂志》等期刊中，被《自然评论：遗传学》（*Nature Reviews Genetics*）、《肠病学》（*Gut*）等发表的论文引用，称该研究对肝硬化病人肠道微生态失衡状态进行了系统分析，对肠道菌群在不同物种分类水平的变化进行了精确阐述。

三、学术影响

团队提出的肝癌肝移植受体选择"杭州标准"，成为国际首个包含肝癌生物学特征和病理学特征的移植标准，引领了国际肝癌肝移植标准的变革，研究成果纳入 2014 版《中国肝癌肝移植临床实践指南》。首创李氏人工肝联合肝移植治疗重症肝病的新方法，挽救了大批重症肝病病人。本团队将核心技术向全国乃至世界推广，赴印度尼西亚开展活体肝移植手术，不仅极大提高了本团队的国际学术地位，也向世界展示了我国尖端的医疗技术水平，开启了我国医学走向国际的新篇章，产生了深远的影响。团队中一大批中青年骨干和优秀青年人才在国际学术领域崭露头角，通过与国外高水平大学如美国加州大学洛杉矶分校、哈佛大学、西澳大学等共建肝移植医生培训基地及远程会诊平台，不仅为国内也为世界顶级大学联合共同培养了专科医生。前国际肝移植学会主席 Fung J 教授认为郑树森团队取得了只有世界上少数肝移植中心才有的成就。香港大学范上达院士高度评价：郑树森和李兰娟院士团队开创了肝病治疗的新途径，是当之无愧的领军者。

四、发展目标

以提高终末期肝病的综合诊治能力，降低重症肝病的病死率为目标，以国家重大项目和需求为指引，确定终末期肝病诊治的重大科学问题为攻关方向，突出创新与转化研究，开发转化应用的系列创新诊治技术，打造全球顶尖诊治团队，提高我国终末期肝病综合诊治水平，充分发挥国家重点实验室、国家重点学科、国家协同创新中心等国家级平台的重要支撑作用，引领该领域的国际发展前沿。

五、研究体会

团队采用整合医学理念，在 20 余年中，通过资源整合、人才整合、学术整合，开展了一系列整合医学研究，取得了令中外瞩目的成果。当今世界，科学研究越来越广泛，医学研究越来越微观化，如何把这些广泛而微观的发现整合成临床可用于诊治病人的方法，这是整合医学的使命和目的。本团队特别是"树兰整合医学研究院"对整合医学的理念、实践及作用有深刻的认识和体会，正在按既定的学术方向不断引进先进的研究技术，继续扎实开展肝移植和肠微生态的整合医学研究，力争取得更大成绩。

消化系肿瘤基础与临床的
整合医学研究

◎樊代明　沈祖尧

——该团队于 2016 年获国家科技进步奖创新团队奖

消化系肿瘤是中国最高发的肿瘤，约占全部实体肿瘤的 60%。我国胃癌的发病和死亡人数几乎占全球一半以上，但早期发现率不足 17%，晚期疗效极差，5 年生存率不足 20%。大肠癌呈持续增长趋势。消化系肿瘤给我国带来了沉重的社会和经济负担。

一、团队建设

第四军医大学的樊代明院士和香港中文大学的沈祖尧两位院士领导的消化系肿瘤基础与临床研究创新团队从 1985 年率先利用单克隆抗体技术开展胃癌新靶标的发现研究，并随之拓展到消化系肿瘤的分子机制和应用基础研究。自 2000 年起两校紧密合作，共同针对消化系肿瘤关键靶标分子的机制和应用研发，展开了长期深入的整合医学研究。于 2003 年申获国家自然科学基金委员会和香港研究资助局（NSFC-RGC）的课题，并于 2010—2012 年联合申获国家"973"项目（A 类优秀结题）和"863"项目，共同主导制定《大肠癌筛查亚太共识》。团队于 2000 年被批准为国家自然科学基金委员会的首批创新研究群体（获滚动资助），实验室于 2005 年组建肿瘤生物学国家重点实验室。由于在胃癌防治方面取得突出成绩，2008 年获得了消化内科领域迄今为止唯一的国家科技进步奖一等奖。2014 年获批为消化系疾病国家临床医学研究中心，2015 年成为世界胃肠病组织（WGO）在中国唯一的培训中心。团队连续 7 年位居全国最佳专科声誉排行榜首位。

团队现有中国工程院院士 2 名，共培养"长江学者"9 名、国家"杰出青年基金"获得者 8 名、"优秀青年基金"获得者 2 名、"863"青年科学家 2 名、全国优秀博士 5 名，培养研究生 512 人。团队成员先后担任 WGO 常务理事、科学计划委员会主席和临床研究委员会主席、亚太胃肠病学会副主席、美国医学科学院外籍院士等；团队成员分别获得过"何梁何利奖"、"长江学者"成就奖、法国医学科学院"塞维亚"奖、亚太消化病最高奖、美国防癌基金会桂冠奖等。团队牵头和参与国家"973"项目9项、"863"项目8项、国家重大新药创制和传染病专项5项，国家自然科学基金委员会重大项目1项、重点项目13项。在《新英格兰医学杂志》、《柳叶刀肿瘤学》（*The Lancet Oncology*）、《胃肠病学》、《肝病学杂志》、《肠病学》等国际著名期刊发表SCI论文665篇，他引21 503次；总影响因子2450，最高影响因子57.1，59篇影响因子＞10，影响因子＞5的论文占34.3%。主编了以《胃肠病学》（*Textbook of Gastroenterology*）为代表的专著11部。获得授权专利32项（国际专利5项），获国家科技进步奖一等奖1项、二等奖4项，国家技术发明奖三等奖1项及省部级一等奖15项。

二、研究方向

团队立足临床，面向医学前沿，以解决消化系肿瘤诊疗的重大科学问题为目标，确立了三大研究方向：①阐明消化系肿瘤发生发展中的核心分子及其关键网络事件的机制；②发现和验证消化系肿瘤的分子靶标并用于肿瘤的预警、诊断和预后判断研究；③开发消化系肿瘤预防、早诊早治的新策略和新技术。

三、学术水平

1. **揭示消化系肿瘤多药耐药、转移和"炎—癌"转化过程中的关键分子机制与调控网络**　团队发现了21个蛋白和非编码RNA新分子及其对胃癌多药耐药的网络调控，揭示了7条转录和转录后水平调控消化系肿瘤转移的新通路，提出了幽门螺杆菌和乙型肝炎病毒相关蛋白促进消化系统慢性炎症恶性转化的新机制，为消化系肿瘤的预防、早诊和个性化治疗提供了新靶点。相关研究在《柳叶刀》《胃肠病学》《肠病学》《肝病学杂志》等国际著名期刊发表，其中SCI论文323篇。获发明专利7项、国家科技进步奖二等奖2项、陕西省科技奖一等奖4项。

2. **创立了基于胃肠癌特异性标志物和抗原的消化系肿瘤早诊系统**　创立了Immuno-Plex和Methyl-Plex 2个胃肠癌血清学诊断技术，与传统诊断方法相比精确度提升3.3倍，在胃癌三大高发现场和临床中得以推广应用，新发现的尿蛋白和miRNA标志物正在进行大规模临床验证。创立了多模态分子影像结合的新型内镜技术，有效提高了胃癌早诊率。相关研究在《胃肠病学》《肠病学》等国际著名期刊发表，其中SCI论文115篇。获得专利11项（国际专利4项），获国家科技进步奖一等奖和国家技术发明奖三等奖各1项。

3. **提出了消化系早癌预防、筛查、治疗的序贯策略**　针对消化系肿瘤"炎症—癌前病变—癌"的发展规律，首次提出"炎症阻断、化学干预、癌前病变监测、早癌内镜根治"的多步骤序贯策略，制定了首部早期胃癌和结肠癌筛查的亚太共识意见，领导 14 个亚太国家和地区共同开展胃肠早癌筛查工作。相关研究在《新英格兰医学杂志》《柳叶刀肿瘤学》《胃肠病学》等国际著名期刊发表，其中 SCI 论文 124 篇。获得专利 5 项、国家科技进步奖二等奖 2 项。

4. **建立了消化系肿瘤靶向、微创治疗新方法** 基于特异性抗体或多肽对肿瘤的识别作用，创建了肿瘤靶向促凋亡蛋白、小 RNA 药物靶向输送和肿瘤血管靶向治疗三种治疗新策略，在国家新药创制重大专项的资助下与药企联合研制了 Caspase-ERLBD、GX1-rmhTNFα 等靶向新药。在靶向治疗的基础上，联合血管介入等微创治疗手段，显著提高了疗效、改善病人预后。相关研究在《肝病学杂志》、《癌症研究》（*Cancer Research*）等国际著名期刊发表，其中 SCI 论文 103 篇。获得专利 9 项（国际专利 1 项）、陕西省科技奖一等奖 3 项。

四、学术影响

团队在推动国内外消化系肿瘤临床防治方面做出了重要贡献：①利用自主研发的技术和防控策略，在消化系肿瘤高发区的高危人群中完成了 3.3 万人次的早癌筛查工作，提升了我国消化系肿瘤的防控能力；②2002—2007 年组织讲师团先后在全国 26 个省（区）进行巡回讲座（走出去），2008 年起举办了 60 期全国消化科主任及高级医师培训班（请进来），为 11 272 名专科医生普及了团队的研究成果，提高了我国消化系肿瘤的整体诊治水平；③制定了首部早期胃癌和结肠癌筛查的亚太共识，提出的胃癌"三级四步"的序贯预防策略，成为欧美及亚洲地区 5 个诊治共识的制定依据，促进了该领域的学科发展；④主办及承办了以世界胃肠病大会（112 个国家的 1.12 万名代表参会）为代表的国内外学术会议 103 场，承办 5 次被国际内镜领域誉为"消化内镜诊疗风向标"的"西安－香港内镜演示会"，提升了我国消化病学科的国际影响力和话语权；⑤建立消化系肿瘤协同研究创新中心（2014 年进入国家认定复审阶段），涵盖临床三级网络单位［由 24 家核心单位、75 家网络单位构成，覆盖 24 个省（区）、3 个直辖市、82 个地级市］、胃癌三大高发现场和大规模临床队列（2.97 万人）、生物样本库（40.32 万人份）和多组学数据库等资源，构筑了新的国家级肿瘤防控可持续研究平台。

团队所在学科连续 7 年居全国最佳专科声誉排行榜首位，2014 年以第一名获批国家消化系疾病临床医学研究中心，2015 年成为 WGO 在中国唯一的世界消化医生培训中心。2000 年被批准为国家自然科学基金委员会首批创新研究群体（获滚动资助），并于 2014 年再次获批创新研究群体，这是对本团队长期协作与学术贡献的有力肯定。团队带头人及核心人员担任国际学术任职 7 项，在国内、国际学术界具有较高的学术影响力和话语权。

五、研究体会

恶性肿瘤是人类的常见病、多发病，预后很差。近 100 年来人类都在与之斗争，但收效甚微。其根本原因主要是研究的整合性不够，各个研究者都强调自己研究的狭窄领域，甚至只局限在微观世界，只见树木不见森林。每个研究者都在做正确的事，但对整体的帮助有限，甚至无助。我们团队力主基础与临床、实验室与现场、微观与宏观、中医与西医……全面的整合医学研究，从而在消化系肿瘤的基础研究和临床诊疗，以及疾病预防上做出了一定成绩。我们还要在肿瘤整合医学这条道路上一直走下去，因为只有靠整合，才会有出路；只有靠整合，才会有出息。